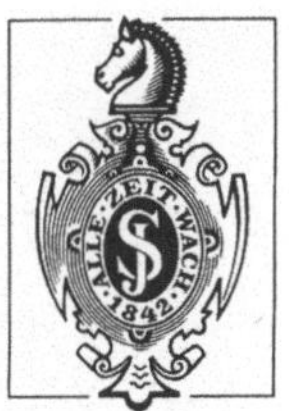

Claus Claussen Roland Felix (Hrsg.)

Quo Vadis CT?

Aktueller Standort und Perspektiven bildgebender Verfahren

Mit Beiträgen von

D. Banzer, W. Döhring, S. Feuerbach, M. Galanski, E. Gmelin
E. Grabbe, G. Grosser, B. Hamm, M. Heller, L. Heuser
K.-H. Hübener, W. Jaschke, W. A. Kalender, H.-J. Kaufmann
W. Keil, K. J. Klose, O. Köster, K. Kretzschmar, B. Kurtz, K. Lackner
W. R. Lanksch, M. Lenz, M. Lüning, A. Majewski, B. Mayr
U. Mödder, M. Reiser, O.-H. Wegener, H.-J. Weinmann, Th. Weiss

Mit 208 Abbildungen

Springer-Verlag Berlin Heidelberg New York
London Paris Tokyo

Professor Dr. med. Claus Claussen
Professor Dr. med. Roland Felix

Radiologische Klinik
Universitätsklinikum Rudolf-Virchow
Standort Charlottenburg
Freie Universität Berlin
Spandauer Damm 130, D-1000 Berlin 19

CIP-Titelaufnahme der Deutschen Bibliothek
Quo vadis CT?: Aktueller Standort u. Perspektiven bildgebender Verfahren / Claus Claussen; Roland Felix. Mit Beitr. von D. Banzer ...
Berlin ; Heidelberg ; New York ; London ; Paris ; Tokyo: Springer, 1988
ISBN-13: 978-3-642-73262-1 e-ISBN-13: 978-3-642-73261-4
DOI: 10.1007/ 978-3-642-73261-4
NE: Claussen, Claus [Hrsg.]; Banzer, Dietrich [Mitverf.]

Softcover reprint of the hardcover 1st edition 1988

Satz-: Appl, Wemding
2121/3145-543210

Vorwort

Ende September 1987 fand in Berlin ein Symposium über bildgebende Verfahren in der klinischen Diagnostik, Therapie und Forschung unter dem Motto „Quo vadis CT" statt, das eine große Resonanz fand, liegen doch Symposien, die allein die Computertomographie zum Thema haben, schon einige Jahre zurück.

Der erste deutsche CT-Kongreß mit deutschen und internationalen Autoren fand unseres Wissens 1976 in München unter Leitung der Neurochirurgen *Kazner* und *Lanksch* statt. Die nächste CT-Veranstaltung in Deutschland, 1977 in Heidelberg auf Initiative von Prof. *Gerhardt* und Prof. *van Kaick*, befaßte sich dann mit der Anwendung der Computertomographie im Ganzkörperbereich. Nach einer Serie weiterer Tagungen mit dem Schwerpunkt CT erfolgte aufgrund der raschen Entwicklung der Kernspintomographie und des Ultraschalls ein Themenwechsel.

Die Computertomographie hat sich im letzten Jahrzehnt zu einem diagnostischen Routineverfahren entwickelt, so daß sie aus dem Blickpunkt des wissenschaftlichen Interesses verschwand.

Doch viele Ärzte und Patienten sind durch die rasche Entwicklung insbesondere der Kernspintomographie verunsichert und fragen: Wie geht es mit den bildgebenden Verfahren, vor allem mit der Röntgencomputertomographie, weiter? Deshalb das Fragezeichen im Titel dieses Buches, das vielleicht bei manchen Lesern Verwunderung, Neugier und Erwartung zugleich in einer Zeit des Umbruchs im Fach Radiologie hervorruft.

Bei vielen Radiologen und auch Ärzten anderer Disziplinen herrscht Unklarheit hinsichtlich des Leistungsspektrums der einzelnen bildgebenden Verfahren und deren zukünftigen Entwicklungen. Da auf wissenschaftlichen Fachkongressen häufig nur die Vorteile des jeweils neuesten Untersuchungsverfahrens hervorgehoben werden, entsteht der Eindruck, daß zum Beispiel die Computertomographie in vielen Bereichen nicht mehr die Methode der Wahl ist.

So hoffen wir, daß dieses Buch dazu beiträgt, die Möglichkeiten und Grenzen der Computertomographie beim heutigen Entwicklungsstand im Vergleich zu Ultraschall und Kernspintomographie darzulegen und die zukünftigen Aspekte der CT im Vergleich zu den anderen Methoden aufzuzeigen.

Vielleicht ist dies die letzte Monographie zum Thema CT. Die beteiligten Autoren haben sich seit vielen Jahren durch ihre wissenschaftlichen Arbeiten, insbesondere auf dem Gebiet der CT, als profunde Kenner der von ihnen hier vertretenen Materie erwiesen.

Wir möchten uns deshalb ganz herzlich bei allen Autoren bedanken, die durch ihre Beiträge dieses Buch möglich machten.

Allen Mitarbeitern unserer Radiologischen Klinik sei ebenfalls für ihre Hilfe bei der Vorbereitung und Durchführung dieses Projektes gedankt.

Ganz besonderer Dank an die Firma Schering, ohne deren massive Unterstützung dieses Vorhaben nicht gelungen wäre. Hinter der Institution Schering stehen zwei Namen: Frau *Jürgensen* und Herr *Dr. Burian.*

Dank auch dem Springer-Verlag, der mit diesem Buch und dessen rascher Veröffentlichung wiederum eindrucksvoll seine Leistungskraft unter Beweis stellt.

Berlin, im Oktober 1987

CLAUS CLAUSSEN
ROLAND FELIX

Inhaltsverzeichnis

Kopf, Hals

Thorax

Abdomen, Retroperitoneum, Becken

Skelett, Spinalkanal, Traumatologie

Therapie

Pädiatrie

Neue Entwicklungen

Quo Vadis CT?

Autoren

Priv.-Doz. Dr. med.
Dietrich Banzer
Chefarzt der Röntgenabteilung
Städt. Krankenhaus Zehlendorf
1000 Berlin 37

Professor Dr. med.
Wilfried Döhring
Abt. Diagnostische Radiologie I
Zentrum Radiologie
Medizinische Hochschule
3000 Hannover 61

Professor Dr. med.
Roland Felix
Direktor der Radiologischen Klinik,
Universitätsklinikum Rudolf-Virchow
Standort Charlottenburg
Freie Universität Berlin
1000 Berlin 19

Professor Dr. med.
Stefan Feuerbach
Institut für Röntgendiagnostik
Klinikum rechts der Isar
8000 München 80

Professor Dr. med.
Michael Galanski
Direktor der Abteilung für
Radiologische Diagnostik
Medizinische Hochschule
3000 Hannover 61

Priv.-Doz. Dr. med.
Ekkehardt Gmelin
Institut für Radiologie
Medizinische Universität
zu Lübeck, 2400 Lübeck

Professor Dr. med.
Eckhardt Grabbe
Leiter der Abteilung
Röntgendiagnostik I, Klinikum
d. Universität, 3400 Göttingen

Dr. med.
Georg Grosser
Abt. für Röntgendiagnostik, Universitätsklinikum, 7800 Freiburg

Dr. med.
Bernd Hamm
Radiologische Klinik
Klinikum Steglitz
FU Berlin, 1000 Berlin 45

Professor Dr. med.
Martin Heller
Radiologische Klinik
Universitäts-Krankenhaus
Eppendorf, 2000 Hamburg 20

Professor Dr. med. Lothar Heuser	Direktor der Radiologischen Universitätsklinik Knappschaftskrankenhaus 4630 Bochum 7
Professor Dr. Dr. med. Klaus-Henning Hübener	Direktor der Strahlentherapie-Abteilung Universitäts-Krankenhaus Eppendorf, 2000 Hamburg 20
Priv.-Doz. Dr. med. Werner Jaschke	Institut für Klinische Radiologie Klinikum Mannheim, Fakultät für Klinische Medizin der Univer- sität Heidelberg, 6800 Mannheim
Dr. rer. nat. Willi Kalender	Siemens AG, Bereich Medizinische Technik 8520 Erlangen
Professor Dr. med. Herbert J. Kaufmann	Leiter der Abteilung Pädiatrische Radiologie, Kinder- und Poliklinik, Universitätsklinikum Charlottenburg, Freie Universität Berlin, 1000 Berlin 19
Dr. med. Wolfgang Keil	Arzt für Radiologie Johanniterplatz 2a 8700 Würzburg
Professor Dr. med. Klaus-Jochen Klose	Institut für Klinische Strahlen- kunde, Universitätsklinikum Mainz, 6500 Mainz
Professor Dr. med. Odo Köster	Radiologische Universitätsklinik 5300 Bonn
Professor Dr. med. Konrad Kretzschmar	Neuroradiologische Klinik der Joh. Gutenberg-Universität 6500 Mainz
Priv.-Doz. Dr. med. Bernward Kurtz	Medizinisches Strahleninstitut Universitätsklinikum 7400 Tübingen
Professor Dr. med. Klaus Lackner	Vorstand des Instituts für Röntgendiagnostik Medizinische Klinik, Universität Würzburg, 8700 Würzburg

Professor Dr. med. Wolfgang Lanksch	Ludwig-Maximilians-Univ. Klinikum Großhadern Neurochirurgische Klinik 8000 München 70
Dr. med. Martin Lenz	Radiologische Klinik der Universität, 7400 Tübingen
Professor Dr. sc. med. Meinhard Lüning	Direktor des Instituts für Röntgendiagnostik, Bereich Medizin (Charité), der Humboldt-Universität Berlin DDR-1040 Berlin
Dr. med. Andreas Majewski	Abt. für Neuroradiologie Zentrum Radiologie Medizinische Hochschule 3000 Hannover 61
Priv.-Doz. Dr. med. Bernhard Mayr	Radiologische Universitätsklinik Klinikum Großhadern 8000 München 70
Professor Dr. med. Ulrich Mödder	Leiter des Instituts für Diagnostische Radiologie Medizinische Einrichtungen der Universität, 4000 Düsseldorf 1
Professor Dr. med. Maximilian Reiser	Institut für Klinische Radiologie Zentrale Röntgendiagnostik Westfälische Wilhelms-Universität 4400 Münster
Professor Dr. med. Otto-Henning Wegener	Chefarzt der Abteilung Röntgendiagnostik Allgem. Krankenhaus Altona 2000 Hamburg 50
Dr. rer. nat. Hanns-Joachim Weinmann	Laborleiter, Kontrastmittel-Pharmakologie Schering Aktiengesellschaft 1000 Berlin 65
Priv.-Doz. Dr. med. Thomas Weiss	Radiologische Klinik Universitätsklinikum Rudolf-Virchow, Standort Charlottenburg, Freie Universität Berlin, 1000 Berlin 19

Kopf, Hals

Intrakranielle Diagnostik

K. KRETZSCHMAR

Einleitung

Quo vadis CT? - Prinzipiell müßte die Beantwortung dieser Frage für die Neuroradiologie am einfachsten sein. Die Einführung der Computertomographie hat die Indikation der Untersuchungsmethoden in der neuroradiologischen Diagnostik sofort umfassend mit dem Ersatz der Pneumo- und Ventrikulographie sowie durch die Einschränkung der Angiographie verändert. Diese Umformung besteht am längsten und erfuhr erst durch die Kernspintomographie eine Modifikation, wobei deren Indikationsstellung neuroradiologisch im wesentlichen bereits abgegrenzt ist. Schließlich müssen Betrachtungen zum gegenwärtigen und zukünftigen Stellenwert der Untersuchungstechniken im Vergleich zu anderen radiologischen Fachrichtungen nur eine kleinere Methodenpalette berücksichtigen, besonders infolge des begrenzten Anwendungsbereiches der Ultraschallgeräte und der Angiographie.

Trotzdem steht auch hinter der zukünftigen Entwicklung der intrakraniellen Diagnostik das große Fragezeichen, inwieweit oder wie schnell es gelingt, die statische Bildgebung durch dynamisch funktionelle Untersuchungen über Hirndurchblutung, Liquordynamik und Metabolismus zu ergänzen oder zu ersetzen. An diesem Prozeß wird die Computertomographie trotz der Versuche einer dynamischen Auslegung in der Angio- oder Xenon-CT nicht beteiligt sein.

Allgemeiner Stellenwert der bildgebenden Verfahren in der intrakraniellen Diagnostik

Computertomographie

Gegenwärtig und auch für die nahe Zukunft kann man die Computertomographie als Standarduntersuchungsmethode der intrakraniellen Diagnostik ansehen. Sie ist mit unterschiedlichem Gewicht in der Nachweiskette jeder organischen Veränderung des Kopfes verankert und beeinflußt entsprechend das diagnostische und therapeutische Vorgehen. Daher müssen die herkömmlichen oder neu in den Vordergrund drängenden Methoden an der Computertomographie gemessen werden.

Röntgenaufnahmen, röntgentomographische Untersuchungen

Früher der erste diagnostische Schritt, besitzt die Schädelaufnahme heute nur noch einen geringen Stellenwert bei speziellen Problemen der Tumordiagnostik, bei Übersichtsbetrachtungen der Schädelverletzungen oder -deformierungen. Die röntgentomographischen Detaildarstellungen werden durch hochauflösende computertomographische Schichtbilder ersetzt, da die Computertomographie unter der Variation der Fensterbreite mit Knochen- oder Weichteilhervorhebung umfassendere und im Detailauflösungsvermögen angenäherte Informationen liefert.

Die Digitalisierung der Röntgenaufnahmen ermöglicht zwar eine zeitgerechte Wiedergabe und Archivierung, ein bedeutender Informationsgewinn oder neue Anwendungsgebiete scheinen aber daraus nicht zu entstehen. Dreidimensionale Aufnahmen oder CT-Rekonstruktionen des Schädels erleichtern die Beurteilung knöcherner Verletzungen, die Planung des chirurgischen Eingriffes oder Rekonstruktionsmaßnahmen.

Angiographie

Die früheren Anwendungsgebiete der zerebralen Angiographie hat die Computertomographie für die Traumatologie vollständig und in der Tumordiagnostik weitgehend ersetzt. Unverzichtbar wird die konventionelle oder digitalisierte Gefäßdarstellung zur differenzierten Analyse der Hirnarterien in der angiologischen Diagnostik oder bei interventionellen Eingriffen bleiben. Zukünftig kann die Möglichkeit der quantitativen Analyse digitaler Bildgebung der Subtraktionsangiographie eine funktionelle Aussagekraft verleihen. Allerdings beinhalten die Indexberechnungen der Gefäßweite, Durchblutungs- oder Blutflußmessungen gegenwärtig noch eine hohe Fehlerquote.

Ultraschalldiagnostik

In der Neuropädiatrie ist die Sonographie zur vorrangigen Untersuchungsmethode für die Neugeborenendiagnostik, bei Hydrozephalus- oder Tumorverlaufskontrollen geworden und hat die Computertomographie auf diesen Gebieten verdrängt. Im Erwachsenenalter tritt sie als Konkurrenzmethode zur Angiographie auf, wobei ihr die Kombination aus Bildgebung und Dopplertechnik mit der Aussagekraft über Morphologie und Durchblutungsverhältnisse der Hauptarterien zusammen mit der vollständigen Nichtinvasivität einen Vorteil sichert. Trotz des Einsatzes transkranieller Doppler liefert die Angiographie jedoch universellere Informationen über das extra- und intrakranielle Gefäßbild. Zudem beträgt die Fehlerbreite der Ultraschalldiagnostik in Abhängigkeit von der Methode und dem Untersucher 10–20%.

Kernspintomographie

Wie bei der Computertomographie vor 10 Jahren läßt sich für die Kernspintomographie eine rasante technische Entwicklung und Folge der Gerätegenerationen feststellen. Die Grenzen dieser Technologie sind noch nicht abzuschätzen.

In der intrakraniellen Diagnostik gelten gegenwärtig Kernspintomographie und CT als komplementäre Methoden, wobei sich zu der Aussage über die Schwächungskoeffizienten im CT die Parameter der Protonendichte und Relaxationszeiten im Kernspintomogramm fügen.

Ein Vorteil der Kernspintomographie wird erst zukünftig zum Tragen kommen. Das Gerät vereint die Möglichkeit zu gleichzeitigen morphologischen und funktionellen Untersuchungen, also zur Bildgebung, Messung von Volumenänderungen und Spektroskopie. Während die dynamische Komponente in der Bestimmung des Blutflusses und der Liquorpulsation vielversprechende Ansätze aufweist, bereiten die prinzipiellen Probleme der Spektroskopie, charakterisiert durch die Schlagwörter der spektralen Auflösung, der Empfindlichkeit und räumlichen Lokalisierung, für eine routinemäßige Anwendung in der zerebralen Diagnostik Schwierigkeiten. So bleibt die Erstellung von Phosphorspektren des Gehirns mit ihrer ATP-Verminderung unter hypoxischen Bedingungen oder die Charakterisierung des Gewebe-pHs sowie die Markierung biologisch aktiver Verbindungen des Hirnmetabolismus durch nichtradioaktive Isotopen aus ungeraden Atomzahlen noch Zukunftsmusik.

Positronenemissionstomographie

Für die Bildgebung zerebraler Läsionen besitzen die Positronenemissionstomographie oder entsprechende computertomographische Varianten der Szintigraphie vergleichsweise keine Bedeutung. Ihre Domäne besteht in der Analyse des Hirnmetabolismus. Dazu werden systemisch biologisch aktive Trägersubstanzen injiziert, deren Verteilung und Gewebekonzentration Aussagen über die biochemischen Mechanismen der Hirnfunktion erlauben. Gegenwärtig lassen sich mit Hilfe der Positronenemissionstomographie Messungen der Hirndurchblutung sowie der zerebralen Glukose- oder Sauerstoffaufnahme durchführen. Spezifischere Fragestellungen betreffen den Blut-Hirn-Schranken- und Zellmembrantransport für Glukose sowie die Quantifizierung der Rezeptorbindung für Neurotransmitter und psychoaktive Drogen. So sollen bei epileptogenen Herden oder funktionellen Störungen des Metabolismus die Neurotransmitterbindungen oder Rezeptoraffinitäten direkt erfaßt und daraus eine gezielte Therapie abgeleitet werden. Im Unterschied zur Kernspinspektroskopie erreicht das Studium der physiologisch wichtigen Hirnsubstanzen und metabolischen Abläufe in der Positronenemissionstomographie bereits einen routinemäßigen Zuschnitt. Es gibt reproduzierbare Ergebnisse metabolisch-funktioneller Analysen und eine Basis für zukünftige, auf die molekulare Zellebene zielende Untersuchungen. Die Aufzeichnung der metabolischen Verteilungsmuster schließt jedoch auch zukünftig die Notwendigkeit einer anatomisch-morphologischen Hirndarstellung nicht aus, sondern entwickelt erst in der Kombination mit einem bildgebenden Verfahren seinen diagnostischen Wert.

Aussagekraft der Computertomographie bei intrakraniellen Erkrankungen

Gerade bei den *degenerativen Hirnveränderungen* läßt die Computertomographie eine Übereinstimmung zwischen Schichtbild und neurologisch-psychischem Symptomenkomplex vermissen. Eine Verminderung kognitiver Fähigkeiten oder eine Demenz kann im Computertomogramm ebensowenig eine Bestätigung erfahren wie umgekehrt die Darstellung erweiterter Liquorräume keine klinische Bedeutung zu erhalten braucht. Diese Problematik bestimmt besonders die CT-Diagnostik der psychiatrischen Erkrankungen, die teilweise oder vollständig organischen Ursprungs sind oder von organischen Veränderungen begleitet werden. Hier versuchen Untersucher mit Hilfe umfangreicher statistischer Analysen der linearen Meßparameter, der Ventrikel-Brain-Ratio oder der Parenchymdichte im CT die subtilen anatomischen Veränderungen bei schizophrenen oder depressiven Patienten zu erfassen und mit kognitiven Testergebnissen zu korrelieren. Die Alzheimer-Demenz, deren Unterscheidung in die präsenile Form der Alzheimer-Erkrankung und die senile vom Alzheimer-Typ nicht mehr praktiziert wird, findet computertomographisch in einem frontotemporalen oder temporal betonten Substanzverlust mit Ventrikelerweiterung ihre Bestätigung. Widersprüchliche Ergebnisse vermittelt die Auswertung der Parenchymdichte bei Alzheimer-Patienten. Die mangelhafte Diskriminabilität zwischen Rinde und Mark soll in signifikanter Korrelation zur kognitiven Verschlechterung stehen. Allerdings werden auch erniedrigte Parenchymwerte oder normale CT-Bilder bei ausgeprägter Demenz angetroffen, die die qualitativen Strukturveränderungen aus senilen Plaques, den typischen Alzheimer-Fibrillenveränderungen und kortikalem Neuronenverlust nicht erfassen. Die morphometrischen CT-Analysen verdeutlichen, daß diese Methode weder funktionelle Einschränkungen beweisen noch die Dynamik der Erkrankungen erfassen kann. Vielmehr sollten derartige Aussagen der Positronenemissionstomographie vorbehalten bleiben, die dem Grad der kognitiven Verschlechterung direkt eine geringere Glukosenutzung zuzuordnen vermag.

In der diagnostischen Kette neurologischer Erkrankungen folgen auf die klinischen Methoden computer- und kernspintomographische Untersuchungen. Dabei gilt es, für die Zukunft abzuschätzen, in welchem Umfang die gegenwärtig geübte Praxis bestehen bleiben kann, die verallgemeinert die Computertomographie zur Befundorientierung benutzt und den diagnostischen Feinschliff der Kernspintomographie überläßt.

Bei den zerebralen *Entzündungsformen* verhinderte anfangs die Schwere der Krankheitsbilder den Einsatz der Kernspintomographie. Erst infolge technischer Verbesserungen oder bei Verwendung hoher Feldstärken konnte die Untersuchungszeit auf ein vertretbares Maß gesenkt werden, so daß jetzt für die akuten und chronischen Stadien der Entzündungen der Computertomographie vergleichbare Untersuchungen vorliegen.

Dabei weisen beide Methoden im Nachweis zerebraler Abszesse eine hohe Treffsicherheit auf. Selbst bei multifokaler Ausbreitung lassen sich kleinste Abszesse als kontrastmittelaufnehmender Kapselring mit zentraler Gewebenekrose darstellen und gegen den perifokalen Ödemsaum abgrenzen. Die Verlaufskontrollen beinhalten eine identische Aussagekraft über das Stadium der Abszeßentwicklung und dienen zusammen mit dem neurologischen Beschwerdebild gleichermaßen als Basis für die konservative oder chirurgische Therapieplanung. Auch die Schwierigkeiten einer artdiagnostischen Zuordnung stellen sich bei beiden Methoden. Ohne richtungsweisende Klinik oder angiographischen Nachweis der Kapselgefäße ergeben sich keine eindeutigen Unterscheidungskriterien gegenüber den Ringstrukturen eines Glioblastoms, einer Metastase, Strahlennekrose oder gegenüber spezifischen Granulomen. So ermöglichen computertomographische Analysen der Form, Dicke und Kontrastmittelkinetik der Abszeßkapsel oder der Dichteverteilung der zentralen Einschmelzung ebensowenig eine definitive Bestimmung des entzündlichen oder tumorösen Gewebes wie die Messung der Relaxationszeiten und der Gadoliniumverteilung im Kernspintomogramm. Während die Ausdehnung und Ausprägung eines subduralen Empyems, der verschiedenen Formen der Meningitis, Meningoenzephalitis oder diffusen Enzephalitis die Kernspintomographie schon graduell sensitiver zeigt, wird sie für den Nachweis der Herpes-simplex-Enzephalitis (Typ I) eindeutig zur Methode der Wahl. Der charakteristische Befall des limbischen Systems mit der scharfrandigen Grenze entlang der äußeren Kapsel, einer möglichen orbitofrontalen oder Balkeninfiltration und vor allem der Tendenz zur Ausdehnung auf die gegenseitige Temporalregion ergibt ein artdiagnostisch eindeutiges Muster. Im Computertomogramm läßt sich die Herpes-simplex-Enzephalitis in ihrer spezifischen Topik als umschriebene Zone erniedrigter Parenchymdichte nachweisen. Der Entzündungsprozeß führt jedoch frühestens 3 Tage nach vollständiger Ausbildung des schweren Krankheitsbildes zu einer Änderung der Absorptionswerte. Im Durchschnitt entsteht jedoch eine Verzögerung von 5 Tagen, bevor computertomographisch die spezifische Zuordnung als Herpes-simplex-Enzephalitis gelingt und die virostatische Therapie begonnen werden kann. Hier übernimmt die Kernspintomographie die diagnostische Führung. Ohne diese Latenz und mit einer größeren Sicherheit im Nachweis der beidseitigen Ausdehnung gelingt die Darstellung des typischen Entzündungsmusters infolge erhöhter Protonendichte und verlängerter Relaxationszeiten noch im klinischen Anfangsstadium aus unspezifischen Kopfschmerzen, Persönlichkeitsveränderungen, Fieber und dem Beginn der Krampfanfälle.

Bei allen Formen und Stadien der *vaskulären Erkrankungen* hat sich die Computertomographie als zuverlässiger diagnostischer Begleiter der Klinik erwiesen. Beginnend mit der Ausschlußdiagnostik unmittelbar nach einem Schlaganfall zur Frage Infarkt oder Blutung, nachfolgend in Kontrollen bei klinischer Verschlechterung der Patienten oder zur Wahl des günstigsten Zeitpunktes für die Angiographie, immer bilden klinische und computertomographische Befunde die Basis der Therapiestrategie.

In über 60% der Fälle handelt es sich um Erkrankungen des ischämischen Formenkreises. Als mildeste klinische Manifestation gilt die transitorisch-ischämische Attacke, bei der sich die Paresen, Sensibilitäts- und Sprachstörungen definitionsgemäß innerhalb von 24 h vollständig zurückbilden müssen. Bis zu 48 h dauernde Ausfallserscheinungen rechnen zum prolongierten, reversiblen Insult. Da 30% der Patienten mit transitorischen Attacken innerhalb von 6 Monaten einen kompletten Infarkt entwickeln oder umgekehrt 60% der Infarktkranken in der Vorgeschichte flüchtige, neurologische Störungen aufweisen, muß umgehend ein Gefäßstatus mit

Hilfe sonographischer und angiographischer Methoden erhoben werden. Um jedoch nicht durch die Angiographie eine hypoxisch-ischämische Hirnläsion zu verschlimmern, ist vorher ein Infarktödem computertomographisch auszuschließen. Hier könnte zukünftig die Kernspintomographie mit ihrer Fähigkeit hilfreich sein, einerseits die supraaortalen Arterien abzubilden sowie arteriosklerotisch verkalkte Plaques gegenüber dem ateromatösen, lipidreichen abzugrenzen. Andererseits weist sie zerebrale Ödembildungen früher und genauer nach.

Beim ischämischen Hirninfarkt kann im CT frühestens nach einem Intervall von 3 h die Astrozyten- und Mikrogliaschwellung als gering vermindert dichtes Hirnareal erkennbar sein. Innerhalb der ersten 8 h nach dem akuten Ereignis läßt sich jedoch nur bei 20% der Patienten das betroffene Gefäßgebiet abgrenzen. Nach 24 h steigt die Nachweisquote infolge der zunehmenden intra- und extrazellulären Ödembildung und des Nervenzellzerfalles mit konsekutiver Dichteminderung und Raumforderung auf 75% der Fälle. Innerhalb von 2-3 Wochen entsteht eine Blut-Hirn-Schrankenstörung, die sich computertomographisch als girlandenförmige Kontrastmittelanreicherung des Infarktbezirks darstellt. Verblaßt dieses Enhancement, so ist der günstigste Zeitpunkt für die angiographische Abklärung gekommen.

Die Kernspintomographie ergänzt die Diagnostik des Infarktverlaufes in 3 wesentlichen Punkten:

1. sie verkürzt die Latenz des Ödemnachweises tierexperimentell bis auf 30 min;
2. sie erfaßt auch 1-2 cm kleine Infarkte im computertomographisch artefaktüberladenen vertebrobasilären Versorgungsgebiet;
3. das infarzierte Gefäß verliert die Charakteristika des Blutflusses, so daß der Verschluß direkt nachweisbar ist.

Zukünftig dürfte auch die Positronenemissionstomographie gewichtige Befunde zur Infarktdiagnostik beitragen. Nachdem die Korrelation zwischen Durchblutungsstörung oder Verminderung des Glukoseumsatzes zum Infarktstadium erarbeitet ist, eröffnen sich individuelle Therapieansätze. Auch erhofft man sich prognostische Aussagen über die Lebensfähigkeit oder Restitution des infarzierten Gewebes.

Die Angiographie bildet weiterhin die Basis einer sorgfältigen, alle Hals- und Hirnarterien berücksichtigenden Operationsplanung. Selten tritt nämlich eine Gefäßerkrankung auf einen Ort begrenzt auf. So zeigen 75% der Patienten Stenosierungen beider Karotisarterien, und in 40% der Fälle ergeben sich extra- und intrakranielle Gefäßveränderungen gleichzeitig. Zudem erlaubt die Angiographie eine artdiagnostische Zuordnung der Gefäßerkrankung. Auch bietet sich bisher für die Darstellung des komplexen Infarktbildes aus Gefäßabbrüchen, stehenden Arterienschlingen, verzögerter Zirkulation oder Kollateralenbildung keine Ersatzmethode an.

In der Notfalldiagnostik intrakranieller Blutungen ermöglicht die Computertomographie je nach intraparenchymatöser Lage, subarachnoidaler Ausbreitung oder Ventrikeltamponade einen zuverlässigen Hinweis auf die Blutungsquelle. CT-Verlaufskontrollen decken Komplikationen aus Rezidivblutungen, begleitenden Hirninfarkten oder die Entwicklung eines Okklusionshydrozephalus auf.

Die Verlaufskontrollen der Blutungen erhalten für die Computer- und Kernspintomographie eine sich ergänzende Aussagekraft. Computertomographisch weist die akute Blutung infolge des hohen Hämoglobingehaltes stark erhöhte Absorptionswerte auf. Unter fortschreitender Resorption erreicht sie ein Stadium gehirngleicher Dichte, bis nach etwa 6 Wochen eine liquordichte Blutungshöhle entsteht. In der Kernspintomographie bestimmt das Hämoglobin ebenfalls die Signalintensität der Blutungen. Nur zeigt das frische Hämatom parenchymähnliche Abbildungsparameter, während die subakute und chronische Blutung hyperintens ist.

Etwa die Hälfte der intrazerebralen Hämatome entsteht als spontane Blutung aus sklerotisch rigiden Gefäßen bei Hypertonikern oder Diabetikern, seltener infolge von Gerinnungsstörungen, Mikroangiomen und Gefäßentzündungen. In der Mehrzahl der Fälle dehnen sich diese Blutungen in den Stammganglien aus, häufig unter Einbruch in das Ventrikelsystem. Die übrigen liegen im Pons, Kleinhirn und Großhirnmark.

Bei Zweifel an einer arteriosklerotischen Genese der Blutung ist die Angiographie indiziert. Der Einsatz weiterer Untersuchungsmethoden erübrigt sich.

Bildet ein Aneurysma die Blutungsquelle, so erlaubt die Art der Blutverteilung eine Aussage über seinen Sitz. In 70% der Fälle entsteht infolge einer Aneurysmaruptur allein eine subarachnoidale Einblutung in die basalen Zisternen, die sich innerhalb von 3-10 Tagen resorbiert. Zu dieser Zeit kann also bereits wieder ein unauffälliger CT-Befund vorliegen. Der direkte computertomographische Nachweis größerer Gefäßaussackungen gelingt bei 97% der Patienten mit Hilfe hochauflösender Schichten nach Bolusinjektion des Kontrastmittels. Allerdings ist dieses Verfahren zeitaufwendig und ersetzt auch nicht die Angiographie, deren Indikation sich - neben der unübertroffenen Aneurysma-Abbildung - aus den 20% Mehrfachaneurysmen stellt.

Auch die Kernspintomographie wird nicht den Informationsreichtum oder die Darstellungsqualität der Angiographie erreichen, um als Basis der Operationsplanung zu dienen. Höchstens könnte ihr dynamisches Potential die Aussagekraft der verschiedenen Methoden zur zerebralen Blutvolumenbestimmung und Durchblutungsmessung auf sich vereinen.

In Ausdehnung und Topik unterscheiden sich Angiomblutungen nicht von zerebralen Hämatomen anderer Ursache. Einzig der Altersgipfel liegt unterhalb des 4. Lebensjahrzehnts. Computertomographisch läßt sich die Gefäßmißbildung in 70% der Fälle artdiagnostisch klassifizieren. Einzelheiten der Zu- und Abflüsse bleiben der angiographischen Analyse vorbehalten.

Die Treffsicherheit des kernspintomographischen Angiomnachweises, besonders für angiographisch stumme Malformationen, ist hervorzuheben. Die Darstellung des raschen Blutflusses im arteriovenösen Gefäßkonvolut, die Auswertung der Multiechosequenzen für Versorgung und Drainage sowie die Demonstration paramagnetischer Hämosiderinablagerungen liefert eine Informationsfülle, deren diagnostische Aussagekraft nur durch die Kombination der Computertomographie mit der Angiographie übertroffen wird.

Die Leistungsfähigkeit der Computertomographie in der Diagnostik der *Hirntumoren* besteht unverändert, obwohl der Nimbus fast absoluter Nachweisgenauigkeit durch die Kernspintomographie Korrekturen erfuhr. In erster Linie sind davon die Astrozytome niedrigen Malignitätsgrades betroffen, deren temporales oder frontobasales Wachstum im Anfangsstadium im CT leicht durch Knochenartefakte übersehen oder mangels Detailauflösungsvermögens gegenüber dem normalen Hirnparenchym differenziert werden kann. Dagegen erlaubt das veränderte Signalverhalten der Astrozytome im Kernspintomogramm eine Frühdiagnose.

Eine identische Problematik stellt sich für die pilozytischen Astrozytome des Kleinhirns, der Brücke und des Mittelhirns dar. Bei diesen Geschwülsten gehört die Bestimmung der extra- oder intraaxialen Lage sowie der genauen Ausdehnung zur Domäne der Kernspintomographie.

Die größere Sensitivität verleiht auch in der zerebralen Metastasensuche der Kernspintomographie ein Übergewicht. Mit Hilfe der Gadoliniumkontrastierung ist die Frage nach der Zahl der Herdbildungen oder die Indikation zur Exzision einer Solitärmetastase zuverlässiger zu beantworten. Zudem scheint die Kernspintomographie die diagnostische Lücke zwischen der seltenen computertomographischen Darstellung zu dem häufigen Sektionsbefund einer meningealen Tumoraussaat zu schließen.

Die artdiagnostische Klassifikation der Hirngeschwülste basiert unverändert mit einer Genauigkeit der Voraussage bei über 80% der Patienten auf computertomographischen Befunden. Trotz Gadoliniumgabe, neuer Impulstechniken oder schneller Sequenzfolgen weist die Kernspintomographie ein Defizit der Gewebecharakterisierung auf. Diese verminderte Spezifität ist der hauptsächliche Grund für das Primat der Computertomographie in der Tumordiagnostik.

Schlußbetrachtung

Die Verbwahl „vadere" spricht der Computertomographie eine Aktivität zu, die sie nicht mehr besitzt oder wiedererlangen wird. Als Standardmethode sind die Grenzen der Leistungsfähigkeit in der zerebralen Diagnostik abgesteckt und Weiterentwicklungen oder neue Indikationsbereiche nicht zu erwarten.

Literatur

Bradley WG, Schmidt PG (1985) Effect of methemoglobin formation on the MR appearance of subarachnoid hemorrhage. Radiology 156: 99-103

Brant-Zawadzki M, Solomon M, Newton TH, Weinstein P, Schmidley J, Norman D (1985) Basic principles of magnetic resonance imaging in cerebral ischemia and initial clinical experience. Neuroradiology 27: 517-529

Caille JM, Guibert F, Bidabe AM, Billerey J, Piton J (1980) Enhancement of cerebral infarcts with CT. Comput Tomogr 4: 73-77

Crisi G, Colombo A, de Santis M, Guerzoni MC, Calo M, Panzetti P (1984) CT and cerebral ischemic infarcts. Correlations between morphological and clinical-prognostic findings. Neuroradiology 26: 101-105

Davidson HD, Steiner RE (1985) Magnetic resonance imaging in infections of the central nervous system. AJNR 6: 499-504

Davis SM, Tress BM, Hopper JL, Kaye AH, Rossiter SC (1987) Dynamic CT brain scanning in the haemodynamic evaluation of cerebral arterial occlusive disease. Neuroradiology 29: 259-265

Enzmann DR, Britt RR, Obana WG, Stuart J, Murphy-Irwin K (1986) Experimental staphylococcus aureus brain abscess. AJNR 7: 395-402

George AR, de Leon MJ, Ferris SH, Kricheff II (1981) Parenchymal CT correlates of senile dementia (Alzheimer disease): Loss of gray-white matter discriminability. AJNR 2: 205-213
Gomori JM, Grossman RI, Goldberg HI, Hackney DB, Zimmerman RA, Bilaniuk LT (1986) Occult cerebral vascular malformations: high-field MR imaging. Radiology 158: 707-713
Gomori JM, Grossman RI, Goldberg HJ, Zimmerman RA, Bilaniuk LT (1985) Intracranial hematomas: Imaging by high-field MR. Radiology 157: 87-93
Greitz T (1983) Brain imaging - the past, the present and the future. In: Newton TH, Potts DG (eds) Advanced imaging techniques. Modern neuroradiology, Vol 2. Clavadel
Heiss WD, Herholz K, Böcher-Schwarz HG, Pawlik G, Wienhard K, Steinbrich W, Friedmann G (1986) PET, CT, and MR imaging in cerebrovascular disease. J Comp Ass Tomogr 10: 903-911
Kazner E, Schulz B, Kern A, Trempenau B, Laniado M, Treisch J, Schörner W, Felix R (1986) Vergleich zwischen Computertomographie und Magnetresonanztomographie unter Einschluß paramagnetischer Kontrastmittel bei 165 Patienten mit Hirntumoren. In: Vogler E, Schneider GH (Hrsg) Digitale bildgebende Verfahren. Integrierte digitale Radiologie. Schering, Berlin
Kazner E, Wende S, Grumme Th, Lanksch W, Stochdorph O (1981) Computertomographie intrakranieller Tumoren. Springer, Berlin, Heidelberg, New York
Kretzschmar K, Wende S (1983) Zerebrale Computertomographie. In Hopf HCh, Poeck K, Schliack H (Hrsg) Neurologie in Praxis und Klinik, Bd 1. Thieme Stuttgart New York
Kretzschmar K, Wallenfang T, Bohl J (1981) CT studies of brain abscess in cats. Neuroradiology 22: 93-98
Kretzschmar K, Kühnert A, Wende S, Müller W (1986) Diagnostik der Hirntumoren mit CT und/oder MR? In: Vogler E, Schneider GH (Hrsg) Digitale bildgebende Verfahren. Integrierte digitale Radiologie. Schering, Berlin
Moon KL, Brant-Zawadzki M, Pitts LH, Mills CM (1984) Nuclear magnetic resonance imaging of CT-isodense subdural hematomas. AJNR 5: 319-322
Schlegel S, Kretzschmar K (1986) Computerized tomographic findings in affective disorders. Pharmacopsychiat 19: 184-185
Schmid UD, Steiger HJ, Huber P (1987) Accuracy of high resolution computed tomography in direct diagnosis of cerebral aneurysms. Neuroradiology 29: 152-159
Schroth G, Kretzschmar K, Gawehn J, Voigt K (1987) Advantage of magnetic resonance imaging in the diagnosis of cerebral infections. Neuroradiology 29: 120-126
Von Schulthess GK, Higgins LB (1985) Blood flow imaging with MR: Spinphase phenomena. Radiology 157: 687-695
Sipponen JT (1984) Visualization of brain infarction with nuclear magnetic resonance imaging. Neuroradiology 26: 387-39
Virapongse L, Mancuso A, Quisling R (1986) Human brain infarcts: Gd-DTPA-enhanced MR imaging. Radiology 161: 785-794
Waluch V, Bradley WG (1984) NMR even echo rephasing in slow laminar flow. J Comput Assist Tomogr 8: 594-598
Zülch KJ (1985) The cerebral infarct. Springer, Berlin Heidelberg New York Tokyo

Anmerkung des Herausgebers

Wegen der großen Anzahl von CT- und MR-Publikationen und Monographien auf dem Gebiet der intrakraniellen Diagnostik wurde in diesem Kapitel auf Bildbeispiele verzichtet, um den Rahmen dieses Buches nicht zu sprengen.

Ergänzend zum Literaturverzeichnis soll aber auf 3 neuere Monographien hingewiesen werden:

Lange S, Grumme Th, Kluge W, Ringel K, Meese W (1988) Zerebrale und spinale Computertomographie. Karger, Basel
Brant-Zawadzki M, Norman D (1987) Magnetic Resonance Imaging of the Central Nervous System. Raven Press, New York
Kazner E, Wende S, Grumme Th, Stochdorph O, Felix F, Claussen C (1988) Computer- und Kernspin-Tomographie intrakranieller Tumoren aus klinischer Sicht. 2. Aufl. Springer, Berlin Heidelberg New York Tokyo

Schädel-Hirn-Trauma

W. R. LANKSCH

Gewalteinwirkungen auf den Gehirnschädel setzen je nach Höhe der kinetischen Energie einen traumatisierenden Prozeß in Gang, der zu unterschiedlichen Schädigungsmustern wie epiduralen, subduralen oder intracerebralen Hämatomen oder offenen Schädelhirnverletzungen führt. Der traumatisierende Prozeß hat eine fatale Eigendynamik und fordert uns geradezu heraus, die intrakraniellen Verletzungsfolgen sicher und rasch zu diagnostizieren, damit eine notwendige operative Behandlung zum frühestmöglichen Zeitpunkt erfolgen kann. Die fatale Eigendynamik beginnt mit der intrakraniellen Volumenzunahme durch ein extradurales oder intradurales traumatisches Hämatom, das zur Steigerung des intrakraniellen Druckes führt, eine Verminderung der zerebralen Perfusion bewirkt und letztlich zur zerebralen Ischämie führt, die wiederum die Hirnödementstehung initiiert. Dieser Teufelskreis endet in einer deletären intrakraniellen Volumenzunahme, die den zerebralen Kreislaufstillstand zur Folge hat.

Die Prognose eines Schädelhirnverletzten hängt einerseits vom Ausmaß der primären und sekundären Hirnläsion ab und zweitens von der Zeit, die verstreicht, bis wir aufgrund gesicherter diagnostischer Erkenntnisse durch gezielte Therapiemaßnahmen versuchen, den Teufelskreis zu unterbrechen.

Im Falle eines epiduralen Hämatoms führt die stumpfe Gewalteinwirkung über einen Schädelbruch zum Durariß und damit zur Ruptur eines in der Dura gelegenen arteriellen Gefäßes, woraus sich die Blutung zwischen Dura und Kalotte entwickelt. Bis zu diesem Zeitpunkt des in Gang gesetzten traumatisierenden Prozesses handelt es sich um eine extradurale, extrazerebrale Blutung ohne Hirnschädigung (Abb. 1). Der sekundäre Hirnschaden setzt ein, weil es durch die intrakranielle Volumenvermehrung zu einer Drucksteigerung und zu einer transversalen Hirnmassenverschiebung kommt, die in der Regel zur transtentoriellen Herniation führt, d.h. zur Verlagerung von basalen Temporallappenanteilen in den Mittelhirnschlitz. Durch die Kompression drainierender Venen können ischämische Infarkte entstehen, die sich im Computertomogramm als ausgedehnte Zonen verminderter Dichte darstellen und einen ganzen Hirnlappen betreffen können (Abb. 2). So lange die Volumenvermehrung durch eine transversale Massenverschiebung aufgefangen werden kann, besteht klinisch ein Mittelhirnsyndrom, hält die Volumenvermehrung an, dann kann eine Hirnmassenverschiebung nur noch koaxial zum Hirnstamm in Richtung auf das Foramen occipitale magnum stattfinden, klinisch entwickelt sich das in der Regel irreversible Bulbärhirnsyndrom mit beidseitig weiten lichtstarren Pupillen und gestörtem Atemantrieb.

Die kraniale Computertomographie informiert uns nicht nur über Lokalisation und Mächtigkeit einer epiduralen Blutung, sondern außerdem über das Ausmaß

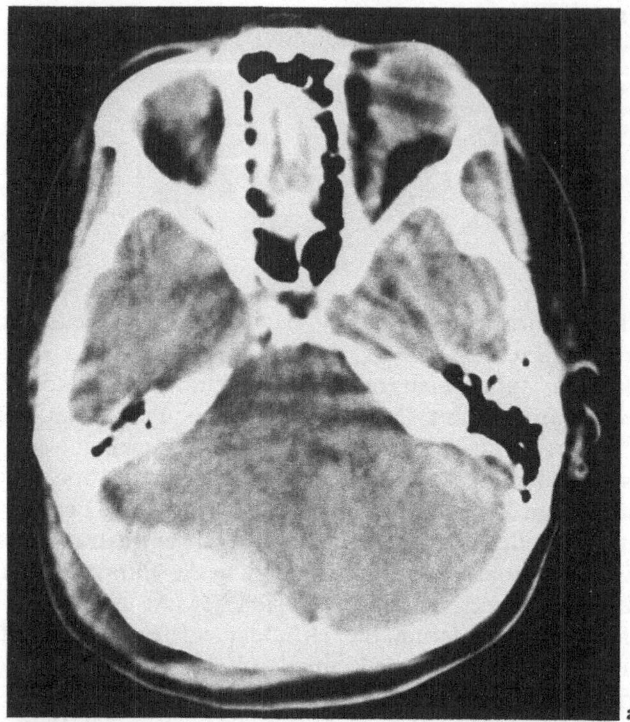

a

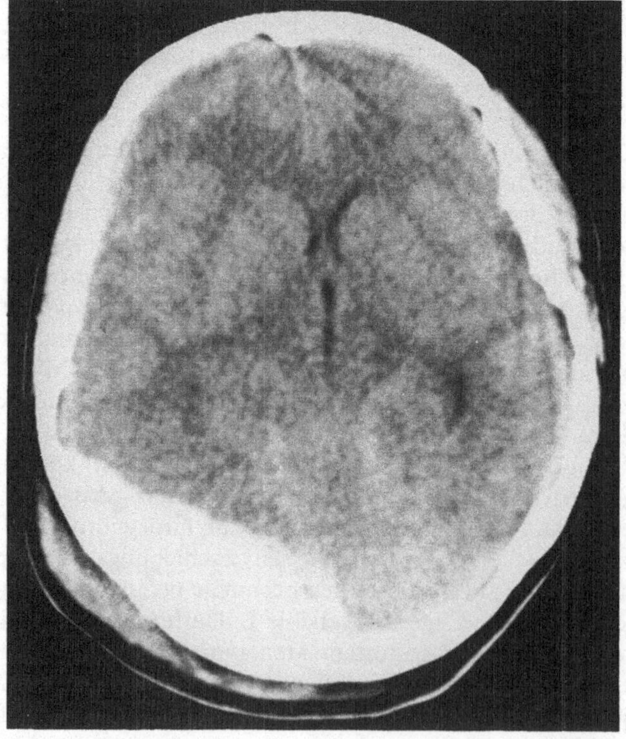

b

Abb. 1 a, b. Akutes epidurales Hämatom links okzipital (**b**) bis nach infratentoriell (**a**) reichend

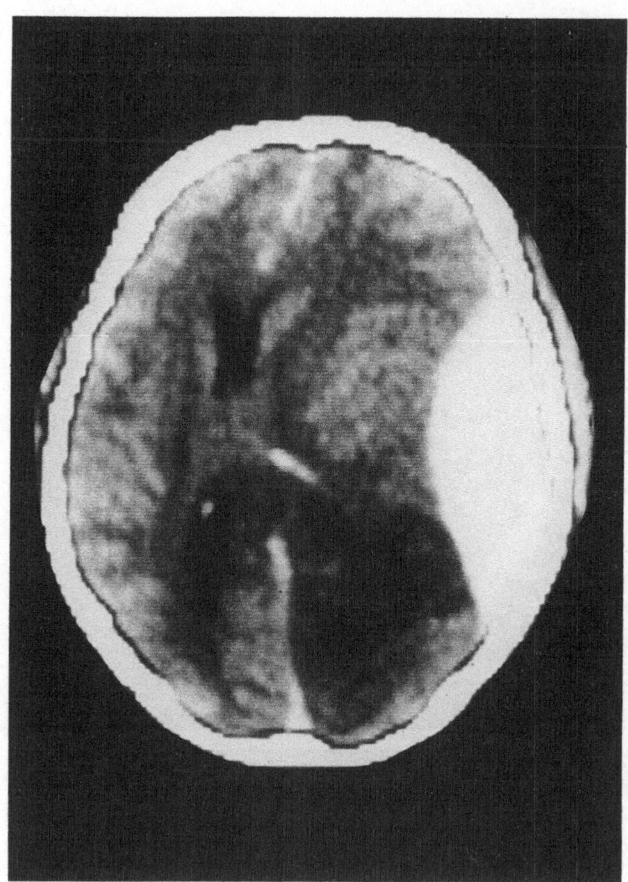

Abb. 2. Akutes epidurales Hämatom rechts temporoparietal; Infarktödem rechts okzipital. Verlagerung des rechten Plexus chorioideus bis zur Mittellinie

der Massenverschiebung und die Existenz von sekundären Hirnschäden, z. B. von Infarktödemen. Die Bildinformationen sind nicht nur wichtig für die Operationsplanung, sondern lassen auch prognostische Rückschlüsse zu. Computertomographische Untersuchungen an 62 Verletzten mit epiduralen Hämatomen zeigten, daß Patienten, die ihre Schädelhirnverletzung nicht überlebten, eine Septum-pellucidum-Verlagerung von mindestens 7,5 mm, durchschnittlich jedoch von 12,7 mm aufwiesen. Patienten, die eine Septum-pellucidum-Verlagerung von 5–7 mm hatten, verstarben nur dann, wenn gleichzeitig ein traumatisches Ödem oder eine Tamponade der basalen Zisternen bestand (Lanksch 1981).

Bifrontale epidurale Hämatome (Abb. 3) müssen uns zu besonders rascher operativer Intervention antreiben, da diese Hämatome ihre intrakranielle Druckwirkung unmittelbar in axialer Richtung ausüben und ohne alarmierende Prodromi nach einem freien Intervall sofort zu einem kompletten Mittelhirnsyndrom bzw. einem Bulbärhirnsyndrom führen können!

Akute epidurale Hämatome sind in etwa 20% der Fälle mit homolateralen und/ oder kontralateralen Kontusionsblutungen kombiniert (Abb. 4), wodurch einer-

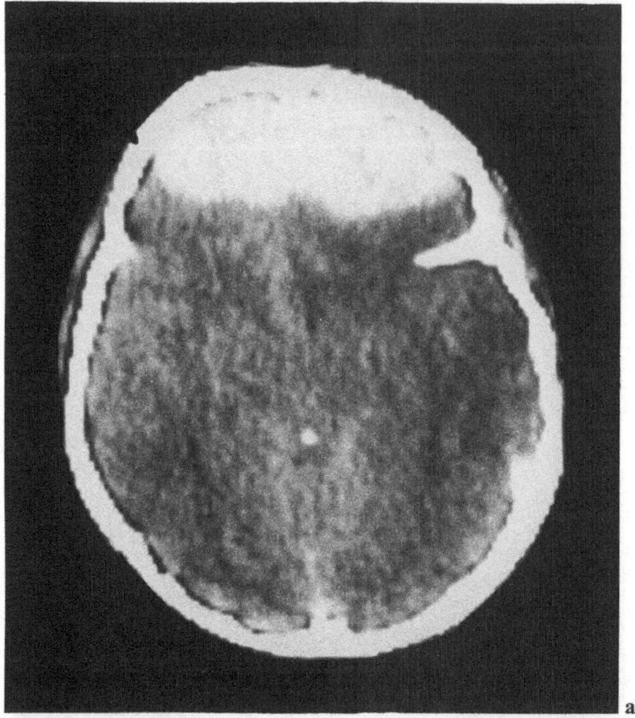
a

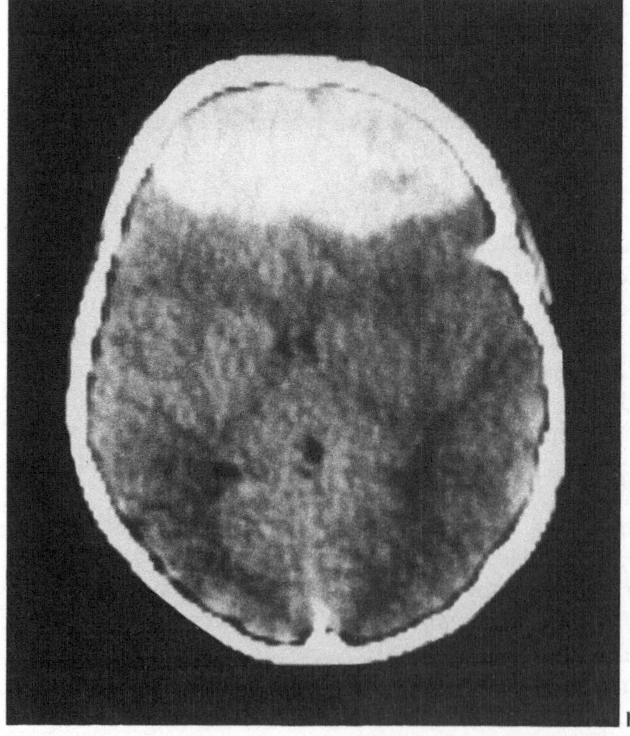
b

Abb. 3a, b. Akutes epidurales Hämatom über beiden Frontalhirnen

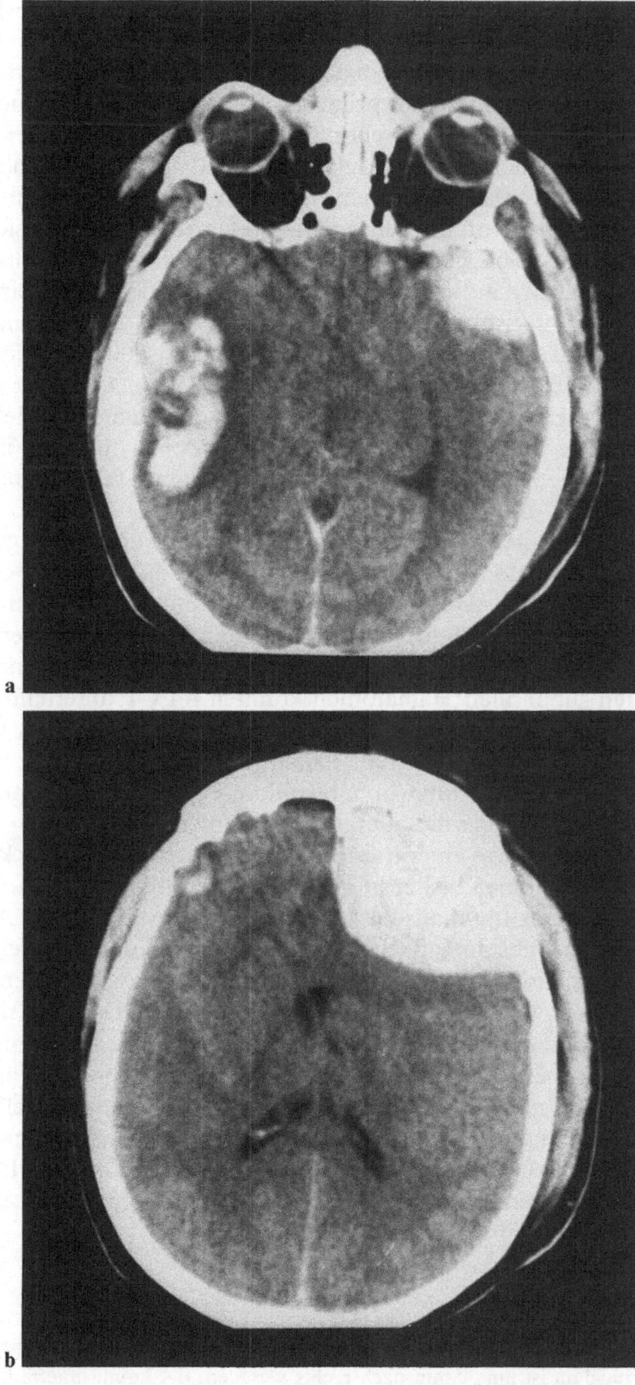

Abb. 4a, b. Akutes epidurales Hämatom rechts frontal mit deutlicher Kompression und Verlagerung beider Vorderhörner und des Septum pellucidum (**b**). Als Contre-coup-Verletzung stellt sich links temporal eine fleckförmige Kontusionsblutung dar (**a**)

seits die größere Gewalteinwirkung belegt wird und andererseits die Prognose verschlechtert werden kann.

Akute subdurale Hämatome sind im Gegensatz zu den epiduralen Hämatomen in der Regel mit einer primären Hirnverletzung verbunden. Je nach Angriffspunkt der mit hoher kinetischer Energie auftreffenden Gewalt kommt es über einen Schermechanismus zwischen Schädelkapsel und Schädelinhalt zum Abriß von Brückenvenen oder zu einer direkten mechanischen kortikalen Gewebsläsion mit Zerreißung von kleinen Arterien oder Venen, woraus sich die Blutung in den Subduralraum bis hinein in den Interhemisphärenspalt entwickeln kann (Abb. 5). Die Verletzten sind zumeist primär anhaltend bewußtseinsgestört und zeigen kein freies Intervall. Das Charakteristische dieses Schädigungsmusters ist, daß es neben der extrazerebralen Blutansammlung in fast 90% der Fälle zu einer ätiologisch bisher nicht geklärten Volumenzunahme (ZIMMERMANN et al. 1978) in der betroffenen Hirnhemisphäre kommt. Die unterschiedlichen Verletzungsfolgen, die extrazerebrale Blutansammlung und die Parenchymläsion mit diffuser homolateraler Volumenvermehrung werden uns im Computertomogramm eindrucksvoll demonstriert (Abb. 6).

Die Zeichen der intrakraniellen Massenverschiebung treten bei akuten subduralen Hämatomen wesentlich deutlicher als bei den epiduralen Hämatomen in Erscheinung. Die Verlagerung des Septum pellucidum betrug in unserem Krankengut durchschnittlich 10,6 mm, kein Patient mit einer Verlagerung von mehr als 10 mm überlebte. Nur in etwa 18% der von uns untersuchten Verletzten mit akuten subduralen Hämatomen konnten im CT unterhalb des Hämatoms im Parenchym Zonen verminderter Dichte als Ausdruck eines Ödems nachgewiesen werden. In allen anderen Fällen lag eine deutliche Volumenvermehrung ohne Dichteveränderung vor. Obwohl tierexperimentelle Untersuchungen darauf hingewiesen haben, daß derartige Volumenvermehrungen auf eine Blutvolumenzunahme infolge einer traumatischen Vasoparalyse zurückzuführen sind, konnte dieses Phänomen bisher klinisch nicht bestätigt werden.

Für das traumatische Hirnödem wurde bisher eine Ausdehnung in weißer und grauer Substanz angenommen und damit im computertomographischen Erscheinungsbild vom landkartenartig begrenzten perifokalen Ödem bei Tumoren und Abszessen unterschieden (LANKSCH 1982). Da aber nach wie vor keine pathomorphologischen Korrelate für die Veränderungen vorliegen, die bisher als traumatisches Ödem interpretiert worden sind, kann nicht ausgeschlossen werden, daß es sich nicht auch um primär traumatisch-kontusionelle Veränderungen handelt. Diese Interpretation wird durch die klinischen Erfahrungen gestützt, die darauf hindeuten, daß Patienten mit akuten subduralen Hämatomen und derartigen Zonen verminderter Dichte im Computertomogramm eine ausgesprochen schlechte Prognose haben (s. Abb. 5 u. 6).

Abb. 5 a, b. Akutes subdurales Hämatom über der linken Großhirnhemisphäre. Das Septum pellucidum ist um 20 mm nach rechts verlagert, der komprimierte linke Seitenventrikel ist über die Mittellinie nach rechts verschoben, beginnende Monroi-Blockade links okzipital, rechts okzipital (**a**) und links parietal (**b**). Ausgedehnte Zonen verminderter Dichte, die Infarktödemen oder kontusionellen Läsionen entsprechen können ▷

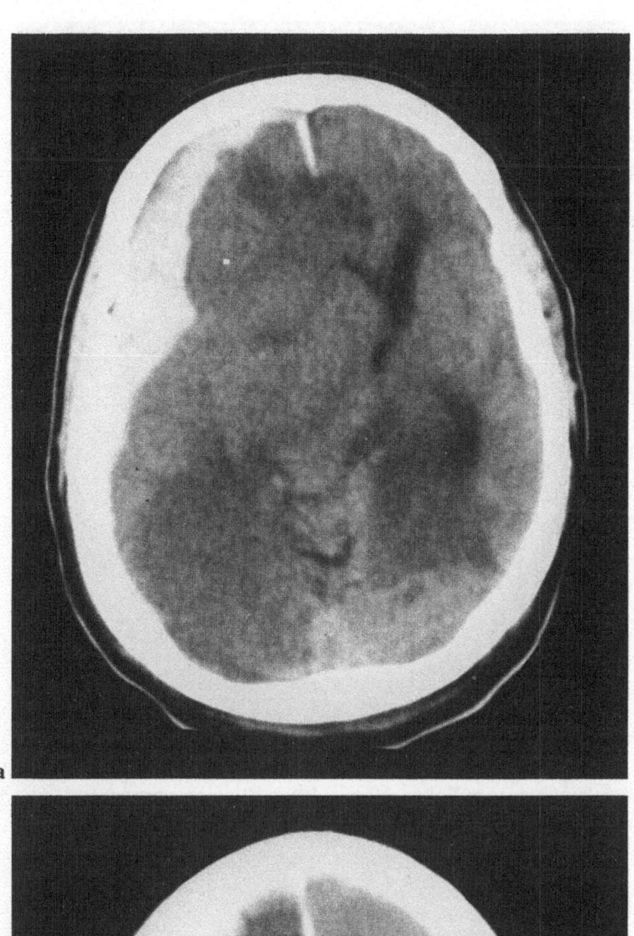

a

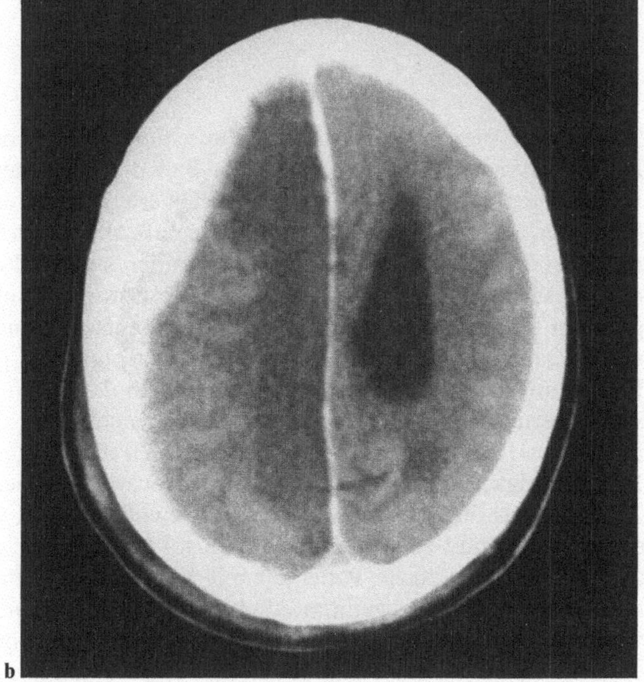

b

Abb. 5 a, b.

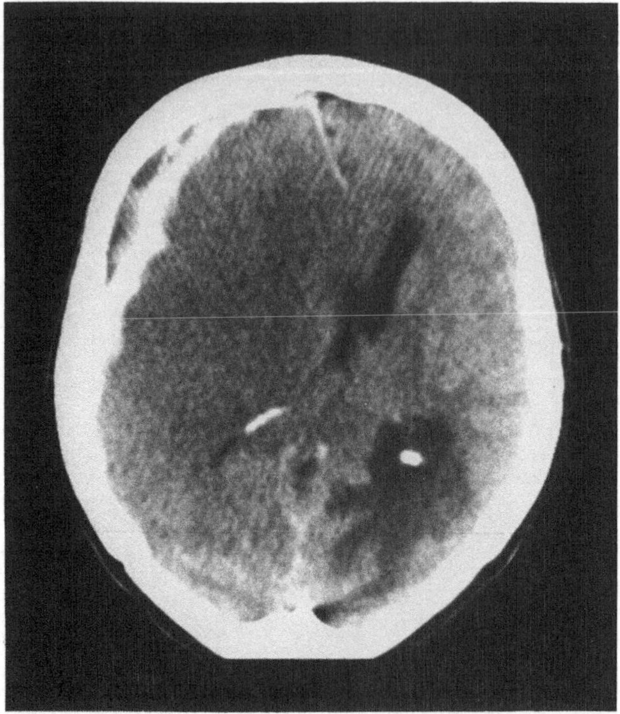

Abb. 6. Akutes subdurales Hämatom über der linken Großhirnhemisphäre. Ausgeprägte Volumenzunahme der linken Hemisphäre, die sich vorwiegend mit verminderten Dichtewerten darstellt

Vergleicht man die Letalität von Patienten mit epiduralen und akuten subduralen Hämatomen, dann wird deutlich, daß die Verletzten mit akuten subduralen Hämatomen wesentlich häufiger ihren Verletzungen erliegen. Das liegt in der bereits erläuterten Tatsache begründet, daß akute subdurale Hämatome primär mit einer schweren Hirnverletzung verbunden sind und daß das epidurale Hämatom im Gegensatz dazu primär keine Hirnläsion darstellt! Bei beiden Patientengruppen fällt jedoch auf, daß die Prognose entscheidend davon abhängt, zu welchem Zeitpunkt der entlastende Eingriff erfolgt. Mit jeder Komastufe, die der Patient im Verlauf erreicht, verschlechtert sich die Prognose, eine sprunghafte Verschlechterung tritt auf, wenn die Patienten nicht mehr im Koma II, sondern erst im Koma III operiert werden (Tabellen 1, 2), d.h. Patienten, die im Stadium der Bewußtlosigkeit ohne Anisokorie operiert werden, haben eine wesentlich bessere Prognose, als die, die im Stadium der Bewußtlosigkeit mit neurologischen Halbseitenzeichen und einer manifesten Anisokorie operiert werden. Demzufolge sollten schädelhirnverletzte Patienten mit Verdacht auf eine intrakranielle raumfordernde Komplikation wenn möglich, vom Unfallort dorthin transportiert werden, wo sowohl eine sofortige computertomographische Untersuchung als auch eine entlastende Trepanation durchgeführt werden kann.

Tabelle 1. Letalität von 128 Verletzten mit epiduralen Hämatomen in Abhängigkeit von klinischen Symptomen

Klinische Symptome	N	Überlebende	Verstorbene
Wach, neurologisch Ø	14	14	-
Bewußtseinsgetrübt	43	43	-
Koma I	12	10	2
Koma II	27	25	2 (7,4%)
Koma III	14	7	7 (50,0%)
Koma IV	18	-	18
Total	128		29 (22,6%)

Tabelle 2. Letalität von 178 Verletzten mit akuten subduralen Hämatomen in Abhängigkeit von klinischen Symptomen

Klinische Symptome	N	Überlebende	Verstorbene
Wach, neurologisch Ø	6	6	-
Bewußtseinsgetrübt	27	24	3
Koma I	21	18	3
Koma II	52	28	24 (46,2%)
Koma III	35	6	29 (83,0%)
Koma IV	37	-	37
Total	178		96 (54,0%)

Die unterschiedlichen Erscheinungsbilder von kontusionellen Hirnverletzungen im Computertomogramm sind nach computertomographischen Gesichtspunkten in 3 Typen eingeteilt worden (Lanksch et al. 1979). Beim Typ I handelt es sich um Areale verminderter Dichte, die sich innerhalb von 3-4 Wochen spurenlos zurückbilden und klinisch mit einer völligen Restitutio ad integrum einhergehen. Typ II der kontusionellen Läsionen umfaßt solitäre und multiple Blutungsherde, die zu großen Hämatomen in einer Hemisphäre konfluieren können (Abb. 7), Typ III beschreibt bilaterale intrazerebrale Haematome im Sinne von Contre-coup-Verletzungen (Abb. 8a, b). Dieser zunächst willkürlich erscheinenden Einteilung liegen pragmatische Gesichtspunkte aus neurochirurgischer Sicht zugrunde, nämlich nicht operationsfähige von operationswürdigen kontusionellen Läsionen zu trennen und davon wiederum nicht mehr operable Läsionen abzugrenzen. Somit stellen nur die kontusiellen Läsionen vom Typ II - umschriebene raumfordernde intrazerebrale Blutungen - eine Indikation zur neurochirurgischen Intervention dar. In der Frühphase der Computertomographie haben sich wohl viele Neurochirurgen in Anbetracht der direkten und sehr exakten Darstellung von intrazerebralen Hämatomen auf deren operative Entfernung konzentriert und mußten erleben, daß trotz präziser Diagnostik die klinischen Ergebnisse schlechter als in der Vor-CT-Ära waren. Man darf heute unterstellen, daß dem computertomographischen Befund mehr Bedeutung als der klinischen Symptomatik zugesprochen worden ist. Mittlerweile haben sich die Indikationen straffer fassen lassen, zumal sich her-

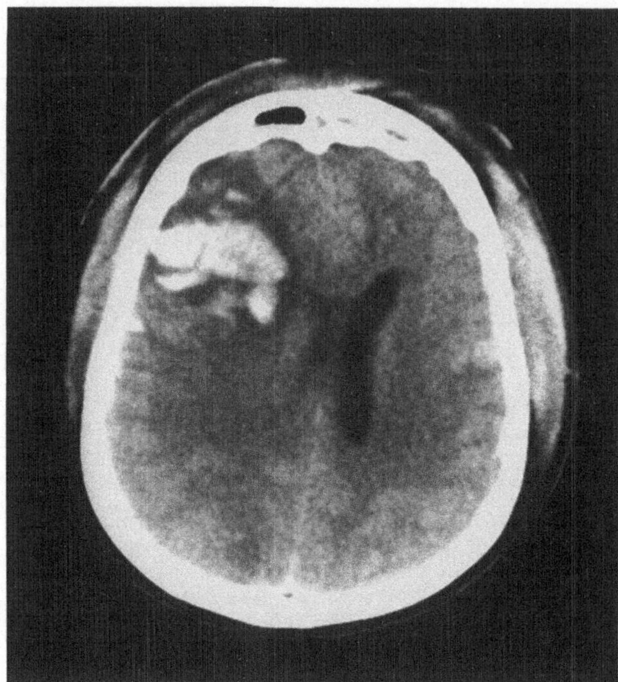

Abb. 7. Links frontopräzentrale Kontusion (Typ II) mit fleckförmig angeordneten konfluierenden Blutkoageln

ausgestellt hat, daß Blutungen von 5 cm Durchmesser und sogar bilaterale Kontusionsblutungen spontan abheilen und gute klinische Ergebnisse erwarten lassen. Kontusionsblutungen sollten operativ nur ausgeräumt werden, wenn die Patienten durch die raumfordernde Blutung vital bedroht sind, wenn sich infolge der Blutung eine zunehmende Verschlechterung der Bewußtseinslage einstellt oder wenn sich die Bewußtseinstrübung und das neurologische Defizit konstant halten und spontan keine Besserung erkennen lassen.

Unsere computertomographischen Untersuchungen an Patienten mit Kontusionsblutungen zeigen, daß nicht die Größe des Hämatoms allein, sondern das Hinzutreten von Ödemen entscheidend für die Prognose ist, und daß diese Befunde eng mit den unterschiedlichen Komastadien korrelieren (Lanksch et al. 1979).

Wie eingangs betont, rufen Gewalteinwirkungen auf den Schädel keine definierten neuropathologischen Endzustände hervor, sondern setzen einen Prozeß in Gang, der sich unter Umständen auch nach dem entlastenden neurochirurgischen Eingriff fortsetzt, so daß kurzfristige postoperative Kontrolluntersuchungen den weiteren Progress des traumatisierenden Vorganges aufzeigen. Dieser Progreß manifestiert sich in sekundär nachweisbaren singulären und auch multiplen Blutungen (Abb. 9 a, b).

Im Gegensatz zu den bisher beschriebenen gedeckten Schädelhirnverletzungen besteht bei den offenen Schädelhirnverletzungen nur selten die Indikation zur sofortigen Operation, da intrakranielle raumfordernde Komplikationen in der Regel nicht vorliegen. Computertomographisch lassen sich Frakturen im Bereich

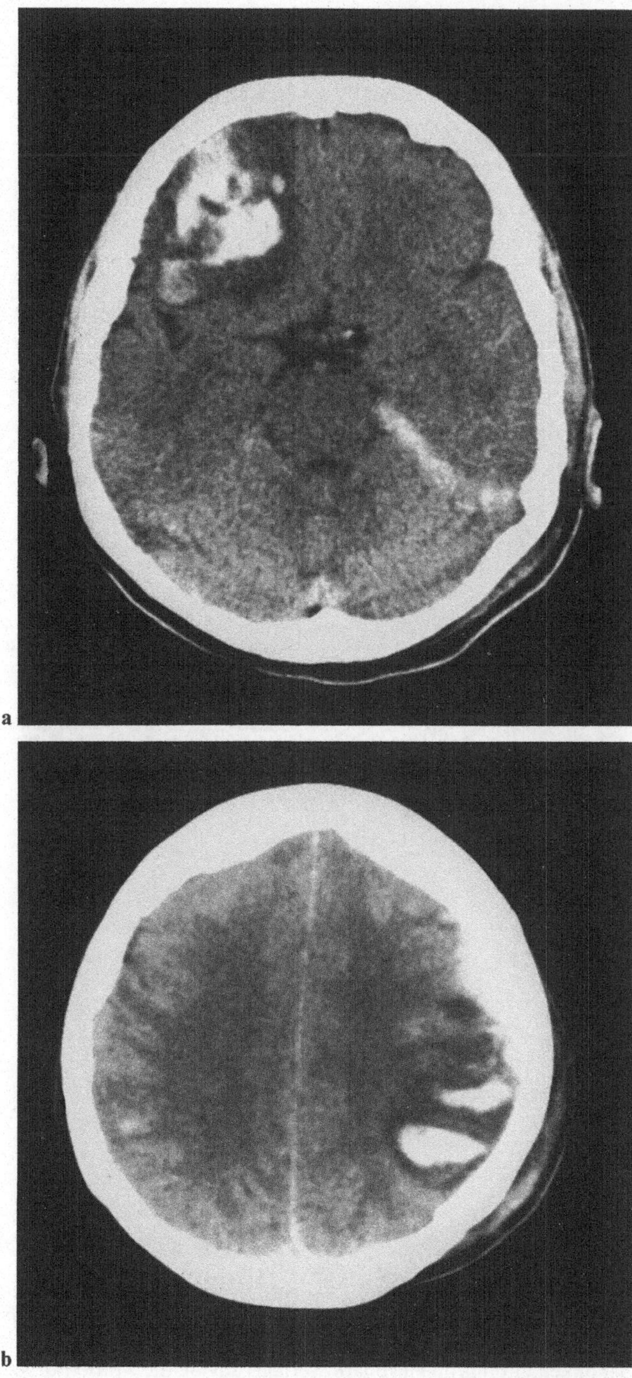

Abb. 8 a, b. Contre-coup-Verletzung (Typ III) mit Kontusionsblutungen links frontal (**a**) und rechts parietal (**b**)

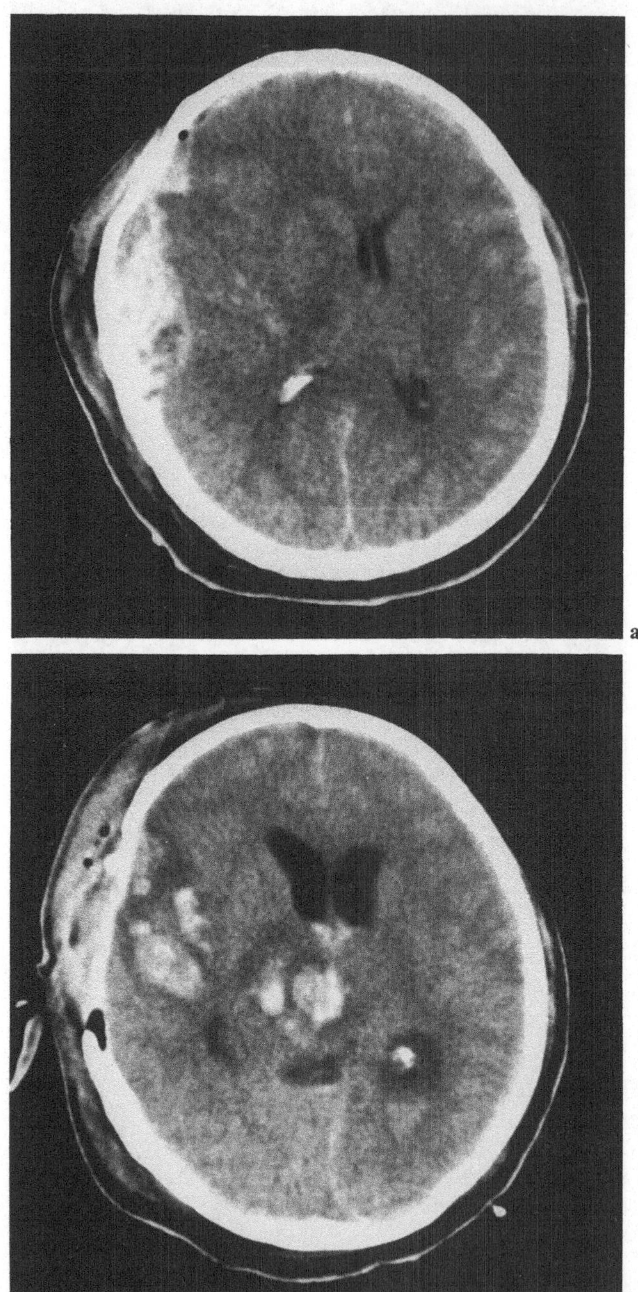

Abb. 9 a, b. Akutes subdurales Hämatom links frontotemporal. Deutliche Volumenzunahme in der linken Großhirnhemisphäre. Verlagerung beider Vorderhörner über die Mittellinie nach rechts (**a**). Sekundärmanifestation multipler Kontusionsblutungen 5 Stunden nach Ausräumung eines akuten subduralen Hämatoms. Diskrete Rückbildung der Verlagerung der Mittellinienstrukturen, deutliche Erweiterung beider Vorderhörner durch Blutkoagel im Bereich beider Foramina monroi und des 3. Ventrikels (**b**)

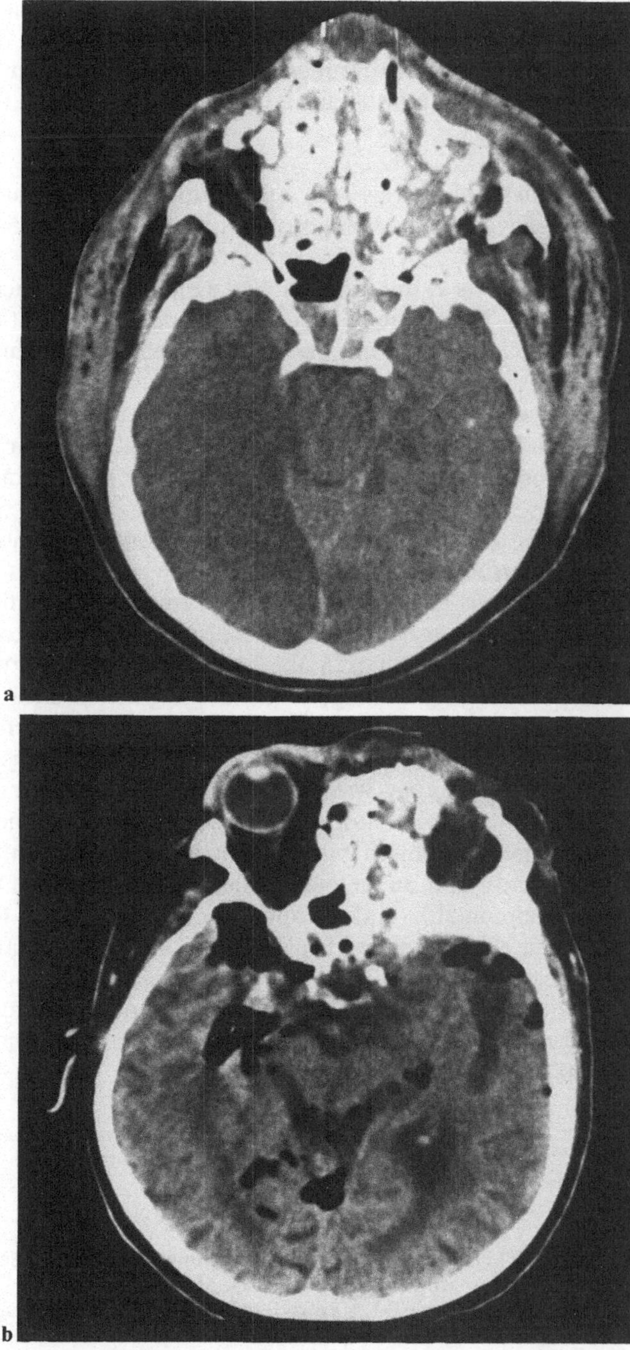

Abb. 10 a, b. Ausgedehnte Zertrümmerung der frontalen Schädelbasis, der Siebbeinplatte und beider Augenhöhlen. Frisches Infarktödem der linken Hemisphäre als Ausdruck einer extrakraniellen Karotisverletzung (**a**). Multiple Frakturen der Siebbeinplatte. Multiple intrakranielle Lufteinschlüsse als Hinweis auf eine offene Schädel-Hirn-Verletzung (**b**)

der Kalotte und der Schädelbasis ebenso nachweisen wie eingedrungene Knochenfragmente, Fremdkörper oder Luft (Abb. 10a, b).

Stellt man einen Forderungskatalog an die radiologische Diagnostik von Schädelhirnverletzungen im Akutstadium auf, dann stehen folgende Kriterien im Vordergrund:

1. der exakte Nachweis von extra- und intrazerebralen Blutungen, von Hirnödemen, von Parenchymläsionen und eingedrungenen Fremdkörpern und Lufteinschlüssen;
2. der Nachweis extrakranieller Verletzungen im Bereich von Wirbelsäule, Abdomen und Thorax sollte bei polytraumatisierten Patienten möglichst in einem Untersuchungsgang mit den intrakraniellen Verletzungen durchgeführt werden können;
3. die Untersuchungszeit soll insgesamt kurz sein;
4. der intubierte und beatmete Schwerverletzte soll zur Überwachung und Manipulation für den Anästhesisten im Untersuchungsgerät leicht zugänglich sein.

Dieser Forderungskatalog wird von der Computertomographie und einem erfahrenen Untersucher vollends erfüllt.

In der akuten Diagnostik von intrakraniellen traumatischen Läsionen, die sofortige operative Konsequenzen haben, ist die Computertomographie bisher unübertroffen und wird es auch in absehbarer Zeit bleiben, zumindest so lange, wie die Kernspintomographie lange Untersuchungszeiten erfordert, das Handling des bewußtlosen intubierten Patienten im schwer zugänglichen Kernspintomographen empfindlich beeinträchtigt ist und diese Untersuchungssysteme nicht eine ebenso zahlreiche Verbreitung wie die Computertomographen gefunden haben.

Von der Kernspintomographie erwarten wir uns einerseits eine Abklärung der computertomographisch bisher nicht interpretierbaren posttraumatischen Parenchymläsionen und andererseits eine Aufklärung der Diskrepanz zwischen klinischer Symptomatik und computertomographischem Befund bei Patienten mit deutlichen Zeichen einer Hirnkontusion und völlig unauffälligem computertomographischem Befund.

„Quo vadis CT?“: Die Computertomographie wird auch in absehbarer Zukunft ihre Vormachtsstellung in der präzisen und raschen Diagnostik von akuten intrakraniellen Verletzungen beibehalten.

Literatur

1. Lanksch W (1981) Diagnostik und Behandlung von schweren Schädelhirnverletzungen. Neuere Entwicklungen. Münch Med Wschr 123: 556-560
2. Lanksch W, Grumme TH, Kazner E (1979) Computed tomography in Head Injuries. Springer, Berlin Heidelberg New York
3. Lanksch W (1982) The diagnosis of brain edema by computed tomography. In: Hartmann A, Brock M (eds) Treatment of cerebral edema. Springer, Berlin Heidelberg New York, pp 43-81
4. Zimmermann RA, Bilaniuk LT, Bruce D (1978) Computed tomography of pediatric head trauma. Acute general cerebral swelling. Radiology 126: 403

Hochauflösende Kontrast-CT-Zisternographie

M. Galanski und G. Fahrendorf

Einleitung

Die basalen Zisternen stehen im Grenzbereich zweier Untersuchungsregionen mit ganz unterschiedlichen Ansprüchen an die Untersuchungstechnik. Auf der einen Seite ist die Diagnostik des Gehirns an eine hohe Kontrastauflösung gebunden, während die Anforderungen an die Ortsauflösung geringer sind, auf der anderen Seite fordert die Untersuchung der knöchernen Schädelbasis ein optimales räumliches Auflösungsvermögen, das auf einen hohen Objektkontrast angewiesen ist und zu Lasten der Dichteauflösung geht.

Die Untersuchung der basalen Zisternen mit ihrem Inhalt (neurale und vaskuläre Strukturen) setzt sowohl ein hohes räumliches als auch ein gutes Dichteauflösungsvermögen voraus. Bei den engen räumlichen Verhältnissen und den ungünstigen Scanbedingungen im Grenzbereich zwischen Weichteil- und Knochenstrukturen mit der Gefahr von Artefakten sind zumindest bei der routinemäßigen Computertomographie (CT) die Voraussetzungen für eine optimale Darstellung dieser Region nicht gegeben. Es verwundert deswegen nicht, daß diese Region lange Zeit diagnostisch vernachlässigt wurde, zumal die klinischen Fragestellungen vergleichsweise selten sind.

Mit der Einführung der hochauflösenden (high resolution) Computertomographie (HRCT), der Verfügbarkeit besser verträglicher Kontrastmittel und der Zunahme gezielter Fragestellungen seitens der Klinik hat sich die Situation grundlegend geändert.

Die Grenzen der routinemäßigen CT, sei es in Form einer Nativ- oder intravenösen Kontrastuntersuchung wird am Beispiel des Akustikusneurinoms deutlich. Hier ermöglichte erst die Einführung der CT-Luft-Zisternographie eine verläßliche Frühdiagnose. Ähnliches gilt für die Untersuchung der para- und suprasellären Region, die durch die enge topographische Nachbarschaft zwischen Hypophyse, Chiasma, Arteria carotis und Sinus cavernosus ausgezeichnet ist. Zwar liefert die HRCT in koronarer Projektion bei der Diagnostik dieser Region gute Dienste, die Notwendigkeit einer weiterführenden Diagnostik wird aber allein schon durch die Erfahrung unterstrichen, daß hier lokalisierte Erkrankungen sich aufgrund einer oft schleichenden, wechselnden oder täuschenden Symptomatik sowie der vielfach diskreten Pathomorphologie lange Zeit der definitiven Klärung entziehen. Aktuelles Interesse haben die basalen Zisternen darüberhinaus durch die neurovaskulären Kompressionssyndromen erlangt.

Tabelle 1. Untersuchungstechnik bei der CT-Zisternographie mit Luft und positivem Kontrastmittel. *DH* Deutsche Horizontale

Untersuchungsregion	basale Zisternen	Kleinhirnbrückenwinkelzisterne
Kontrastmittelart, -menge	5-10 ml positives KM	2 ml Luft
Kontrastmittelapplikation	Lumbalpunktion, Seiten- und Kopftieflage, Bauchlage	Lumbalpunktion, im Sitzen, Körper und Kopf lateral geneigt
Lagerung	Rückenlage; koronare Projektion evtl. in Bauchlage	Seitenlage (kranke Seite oben)
Schichtdicke	2(-4) mm	2(-4) mm
Schichtabstand	2 mm	2 mm
Schichtebene	axial (DH-parallel) evtl. koronar	axial
Lokalisation		äußerer Gehörgang nach kranial
- oberes Kompartiment	Sellamitte nach kranial	
- mittleres Kompartiment	Sellaboden nach kaudal	
- unteres Kompartiment	DH nach kaudal	

Untersuchungstechnik (Tabelle 1)

Für die CT-Zisternographie mit positivem Kontrastmittel (KM) werden etwa 5-10 ml Kontrastmittel (Iotrolan 250) über eine Lumbalpunktion intrathekal appliziert. Die Injektion erfolgt in Seiten- und leichter Kopftieflage. Dadurch wird gewährleistet, daß das KM ohne allzustarke Verdünnung nach zervikal und intrakraniell gelangt. Unmittelbar im Anschluß an die Injektion erfolgt die Umlagerung des Patienten in Bauchlage bei leicht anteflektiertem Kopf. In dieser Position und bei einer Kopftieflagerung von 20-30° verbleibt der Patient 2 min, wobei der Kopf abwechselnd nach links oder rechts gedreht werden sollte, um eine möglichst seitengleiche Kontrastmittelverteilung zu erzielen. Die CT-Untersuchung wird in Rückenlage bei neutraler Kopfhaltung durchgeführt. Geeignete Schichtdicken liegen um 2 mm bei einem Schichtebenenabstand von ebenfalls 2 mm. Für die Standarduntersuchung empfiehlt sich eine axiale Schnittführung parallel zur deutschen Horizontalen (DH). Eine ergänzende koronare Projektion in der üblichen Einstellung kann zusätzlich wertvoll sein (Galanski et al. 1986b, Lotz 1982, Sheldon u. Molyneux 1979).

CT-Anatomie der basalen Zisternen

Aus radiologischer Sicht bietet sich für die CT-Zisternographie eine vereinfachte anatomische Gliederung der basalen Zisternen in folgende Abschnitte an (Tabelle 2, Abb. 1) (Chakeres u. Kapila 1983, Galanski et al. 1986b, Kretschmann u. Weinrich 1984, de Sledge et al. 1986).

Tabelle 2. Gliederung der Zisternenregionen in Hirnnervenkompartimente und deren neurale und vaskuläre Strukturen. *AICA* A. cerebellaris anterior inferior, *PICA* A. cerebellaris posterior inferior

Oberes Kompartiment (Nn. I-IV)		
C. chiasmatis	N. II (Chiasma)	A. carotis, R. communicans posterior, V. basalis
C. interpeduncularis	N. III	Aa. basilaris, cerebri posteriores, cerebelli superiores
C. quadrigemina	N. IV	Aa. cerebri posteriores, cerebelli superiores, Venen (Galeni, precentr. c.)
C. ambiens	N. IV	A. cerebelli superior, cerebri posterior, Venen
C. laminae terminalis		Aa. cerebri/commicans anterior
C. fissurae Sylvii		A. cerebri media
Mittleres Kompartiment (Nn. V-VIII)		
C. pontis	N. VI	Aa. vertebralis, basilaris
C. pontocerebellaris	Nn. V, VII-VIII	AICA, V. petrosa
Unteres Kompartiment (Nn. IX-XII)		
C. medullaris	Nn. IX-XII	A. vertebralis, PICA
C. magna		

Oberes Hirnnervenkompartiment (Nn. I–IV) (Abb. 2)

Die prä-, supra-, para- und retroselläre Zisternenregion beinhaltet mit der Cisterna (C.) olfactoria, laminae terminalis, chiasmatis, fissurae Sylvii, interpeduncularis, cruralis und dem oberen Anteil der C. ambiens und quadrigemina den Hauptteil der supratentoriellen basalen Zisternen.

Zisternographisch sind der II. und III. Hirnnerv regelmäßig abgrenzbar. Sie gehen vom obersten Anteil des Mesenzephalons aus. Der Tractus opticus und das Corpus geniculatum laterale markieren lateral die Grenze zwischen Mesen- und Dienzephalon.

Leitstruktur dieser Zisternenregion ist die Sehbahn, bestehend aus den Tractus optici, dem Chiasma und den Nn. optici. Sie durchzieht die Zisternen in einem Winkel von etwa 15° zur DH, also annähernd senkrecht zur Clivusrückfläche. Die Nn. oculomotorii (N. III), die beidseitig paramedian am Boden der Fossa interpeduncularis entspringen, verlaufen einige Millimeter basalwärts der Sehbahn nach rostral divergierend zum Sinus cavernosus, in den sie in Höhe der hinteren Klinoidfortsätze einmünden. Der III. Hirnnerv ist im Verhältnis zur versorgten Muskelmasse auffallend stark. Er darf nicht mit dem Ramus communicans posterior des Circulus arteriosus Willisii verwechselt werden, der annähernd parallel, aber etwas weiter medial des Okulomotorius verläuft. Die Aa. cerebri posteriores überkreuzen, die Aa. cerebellares superiores unterkreuzen den N. III.

Der N. trochlearis (N. IV) ist als schwächster Hirnnerv (unter 0,5 mm) nicht oder nur ausnahmsweise darstellbar. Er tritt hinter der Vierhügelplatte aus, zieht um die Hirnschenkel herum nach vorn und dringt in die Dura des Sinus cavernosus dort ein, wo der mediale Rand des Tentoriums am Dorsum ansetzt.

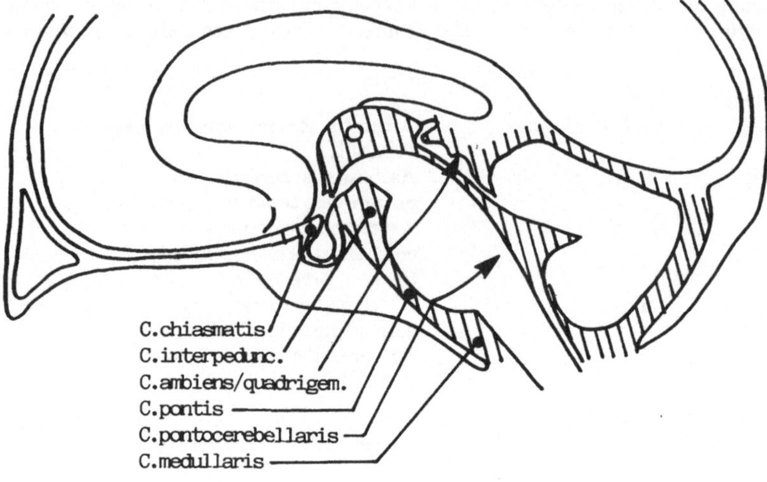

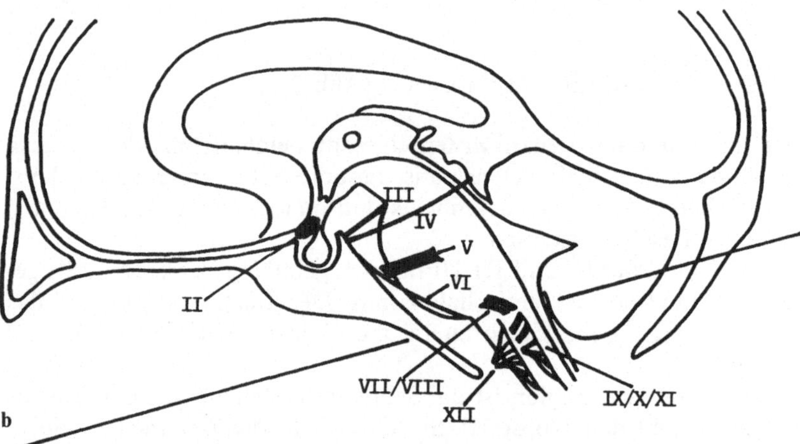

Abb. 1 a, b. Untersuchungsregionen der CT-Zisternographie und Hirnnervenverlauf durch die Zisternen

Abb. 2 a–c. Oberes Hirnnervenkompartiment (die relevanten Strukturen sind jeweils von frontal nach okzipital aufgeführt). **a** Hinterer Anteil des Chiasmas und Tractus optici, Boden des 3. Ventrikels, Corpora mamillaria, Pedunculi cerebri; **b** vorderer Anteil des Chiasmas und Nn. optici, Hypophysenstiel, R. communicans posterior (links), Pedunculi cerebri; **c** Nn. optici mit Kontrastierung der Sehnervscheiden, Sellaeingang mit Diaphragmaanschnitt, Hypophysenstiel, N. oculomotorius (beidseitig), Anschnitt der Basilaristeilungsstelle ▷

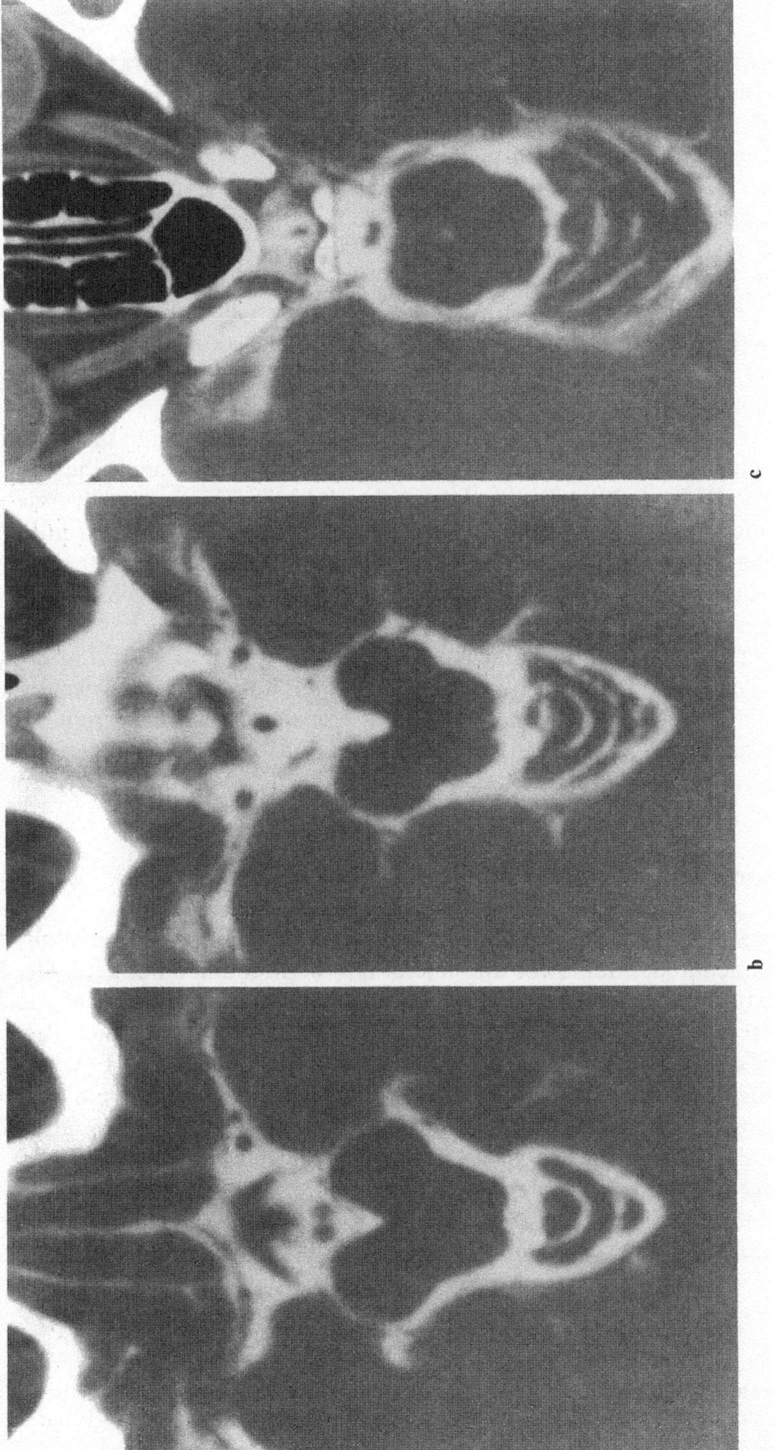

Abb. 2a–c.

Mittleres Hirnnervenkompartiment (Nn. V–VIII) (Abb. 3)

Dieses Kompartiment umfaßt im wesentlichen die Liquorräume vor und lateral der Brücke, also die C. pontis und die C. pontocerebellaris (Kleinhirnbrückenwinkel (KHBW)-Zisterne).

Leitstruktur ist der N. trigeminus (N. V), der bei orbitomeataler Schnittführung etwa in Höhe des Sellabodens angetroffen und in seinem gesamten, recht kurzen intrazisternalen Verlauf erfaßt wird. Die Nn. trigemini sind fast parallel, nur leicht nach rostral divergierend ausgerichtet. Der Nerv selbst fächert oft etwas auf. Die C. trigemini läßt sich in derselben Schicht beurteilen. Das Ganglion trigemini und die Trigeminusäste (N. V1, V2, V3) liegen extrazisternal. Zu ihrer Beurteilung müssen die Fissura orbitalis superior, der Canalis rotundus und das Foramen ovale mit dargestellt werden, was in der koronaren Projektion besser gelingt als in der axialen.

Der N. abducens (N. VI) (Abb. 3b) verläßt den Hirnstamm median in der Grube zwischen Pons und Medulla ablongata, etwa in derselben Höhe wie die Nn. VII und VIII. Er zieht beidseitig lateral der A. basilaris in leicht divergierendem und deutlich kranial ansteigendem Verlauf zum lateralen Clivusrand in Höhe des Felsenbeins (vgl. Abb. 1). Der N. VI ist sehr zart und deswegen oft nur schlecht und infolge der von der DH abweichenden Verlaufsrichtung auch nur abschnittsweise dargestellt.

Der N. facialis und statoacusticus (Nn. VII, VIII) (Abb. 3c) sind die Leitstrukturen der KHBW-Zisterne. Der N. facialis verläuft stets etwas weiter ventral und kranial als der VIII. Hirnnerv; eine Differenzierung ist nicht immer möglich. Das Nervenbündel ist aufgrund seiner Stärke und des relativ langen intrazisternalen Abschnittes gut zu beurteilen.

Unteres Hirnnervenkompartiment (Nn. IX–XII)

Dieses Kompartiment umfaßt mit der C. medullaris und cerebellomedullaris die Subarachnoidalräume vor und lateral um die Medulla oblongata. Der IX., X. und XI. Hirnnerv gehen im posterolateralen Sulkus des Hirnstamms ab, der IX. und X. hinter der Olive, der XI. kaudal davon; letzterer erhält zusätzlich Rückenmarksfasern, die über das Foramen magnum aufsteigen. Der N. XII (Hypoglossus) entspringt aus dem anterolateralen Sulkus des Hirnstamms vor der Olive. Der N. glossopharyngicus (N. IX) und der Nervus vagus (N. X) verlaufen direkt nach lateral zum Foramen jugulare. Der N. glossopharyngicus zieht durch die medial gelegene Pars nervosa, der N. vagus und der N. accessorius durch die weitere und lateral gelegene Pars vascularis des Foramens. Die Differenzierung der kaudalen Hirnnervengruppe bereitet erfahrungsgemäß im axialen Schnittbild Schwierigkeiten.

Abb. 3a–c. Mittleres Hirnnervenkompartiment. **a** N. trigeminus, **b** N. abducens, **c** N. facialis ▷ und statoacusticus; links ist dem N. VIII eine Gefäßschlinge (AICA)—►benachbart. Nebenbefund: Epidermoid in der rechten parapontinen Zisterne (T) (vgl. Abb. 6)

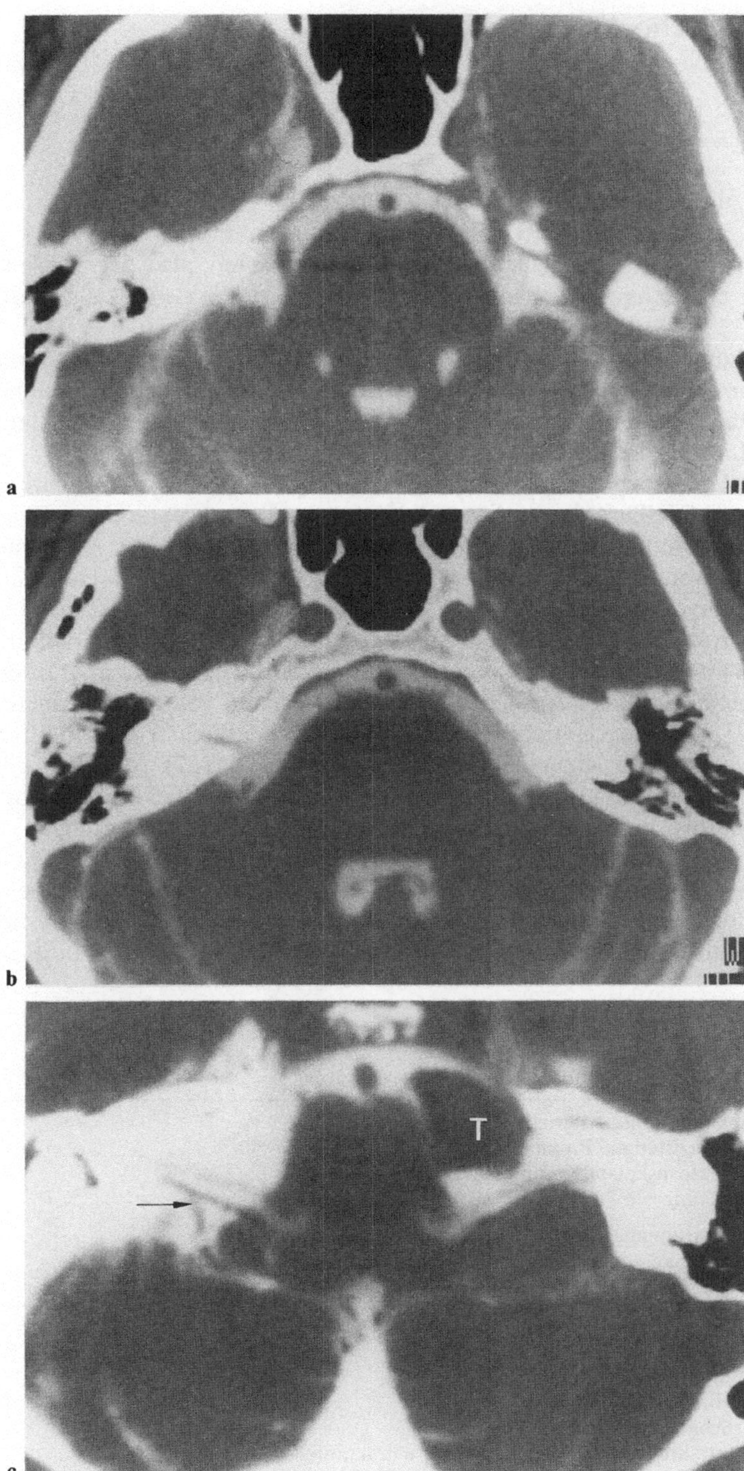

Abb. 3a–c.

Klinische Anwendung

Die Indikationen zur CT-Zisternographie können in 3 Kategorien zusammengefaßt werden:

1. die Abklärung intrazisternaler Prozesse,
2. die Beurteilung der Zisternen als Liquorraum und
3. die Beurteilung der zisternalen Grenzflächen, also der basalen Hirnstrukturen einerseits, der Schädelbasis andererseits (DE SLEDGE et al. 1986).

Hauptindikation für eine CT-Zisternographie ist die Abklärung *intrazisternaler Ursachen von Hirnnervenstörungen*. Dafür kommen neben Tumoren und anderen Raumforderungen auch Gefäße und meningeale Prozesse in Betracht (Tabelle 3) (LA MASTERS 1982, MAWAD et al. 1983).

Unter den intrazisternalen Tumoren sind die Akustikusneurinome am häufigsten. Optikuschiasmagliome und andere Hirnnerventumoren (Trigeminus-, Facialisneurinome, kaudale Hirnnervenneurinome) sind weitaus seltener. Dasselbe gilt für Neubildungen anderer Provenienz (Meningeome, Metastasen, Epidermoide, Hamartome) (Abb. 4–7).

Aufgrund ihrer versteckten Lage und der schwierigen Abbildungsbedingungen können kleine intrazisternale Tumoren dem computertomographischen Nachweis leicht entgehen. Ein gutes Beispiel dafür sind die Akustikusneurinome; erst die CT-Zisternographie führte hier zu einer verläßlichen Ausschluß- oder Nachweisdiagnostik (PINTO et al. 1982, VALAVANIS et al. 1982). Ähnliches gilt für andere Tumoren (GALANSKI et al. 1986a, LA MASTERS et al. 1982) und vor allem auch die neurovaskulären Kompressionssyndrome. Trigeminusneuralgien, Fazialisspasmen und Glossopharyngikusneuralgien werden nach neueren Erkenntnissen vielfach dadurch ausgelöst und unterhalten, daß der Hirnnerv durch ein aberrierendes, elongiertes oder ektatisches Gefäß alteriert wird; dabei scheint die Nervenwurzelaustrittszone besonders vulnerabel zu sein. Der N. trigeminus wird am ehesten

Tabelle 3. Indikationen zur CT-Zisternographie

Abklärung intrazisternaler Prozesse
- intrazisternale Raumforderungen
- neurovaskuläre Kompressionssyndrome
- meningeale Prozesse
Liquorraumdiagnostik
- Anomalien und Mißbildungen des Liquorraumes
- Kommunikation von Zystenbildungen
Liquordynamik
- Liquorfistellokalisation
Beurteilung zisternaler Grenzflächen
- Hirnstammtumoren
- Schädelbasisprozesse
- intrakranielle Beteiligung primär extrakranieller Prozesse (HNO)

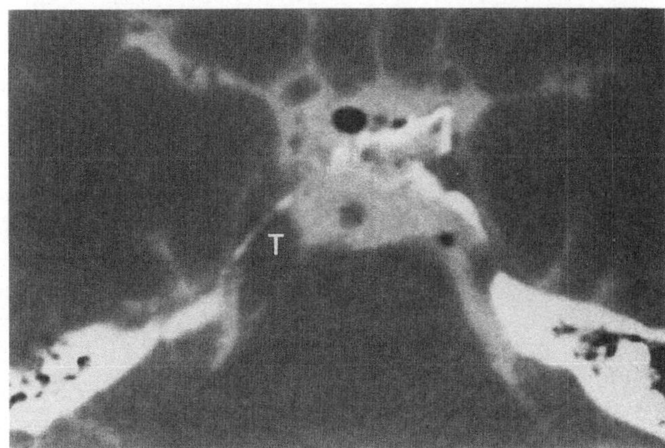

Abb. 4. Trigeminusneurinom (T) links (operativ nicht gesichert) (35jähriger Patient, linksseitige Abduzensparese)

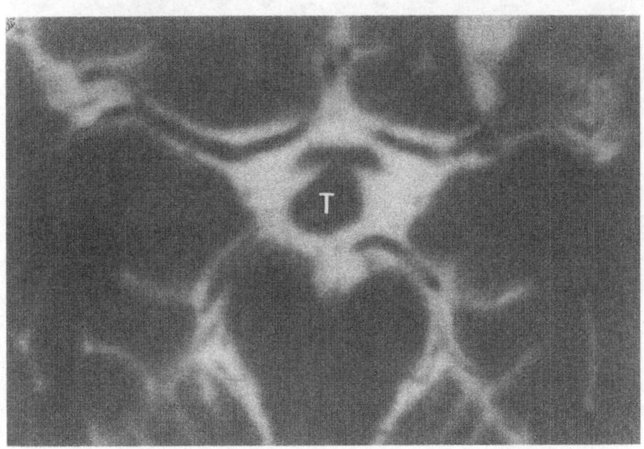

Abb. 5. Hamartom im vorderen Anteil der interpedunkulären Zisterne (T) (39jährige Patientin, Zufallsbefund bei einer CT-Untersuchung wegen eines Gelegenheitsanfalls; neurologisch und neuroradiologisch kein anderweitiger pathologischer Befund)

durch die A. cerebelli superior, die AICA (A. cerebellaris anterior inferior) oder die V. petrosa tangiert, der N. facialis durch die AICA, die A. cerebelli superior oder einen ihrer Äste (Abb. 8) und der N. glossopharyngicus durch die A. vertebralis selbst (JANETTA 1981, KERBER et al. 1972, MARCOON 1978, RAO u. WOODLIEF 1979, SAMII 1983).

Heute beschränkt sich die neuroradiologische Diagnostik bei der Abklärung derartiger Krankheitsbilder nicht mehr auf den Nachweis oder den Ausschluß eines Tumors, Aneurysmas oder eines Angioms als Ursache der Störung, sondern sie versucht präoperativ den Nachweis der neurovaskulären Kompression zu führen (SOBEL et al. 1980). Dieser ist an ein hohes räumliches Auflösungsvermögen und die simultane Darstellung neuraler und vaskulärer Strukturen gebunden. Beide Anforderungen erfüllt die CT-Zisternographie uneingeschränkt, weswegen sie derzeit die Methode der Wahl zur Abklärung der genannten Krankheitsbilder ist. Zunehmend bessere Ergebnisse bestätigen dies.

Inwieweit die CT-Zisternographie zukünftig durch die Kernspintomographie (MRT) abgelöst werden kann, bleibt abzuwarten. Zwar ermöglicht auch die KST

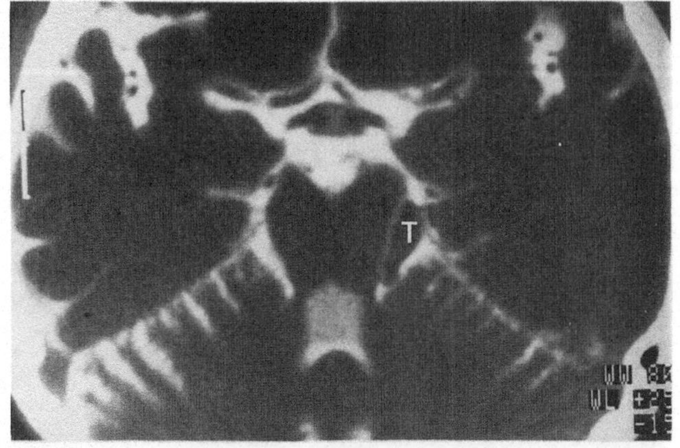

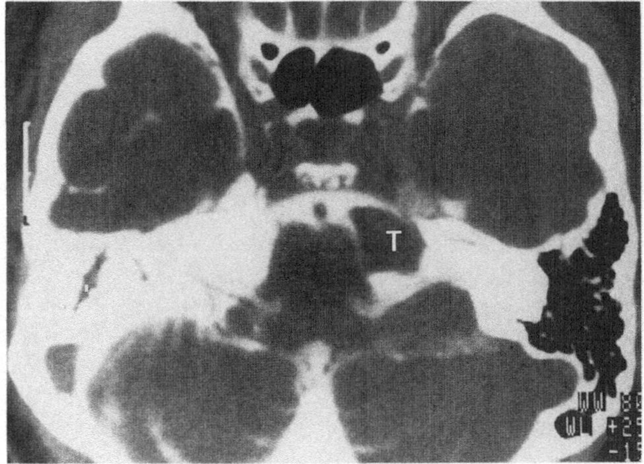

Abb. 6. Rechtsseitiges infratentorielles Epidermoid (T) (operativ gesichert). Der Tumor erstreckte sich von der C. medullaris bis zur C. ambiens (49jährige Patientin, Störung der Nn. VII und VIII)

die simultane Abbildung neuraler und vaskulärer Strukturen, das erforderliche hohe Auflösungsvermögen allerdings muß mit sehr langen Aquisitionszeiten erkauft werden, was dem routinemäßigen Einsatz entgegensteht. Die bei der KST theoretisch gegebene Differenzierungsmöglichkeit zwischen Gefäßen und Nerven scheint tatsächlich nur für größere Arterien zuzutreffen; Venen zumindest zeigen ein Signalverhalten, das vom Nerven nicht zu unterscheiden ist.

In die zweite Indikationsgruppe, die die Zisternen selbst betrifft, fällt die Abklärung von *Anomalien und Mißbildungen der Liquorräume* einschließlich zystischer Veränderungen. Zwar ist die MRT aufgrund der variablen Schnittebenenwahl zur Orientierung und übersichtlichen Darstellungen besser geeignet als die Computertomographie, sie kann aber keinesfalls immer Auskunft über die Kommunikation der normalen und pathologischen Liquorräume geben (Drayer et al. 1977, Hindmarsh u. Greitz 1975, Huckman 1981, Partain et al. 1978). Zur Beurteilung der Liquordynamik erscheint die CT-Zisternographie besser geeignet. Dasselbe gilt für die Lokalisationsdiagnostik von Liquorfisteln (Manelfe et al. 1982, Naidich u. Moran 1980). Die Diagnose und Differentialdiagnose der Empty sella dagegen

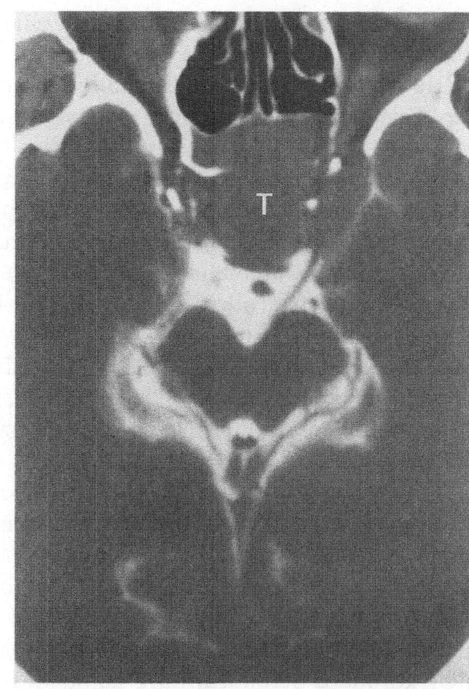

Abb. 7. Ausgedehntes nach supra- und präsellär wachsendes Hypophysenadenom (T) mit Verlagerung des N. oculomotorius (⟶) (65jährige Patientin, zunehmender Visusverfall)

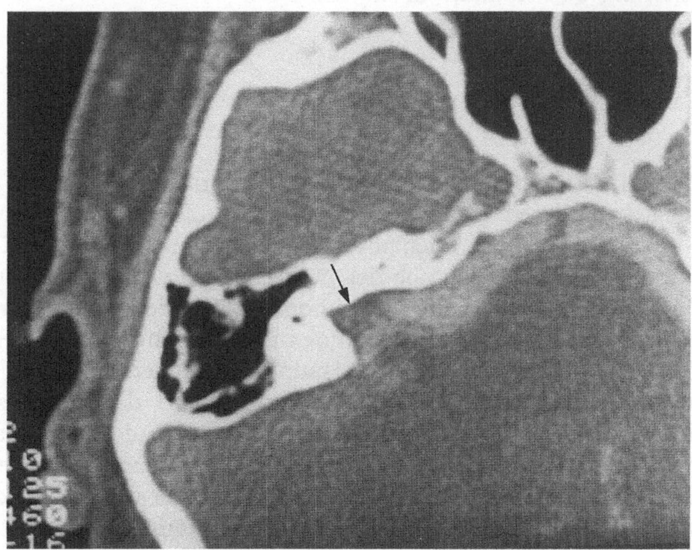

Abb. 8. Intrameatale Gefäßschlinge (⟶) (56jähriger Patient, Hörminderung und Fazialisstörung). Das CT zeigt eine Aufweitung des Porus und Meatus acusticus internus mit Okklusion der intrameatalen Zisterne. Für ein Akustikusneurinom wegen der fehlenden Kortikalisarrosion und der fehlenden Tumorkonvexität ungewöhnlicher Befund, was an einen andersartigen Prozeß denken ließ; die definitive Klärung war erst angiographisch möglich

stellt heute nur noch ausnahmsweise eine Indikation zur CT-Zisternographie dar (Pinto et al. 1979).

Die dritte Gruppe von Indikationen zur CT-Zisternographie umfaßt *Läsionen der Zisternenwandungen bzw. der angrenzenden Strukturen,* also der Hirnbasis einerseits, der Schädelbasis andererseits. Die Kontrastierung der Zisternen wird hierbei zur Oberflächenmarkierung herangezogen, wodurch eine bessere Beurteilung der benachbarten Regionen möglich ist. Die computertomographische Diagnose und Lokalisation von Hirnstammtumoren beispielsweise kann bei isodensen Läsionen problematisch sein. Der zisternographische Nachweis einer Auftreibung, Asymmetrie oder Reliefänderung konnte in der Vergangenheit durchaus diagnoserelevant sein (Glanz et al. 1980, Steele u. Hoffman 1981). Heute ist die Abklärung derartiger Fälle allerdings unbestritten eine Indikation zur MRT, die eine intraaxiale Pathologie mit hoher Sensitivität erfaßt. Dies gilt nicht nur für den infratentoriellen sondern auch für den supratentoriellen Raum (Chui u. Patel 1982, Ghoshhajra 1981, Hall u. McAllister 1980).

Anders liegen die Verhältnisse bei Prozessen der Schädelbasis oder bei Läsionen, die via Schädelbasis ins Endokranium einbrechen. Der Vorteil der CT-Zisternographie gegenüber der MRT liegt hier in der positiven und detailreichen Abbildung der knöchernen Strukturen zusätzlich zu den Liquorräumen und den Hirnstrukturen. Die Orientierung und die genaue topographische Zuordnung werden dadurch zumindest in den Fällen erleichtert, in denen die direkte sagittale oder koronare Schnittführung keine wesentlichen Vorteile mit sich bringen. Für die Diagnostik von Tumoren der Schädelbasis und der HNO-Region mit möglicher intrakranieller Beteiligung stellt die CT-Zisternographie auch in Zukunft eine Alternative in Konkurrenz zur MRT dar.

Zusammenfassung

Die CT-Zisternographie mit positivem Kontrastmittel erlaubt eine genaue Beurteilung der äußeren Liquorräume und der intrazisternalen neuralen und vaskulären Strukturen. Mit der hochauflösenden Computertomographie (HRCT) sind alle Hirnnerven mit Ausnahme der Nn. I und IV zu identifizieren; die Nn. II, V, VII und VIII lassen sich auch ohne hochauflösende Technik darstellen. Der Anwendungsbereich für die CT-Zisternographie ist schon allein wegen der relativ seltenen Fragestellungen begrenzt. Hauptindikationen sind der Nachweis oder Ausschluß intrazisternaler Raumforderungen und die Diagnostik neurovaskulärer Kompressionssyndrome. Seltene Indikationen sind liquordynamische Studien und die Beurteilung einer intrakraniellen bzw. intrazisternalen Beteiligung bei primär extrakraniellen Prozessen der Schädelbasis oder des Viszerokraniums. Der Nachweis und die genaue Lokalisation von Hirnstammtumoren ist heute eine Domäne der Kernspintomographie, die sich durch eine größere Sensitivität und die variable Schnittebenenwahl auszeichnet. Der intrazisternalen Diagnostik mit der MRT sind aber momentan noch Grenzen gesetzt, da das erforderliche Auflösungsvermögen derzeit nur durch unzumutbar lange Aquisitionszeiten zu erzielen ist.

Literatur

Chakeres DW, Kapila A (1983) Brainstem and related structures: Normal CT anatomy using direct longitudinal scanning with Metrizamide cisternography. Radiology 149: 709

Chui M, Patel HM (1982) Computed tomography of sellar and parasellar lesions. Indications for Metrizamide cisternography. J Canad Ass Radiol 33: 84

Drayer BP, Rosenbaum AE, Higman HB (1977) Cerebrospinal fluid imaging using serial Metrizamide CT cisternography. Neuroradiology 13: 7

Galanski M, Brämswig JH, Korinthenberg R (1986a) Zur Kenntnis der Tuber cinereum Hamartome. Fortschr Röntgenstr 144: 331

Galanski M, Dickob M, Wittkowski W (1986b) CT-Zisternographie der basalen Zisternen: Eine röntgenanatomische Studie. Fortschr Röntgenstr 145: 149

Ghoshhajra K (1980) Metrizamide CT cisternography in the diagnosis and localization of cerebrospinal fluid rhinorrhea. J Comput Assist Tomogr 4: 306

Glanz S, Geehr RB, Duncan CC, Piepmeier JM (1980) Metrizamide-enhanced CT for evaluation of brainstem tumors. Am J Roentgenol 134: 821

Hall K, McAllister VL (1980) Metrizamide cisternography in pituitary and juxtapituitary lesions. Radiology 134: 101

Hindmarsh T, Greitz T (1975) Computer cisternography in the diagnosis of communicating hydrocephalus. Acta Radiol Suppl 346: 91

Huckman MS (1981) Normal pressure hydrocephalus: Evaluation of diagnostic and prognostic tests. Am J Neuroradiol 2: 385

Janetta PJ (1981) Vascular decompression in trigeminal neuralgia. In: Samii M, Janetta PJ (1981) The cranial nerves. Springer, Berlin Heidelberg New York: 331

Kerber CW, Margolis MT, Newton TH (1972) Tortuous vertebrobasilar system: A cause of cranial nerve signs. Neuroradiology 4: 74

Kretschmann HJ, Weinrich W (1984) Neuroanatomie der kraniellen Computertomographie. Thieme, Stuttgart New York

La Masters DL, Watanabe TJ, Chambers EF, Norman D, Newton TH (1982) Multiplanar Metrizamide-enhanced CT imaging of the foramen magnum. Am J Neuroradiol 3: 485

Lotz PR (1982) Intracranial delivery of Metrizamide from the lumbar subarachnoid space: Prone versus supine position. J Comput Assist Tomogr 6: 920

Manelfe C, Cellerier P, Sobel D, Prevost C, Bonafe A (1982) Cerebrospinal fluid rhinorrhea: evaluation with Metrizamide cisternography. Am J Roentgenol 138: 471

Marcoon FC (1978) Hemifacial spasms: A vascular cause. Arch Neurol 35: 481

Mawad ME, Silver AJ, Hilal SK, Ganti SR (1983) Computed tomography of the brain stem with intrathecal Metrizamide. Am J Neuroradiol 4: 1

Naidich TP, Moran CJ (1980) Precise anatomic localization of atraumatic sphenoethmoidal cerebrospinal fluid rhinorrhea by Metrizamide CT cisternography. J Neurosurg 53: 222

Partain CL, Scatliff JH, Staab EV, Wu HP (1978) Quantitative multiregional CSF kinetics using serial Metrizamide enhanced computed tomography. J Comput Assist Tomogr 2: 467

Pinto RS, Handel SF, Sadhu VK (1979) CT Metrizamide cisternography in the recognition of intrasellar cistern. Am J Roentgenol 133: 320

Pinto RS, Kricheff II, Bergeron RT, Cohen N (1982) Small acoustic neuromas: Detection by high resolution gas CT cisternography. Am J Neuroradiol 3: 283

Rao KG, Woodlief RM (1979) CT simulation of cerebellopontine tumor by tortuous vertebrobasilar artery. Am J Roentgenol 132: 672

Samii M (1983) Pathogenese und operative Behandlung des Spasmus facialis. Act Neurol 10: 11

Sheldon P, Molyneux A (1979) Metrizamide cisternography and computed tomography for the investigation of pituitary lesions. Neuroradiology 17: 83

deSledge RGM, Valk J, Lohman AHM, Zonneveld FW (1986) Cisternographic anatomy of the posterior cranial fossa. Van Gorcum, Assen, The Netherlands

Sobel D, Norman D, Yorke CH, Newton TH (1980) Radiography of trigeminal neuralgia and hemifacial spasm. Am J Neuroradiol 1: 251

Steele JR, Hoffman JC (1981) Brainstem evaluation with CT cisternography. Am J Roentgenol 136: 287

Valavanis A, Dabir K, Hamdi R, Oguz M, Wellauer J (1982) The current state of the radiological diagnosis of acoustic neuroma. Neuroradiology 23: 7

Schädelbasis

W. Keil

In der Vor-CT-Ära war die Diagnostik von Erkrankungen im Bereich der Schädelbasis auf die Methoden der konventionellen Röntgendiagnostik, der Nuklearmedizin und der Angiographie angewiesen. Die *Computertomographie* hat von Anbeginn die Diagnostik von Erkrankungen des Schädels und Gehirns revolutioniert und sich in kürzester Zeit als erste Methode der Wahl etabliert. Ein unkomplizierter, nicht invasiver und somit für den Patienten schonender Zugang zu dieser schwierigen Organregion der Schädelbasis wurde ermöglicht.

Der epochale Fortschritt des Schnittbildverfahrens Computertomographie besteht in der Erstellung überlagerungsfreier Schichten bis 1 mm Schichtdicke unter Auflösung sowohl der Knochen- als auch insbesondere der Weichteilstrukturen. Die ohnehin schwierige Anatomie der ossären Schädelbasis konnte so erstmals detailliert abgebildet werden. Mit den schädelbasisnahen Weichteilstrukturen verblieben Schwierigkeiten, die durch nicht verhinderbare Artefakte auch bei 2 mm und 3 mm Schichtdicke geprägt sind.

Die basalen Artefakte in der in Abb. 1 verwandten 3-mm-Routineschicht der CT können zwar durch Änderung der Gantry-Kippung und somit Wahl anderer Schichtebenen, Reduktion der Schichtdicke auf 2 mm und unter Umständen auch eine noch höhere Dosis reduziert werden, jedoch gelingt es in der CT nahezu niemals, eine artefaktfreie und wirklich saubere Darstellung der basisnahen Weichteilstrukturen zu erreichen.

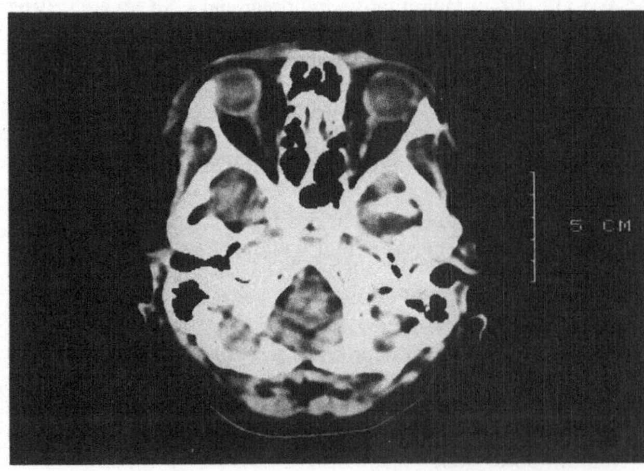

Abb. 1. Basisnahe Routineschicht. 7 s, 550 mAs, 3 mm

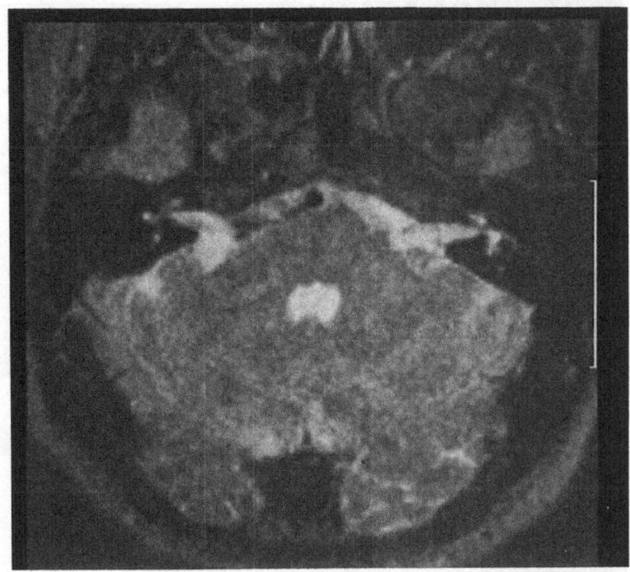

Abb. 2. MRT der Schädelbasis und der hinteren Schädelgrube. T2-gewichtete Sequenz. TR 2800 ms, TE 120 ms, 3 mm Schichtdicke. Durch signalintensiven Liquor gute Abgrenzung der basalen Zisternen und des 4. Ventrikels

Demgegenüber leistet das *Kernspintomogramm* eine saubere Darstellung des Kleinhirnbrückenwinkels, des Meatus und canalis acusticus internus (Abb. 2).

Eine etablierte bildgebende Methode ist noch nie durch eine nachfolgende bildgebende Methode vollständig abgelöst und ersetzt worden. So wird es auch mit der CT geschehen. Die Frage „Quo vadis CT?" ist somit im Kern beantwortet. Allerdings befindet sich die CT auf dem Rückzug. Sie verliert insbesondere dann an Boden, wenn ihre technischen Möglichkeiten durch apparative Limitation oder untersuchungstechnische Unzulänglichkeiten nicht vollständig ausgeschöpft werden.

Die Schädelbasis sollte im Rahmen der Schädel-CT immer dann vollständig mit untersucht werden, wenn die Abklärung einer Hirnnervenläsion zur Frage steht. Da die auf Weichteildarstellung hin optimierten Schädelscans des CT gerade im Bereich der Schädelbasis einen glättenden Faltungskern benötigen, genügt meistens das sog. Knochenfenster als ausschließliche Manipulation zur Darstellung der ossären Strukturen der Schädelbasis nicht. Die ossäre Hochauflösung erfordert jedoch entweder die Rückrechnung gespeicherter Rohdaten mit sog. HR-Algorithmen, oder einen nochmaligen Scan mit entsprechend primär geänderten Scanparametern, wobei die zweite Möglichkeit unter Aspekten der Strahlenhygiene zurückhaltend geübt werden sollte (Abb. 3 a, b).

Die Computertomographie offenbart ihre Potenz vor allem dann, wenn es darum geht, eine erste Abklärung zu erreichen, eine größere Läsion zu suchen und diese abzugrenzen. Man kann Schichtfolge und Scanparameter der computertomographischen Untersuchung, eine ständige ärztliche Monitorkontrolle selbstverständlich vorausgesetzt, von Bild zu Bild variabel ändern und somit auf zufällig gefundene Läsionen entsprechend durchleuchtungsähnlich eingehen (Abb. 4).

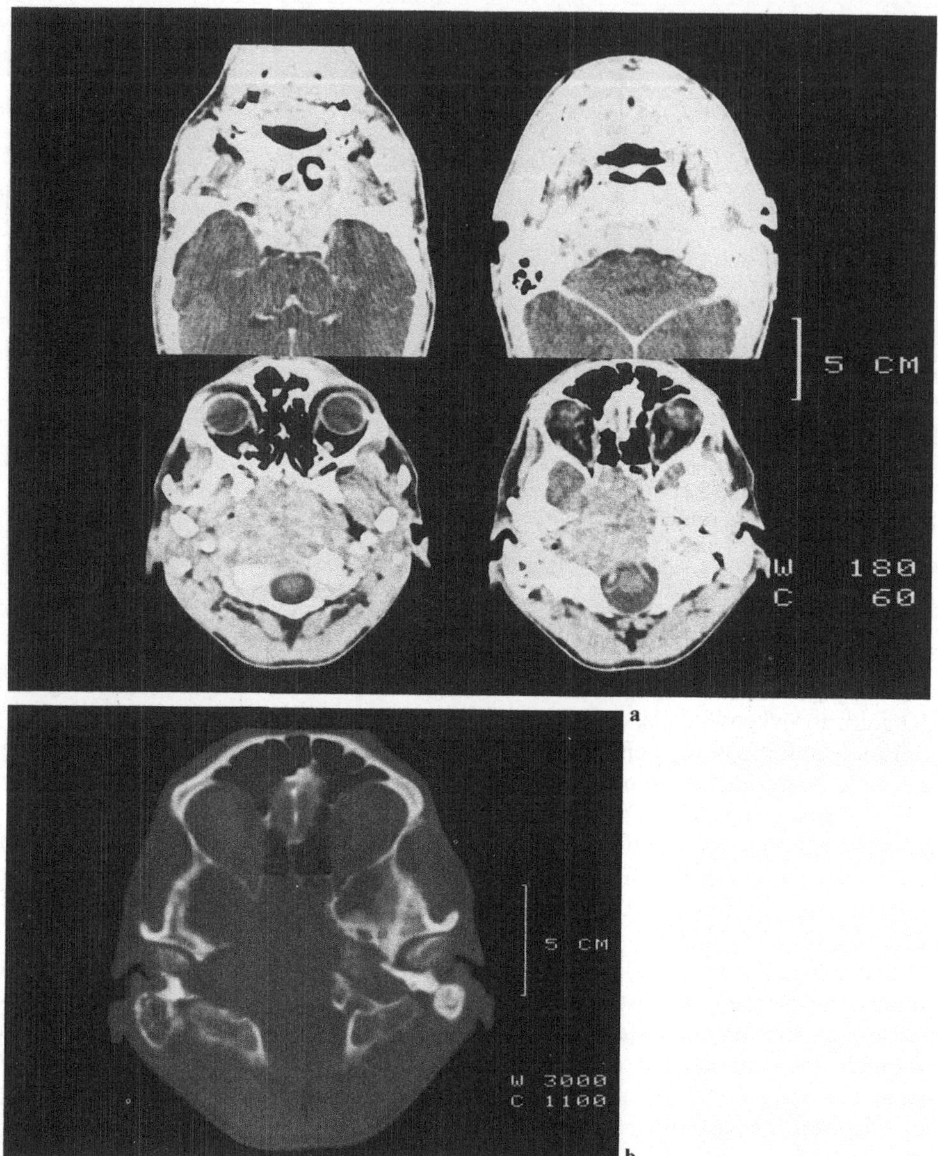

Abb. 3a, b. 26jähriger Patient mit massiver Kopfschmerzsymptomatik; ausgedehnter destruierender Tumor der Schädelbasis, histologisch Karzinom des Epipharynx; nach intrakraniell bestand noch keine wesentliche Raumforderung. **a** CT in frontaler (obere Reihe) und axialer Schicht (Weichteilfenster), **b** axiales CT (Knochenfenster)

Auch bei Läsionen im Bereich des Cavum trigeminale und des kraniozervikalen Übergangs vermag die CT gute Dienste zu leisten, sofern sie subtil eingesetzt wird (Abb. 5).

Die Röntgencomputertomographie stellt die ossären Strukturen per se dar. Kernspintomographisch kann kortikaler Knochen nicht dargestellt werden, da er

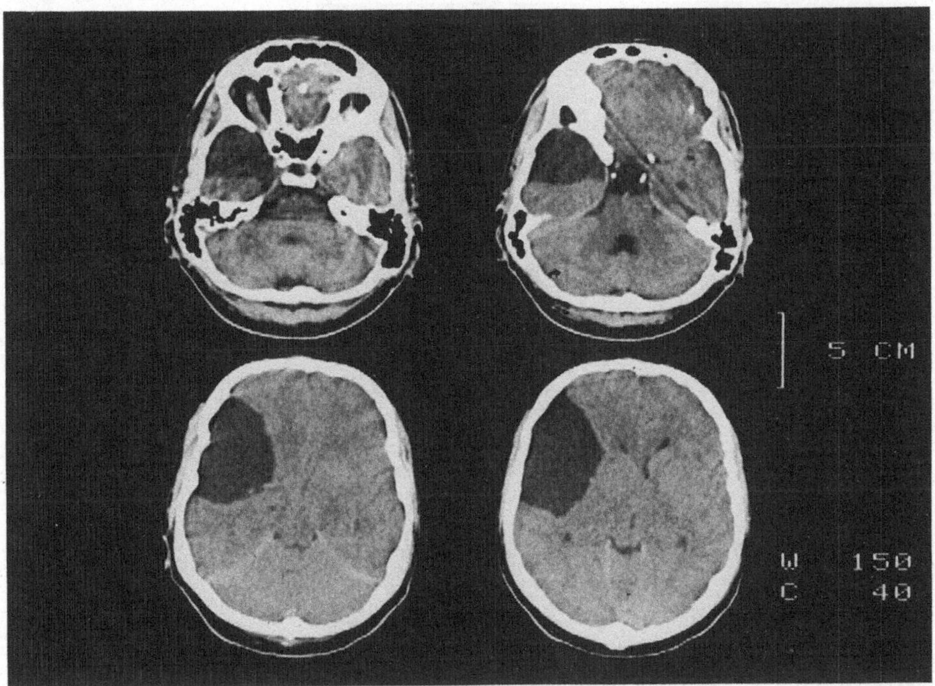

Abb. 4. Große subarachnoidale Zyste

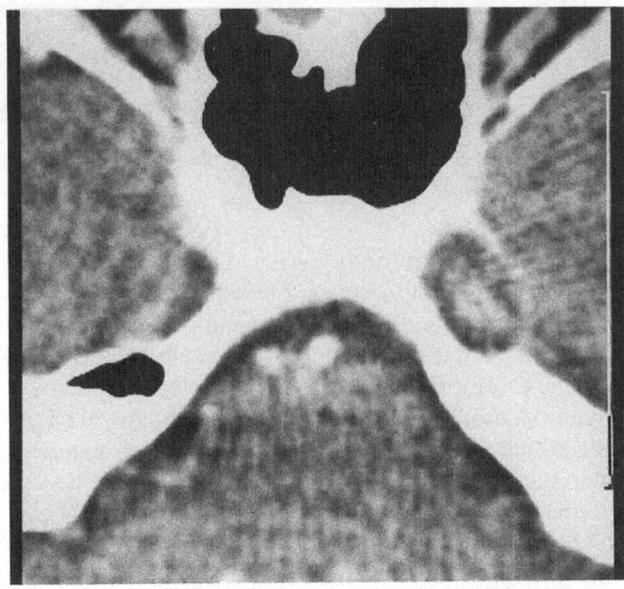

Abb. 5. 6 mm große Raumforderung in einem erweiterten Cavum trigeminale (axiales CT); kein OP-Ergebnis bekannt

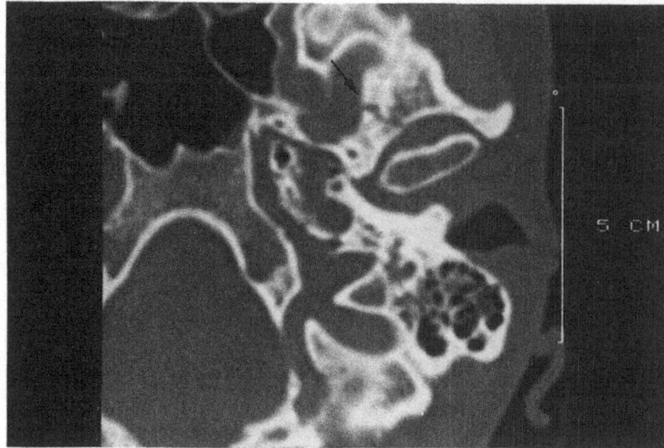

Abb. 6. Traumapatient; HR-CT axiale Schicht (Knochenfenster); feine Frakturlinie im Os temporale (→)

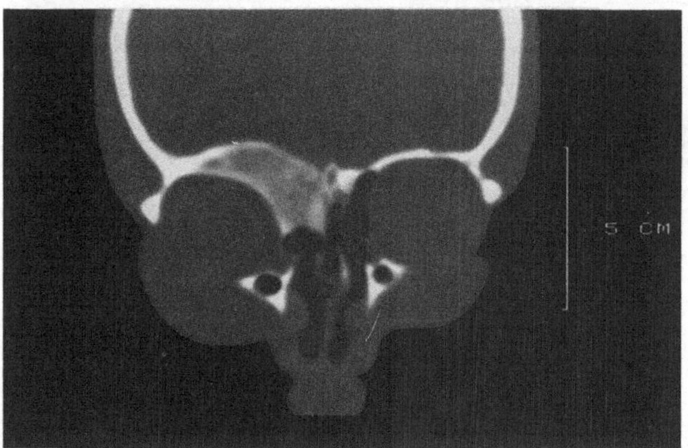

Abb. 7. Ausdehnung einer fibrösen Dysplasie des Orbitadaches (CT frontale Schicht)

keine mobilen Protonen besitzt. Die MR ist auf die Signalgebung des Knochenmarkes oder proliferativen Fremdgewebes angewiesen. So kann eine intraossäre Weichteilproliferation kernspintomographisch erfaßt werden, während der CT die Darstellung der ossären Strukturen selbst als Domäne verbleibt (Abb. 6, 7).

Zur Diagnostik schädelbasisnaher Meningeome galt die CT bisher als überlegene Methode der Wahl. Die CT verbleibt die Position der ersten Methode der Wahl, jedoch kann kernspintomographisch gerade bei Meningeomen im Bereich der Basis deren Ausdehnung und Bezug zu den Gefäßen häufig weiterführend dargestellt werden, sogar ohne Gadolinium (Abb. 8)

Mit Gadolinium ist die Darstellung von Meningeomen m. E. auch kernspintomographisch überlegen. Es muß an dieser Stelle angemerkt werden, daß die Gadolinium-Studie erst bei an sich bekannten Meningeomen zu deren weiterer Größenbestimmung und Darstellung der Umgebungsbeziehung einzusetzen ist.

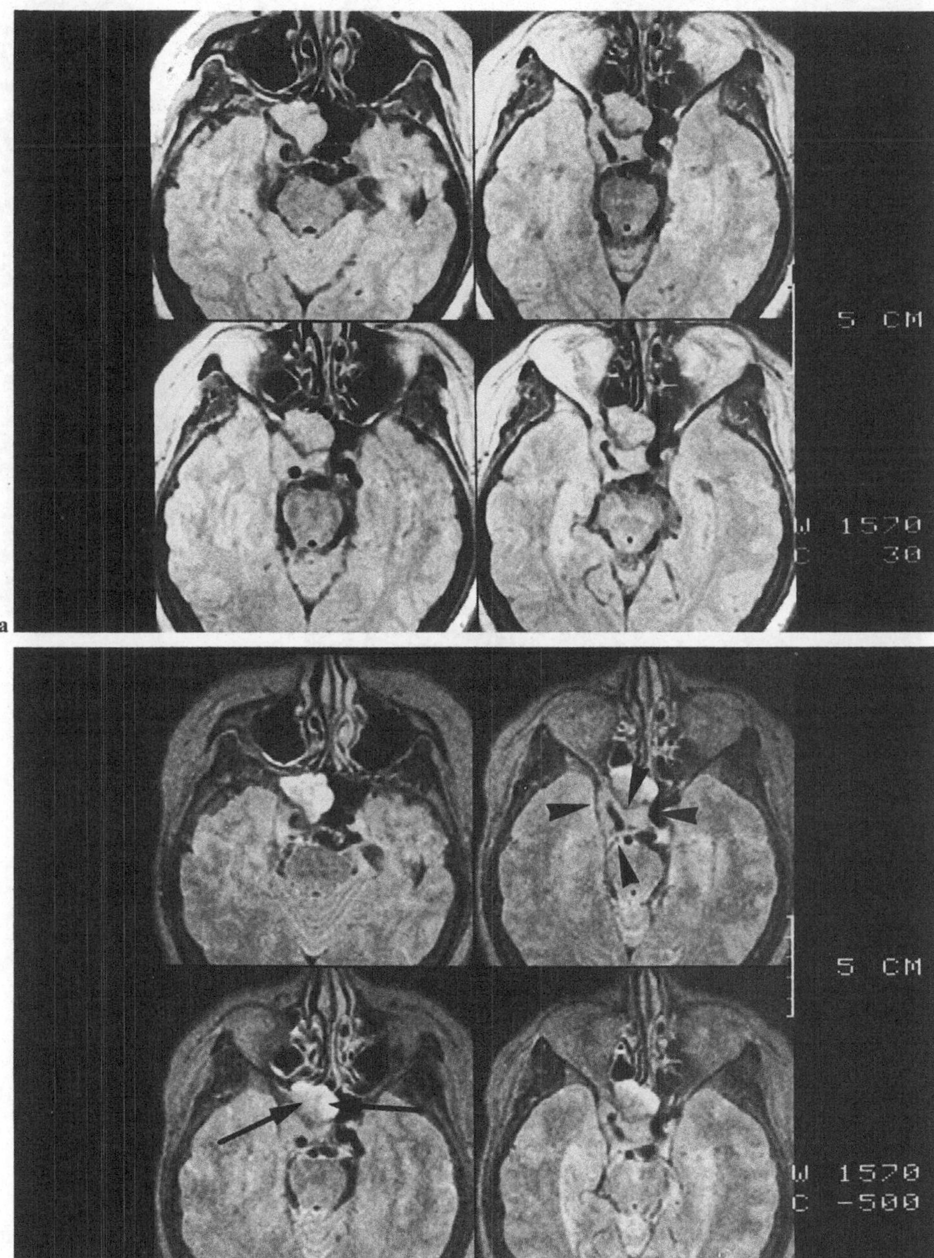

Abb. 8. MR der Schädelbasis **a** Spindensity gewichtetes Bild; **b** T2-gewichtet. Das Meningeom *(kleine Pfeile)* verbleibt jeweils isointens zum Hirnparenchym, die weitere Raumforderung in der linken Keilbeinhöhle läßt sich mit hierzu differentem Signal in T2-Wichtung als offensichtlich entzündlich bedingt differenzieren *(große Pfeile)*. Die Gefäßquerschnitte stellen sich infolge der Flußeffekte schwarz dar

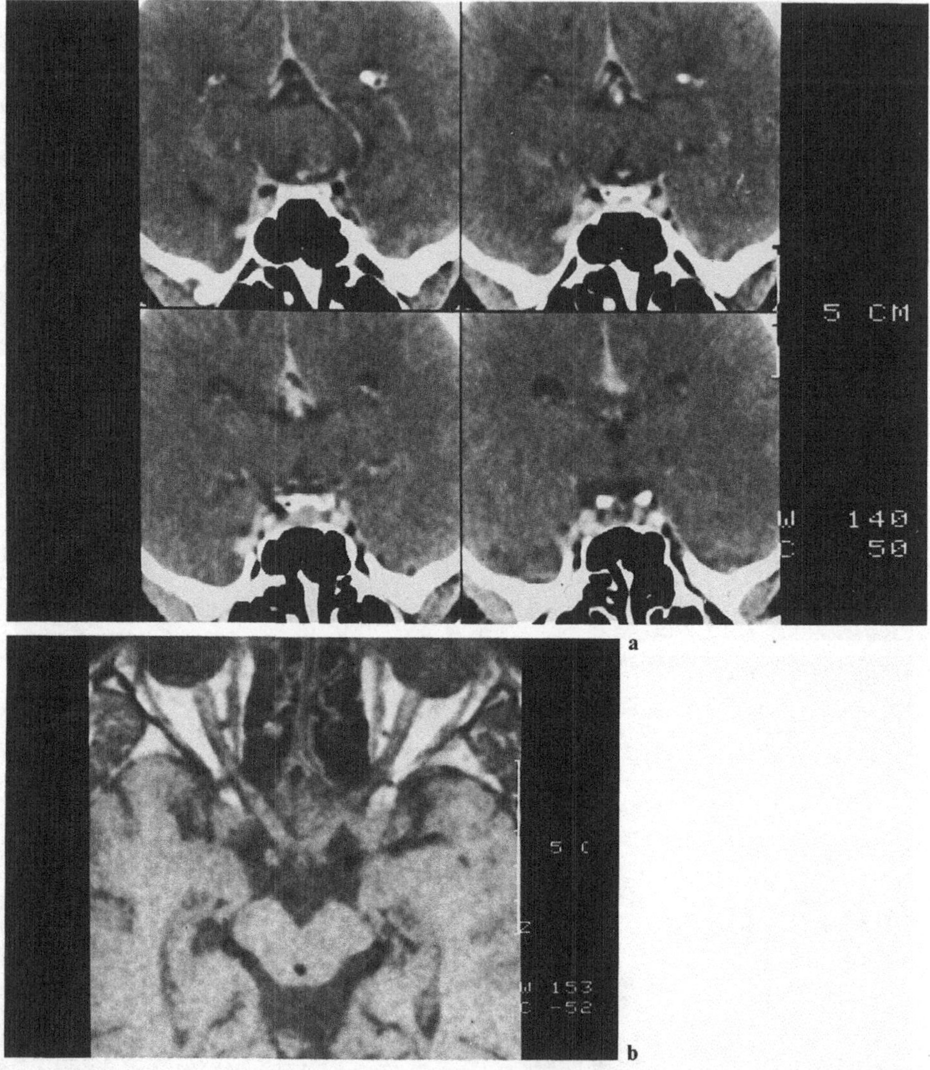

Abb. 9 a, b. Beispiele für die aktuell erreichbare Detailauflösung von CT (frontal) (**a**) und MR (axial) (**b**). **a** 7 s, 550 mAs, 2 mm Schichtdicke; **b** TR 450 ms, TE 28 ms, 2 mm Schichtdicke

Läsionen im Bereich der Sella werden computertomographisch in der Regel in primärer koronarer Schichtlage mit Kontrastgabe angegangen (Abb. 9–11).

Die Kernspintomographie ist insbesondere dann zu überlegen, wenn der Lagebezug einer Läsion zum Hypothalamus und zur Schädelbasis zu definieren ist (Abb. 12–15).

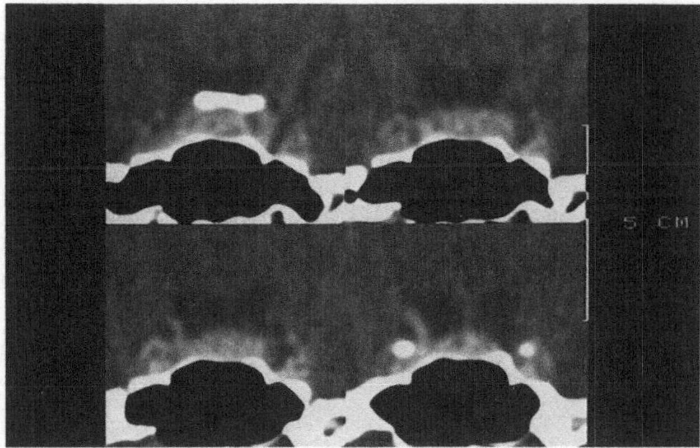

Abb. 10. 31jährige Patientin mit deutlich erhöhten Prolaktinwerten; die CT (frontale Schichten nach KM) ergibt keinen klaren Befund

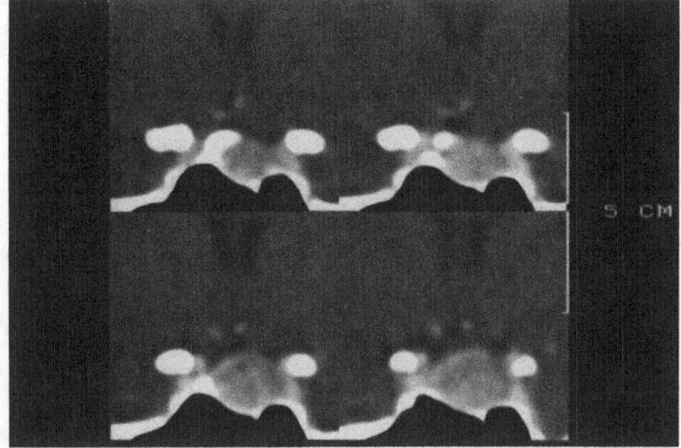

Abb. 11. Intrazellärer KM-anreichernder Tumor von 1,1 cm Größe, der in der CT (frontal) eindeutig nachzuweisen ist

Quo vadis CT?

Der Stellenwert einer jeden Untersuchung hängt wesentlich von der apparativen Möglichkeit und der untersuchungstechnischen Genauigkeit ab. Die Varianz der Bildparameter der Kernspintomographie ist noch erheblich größer, als jene der Computertomographie, so daß diese Methode noch viel mehr als die CT vom Untersucher abhängt. Damit dem Patienten ein Optimum an diagnostischer Leistung zuteil wird, sollte m. E. die Diskussion um eine Verschärfung der Geräterichtlinien und der Qualitätskontrollen in CT und MR forsch und rasch geführt werden.

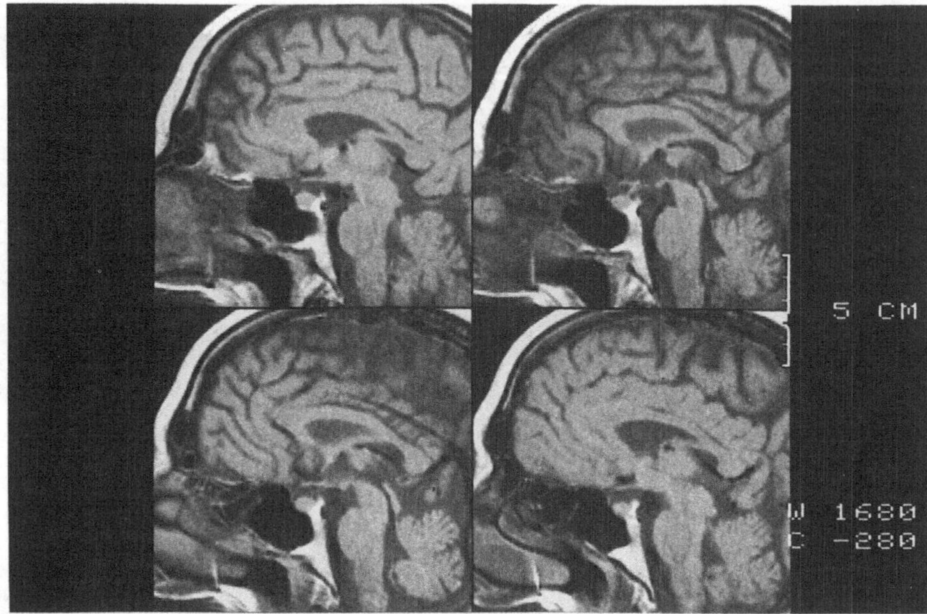

Abb. 12. Kugelig konfigurierte Hypophyse; Verdacht auf Mikrotumor. Sagittales MR; TR 900 ms, TE 17 ms, 3 mm Schichtdicke

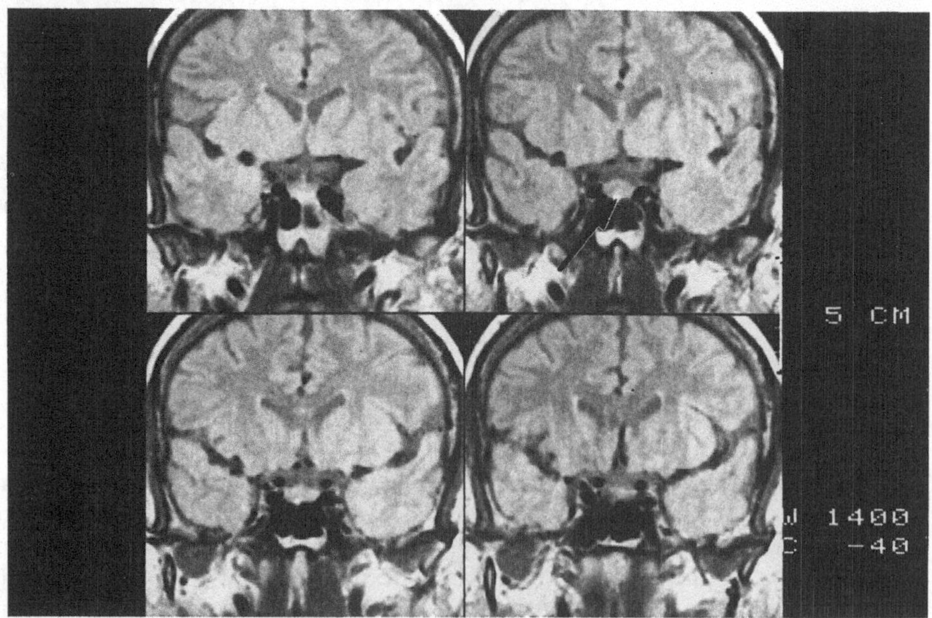

Abb. 13. Winzige intense Läsion am Boden der Sella, offensichtlich innerhalb der Hypophyse, Verdacht auf Mikrotumor von 1 mm Größe. Frontales MR; TR 2600 ms, TE 28 ms, 3 mm Schichtdicke

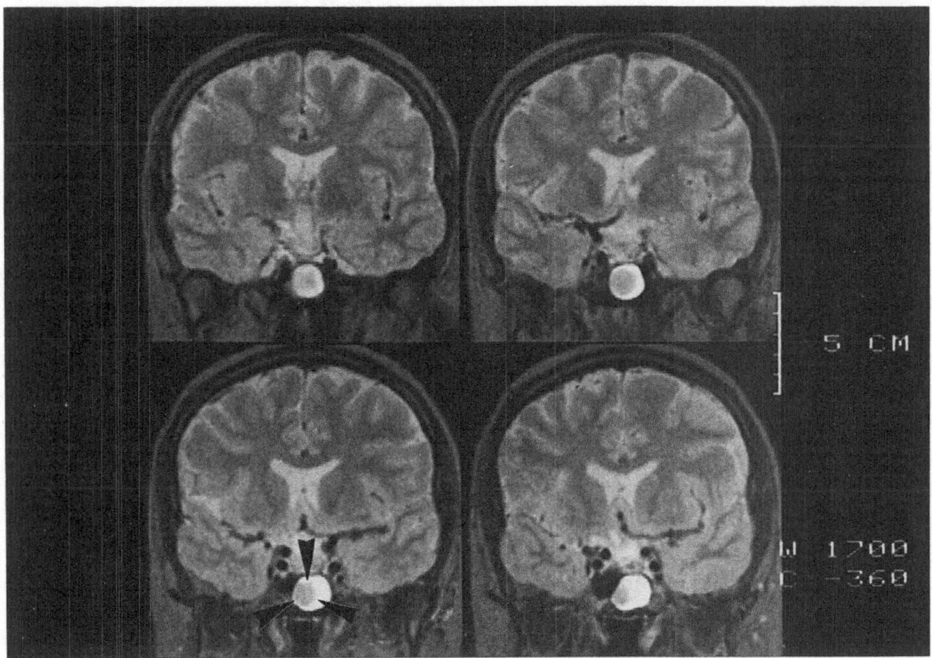

Abb. 14. Tumor in der Keilbeinhöhle (►), von der Sella eindeutig getrennt; histologisch handelte es sich um ein invertiertes Papillom; MR T2 gewichtet, frontale Schicht

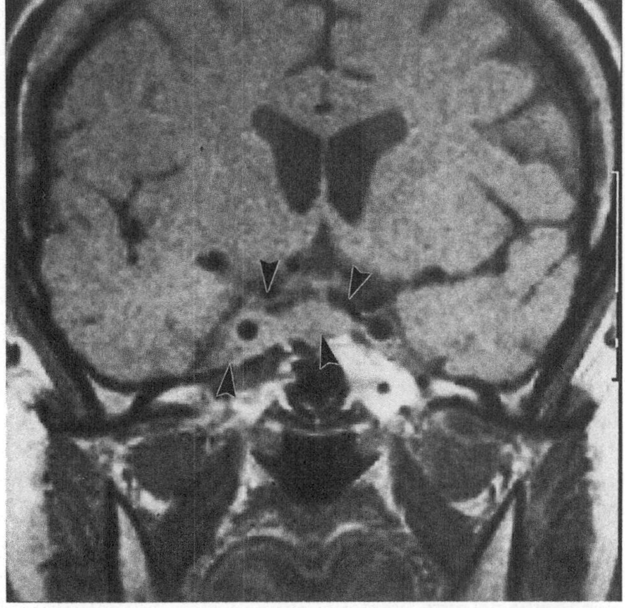

Abb. 15. Zustand nach Teilresektion eines Makrotumors; Ummauerung der Karotis rechts durch größeres Residuum (►); MR (frontal) T1 gewichtet

Die Installation von Einfach- bis Einfachstsystemen kostet nur Geld und schädigt letztlich den Ruf der Methoden, ohne daß für den Patienten letztlich sinnvolle Ergebnisse erbracht werden.

Auch eine optimale Ausstattung und Untersuchung vorausgesetzt, muß die Computertomographie einen breiten Einbruch in ihre bisherige Domäne der Schädelbasis hinnehmen. *Zur primären Suche im Bereich der intra- oder extrakraniellen schädelbasisnahen Weichteile, der ossären Schädelbasis und zur Darstellung ausgedehnter Weichteilprozesse steht die CT als Methode nicht in Frage. Führt sie jedoch diagnostisch nicht zum Ziel, sollte die Kernspintomographie zügig eingesetzt werden, insbesondere dann, wenn Läsionen von Hirnnerven oder in der CT unsichere Befunde im Bereich der intrakraniellen Schädelbasis gesucht werden.*

Es findet zur Zeit eine Verlagerung zahlreicher Indikationen von der CT zur MR in der Diagnostik des zentralen Nervensystems, der Wirbelsäule, der Extremitäten und des Beckens statt. Somit sollte überlegt werden, ob Investitionen zur weiteren Ausweitung der CT-Versorgung noch sinnvoll und zeitgemäß sind. Ohne die sog. Großgeräterichtlinie verlassen zu müssen, sollte die Möglichkeit geschaffen werden, bisherige CT-Standorte in MR-Standorte umzuwandeln. Ein MR-Gerät untersucht halb so viele Patienten wie ein CT-Gerät. Eine MR-Untersuchung kostet grob gerechnet etwa das Doppelte einer CT-Untersuchung. Die wachsende diagnostische Effizienz der MR könnte somit ohne wesentliche Kostensteigerung eingesetzt werden.

Anmerkung des Herausgebers zum aktuellen Stand der Diagnostik von Schädelbasisprozessen

Die CT ist eine ausgezeichnete Methode zur Untersuchung der Schädelbasis. Sie gestattet die gleichzeitige Darstellung von Knochen, Hirnparenchym und Weichteilen des Splanchnokraniums. In der *hochauflösenden CT (HR-CT)* mit dünnen Schichtdicken unter 2 mm sind die *knöchernen Strukturen* der Basis und ihrer Foramina hervorragend zu erkennen, wobei Koronarschichten zusätzliche Informationen liefern können. Somit ist die hochauflösende CT zur Aufdeckung auch kleinster knöcherner Arrosionen und Destruktionen die Methode der Wahl, da sie auch die Genauigkeit der konventionellen Röntgentomographie übertrifft.

Der wesentliche Vorteil der *Magnetischen Resonanztomographie (MRT)* besteht auch im Bereich der Schädelbasis in der multiplanaren Schichtebenendarstellung. Die Notwendigkeit möglichst dünner Schichten von höchstens 5 mm Schichtdicke erfordert jedoch im Vergleich zur CT lange Aufnahmezeiten. Aufgrund des geringen oder fehlenden Signals des kortikalen Knochens werden die anatomischen Strukturen der Schädelbasis gegenüber der Computertomographie weitaus schlechter dargestellt.

Die MRT wird bei Prozessen der Schädelbasis in einzelnen Fällen als ergänzende Methode herangezogen. Der Tumorweichteilanteil mit seinem extra- und intrakraniellen Wachstum kann auch aufgrund seines Signalverhaltens besser als in der CT erkennbar und abgrenzbar sein. Außerdem kann in T2-gewichteten Sequenzen aufgrund des hohen Signals im Gegensatz zur CT bei einem Tumor der Schädelbasis eine Verschattung in den lufthaltigen Nebenhöhlen als Begleitentzündung von einer Tumorinfiltration differenziert werden.

Literatur

Bydder GM, Kingsley DPE, Brown J, Niendorf HP, Young UR (1985) MR imaging of meningiomas including studies with and without gadolinium-DTPA. J Comp Assist Tomogr 9: 690-697

Claussen C, Lochner B (1983) Dynamische Computertomographie. Grundlagen und klinische Anwendung. Springer, Berlin Heidelberg New York Tokyo

Daniels DL, Williams AL, Haughton VM (1984) Jugular foramen: anatomic and computed tomography study. AJR 142: 153-158

De la Cruz A (1984) Polytomographic evaluation of the clivus and petrous apices: a new view. Laryngoscope 94: 153-164

Jend-Rossmann L, Crone-Münzebrock W, Grabbe E (1984) Die Computertomographie der Schädelbasisfrakturen. Fortschr Röntgenstr 140: 147-151

Irnberger T (1985) Die fibröse Knochendysplasie und das ossifizierende Knochenfibrom im orbitalen und periorbitalen Bereich unter besonderer Berücksichtigung der CT. Fortschr Röntgenstr 143: 569-574

Kazner E, Wende S, Grumme Th, Stochdorph O, Felix F, Claussen C (1988) Computertomographie bei Prozessen im Bereich der Schädelbasis und der Schädelkalotte. In: Computer- und Kernspin-Tomographie intrakranieller Tumoren aus klinischer Sicht, 2. Aufl. Springer, Berlin Heidelberg New York Tokyo (im Druck)

König H, Kurtz B, Strohm M (1984) Hochauflösende und dynamische Computertomographie in der Diagnostik von Glomus-tympanicum- und Glomus-jugulare-Tumoren. Fortschr Röntgenstr 141: 642-646

König H, Lenz M, Sauter R (1986) Temporal bone region: high-resolution MR imaging using surface coils. Radiology 159: 191-194

Latack JT, Kartush JM, Kemink JL, Graham MD, Knake JE (1985) Epidermoidomas of the cerebellopontine angle and temporal bone: CT and MR aspects. Radiology 157: 361-366

Latack JT, Hutchinson RJ, Heyn RM (1987) Imaging of rhabdomysarcomas of the head and neck. AJR 8: 353-359

Mafee MF, Valvassori GE, Shugar MA, Yannias DA, Dobben GD (1983) High resolution and dynamic sequential computed tomography. Use in the evaluation of glomus complex tumors. Arch Otolaryngol 109: 691-696

Maravilla KR, Mickey B, Peshock RM, Weinreb JC, Riley HK, Diehl J (1986) Tumor characterization by Gd-DTPA-enhanced magnetic resonance imaging. In: Contrast Agents in Magnetic Resonance Imaging. Runge VM, Claussen C, Felix R, James AE (eds) Excerpta Medica, Princeton Amsterdam

Meyer JE, Oot RF, Lindfors KK (1986) CT appearance of clival chordomas. J Comput Assist Tomogr 10: 34-38

Michael AS, Mafee MF, Valvassori GE, Tan WS (1985) Dynamic computed tomography of the head and neck: differential diagnostic value. Radiology 154: 413-419

Parkinson D, Hay R (1986) Neurofibromatosis. Can Surg Neurol 25: 109-113

Raffel C, Wright DC, Gutin PH, Wilson CB (1985) Cranial chordomas: clinical presentation and results of operative and radiation therapy in twentysix patients. Neurosurg 17: 703-710

Som PM, Lawson W, Biller HF, Lanzieri CF (1986) Ethmoid sinus disease: CT evaluation in 400 cases. Part I. Nonsurgical patients. Radiology 159: 591-597

Schroth G, Gawehn J, Marquardt B, Schabet M (1986) MR imaging of esthesioneuroblastoma. J Comput Assist Tomogr 10: 316-319

Taveras JM, Ferrucci JT (1987) Neuroradiology and radiology of the head and neck. Radiology Vol 3, Diagnosis - Imaging - Intervention. Lippincott, Philadelphia

Treisch J, Schörner W (1986) Topographische Diagnostik von Chordomen mit der magnetischen Resonanztomographie (MRT) Fortschr Röntgenstr 144: 232-234

Treisch J, Schörner W, Laniado M, Felix R (1987) Charakteristika intrakranieller Meningeome in der magnetischen Resonanztomographie. Fortschr Röntgenstr 146: 207-214

Uhlenbrock D, Radtke J, Beyer HK, Machtens E, Pastoors H (1986) Ergebnisse der Kernspintomographie bei Tumoren des Gesichtsschädels. Fortschr Röntgenstr 144: 322-327

Virapongse C, Sarwar M, Bhimani S, Crelin ES (1984) Skull phylogeny: an investigation using radiography and high-resolution computed tomography. Am J Neuroradiol 5: 147-154

Vogelsang H, Scharek G, Stolke D, Becker H (1985) CT-Befunde bei Chordomen der Schädelbasis. Fortschr Röntgenstr 142: 369-373

Whelan MA, Reede DL, Meisler W, Bergeron RT (1984) CT of the base of the skull, Radiol Clin North Am 22: 177-217

Wolfe III JT, Scheithauer BW, Dahlin DC (1983) Giant-cell tumor of the sphenoid bone. Review of 10 cases. J Neurosurg 59: 322-327

Zanella FE, Mödder U, Benz-Bohm G, Thun F (1984) Die Neurofibrose im Kindesalter. Fortschr Röntgenstr 141: 498-504

Felsenbein und Innenohr

O. Köster

Einleitung

Die hochauflösende CT (HR-CT) hat sich durch den Fortschritt der CT-Techniken zur bildgebenden Methode der Wahl in der radiologischen Diagnostik des Felsenbeines entwickelt, da sie in der Lage ist, alle relevanten Knochen- und Weichteilstrukturen dieses Schädelbasisabschnittes gleichzeitig und überlagerungsfrei darzustellen. Mit der Magnetresonanztomographie (MRT) steht ein neueres Schichtbildverfahren zur Verfügung, das aufgrund seiner hohen Kontrastauflösung die CT bereits in einigen Fragestellungen als Methode der Wahl in der radiologischen Diagnostik abgelöst hat. Im folgenden sollen die Möglichkeiten der hochauflösenden CT in der Felsenbeindiagnostik an einigen Krankheitsbildern aufgezeigt und speziell im Innenohrbereich denen der MRT gegenübergestellt werden.

Anwendungsgebiet der HR-CT

Klinisch-funktionelle Untersuchungsmethoden einschließlich der Inspektion des äußeren Ohres und Mittelohres ermöglichen eine in hohem Maße richtige und ausreichende Abklärung otologischer Krankheitsbilder. Mit der CT ist es möglich, insbesondere in nicht einsehbaren Regionen des Felsenbeines dem klinischen Befund ein pathomorphologisches Substrat zuzuordnen bzw. dieses auszuschließen, wobei die klinisch-praktische Bedeutung des CT-Einsatzes sehr unterschiedlich zu beurteilen ist. So ist die computertomographische Untersuchung bei einem Patienten mit langsam progredienter Fazialisparese sicher eher indiziert als bei einem Patienten mit Schalleitungsstörung bei Verdacht auf Otosklerose. Unter Berücksichtigung dieser Tatsache ergibt sich ein Indikationsspektrum, das in der folgenden Übersicht aufgelistet ist.

Anwendungsbereich der HR-CT im Felsenbein

Äußeres Ohr
- Tumor
- Otitis externa maligna

Mittelohr
- Tumor
- Cholesteatom
- Gehörknöchelchenluxation
- Otosklerose

Innenohr
- Akustikusneurinom
- Labyrinthitis, Labyrinthsklerose
- Otospongiose

Frakturen

Anomalien

Primär extrapetrosale Prozesse mit Felsenbeinbeteiligung

Danach liegt eine absolute CT-Indikation bei Verdacht auf Tumor und Otitis externa maligna sowie bei Anomalien und Innenohrerkrankungen vor operativen Eingriffen (Korrektur-OP, Cochlear implant) vor. Bei den übrigen Krankheitsbildern ist über den Einsatz der HR-CT im Einzelfall besonders unter differentialdiagnostischen Gesichtspunkten zu entscheiden.

Äußeres Ohr

Tumoren des äußeren Ohres (Abb. 1) und die Otitis externa maligna haben mit zunehmender Erkrankungsdauer eine Destruktion der angrenzenden Knochenstrukturen zur Folge, deren Unkenntnis zu einer ungenügenden Resektion und damit zu Rezidiven führt. Während mit der Polytomographie die Tumorbegrenzung nur eingeschränkt zu beschreiben ist, gelingt mit der HR-CT eine richtige Abklärung der Tumorausdehnung und Knochendestruktion in bis zu 93% der untersuchten Fälle (Bird et al. 1983). Dabei sollte der äußere Gehörgang auch in der sagittalen Ebene dargestellt werden, wobei sich neben der schwierig durchzuführenden sagittalen Primärrekonstruktion auch die Sekundärrekonstruktion oder sogar die konventionelle Tomographie anbieten. Eine Differenzierung von Tumor und Otitis externa maligna mit dem CT ist nicht sicher möglich. Insbesondere nach Kontrastmittelbolusinjektion gelingt der Nachweis entzündlicher Veränderungen im

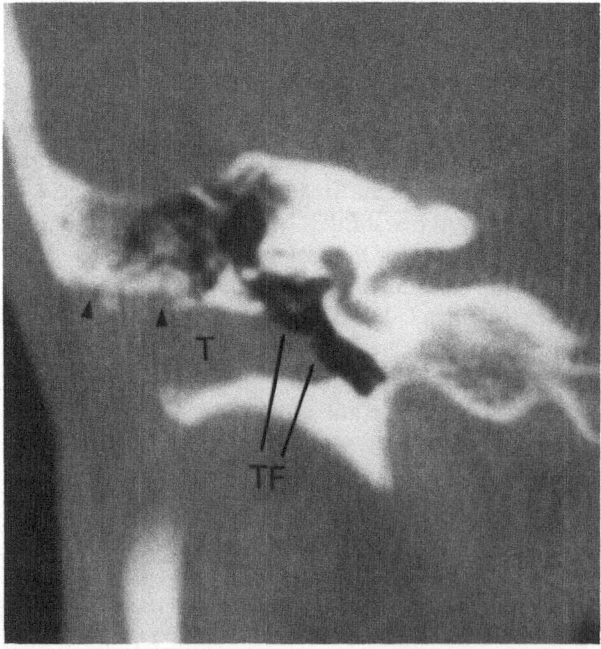

Abb. 1. Gehörgangskarzinom. Koronare Schicht. Den äußeren Gehörgang komplett ausfüllender Tumor *(T)* mit Destruktion der hinteren oberen Gehörgangswand und Einbruch ins Mastoid (►). Mittelohr unauffällig, Trichterform des Trommelfells *(TF)* erhalten

Bereich des Foramen stylomastoideum, des Foramen jugulare und des parapharyngealen Raumes (CURTIN et al. 1982, KÖSTER u. STRAEHLER-POHL 1986) und damit die Darstellung eines pathomorphologischen Korrelates der entsprechenden Nervenläsionen.

Mittelohr

Tumoren

Im Gegensatz zu den meisten anderen Indikationen erfordert die Abklärung eines Glomustumors die Injektion von Kontrastmittel, am besten in Form der dynamischen CT, womit in hohem Maße eine Artdiagnose möglich ist (LO et al. 1984). Neben den knöchernen Destruktionen ist die Ausdehnung des Tumors exakt festzustellen, wobei unter differentialdiagnostischen Gesichtspunkten zu beachten ist, daß gerade Glomustumoren den Weg des geringsten Widerstandes gehen, d.h. sich entlang anatomischer Strukturen wie z.B. Nervenaustrittstellen ausbreiten (SPECTOR et al. 1979). Dabei kann eine Differenzierung zwischen Glomus-tympanicum- und Glomus-jugulare-Tumoren bei erheblichen Destruktionen des Hypotympanons schwierig oder nicht möglich sein (SOM et al. 1983). Auch andere Mittelohrtumoren lassen sich in ihrer Ausdehnung und in gewissem Maße auch artspezifisch genau diagnostizieren (LATACK et al. 1983, LLOYD u. PHELPS 1982, LO et al. 1986).

Sekundäre Cholesteatome

Da Mittelohrcholesteatome (Abb.2) in der Regel klinisch diagnostiziert werden, spielt die CT in der Diagnosestellung nur dann eine Rolle, wenn eine sichere klinische Aussage nicht möglich ist wie z.B. bei intaktem Trommelfell oder Gehörgangsobturationen. Wichtiger erscheint die HR-CT zur genauen Abklärung der Cholesteatomausbreitung, die weniger die Art des operativen Eingriffs als dessen Dringlichkeit beeinflußt (KÖSTER u. STRAEHLER-POHL 1985). Zur exakten Aussage über die Ausdehnung des Cholesteatoms und der Destruktionen ist eine Untersuchung in 2 Ebenen die Voraussetzung (SWARTZ et al. 1983). Einerseits gelingt dadurch die Differenzierung von Flüssigkeit und soliden Weichteilprozessen, andererseits werden falsch-positive Befunde bei knöchernen Destruktionen von Fazialiskanal, Labyrinth, Tegmen und Gehörknöchelchen vermieden. Eine Differenzierung von Cholesteatom und anderen umgebenden entzündlichen Veränderungen ist in der Regel nicht möglich, auch wenn in einzelnen Fällen hypodense Zonen mit fettäquivalenten Dichtewerten nachzuweisen sind (KÖSTER u. STRAEHLER-POHL 1985, SWARTZ et al. 1983). Die sichere Cholesteatomdiagnose ist somit an den Nachweis knöcherner Destruktionen gebunden. Demgegenüber ist ein Cholesteatom mit dem CT ausgeschlossen, wenn im Mittelohr kein Weichteilprozeß nachzuweisen ist (JOHNSON et al. 1983, KÖSTER u. STRAEHLER-POHL 1985). Dies ist insbesondere bei voroperierten Patienten im Hinblick auf eine Second-look-OP von Bedeutung.

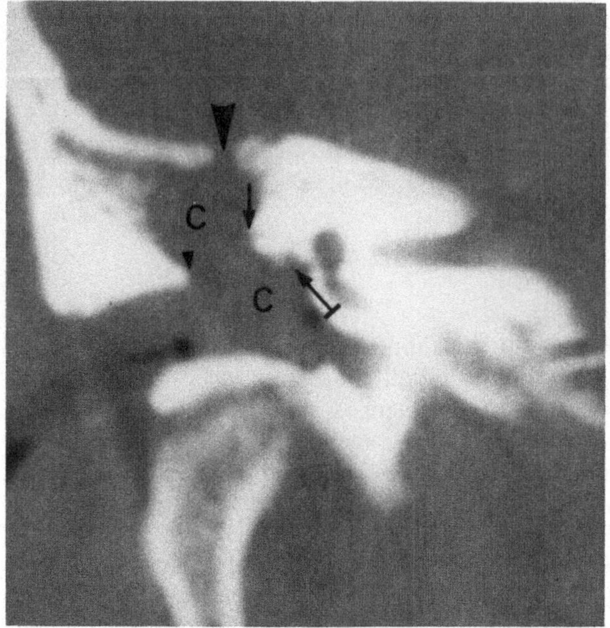

Abb. 2. Sekundäres Mittelohrcholesteatom *(C)*. Koronare Schicht. Großer Weichteilprozeß mit Destruktion des Tegmen (▶), des lateralen Bogenganges (—►), des knöchernen Fazialiskanales (—►) und der lateralen Attikwand (►). Vollständige Lyse der Gehörknöchelchen. Eine Abgrenzung von Cholesteatomanteilen und unspezifischer Entzündung ist nicht möglich

Gehörknöchelchenluxation

Mit der Entwicklung gehörverbessernder Operationen hat die Diagnose der Gehörknöchelchenluxation (Abb. 3) an Bedeutung gewonnen. Infolge der genauen Darstellbarkeit der Gehörknöchelchen erlaubt die HR-CT den Nachweis der Luxation und erhärtet damit die Indikation zur Tympanotomie (Swartz et al. 1985b, Valavanis et al. 1985). Die Darstellung verlagerter Gehörknöchelchen gelingt sowohl in der axialen wie in der koronaren Ebene, bei Luxationen im Hammer-Amboß-Gelenk ist die sagittale Sekundärrekonstruktion wegen des im Normalfall annähernd parallelen Verlaufes dieser Knöchelchen von Vorteil.

Otosklerose

Pathologische Veränderungen bei Otosklerose sind im CT immer dann nachzuweisen, wenn die alleinige Fixation des Steigbügels in der ovalen Fensternische überschritten wird. Erst die Verdickung der Steigbügelfußplatte und otosklerotische Plaques bzw. otospongiotische Areale führen zu im CT faßbaren Veränderungen (Mafee et al. 1985, Swartz et al. 1985b). Beurteilungsprobleme für die Steigbügelfußplatte ergeben sich insbesondere in der axialen Ebene infolge von

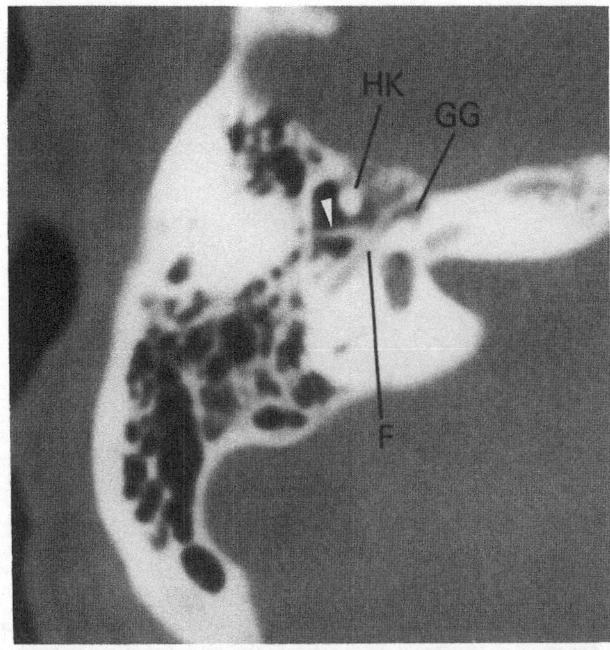

Abb. 3. Gehörknöchelchenluxation nach Explosionstrauma. Axiale Schicht. Sprengung des Hammer-Amboß-Gelenkes mit normaler Position des Hammerkopfes *(HK)* und Verlagerung des Ambosses mit atypisch mediolateral ausgerichtetem langen Fortsatz (►). Regelrechte Amboßlage in Abb. 5b zum Vergleich. Knöcherner tympanaler Fazialiskanal *(F)* und Ganglion geniculi *(GG)* unauffällig

Teilvolumeneffekten, vor allem in Verbindung mit dem N. facialis. Falsche Befunde sind hier durch überlappende Schichtung eventuell in Verbindung mit einer Untersuchung in einer 2. Ebene (koronar oder semi-axial) zu vermeiden.

Innenohr

Akustikusneurinom

Das Akustikusneurinom ist wegen des deutlichen Enhancements nach Kontrastmittelinjektion in der Regel computertomographisch gut diagnostizierbar, insbesondere wenn der größere Tumoranteil extrameatal gelegen ist. Selten macht ein geringes oder ausbleibendes Enhancement (Abb. 4a) die Abgrenzung des Tumors schwierig oder nicht möglich. Bei der Diagnostik des Akustikusneurinoms ist das Felsenbein sowohl in der Weichteil- wie in der Knocheneinstellung zu betrachten, da einerseits auch größere Tumoren nicht zwangsläufig eine Erweiterung des Meatus acusticus internus hervorrufen, andererseits eine größere Seitendifferenz trotz fehlender Tumorabgrenzung die Diagnose des Akustikusneurinoms im CT erlaubt (Heller et al. 1983). Kleinere intrameatale Tumoren sind trotz Hochauflösungs-

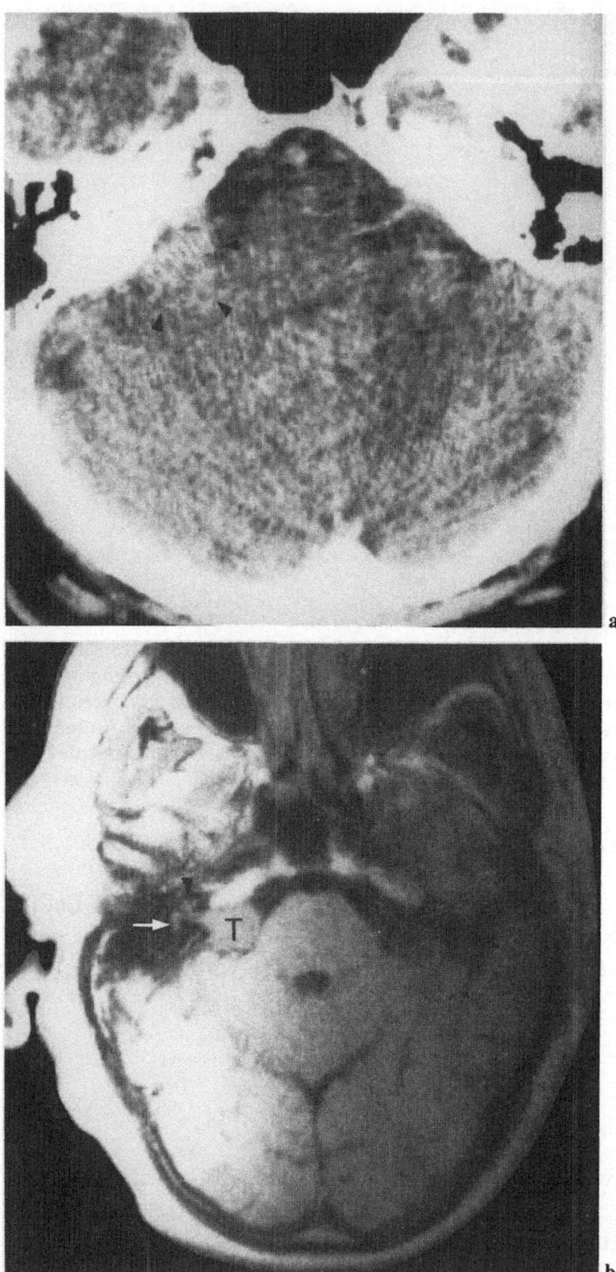

Abb. 4a, b. Akustikusneurinom. **a** CT. Axiale Schicht. I. v. KM-Injektion. Tumor (►) nur schlecht extrameatal abgrenzbar, in der Knocheneinstellung allerdings deutlich Aufweitung des Meatus acusticus internus (o. Abb.). **b** MRT. Axiale Schicht. SE 450/30. Deutliche Abgrenzung des teils intra-, teils extrameatal gelegenen Tumors. Cochlea (►) und Vestibulum (—►) unauffällig

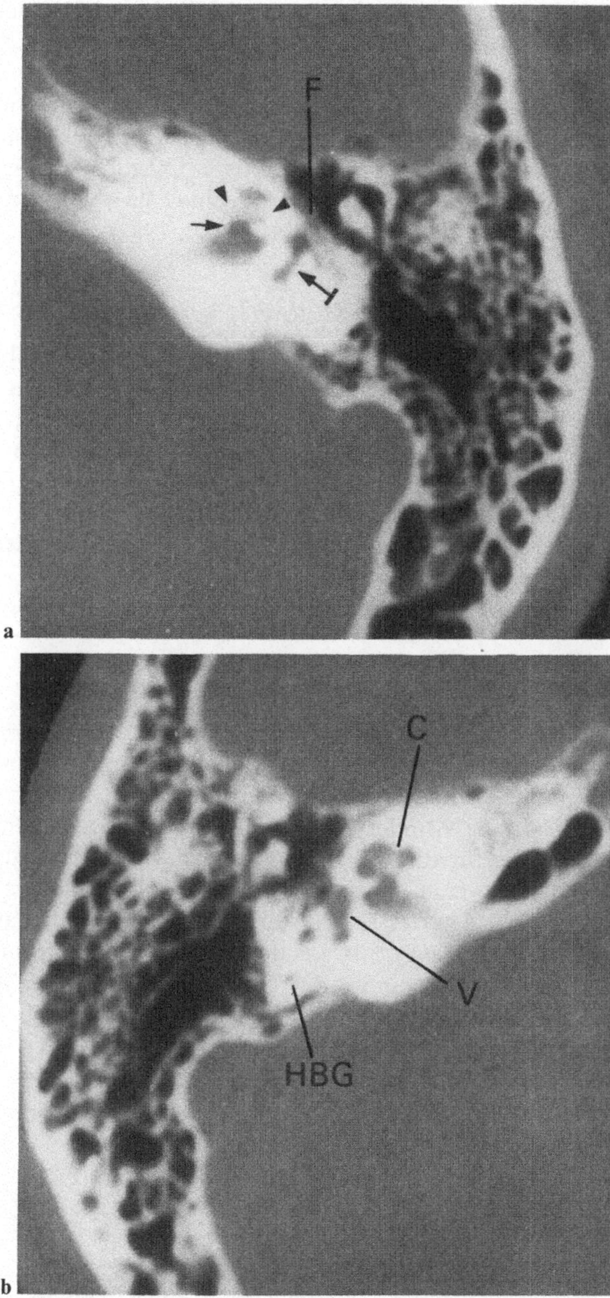

Abb. 5 a, b. Labyrinthsklerose. Axiale Schichten. **a** Deutliche Sklerose im Bereich der Cochlea (►) und des Vestibulums (—►), die erheblich lumenreduziert erscheinen. Hinterer Bogengang nicht abgrenzbar. Unauffällige Darstellung des N. cochlearis (—►) und des tympanalen Fazialisanteiles *(F)*. **b** Kontralaterale gesunde Seite zum Vergleich. *C* Cochlea, *V* Vestibulum, *HBG* hinterer Bogengang

technik im CT nur mit der Pneumozisternographie nachweisbar (Solti-Bohman et al. 1984), wobei mit dieser Methode besonders bei engem inneren Gehörgang atypische Gefäßverläufe und postarachnitische Adhäsionen falsch-positive Befunde bewirken. Wenn auch computertomographisch wie polytomographisch charakteristische morphologische Befunde im Felsenbein beim M. Ménière beschrieben sind, trägt die HR-CT zur definitiven Diagnose dieser Erkrankung nichts bei. Ihr Wert liegt im wesentlichen im Ausschluß des Akustikusneurinoms als Differentialdiagnose zum M. Ménière (Pinto et al. 1982).

Entzündliche Labyrinthveränderungen

Das häutige Labyrinth ist im CT von den perilymphhaltigen Räumen (Schnecke, Vorhof und Bogengänge) des knöchernen Labyrinthes nicht zu trennen. Pathologische Veränderungen des endo- und perilymphhaltigen Systems sind im CT erst dann faßbar, wenn es im Rahmen postentzündlicher Veränderungen zu Verkalkungen bzw. Ossifikationen kommt, ohne daß diese dem häutigen oder knöchernen Labyrinth zugeordnet werden können (Swartz et al. 1985a). Die Innenohrstrukturen erscheinen dann verkleinert, deformiert oder sogar ausgelöscht (Abb. 5). Die Abgrenzung zur inaktiven Form der cochleären Otosklerose oder einer Innenohranomalie kann schwierig oder sogar unmöglich sein.

Otospongiose

Pathologische Veränderungen der knöchernen Labyrinthkapsel wie die Otospongiose lassen sich in Form von Arealen verminderter Dichte im Bereich der Schnecke und/oder der vestibulären Strukturen nachweisen (Abb. 6). Voraussetzung dafür sind eine Mindestgröße von 2 mm und ein genügend großer Dichteunterschied, der für die CT jedoch deutlich unter dem für die Polytomographie liegt (Zonneveld et al. 1984). Demgegenüber sind inaktive Otoskleroseherde vom normalen Knochen der Labyrinthkapsel nicht abgrenzbar, sondern lediglich als Verdickung der Kapsel z. B. im Bereich des Promontoriums darstellbar. Während in der Differentialdiagnose der Otospongiose die Osteogenesis imperfecta ein Problem darstellt, spricht die zusätzliche Entkalkung nicht labyrinthärer Felsenbeinanteile für die Frühform des M. Paget (Mafee et al. 1985). Bei zunehmender Sklerosierung mit Beteiligung des häutigen Labyrinthes ist computertomographisch nicht zwischen Otosklerose und postentzündlicher Labyrinthsklerose zu differenzieren (Swartz et al. 1985a).

Frakturen

Der Einsatz der HR-CT in der Frakturdiagnostik ist begrenzt, da das meist begleitende Schädel-Hirn-Trauma diagnostisch und therapeutisch Priorität besitzt. Dennoch ist mit der CT eine genaue Darstellung sowohl des Frakturverlaufes wie auch der Komplikationen (s. a. Kap. GK-Luxationen) möglich. In der axialen und koronaren Position ist die Querfraktur infolge ihres zur Scanebene senkrechten Verlaufes sehr gut darstellbar, während dies bei Längsfrakturen wegen des zur

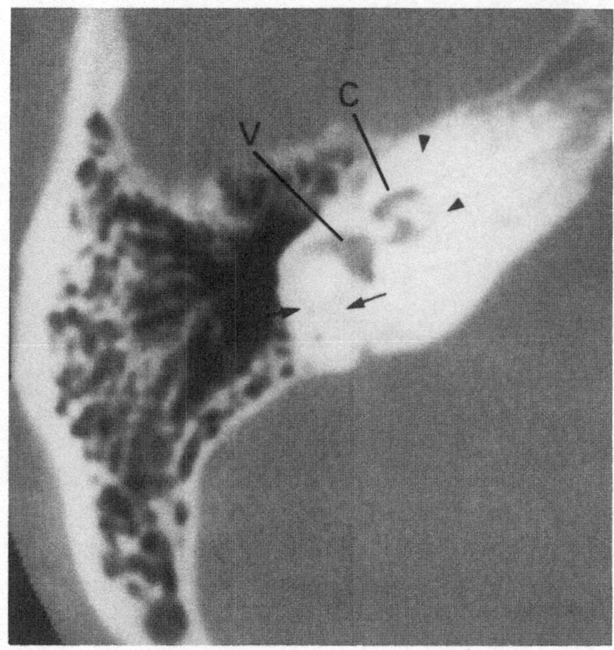

Abb. 6. Otospongiose. Axiale Schichten. Unscharf begrenzte Areale verminderter Dichte im Bereich der Cochlea (►) und des lateralen Bogenganges (—►). *C* Cochlea, *V* Vestibulum

Scanebene schrägen Verlaufes manchmal schwieriger ist (SHAFFER 1985). In solchen Fällen bietet die sagittale Sekundärrekonstruktion eine sinnvolle Ergänzung. Die für den Otochirurgen relevanten Komplikationen wie Läsionen des Fazialiskanales, des Tegmens und der Gehörknöchelchenkette sind ebenso exakt darzustellen wie die chirurgisch nicht angehbare Labyrinthfraktur.

Anomalien

Die Abklärung angeborener Deformitäten des Gehöres verlangt eine röntgenologische Schichtuntersuchung, da nur hierdurch alle Anteile des Gehör- und Gleichgewichtsorganes übersichtlich darzustellen und damit beurteilbar sind (Abb. 7). Neben dem Ergebnis der Hörprüfung bestimmt v. a. der morphologische Aspekt der Mißbildung den Einsatz mikrochirurgischer Maßnahmen zur Verbesserung des Hörvermögens. Nicht nur aus Strahlenschutzgründen hat die HR-CT in der Abklärung angeborener Deformitäten die konventionelle Polytomographie ersetzt (KÖSTER et al. 1987, SHAFFER 1985). Bei nicht wesentlicher Diskrepanz in der Beurteilung der ossären Strukturen ergeben sich Vorteile der CT infolge zusätzlicher Weichteilbefunde z. B. in der Abklärung einer Otitis bei Gehörgangsatresie. Ein weiterer Vorteil der CT gegenüber der Polytomographie ist die problemlose Untersuchung in der axialen Ebene, die allein die Darstellung der Steigbügelsuprastruktur und die auf einem Schichtbild komplette Abbildung des lateralen Bogengan-

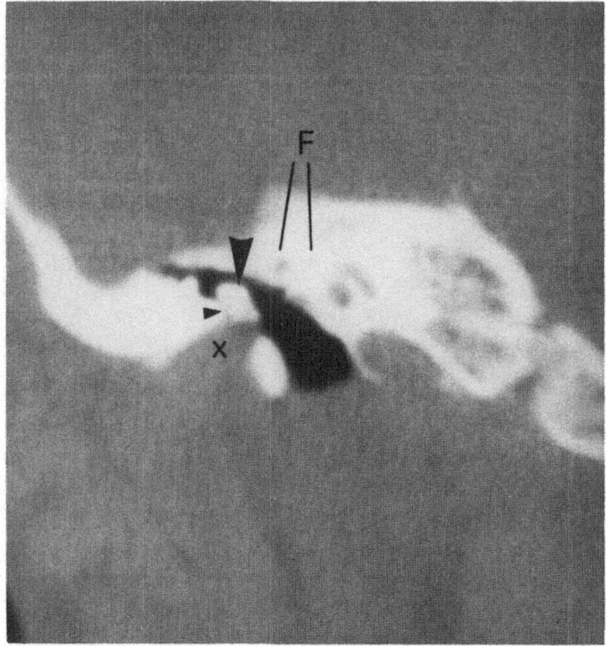

Abb. 7. Angeborene Mißbildung. Koronare Schicht. Gehörgangsatresie *(x)*. Dysplasie von Hammer und Amboß (►) mit Adhärenz (⊳) an der lateralen Attikwand. *F* tympanaler und labyrinthärer Fazialisanteil

ges erlaubt, der fast immer, oft sogar ausschließlich bei Dysplasien des Vestibularapparates beteiligt ist (FREY 1965). Die im Hinblick auf einen operativen Eingriff wichtige Beurteilung der Fensternischen verlangt bei guter Darstellung in der axialen Projektion im Einzelfall eine ergänzende Scanserie in einer zweiten Ebene.

Extrapetrosale Prozesse

Bei Tumoren im Bereich der Schädelbasis kommt es oft zu einer Beteiligung des Felsenbeines. Metastasen bzw. per continuitatem in das Felsenbein infiltrierende Tumoren wie z. B. Epipharynxkarzinome führen zu Destruktionen des Felsenbeines, deren Ausmaß im HR-CT exakt abzugrenzen ist. Aber auch hyperostotische Veränderungen, wie sie z. B. bei angrenzenden Meningeomen zu beobachten sind, lassen sich genau darstellen (LLOYD u. PHELPS 1982). Darüberhinaus ist mit der CT meist auch die genaue Weichteilausdehnung der Prozesse festzusetzen, vor allem dann, wenn es zu einem deutlichen Enhancement nach Kontrastmittelinjektion kommt.

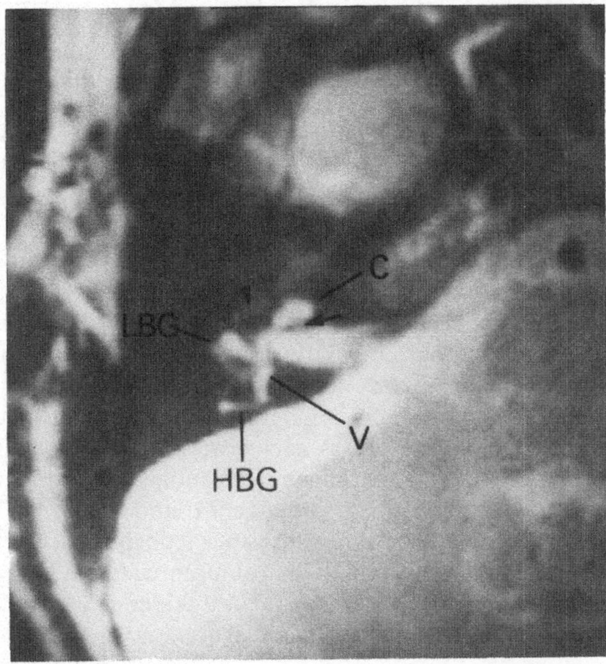

Abb. 8. Unauffälliger Befund. SE 1500/100. OF-Spule. 1,5 T. Abgrenzung des N. cochlearis (—►) von den signalintensiveren endo- und perilymphhaltigen Innenohrstrukturen. *HBG* hinterer Bogengang, *LBG* lateraler Bogengang, *C* Cochlea, *V* Vestibulum, ► tympanaler Fazialisanteil

MRT in der Felsenbeindiagnostik

Darstellung anatomischer Strukturen

Im Gegensatz zur CT stellen sich die knöchernen Felsenbeinstrukturen infolge der Protonenarmut als homogen schwarze Bereiche dar. Somit sind Gehörknöchelchen und die knöchernen Begrenzungen aller Hohlräume im Mittelohr einschließlich der pneumatisierten Mastoidzellen nicht beurteilbar (Lenz et al. 1985). Peri- und endolymphhaltiges Labyrinth stellen sich als helle, signalintensive Strukturen im Felsenbein dar, im Bereich der Schnecke lassen sich 1. und 2. Windung voneinander abgrenzen. Eine Trennung von häutigem und knöchernem Labyrinth gelingt dagegen ebenso wenig wie im CT. Besser als im CT kommen dagegen die nervalen Strukturen zur Darstellung, wobei eine Differenzierung des 7. und 8. Hirnnerven im inneren Gehörgang möglich ist. Wenn auch der N. cochlearis bisweilen im Schneckenmodiolus zu erkennen ist (Abb. 8), dürfte eine regelmäßige Darstellung erst bei einer Schichtdicke von 2 mm oder weniger gelingen (Harnsberger et al. 1987).

Darstellung pathologischer Veränderungen

Da mit der MRT die pneumatisierten Räume des Felsenbeines nicht von ossären Strukturen zu unterscheiden sind, ist die MRT damit ohne diagnostische Bedeutung z. B. bei Anomalien des Mittelohres oder bei der fenestralen Otosklerose. Erst der Ersatz der Luft durch Fremdgewebe läßt den Mittelohrbereich einschließlich des Mastoids bzw. die Ausdehnung des pathologischen Befundes erkennen. Eine Artdiagnose ist jedoch wie im CT nur begrenzt möglich (LATACK et al. 1987). So ist das MRT-Bild der Mastoiditis unter Umständen vom Tumor nicht zu trennen und läßt keine Rückschlüsse auf Einschmelzungen zu (LENZ et al. 1985). Das Akustikusneurinom (Abb. 4b) ist der pathologische Felsenbeinprozeß, der im MRT bei weitem am häufigsten beschrieben wurde. Dabei ist die Überlegenheit der modernen Magnetresonanztomographen gegenüber der HR-CT selbst in Form der Pneumozisternographie v. a. bei Anwendung der IR-Pulsfrequenz und der i. v. Gabe von Gadolinium-DTPA nachgewiesen (CURATI et al. 1986, DANIELS et al. 1987). Pathologische Veränderungen des häutigen Labyrinths wie z. B. einer Fibrose sind theoretisch aufgrund veränderter T1 und T2-Zeiten gegenüber Flüssigkeit und Knochen darstellbar, konnten bisher jedoch nicht nachgewiesen werden. Gröbere Veränderungen der Innenohrstrukturen wie eine komplette Sklerosierung des Labyrinthes sind im MRT anhand der fehlenden Signale im knöchernen Labyrinth leicht zu diagnostizieren (HARNSBERGER et al. 1987).

Vergleich von HR-CT und MRT bei Innenohrerkrankungen

Mit der Implantation intracochleärer Elektroden (Cochlear implant) hat die morphologische Diagnostik des Innenohres über das Akustikusneurinom hinaus eine neue Bedeutung erlangt, da die rein funktionelle Diagnostik des Hörvermögens mittels Promontoriumstest (elektrische Reizung des Hörnerven) und Elektrocochleographie (Messung von Mikrofonpotentialen der Haarzellen) präoperativ nicht ausreicht (LASZIG et al. 1986). Vor Cochlear implant ist eine genaue Kenntnis der Anatomie der Schnecke und der übrigen Innenohrräume sowie der tympanalen Wand des Labyrinths Voraussetzung, wobei die Abgrenzung dieser Strukturen in der Regel in der axialen Schicht genau möglich ist. Aufgrund der größeren Schichtdicke ist die MRT in der Darstellung der normalen Innenohranatomie der HR-CT noch unterlegen. Während im CT ein flüssigkeitshaltiges Labyrinth sicher nicht von einem fibrotisch veränderten differenziert werden kann, ist dies im MRT zumindest theoretisch aufgrund der Signalintensitäten möglich. Ob mittels MRT somit bei unauffälligem CT-Befund und nachgewiesener Schallempfindungsschwerhörigkeit ein pathomorphologisches Substrat nachzuweisen ist, bleibt weiteren Untersuchungen vorbehalten. Von größerer Wichtigkeit ist jedoch der Ausschluß der Kontraindikationen, die in der folgenden Übersicht zusammengefaßt sind (nach HARNSBERGER et al. 1987).

Kontraindikationen zum Cochlear implant
Absolute Kontraindikationen
Bilaterale, ausgeprägte Cochleaossifikation
Bilaterales Akustikusneurinom
Frakturen mit Innenohrbeteiligung
Relative Kontraindikationen
Anomalien
Kombinierte, schwere fenestrale und cochleäre Otospongiose bzw. Otosklerose
Otitis, Mastoiditis

Als absolute Kontraindikationen gelten die bilaterale komplette Schneckenossifikation, das bilaterale Akustikusneurinom und die Fraktur mit Innenohrbeteiligung. Während die Überlegenheit der MRT bei der Diagnostik des Akustikusneurinoms bereits erwähnt wurde, gelingt der Frakturnachweis sicher besser mit der HR-CT. Auch mildere Formen der Labyrinthsklerose sind aus technischen Gründen im CT eher nachzuweisen, wenn auch die komplette Sklerose im MRT sicher kein diagnostisches Problem darstellt. Als relative Kontraindikationen gelten Anomalien, die kombinierte schwere Otosklerose und -spongiose sowie entzündliche Mittelohrveränderungen. Da sowohl die Anomalien als auch die Otosklerose bzw. Otospongiose pathologische Knochenprozesse darstellen, ist die HR-CT bei diesen Krankheitsbildern eindeutig überlegen, das MRT ist ohne diagnostische Aussagekraft. Mit beiden Verfahren ist die Ausdehnung entzündlicher Mittelohr- und Mastoidprozesse sicher genau darzustellen, die CT erlaubt jedoch genauere Aussagen bzgl. ossärer Destruktionen.

Diskussion und Zusammenfassung

Infolge ihrer hohen Ortsauflösung für ossäre Strukturen ist die HR-CT weiterhin die Methode der Wahl in der Abklärung pathologischer Prozesse des äußeren Ohres und Mittelohres, da bei diesen Krankheitsbildern die Veränderungen knöcherner Strukturen für den Otologen von größerer Bedeutung sind als die Differenzierung von Weichteilstrukturen. Der Einsatz beider Methoden in der Innenohrdiagnostik vor dem Hintergrund von Cochlear implant sollte vorwiegend dem Ausschluß der Kontraindikationen zu diesem Eingriff dienen, wobei sich hier im HR-CT größere diagnostische Möglichkeiten bieten als in der MRT. Der Wert der MRT kann vielleicht darin bestehen, bei einem normalen CT und gleichzeitiger Innenohrschwerhörigkeit pathologische Veränderungen des häutigen Labyrinths, z.B. eine Labyrinthfibrose, von retrocochleären Veränderungen, z.B. einer Atrophie des N. cochlearis zu trennen, wozu zur Zeit jedoch sicher noch die technischen Voraussetzungen fehlen wie z.B. die Anwendung dünnerer Schichten im MRT. Die Überlegenheit der MRT in der Diagnostik des Akustikusneurinoms darf insbesondere bei kleinen intrameatalen Tumoren als erwiesen angesehen werden.

Mit Ausnahme dieser letztgenannten Indikationen bleibt die HR-CT jedoch die Methode der Wahl in der radiologischen Felsenbeindiagnostik, die in einzelnen Fragestellungen sinnvoll durch die MRT ergänzt oder verbessert werden kann.

Literatur

Bird CR, Hasso AN, Stewart CE, Hinshaw jr. DB, Thompson JR (1983) Malignant primary neoplasms of the ear and temporal bone studied by high-resolution computed tomography. Radiology 149: 171-174

Curati WL, Graif M, Kingsley DPE, Niendorf HP, Young IR (1986) Acoustic neuromas: Gd-DTPA enhancement in MR imaging. Radiology 158: 447-451

Curtin HD, Wolfe P, May M (1982) Malignant external otitis: CT evaluation. Radiology 145: 383-388

Daniels DL, Miller SJ, Meyer GA, Pojunas KW, Kilgore DP, Shaffer KA, Williams AL, Haughton VM (1987) MR Detection of tumor in the internal auditory canal. Amer J Roentgenol 148: 1219-1222

Frey KW (1965) Die Tomographie der Labyrinthmißbildungen. Fortschr Röntgenstr 102: 1-13

Harnsberger HR, Dart DJ, Parkin JL, Smoker WRK, Osborn AG (1987) Cochlear implant candidates: Assessment with CT and MR imaging. Radiology 164: 53-57

Heller M, Wöhrle M, Jend HH, Hörmann K, Helmke K (1983) Aussagekraft der CT in der Diagnostik von Tumoren der Kleinhirnbrückenwinkel-Region. Fortschr Röntgenstr 139: 48-55

Johnson DW, Voorhees RL, Lufkin RB, Hanafee W, Canalis R (1983) Cholesteatomas of the temporal bone: Role of computed tomography. Radiology 148: 733-737

Köster O, Straehler-Pohl HJ (1985) Stellenwert der hochauflösenden CT in der Diagnostik der erworbenen Mittelohrcholesteatome. Fortschr Röntgenstr 143: 322-326

Köster O, Straehler-Pohl HJ (1986) Die hochauflösende Computertomographie in der Abklärung knochendestruierender Prozesse des äußeren Ohres. Fortschr Röntgenstr 145: 651-656

Köster O, Straehler-Pohl HJ, Kim K (1987) Hochauflösende Computertomographie bei Mißbildungen des Gehör- und Gleichgewichtsorganes. Fortschr Röntgenstr 147: 39-45

Laszig R, Battmer RD, Becker H (1986) Hochauflösende Computertomographie als ergänzende Voruntersuchung zum Cochlear Implant. HNO 34: 429-433

Latack JL, Gabrielsen TO, Knake JE, Kemink JL, Graham MD, Gebarski SS, Yang PJ (1983) Facial nerve neuromas: Radiologic evaluation. Radiology 149: 731-739

Latack JT, Kartush JM, Kemink JL, Graham MD, Knake JE (1985) Epidermoidomas of the cerebellopontine angle and temporal bone: CT and MR aspects. Radiology 157: 361-366

Lenz M, König H, Santer R, Schrader M (1985) Kernspintomographie des Felsenbeines und Kleinhirnbrückenwinkels. Fortschr Röntgenstr 143: 1-8

Lloyd GAS, Phelps PD (1982) The investigation of petro-mastoid tumours by high-resolution CT. Brit J Radiol 55: 483-491

Lo WWM, Solti-Bohman LG, Lambert PR (1984) High-resolution CT in the evaluation of glomus tumors of the temporal bone. Radiology 150: 737-742

Lo WWM, Horn KL, Carberry JN, Solti-Bohman LG, Wade CT, Brackmann DG, Waluch V (1986) Intratemporal vascular tumors: Evaluation with CT. Radiology 159: 181-185

Mafee MF, Hendrikson GC, Deitch RL, Noronzi P, Kumar A, Kriz R, Valvassori GE (1985) Use of CT in stapedial otosclerosis. Radiology 156: 703-708

Pinto RS, Kricheff II, Bergeron RT, Cohen N (1982) Small acoustic neuromas. Amer J Neuroradiol 3: 283-286

Shaffer KA (1985) The temoral bone. In: Latchaw RE (Hrsg) Computed tomography of the head, neck, and spine. Year Book Medical, Chicago, S 491-507

Solti-Bohman LG, Magaram DL, Lo WWM, Wade CT, Witten RM, Shinizu FH, McMonigle EM, Raja Rao AK (1984) Gas-CT cisternography for detection of small acoustic nerve tumors. Radiology 150: 403-407

Som PH, Reede DL, Bergeon RT, Parisier SC, Sugar JMA, Cohen NL (1983) Computed tomography of glomus tympanicum tumors. J Comput Ass Tomogr 7: 14-17

Spector GJ, Sobol S, Thawley SE, Maisel RH, Ogura JH (1979) Panel discussion: Glomus jugulare tumors of the temporal bone. Patterns of invasion of the temporal bone. Laryngoscope 89: 1628-1639

Swartz JD, Goodman RS, Russell KB, Marlowe FI, Wolfson RJ (1983) High-resolution computed tomography of the middle ear and mastoid. Part II: Tubotympanic disease. Radiology 148: 455-459

Swartz JD, Faerber EN, Wolfson RJ, Marlow FI (1984) Fenestral otosclerosis: Significance of preoperative CT evaluation. Radiology 151: 703-707

Swartz JD, Mandell DM, Faerber EN, Popky GL, Ardito JM, Steinberg SB, Rojer CL (1985a) Labyrinthine ossification: Etiologies and CT findings. Radiology 157: 395-398

Swartz JD, Swartz NG, Korsvik H, Wolfson RJ, Hampel A, Ronis ML, Lowry LD (1985b) Computerized tomographic evaluation of the middle ear and mastoid for posttraumatic hearing loss. Ann Otol Rhinol Laryngol 94: 263-266

Valavanis A, Schubiger O, Stuckmann G, Antonucci F (1985) CT-Diagnostik traumatischer Läsionen des Felsenbeines. Radiologe 26: 85-90

Zonneveld FW, de Groot JAM, Damsma H, van Waes PFGM, Huizing EH (1984) Die Anwendbarkeit der hochauflösenden CT zur Darstellung des Aquaeductus vestibuli (Ménière) und der Otospongiosis des Labyrinths. Radiologe 24: 508-515

(Weitere Literatur beim Verfasser)

Orbita und Gesichtsschädel

U. MÖDDER

Einleitung

Schon bald nach Einführung der Computertomographie entstand großes Interesse an der Darstellung orbitaler Strukturen, da konventionelle Übersichtsaufnahmen, Filmtomogramme und die Phlebographie der V. ophthalmica superior oft nur ungenaue Befunde ergaben und lediglich indirekte Veränderungen erkennen ließen.

Obwohl in der Orbita auf engem Raum sehr komplexe Strukturen wie Bulbus mit Corpus vitreum und Linse, Augenmuskeln, Sehnerv und knöcherner Orbitatrichter vorliegen, ermöglicht der orbitale Fettkörper eine optimale computertomographische Darstellung, so daß die CT von den bildgebenden Verfahren schnell zur Methode der Wahl wurde.

Bei Erkrankungen des Augapfels kommt zwar vornehmlich die Sonographie zur Anwendung, aber auch die CT ist bei bulbären Prozessen in einer Reihe von Fällen indiziert:

- ▷ Mißbildungssyndrome,
- ▷ Retinoblastome, Drusenverkalkungen
- ▷ malignes Melanom
- ▷ Netzhautblutung
- ▷ metastatischer Befall
- ▷ Pseudotumor
- ▷ Systemerkrankung

Ein Teil dieser Veränderungen lassen sich auch recht gut mit der Kernspintomographie abklären, so daß im einzelnen geklärt werden muß, bei welcher Erkrankung jeweils welche Methode am besten einzusetzen ist.

Malignes Melanom

In etwa 75% gehen die Melanome von der Aderhaut aus; im vorliegenden Fall handelt es sich jedoch um ein von dem Ziliarapparat ausgehendes Melanom. Sie sind sehr gut durchblutet und reichern deshalb nach intravenöser Kontrastmittelgabe in Bolustechnik in einer charakteristischen Zeit-Dichte-Kurve das Kontrastmittel an.

Im Kernspintomogramm führt die paramagnetische Eigenschaft zu Verkürzungen der T1- und T2-Zeiten, eine Eigenschaft, die durch Gadoliniumgabe noch verstärkt werden kann, so daß für die Kernspintomographie heute eine höhere Sensibilität im Nachweis von Melanomen anzunehmen ist. Als besonders vorteilhaft erweist sich die Tatsache, daß sich subretinale Blutungen vom eigentlichen Tumor abgrenzen lassen (Abb. 1 a, b).

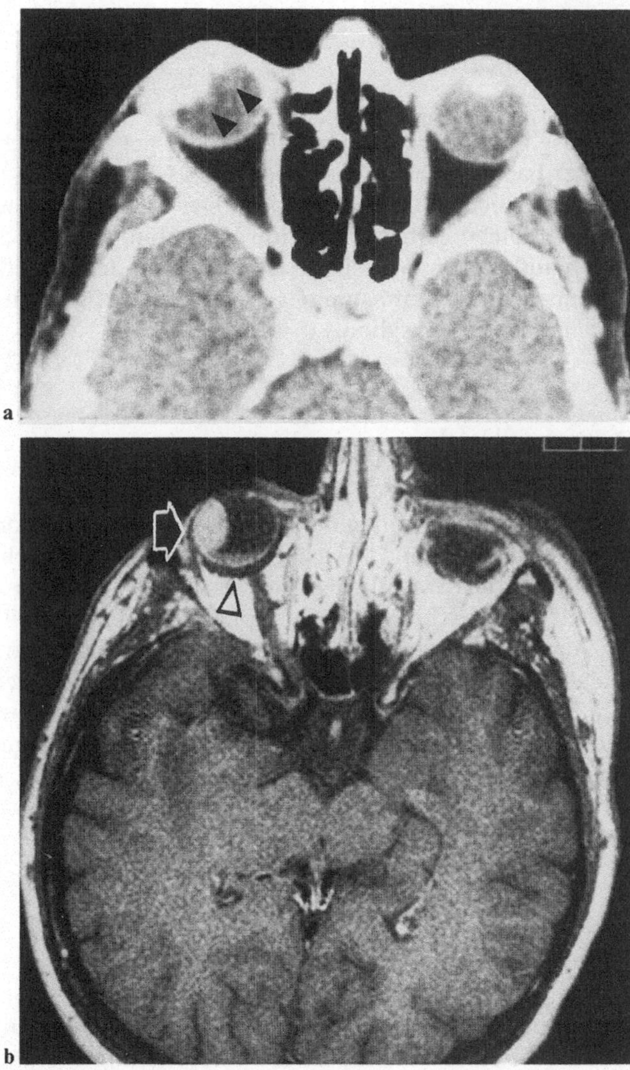

Abb. 1. **a** Malignes Melanom des Ziliarkörpers. Starke Kontrastmittelaufnahme nach intravenöser Bolusinjektion. **b** T1 gewichtetes MRT. Signalreich sich darstellendes malignes Melanom des Ziliarkörpers. Zusätzlich subretinale Blutung

Retinoblastom und Drusenpapillen

Retinoblastome, die überwiegend im frühen Kindesalter vorkommen und histologisch den Neuroblastomen ähneln, treten nicht selten bilateral auf und enthalten in bis zu 95% Verkalkungen, die sich in der Computertomographie deutlich besser abheben als in der Kernspintomographie. Auch der Nachweis von Verkalkungen bei Drusenpapillen gelingt nur in der Computertomographie. Die gleichzeitig bestehende Papillenprominenz bleibt kernspintomographisch ebenfalls stumm.

Optikusgliom

Optikusgliome kommen ebenfalls gehäuft bei jugendlichen Patienten vor. Im Kindesalter haben sie einen mehr benignen Charakter, im Erwachsenenalter gehören sie zu den hochmalignen Prozessen. Der M. Recklinghausen geht in etwa 11% mit Optikusgliomen einher. Für beide Verfahren gilt, daß die Verbreiterung des Sehnerven auffällt. Ein Vorteil der einen oder anderen Methode ist gegenwärtig nicht erkennbar. Eine Kontrastmittelgabe verbessert für beide Verfahren die Nachweisbarkeit eines Optikusglioms nicht.

Optikusscheidenmeningiom

Das Optikusscheidenmeningiom führt im Computertomogramm zu einem ganz charakteristischen Bild: Nach Kontrastmittelgabe reichert das Meningiom unter Aussparung des eigentlichen Nervus opticus deutlich Kontrastmittel an und es entsteht ein typisches Doppelgleisphänomen bzw. eine Ringstruktur im koronaren CT. Auch Verkalkungen und Osteosklerosen mit Volumenzunahmen des Os sphenoidale sind im Computertomogramm optimal identifizierbar.

Im Kernspintomogramm findet man sowohl bei T1- wie T2-gewichteten Bildern niedrige Signalintensitäten. Nach Gadolinumgabe kommt es jedoch zu einer signalreichen Darstellung des eigentlichen Meningioms. Da aber der orbitale Fettkörper sich ebenfalls signalreich darstellt, ist für diesen Abschnitt des N. opticus ein ungünstiges Kontrastverhältnis vorgegeben.

Myositis und endokrine Orbitopathie

Bei Verbreiterungen der Augenmuskeln auf dem Boden einer endokrinen Orbitopathie oder einer Myositis ist die Verbreiterung des jeweiligen Muskels das Leitsymptom. Für beide Verfahren hat die axiale Schichtführung die gleiche Sensitivität; angulierte sagittale Schnittebenen lassen jedoch den Vorteil der multiplanaren Schichtebenendarstellung der Kernspintomographie deutlich werden.

Hämangiom

Die Hämangiome stellen die häufigsten gutartigen Tumoren der Orbita dar. Auch im CT ist durch eine genaue Analyse der Morphologie und des Kontrastmittelverhaltens oft eine artdiagnostische Zuordnung möglich. Es wird aber immer wieder Zweifelsfälle geben, so daß eine Ergänzung durch eine kernspintomographische Untersuchung empfehlenswert ist. Hier zeigen die Hämangiome im Orbitatrichter auf den T2-gewichteten Bildern eine ganz charakteristische Signalverstärkung, die die eindeutige Artdiagnose Hämangiom erlaubt.

Orbitale Tumoren

Es bleiben jedoch zahlreiche orbitale Raumforderungen, die weder computertomographisch noch kernspintomographisch artdiagnostisch einzugrenzen sind (Bildbeispiel: Ästhesioneuroblastom). Eine Stellungnahme zur Dignität eines Prozesses orientiert sich dann an der morphologischen Analyse der Tumorbegrenzung, Konfiguration, Beziehung zu Nachbarstrukturen, Invasivität des Tumorwachstums und dem Ausmaß der Knochenzerstörung (Bildbeispiel: malignes Lymphom im CT, Neuroblastom im MRT; Abb. 2a, b).

Hier ergibt sich weder für die eine noch für die andere Methode ein signifikanter Vorteil.

Traumafolgen

Kontraindiziert ist die Kernspintomographie, wenn der Verdacht auf einen intraokulären oder intraorbitalen Metallfremdkörper vorliegt. Gerade hier hat sich jedoch die Computertomographie in der Lokalisationsdiagnostik bewährt. Es kann mit relativ hoher Sicherheit die Beziehung des Fremdkörpers zur Retina angegeben und eine Doppelperforation diagnostiziert werden. Auch intraorbitale oder subretinale Blutungen lassen sich mittels Computertomographie eindeutig erfassen, eine Ergänzung durch eine kernspintomographische Untersuchung ist nicht nötig.

Auch die Akutdiagnostik im Bereich des Gesichtsschädels mit dem Nachweis von Blow-out-Frakturen oder einer zentralen Mittelgesichtsfraktur gelingt computertomographisch mit größter Genauigkeit. Es kommen sowohl Weichteile sowie ossäre Strukturen kontrastreich zur Darstellung, und es bestehen keine so ausgeprägten Lagerungsprobleme wie bei der Kernspintomographie. Für diese Fragestellungen wird die Computertomographie die Methode der Wahl bleiben.

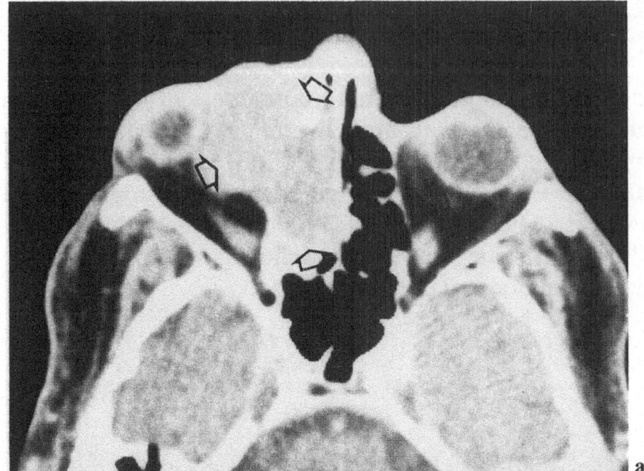

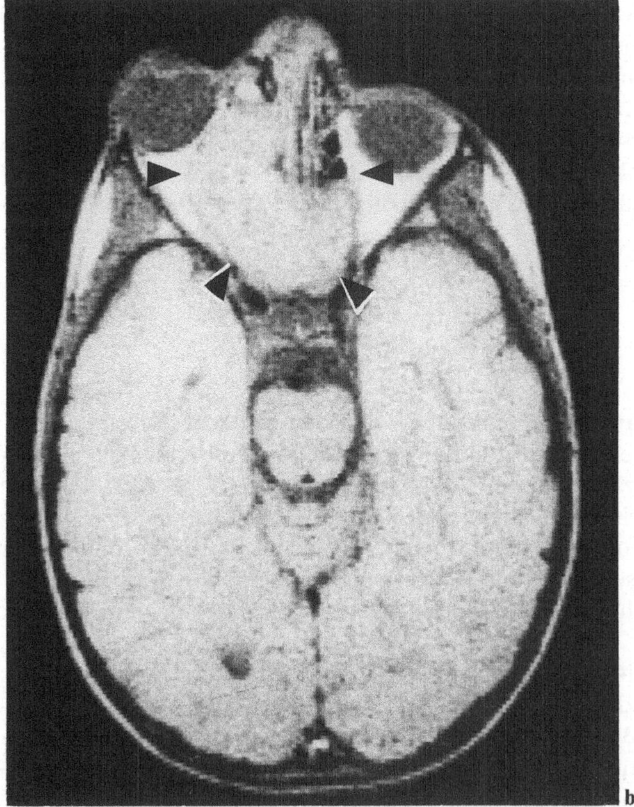

Abb. 2. a Malignes Lymphom. Nach i.v. Kontrastmittelapplikation starke KM-Aufnahme. Tumoreinbruch in die Orbita mit Destruktion des Os ethmoidale und Os maxillae. Ausgeprägte Protrusio bulbi links. **b** MRT eines Neuroblastoms. Ossäre Destruktion im linken und rechten Os maxillae und Tumoreinbruch in die linke Orbita

Mukozelen

Nicht selten kommen Mukozelen als Folgen eines Traumas oder eines operativen Eingriffes vor. Sie entstehen bei Verschluß des Ausführungsganges einer Nasennebenhöhle durch fortlaufende Sekretion der Schleimhaut mit Expansion der Nasennebenhöhlenwände. In absteigender Häufigkeit findet man sie in den Stirnhöhlen, Siebbeinzellen, Kieferhöhlen und Keilbeinhöhlen. Schon auf Übersichtsaufnahmen sind sie - zumindest im Bereich der Stirnhöhlen - an der fehlenden Abgrenzbarkeit des Stirnhöhlenbodens erkennbar, im Computertomogramm liegen die typischen Dichtewerte um 20 HE, die glatte Begrenzung und rundliche Umformung der betroffenen Nasennebenhöhle können als besonders charakteristisch gewertet werden.

Postoperativer Status der Kieferhöhle

Patienten, die sich wegen chronischer Schleimhautentzündungen einer operativen Revision der Kieferhöhlen unterzogen, haben nicht selten auch im postoperativen Verlauf noch Beschwerden. Die Deutung der Nasennebenhöhlenaufnahmen ist in diesem Zusammenhang besonders schwierig, da schleierige Trübungen der Kieferhöhlen nach operativem Eingriff die Regel sind. Die Computertomographie kann in diesem Zusammenhang besser zwischen einer reaktiven Sklerose und Spongiosierung der Seiten- und Hinterwand der Kieferhöhle und persistierenden Schleimhautschwellungen im Kieferhöhlenlumen differenzieren.

Fibröse Dysplasie

Einseitige Nasennebenhöhlenverschattungen sind immer suspekt auf das Vorliegen eines tumorösen Prozesses. Wenn gleichzeitig auch eine Protrusio bulbi der betroffenen Seite vorliegt, ist der raumfordernde Charakter der Läsion sicher. Die computertomographische Untersuchung kann genauer differenzieren, ob es sich um einen primär weichteildichten Prozeß mit sekundärer Orbitainfiltration handelt oder aber ob ein vom Knochen ausgehender Prozeß vorliegt. Bei der fibrösen Dysplasie haben wir in wechselndem Ausmaß mit fibrösen oder dysplastischen ossären Elementen zu rechnen. Klinisch fällt die Erkrankung durch eine langsam zunehmende, meist schmerzlose Schwellung auf, die je nach Lokalisation zu unterschiedlichen Symptomen (Sehstörung, behinderte Nasenatmung, Okklusionsstörungen) führt.

Die mit hochauflösender Computertomographie angefertigten Schnitte zeigen detailliert den oft vom Jochbein ausgehenden, dysplastischen Knochenprozeß und erlauben eine artdiagnostische Zuordnung. Bei der fibrösen Dysplasie sind von der Kernspintomographie keine Zusatzinformationen zu erwarten.

Juveniles Nasen-Rachen-Fibrom

Das vorwiegend bei männlichen Jugendlichen auftretende juvenile Nasen-Rachen-Fibrom entsteht im Epipharynx und der Fossa pterygo-palatina und wächst in die Nasenhaupthöhle bzw. in den Rachen vor. Eine dynamische CT-Untersuchung zeigt ein typisches Kontrastmittelverhalten, so daß eine Artdiagnose unter Berücksichtigung der klinischen Daten (Alter, Geschlecht) und der Topographie möglich ist. Eine Kernspintomographie in sagittaler Projektion veranschaulicht die Wachstumsrichtung des Prozesses und die vom Tumor hervorgerufene Behinderung der Nasenatmung. Die zahlreichen kanalikulären Strukturen innerhalb der Läsion sind sicher Ausdruck des Gefäßreichtums der Angiofibrome.

Maligne Tumoren

Ähnlich wie im Bereich der Orbita ist die Unterscheidung eines benignen von einem malignem Prozeß nicht aufgrund der zu messenden Dichtewerte oder des Kontrastmittelverhaltens möglich, sondern beruht auf der Feststellung einer Zerstörung der angrenzenden Knochenstrukturen und dem Nachweis eines invasiven Wachstums in die Nachbarregionen.

Im Kernspintomogramm sind der signalarme Knochen vom signalfreien Lumen einer Nasennebenhöhle nicht zu unterscheiden. Eine Destruktion einer Nasennebenhöhlenwand oder der Schädelbasis wird deshalb nicht aufgrund einer direkten Abbildung der Osteolyse erkannt, sondern indirekt an dem Signalreichtum des invasiv wachsenden Tumorgewebes. Leitsymptom ist der Ersatz des signalarmen Knochens durch signalreiches Tumorgewebe (Bildbeispiel: Epipharynx-Karzinom, Abb. 3a, b).

Die Unterscheidung von Tumorbefall oder Sekretstau infolge einer Abflußbehinderung ist im Kernspintomogramm auf T2 betonten Bildern besser möglich. Andererseits können Verkalkungen eines Tumors im MR wegen ihrer Signalarmut schlechter gesehen werden und sind deshalb kaum zu differentialdiagnostischen Überlegungen heranzuziehen.

Tumoren des Parapharyngialraumes und Mundbodens

Ausschließlich in den Weichteilen des Mundbodens oder Parapharyngialraumes lokalisierte Prozesse, wie etwa das Tonsillenkarzinom, haben gute Voraussetzungen, sowohl in der Computertomographie wie auch in der Kernspintomographie erkannt zu werden. Auch die Lymphknotendiagnostik ist für beide Verfahren in gleicher Weise möglich. Computertomographisch ist allerdings die Gabe von Kontrastmittel Voraussetzung für eine gute Abgrenzbarkeit vergrößerter Lymphknoten und auch die Markierung des tumorösen Prozesses selbst ist oft nur nach intravenöser Kontrastmittelgabe möglich (Abb. 4a–c).

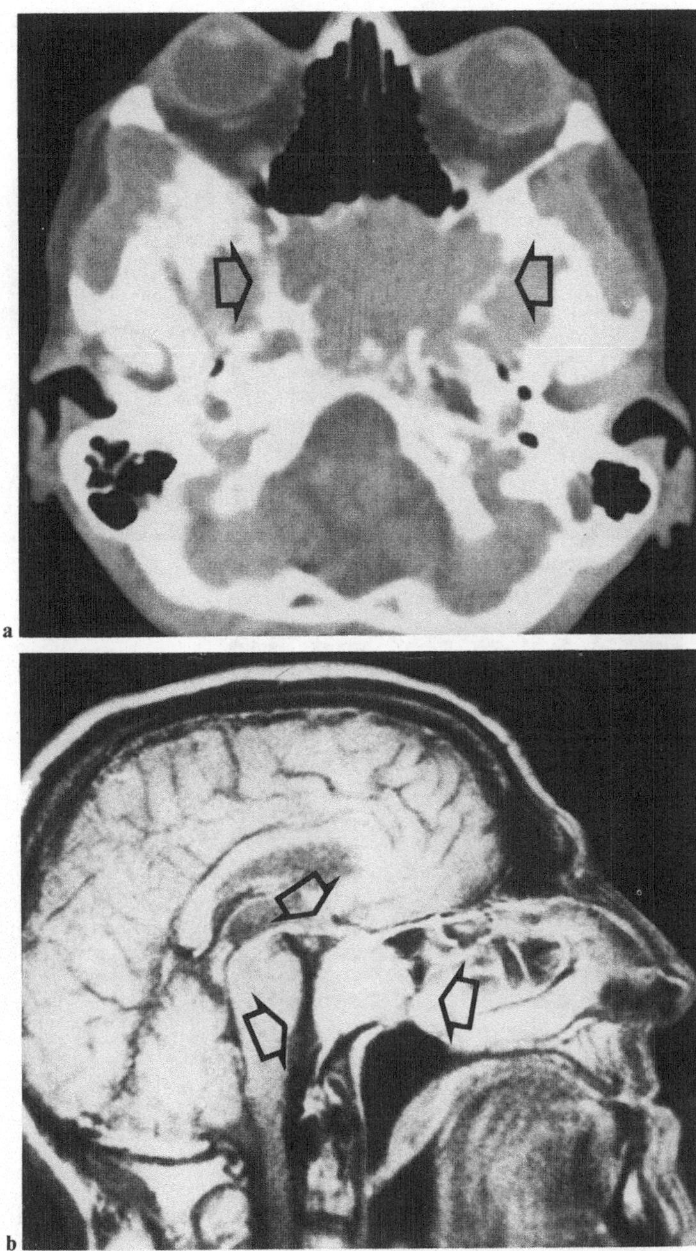

Abb. 3. **a** Epipharynxkarzinom mit ossärer Destruktion der Keilbeinhöhle bzw. des Os sphenoidale, von Anteilen des Clivus, der rechten Temporalschuppe und des Foramen lacerum. **b** MRT eines Epipharynxkarzinoms mit Tumoreinbruch in die Schädelbasis. Gute Kontrastmittelaufnahme nach Gadolinium-DTPA-Applikation

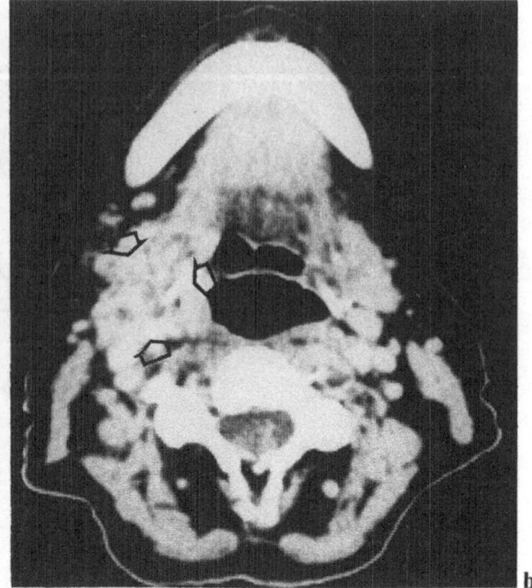

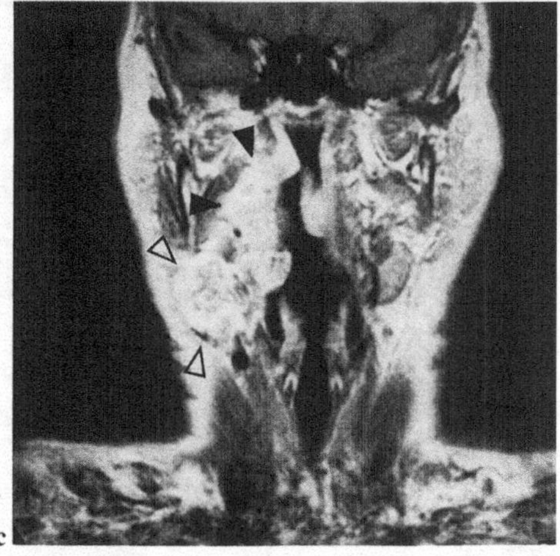

Abb. 4. a, b CT eines Oropharynxkarzinoms nach i. v. Kontrastmittelgabe. Gute Kontrastmittelaufnahme des Tumors. Nachweis von vergrößerten Lymphknoten im Venenwinkel. **c** Im koronaren MRT signalreiche Darstellung des Oropharynxkarzinoms und des ipsilateralen Lymphknotenpaketes

Schlußfolgerungen

Die *Vor- und Nachteile* beider Methoden lassen sich wie folgt zusammenfassen:

Die *Kernspintomographie* bietet eine höhere Kontrastauflösung bei weichteildichten Raumforderungen, so daß sich im Bereich des Parapharyngialraumes und Mundbodens Vorteile ergeben. Auch die Möglichkeit einer multiplanaren Schichtebenendarstellung bietet nicht selten eine anschaulichere Befunddokumentation, führt aber nur selten zu einer Änderung der Angaben über die Ausdehnung eines Prozesses. In der Unterscheidung Narbe - Rezidiv scheint sich eine bessere Aussage in der Magnetresonanztomographie herauszukristallisieren. Die Artefaktanfälligkeit dürfte sowohl für die Kernspintomographie als auch die Computertomographie in etwa gleich sein. Auch die Lymphknotendiagnostik ist mit beiden Verfahren gleich gut möglich. Bei nachgewiesener Kontrastmittelallergie empfiehlt sich ebenfalls eine kernspintomographische Untersuchung.

Im Rahmen der Traumatologie wird bis auf weiteres die *Computertomographie* die Methode der Wahl bleiben. Auch zur Identifikation ossärer Veränderungen - Osteolysen und Destruktionen sowie osteoplastische Reaktionen - hat die Computertomographie bessere Voraussetzungen.

Eine dynamische Kontrastmittelstudie im Computertomogramm ermöglicht eine Aussage über den Vaskularisationsgrad einer Läsion. Damit verbessert sich die differentialdiagnostische Aussage. Prozesse mit Verkalkungen können ebenfalls besser computertomographisch artdiagnostisch zugeordnet werden.

Die *Computertomographie* ist als alleinige Methode ausreichend, eine Ergänzung durch die Kernspintomographie wird nur in wenigen Ausnahmefällen nötig sein.

Als alleinige Methode ist die *Kernspintomographie* nur gerechtfertigt, wenn der primäre Tumor unterhalb der Schädelbasis im Parapharyngialraum, im Mundboden oder im Halsbereich lokalisiert ist.

Literatur

Curtin HD (1987) Separation of the masticator space from the parapharyngeal space. Radiology 163: 195-204

Glazer HS, Niemeyer JH, Balfe DM et al. (1986) Neck neoplasms: MR imaging (Part I). Radiology 160: 343-348

Glazer HS, Niemeyer JH, Balfe DM et al. (1986) Neck neoplasms: MR imaging (Part II). Radiology 160: 349-354

Lufkin RB, Wortham DG, Dietrich RB et al. (1986) Tongue and oropharynx: Findings on MR imaging. Radiology 161: 69-75

Mandelblatt SM, Braun IF, Davis PC et al. (1987) Parotid masses: MR imaging. Radiology 163: 411-414

Mödder U, Lenz M, Steinbrich W (1987) MRI of facial skeleton and parapharyngeal space. Europ J Radiol 7: 6-10

Silver AJ, Baredes S, Bello JA et al. (1987) The opacified maxillary sinus: CT findings in chronic sinusitis and malignant tumors. Radiology 163: 205-210

Steudel A, Leipner N, Köster O et al. (1987) Malignome der Mundhöhle und des Pharynx-MR-Tomographie mit Oberflächenspulen. Fortschr Röntgenstr 146: 272-277

Zinreich SJ, Kennedy DW, Rosenbaum AE (1987) Paranasal sinuses: CT imaging requirements for endoscopic surgery. Radiology 163: 769-775

Halsregion: Hypopharynx, Larynx und Hals-Gefäß-Scheide

M. Lenz, Ch. Ozdoba, H. Bongers und M. Skalej

Einleitung

Für ein gezieltes, stadiengerechtes Therapiekonzept und für die Beurteilung der Prognose des Patienten sind möglichst genaue diagnostische Informationen unverzichtbar. Neben der Art und Dignität eines Prozesses interessieren hierbei vor allem der Ursprung, die Lokalisation, die Größe und die Ausdehnung der Läsion. Dies gilt umso mehr, als in den letzten Jahren die radikalen Operationstechniken zunehmend durch konservativ-funktionserhaltende operative oder kombiniert operativ-strahlentherapeutische Konzepte abgelöst wurden, die hohe Anforderungen an das prätherapeutische Staging maligner Tumoren der Halsregion stellen.

Im Bereich von Hypopharynx und Larynx gilt die Endoskopie als die überragende klinische Untersuchungsmethode. Mit ihr überblickt man die oberflächlichen Schleimhautverhältnisse und sie gestattet bei tumorösen Läsionen die Sicherung der Diagnose durch eine Gewebebiopsie. Bei der Festlegung des Tumorstadiums ist sie jedoch mit einem erheblichen Fehler belastet, da tiefer gehende Tumorinfiltrationen und diskrete Knorpeldestruktionen nicht erkannt werden.

Als komplementäre Stagingprozedur hat sich deshalb die Computertomographie (CT) durchgesetzt, weil sie aufgrund ihrer überlagerungsfreien und maßstabsgetreuen Darstellung auch tiefer gelegener Gewebekompartimente wichtige Zusatzinformationen bringt. Diese Zusatzinformationen sind für eine individuelle Therapieplanung und für die Beurteilung der Prognose unerläßlich. Dies gilt in besonderem Maße auch für Lymphknotenmetastasen der Halsregion.

Computertomographie der Halsregion

Patientengut und Methode

Insgesamt analysierten wir 225 CT-Untersuchungen bei 157 Patienten mit Tumoren des Hypopharynx und Larynx; eine Aufgliederung in Stadien gibt Tabelle 1.

Von 535 prätherapeutischen CT-Untersuchungen der Kopf-Hals-Region hatten 257 Patienten Lymphknotenmetastasen; Tabelle 2 zeigt eine Aufgliederung der Stadien. Das Plattenepithelkarzinom war mit 74% die häufigste Ursache von

Tabelle 1. Patientengut Larynx- und Hypopharynxtumoren

Tumorstadium (UICC)	Larynx	Hypopharynx
T1	14	11
T2	10	14
T3	16	8
T4	18	21
Primärdiagnostische CT	58	54
Follow up	31	37
Rezidivuntersuchungen	18	27
Untersuchungen (N=225)	107	118

Tabelle 2. Lymphknotenmetastasen (N=535)

Lymphknoten-Metastasen			257
Stadium (UICC)	N1	52	
	N2	29	
	N3	176	
Histologie			
Plattenepithelkarzinome		189	74%
Maligne Lymphome		38	15%
Primäre Halstumoren		18	
Entzündungen		15	
Zysten		27	

Lymphknotenmetastasen, gefolgt von malignen Lymphomen mit 15%. Weiter fanden wir 18 primäre Halstumoren, 15 entzündliche Raumforderungen und 27 Halszysten, die somit eine differentialdiagnostische Rolle spielen.

Die Untersuchungen wurden mit einem CT-Gerät der 3. Generation (SOMATOM DR3, Siemens) erstellt; die Schichtdicke betrug je nach Fragestellung 4 oder 2 mm. Scanzeiten von 2–5 s ließen Funktionsstudien z. B. unter Phonation zu. Die intravenöse Kontrastmittelgabe war obligat, wobei sich eine Kombination aus einem initialen 50 ml-Bolus, gefolgt von einer schnellen Infusion (150 ml Ultravist, Schering), bewährt hat.

Larynxtumoren

Entsprechend der Stagingvorschriften der UICC unterscheiden wir glottische, supraglottische und subglottische Tumoren, wobei die subglottische Lokalisation selten ist und hier nicht gesondert betrachtet werden soll.

Tumoren der Stimmlippe (glottische Tumoren) sind meist gut differenzierte Plattenepithelkarzinome, die in der Mehrzahl vom Rand oder der Oberfläche des Stimmbandes ihren Ausgang nehmen. Sie sind laryngoskopisch gut erkennbar.

Bei der CT-Beurteilung muß die Funktionsstellung der Glottis berücksichtigt werden. Bei Phonation und auch im Atemstillstand ist die Glottis adduziert

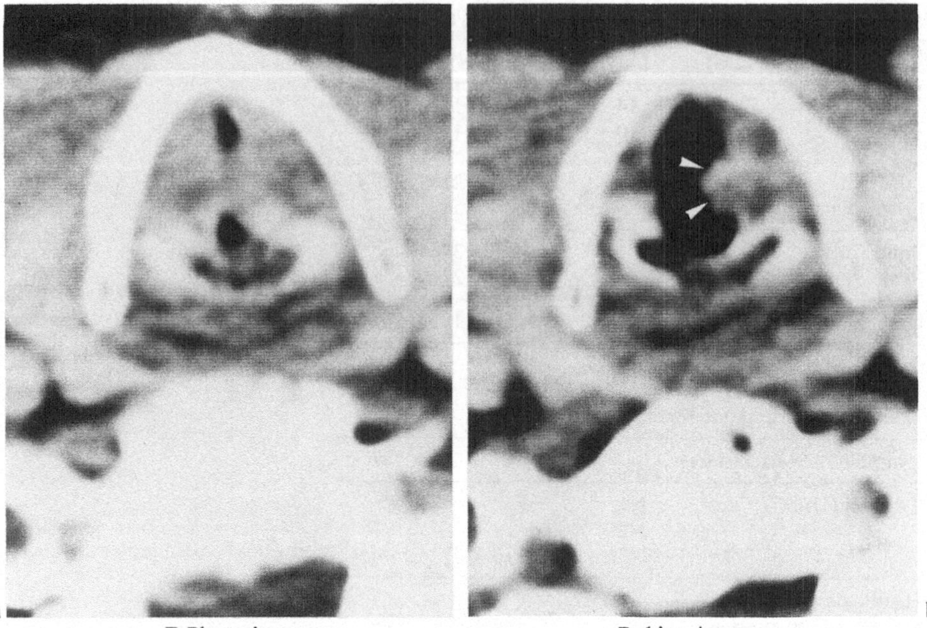

Abb. 1 a, b. 80jähriger Patient mit einem Karzinom der Stimmlippe, Stadium T1aN0. **a** Aufnahme in E-Phonation; die Stimmlippen sind frei beweglich und adduziert, der kleine Tumor ist maskiert. **b** Aufnahme in ruhiger Atmung; die Stimmlippen sind frei beweglich und abduziert; der kleine Tumor ist gut zu erkennen (▷)

(Abb. 1 a). Stimmband und Aryknorpel mit Prozessus vocalis sind gut beurteilbar. Bei Tumorbefall sollte die Untersuchung besser unter ruhiger Atmung und dabei abduzierten Stimmbändern vorgenommen werden (Abb. 1 b). Kleine exophytisch wachsende Tumoren kommen so sicher zur Abbildung, während sie in der Phonationsaufnahme maskiert werden (Abb. 1). Der computertomographische Beitrag ist bei kleinen Tumoren der Ausschluß einer über das Stimmband hinausgehenden Infiltration, die besonders durch den Nachweis der freien Beweglichkeit in der Phonationsaufnahme und durch das Fehlen der Infiltration paralaryngealer Fett-Bindegewebsräume ausgeschlossen werden kann.

Schwierigkeiten bereiten der CT nichtexophytisch wachsende Tumoren der Kategorie T1 nach UICC, die laryngoskopisch gut erkannt werden. Sie imponieren oft nur als diskrete weichteiläquivalente Dichtezunahmen der Stimmlippe ohne nennenswerte Raumforderung und sind nur in hochauflösenden CT-Scans oder gar nicht nachweisbar; ein signifikanter Dichteunterschied im Vergleich zum M. vocalis besteht nicht. Die CT übersieht trotz diffiziler Untersuchungstechnik (2 mm Schichtdicke) einen großen Teil dieser Tumoren (in unserem Patientengut über 40%).

Die besondere Bedeutung der CT beim prätherapeutischen Staging von Larynxtumoren liegt in der Möglichkeit, Tumorausbreitungen in die tiefen Gewebekompartimente zu evaluieren, die der klinischen Untersuchung nicht zugänglich

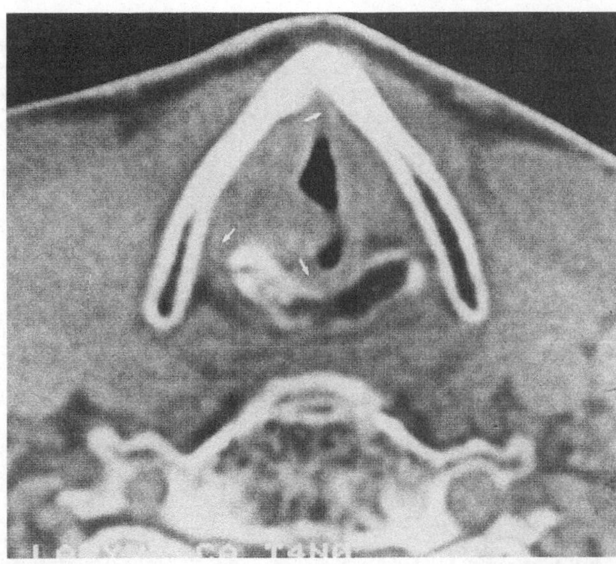

Abb. 2. 72jähriger Patient mit einem ausgedehnten Larynxkarzinom, Stadium T4N0; bei E-Phonation ist das rechte Stimmband fixiert, der Tumor wächst in den paralaryngealen Raum über die vordere und hintere Kommissur auf die Gegenseite (ersichtlich an der Verdickung der Kommissuren); der Tumor infiltriert den Ringknorpel

sind, wie der paralaryngeale und retrolaryngeale Raum. Die klinische Untersuchung einschließlich Laryngoskopie führt hier in über 40% zum Understaging des Tumors. Im CT-Bild werden Tumorinfiltrationen als Verdichtungen der an sich hypodensen, fettbindegewebigen Kompartimente leicht erkannt. Indirekte CT-Zeichen sind die Distanzierung von Ringknorpel und Schildknorpel im Bereich des paralaryngealen Raums und die Verdickung der vorderen und hinteren Kommissur (Abb. 2), die auf eine Tumorinfiltration hinweisen. Die CT ist somit in der Lage, die Ursache einer Stimmbandfixation nachzuweisen, die als wichtiges klinisches Zeichen für ein fortgeschrittenes Tumorwachstum gilt.

Von besonderer Bedeutung ist die Beurteilung des Larynxknorpelskeletts, weil der Nachweis einer Knorpelinvasion des Tumors eine konservativ-funktionserhaltende Therapie weitgehend ausschließt. Die CT ist bisher die einzige Methode, die auch kleinere, tumorbedingte Knorpelläsionen nachweisen kann. Bisweilen wird die Beurteilung durch die unregelmäßige Mineralisation vor allem des Schildknorpels erschwert, ist jedoch in fast allen Fällen bei diffiziler Untersuchungstechnik (2 mm-Schicht, High-bone-resolution) möglich (Abb. 2). Tumoröser Knorpelbefall imponiert entweder als weichteiläquivalenter Defekt im Bereich des Knorpels oder, besonders nach Strahlentherapie, als hyperdense Verdichtung des betroffenen Knorpelabschnitts.

Supraglottische Larynxkarzinome neigen, wie auch Hypopharynxtumoren (Abb. 4) besonders zum Einbruch in den präepiglottischen Raum, der laryngoskopisch eine blinde Region ist. Computertomographisch stellt er sich als hypodenser, dunkler Raum mit lockerem Fett-Bindegewebe gut dar. Eine Zunahme der Dichte

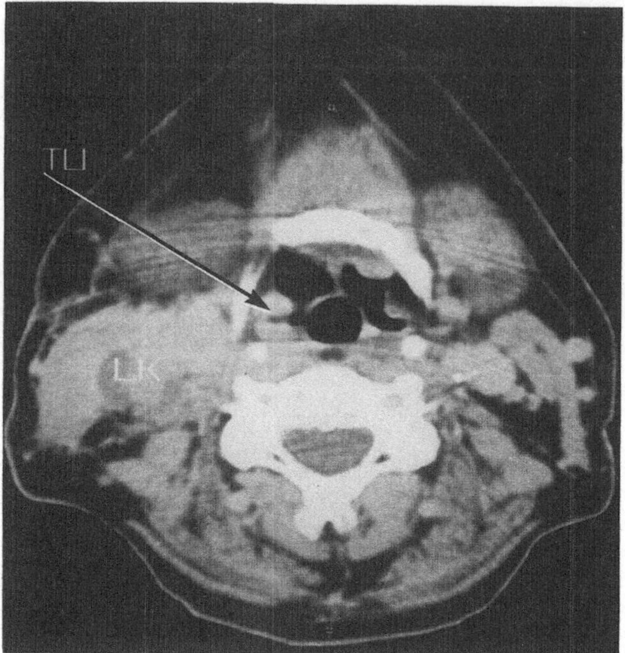

Abb. 3. 47jähriger Patient mit einem kleinen, submukös wachsenden Karzinom des Sinus piriformis, das erst durch die CT entdeckt wurde, Stadium T1N3. Der Patient kam wegen eines unklaren Halstumors (fixierte Lymphknotenmetastase) in die Klinik

dieses Bereiches ist bereits ein sicheres Indiz für einen tumorösen Befall. Die CT hat besonders bei supraglottischen Larynxtumoren eine große Bedeutung, da diese Tumoren im Gegensatz zu glottischen Karzinomen weniger differenziert sind und frühzeitig in tiefere Kompartimente infiltrieren; die tiefe Infiltration macht eine konservativ-operative Therapie im Sinne einer supraglottischen Hemilaryngektomie unmöglich. Da durch die Laryngoskopie die Infiltrationstiefe des Tumors oft unterschätzt wird, bringt die CT hier wichtige prätherapeutische Zusatzinformationen.

Hypopharynxtumoren

Tumoren des Hypopharynx sind meist wenig differenzierte Plattenepithelkarzinome, die früh Lymphknotenmetastasen setzen; oft ist der kleine, z. T. submukös wachsende Tumor klinisch noch nicht symptomatisch, und die Patienten kommen mit der Diagnose „unklare zervikale Raumforderung" zur weiteren Abklärung (Abb. 3). Im Gegensatz zu kleinen Larynxkarzinomen ist die CT in der Lage, auch sehr kleine Tumoren des Hypopharynx, die zumeist im Sinus piriformis gelegen sind, frühzeitig zu erkennen. Entscheidend ist die Untersuchung während E-Phonation oder modifiziertem Valsalva-Manöver, bei denen es zu einer Entfaltung der Sinus piriformes kommt. Tumoröse Läsionen sind dann als weichteiläquivalente

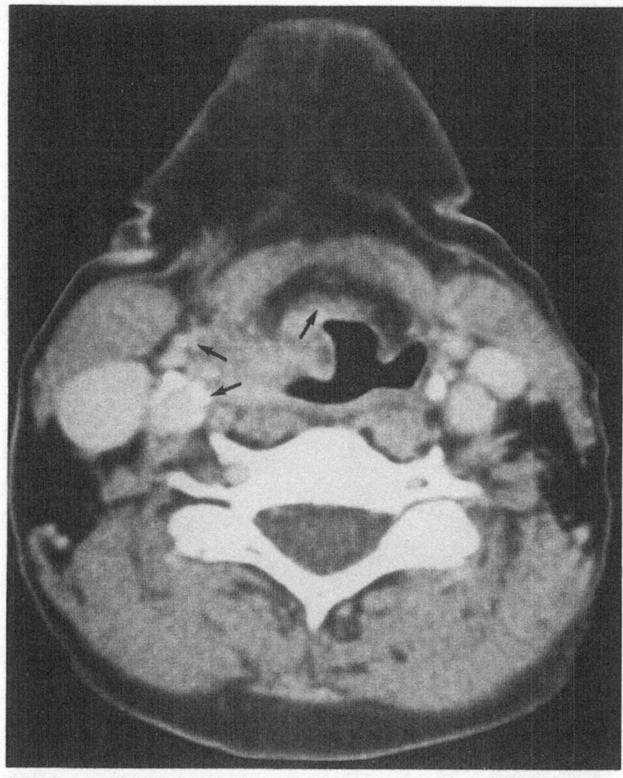

Abb. 4. 61jähriger Patient mit einem tief infiltrierenden Hypopharynxkarzinom, Stadium T3N2 (Lymphknotenmetastasen sind nicht mit abgebildet). Der Tumor infiltriert in den präepiglottischen Raum und über den paralaryngealen Raum in die Halsgefäßscheide; er ist an die A. carotis fixiert

Raumforderungen, z. T. auch mit Enhancement nach Kontrastmittelgabe, sehr gut gegen das hypodense Fett-Bindegewebe des paralaryngealen und präepiglottischen Raums abzugrenzen (Abb. 3 u. 6).

Lateral sitzende Tumoren des Hypopharynx breiten sich meist entlang der aryepiglottischen Falte aus (Abb. 4). Auch bei Hypopharynxkarzinomen liegt der entscheidende Wert der Computertomographie im Nachweis von tiefen Tumorinfiltrationen, die sowohl der klinischen als auch der endoskopischen Diagnostik naturgemäß entgehen müssen. Gerade diese tiefen Infiltrationen führen jedoch zu einer Änderung des prätherapeutischen Stagings und ihre Kenntnis ist entscheidend für die Planung der Therapie und für die Einschätzung der Prognose des Patienten. So bedeutet der Übergriff eines Hypopharynxkarzinoms auf das Bindegewebe der Halsgefäßscheide mit Fixation an der Arteria carotis die technische Inoperabilität des Tumors (Abb. 4).

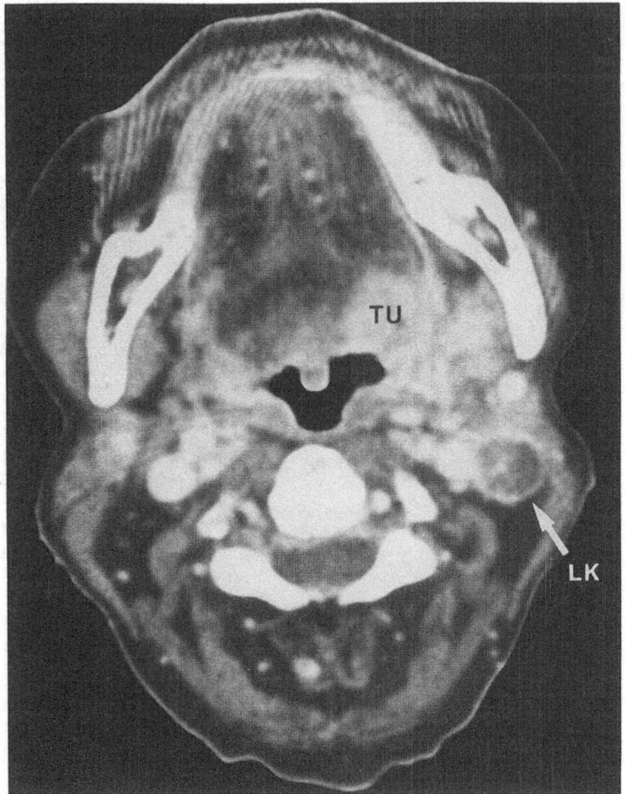

Abb. 5. 63jährige Patientin mit einem Zungengrundkarzinom, Stadium T3N3; typische Lymphknotenmetastase eines mittelhoch differenzierten Plattenepithelkarzinoms mit hypodensem Zentrum und ringförmigem Enhancement nach intravenöser Kontrastmittelgabe

Lymphknotenmetastasen

Die Kenntnis der regionären Lymphknotenmetastasierung ist für die Wahl der Therapie und für die Prognose des Patienten ebenso bedeutsam wie die exakte Beurteilung des Primärtumors. Bei der CT-Abklärung von Lymphknotenmetastasen ist die intravenöse Kontrastmittelapplikation unbedingte Voraussetzung, um die Lymphknoten gegen Gefäße abzugrenzen. Metastasen des Plattenepithelkarzinoms zeigen hierbei in über 90% der Fälle eine typische zentrale Hypodensität mit ringförmigem Enhancement (Abb. 5).

Im Gegensatz hierzu zeigen die nodalen Manifestationen maligner Systemerkrankungen (M. Hodgkin, Non-Hodgkin-Lymphome) nach Kontrastmittelgabe ein homogenes Bild ohne nennenswertes Enhancement (Abb. 7) und lassen sich so von den typischen Plattenepithelkarzinommetastasen unterscheiden. Nekrotische Einschmelzungen konnten wir bei malignen Lymphomen nur nach Chemo- oder Strahlentherapie beobachten. Dies deutet ein differentialdiagnostisches Potential der CT an und unterstreicht die Bedeutung der Kontrastmittelgabe.

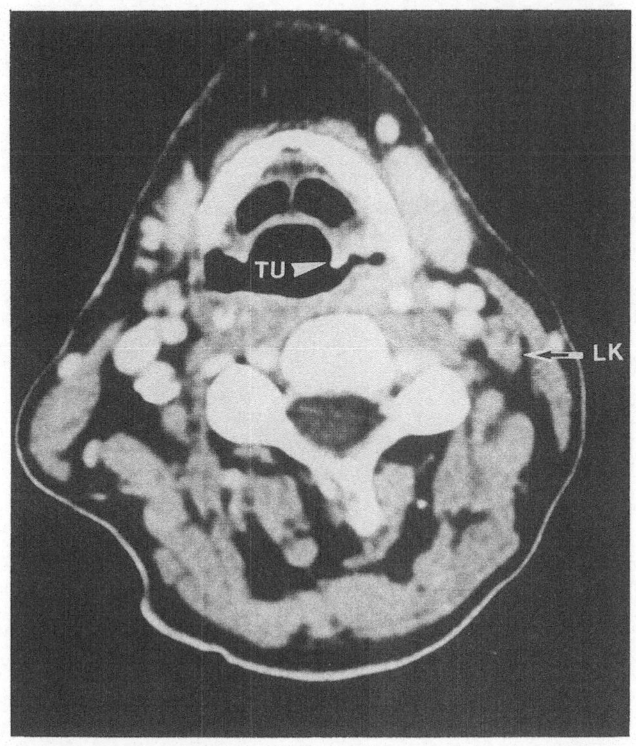

Abb. 6. 55jähriger Patient mit einem Hypopharynxkarzinom, Stadium T2N1; die 10 mm große Lymphknotenmetastase unter dem M. sternocleidomastoideus wurde nicht getastet; sie zeigt nach Kontrastmittelgabe die typische inhomogene Struktur

Halszysten mit ihrem homogenen, hypodensen Erscheinungsbild (0-25 Hounsfield-Einheiten) ohne Enhancement sind eindeutig zu diagnostizieren, ebenso Lipome mit negativen Dichtewerten (−90 bis −130 Hounsfield-Einheiten). Die von uns am häufigsten beobachteten primären Halstumoren sind die Glomustumoren. Sie zeigen nach bolusartiger Kontrastmittelgabe ein starkes Enhancement und lassen sich so von anderen Tumoren oder Lymphknotenmetastasen unterscheiden.

Lymphknotenbefall kann dann angenommen werden,
- wenn ein Lymphknoten bei Tumoranamnese größer als 15 mm ist,
- wenn mehr als 3 Lymphknoten mit einer Größe von 10-15 mm zusammenliegen,
- oder wenn eine typische Lymphknotenregion durch undefinierbare Massen obliteriert ist.

Bei der wichtigen Unterscheidung der Kategorie N0 und N1 nach UICC ist die Lymphknotenmorphologie von entscheidender Bedeutung. Denn auch Lymphknoten kleiner 15 mm sind als Metastasen zu werten, wenn sie eine inhomogene Struktur oder die klassische zentrale Hypodensität mit Ringenhancement

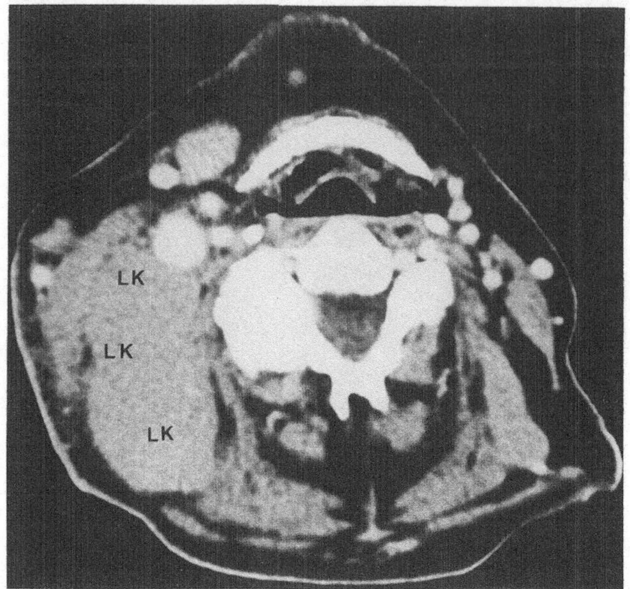

Abb. 7. 63jähriger Patient mit M. Hodgkin; die nodale Lymphom-Manifestation ist nach Kontrastmittelgabe trotz ihrer Ausdehnung homogen, das Enhancement sehr gering

nach Kontrastmittel aufweisen (Abb. 6). Durch diese Kriterien hat die CT besonders bei kleinen Lymphknotenmetastasen des Plattenepithels eine hohe Spezifität.

Der große Vorteil der Computertomographie ergibt sich aus ihrer hohen Sensitivität beim Auffinden von Lymphknotenmetastasen; über 95% aller LK-Metastasen größer 2 cm und über 85% aller Metastasen kleiner 2 cm werden computertomographisch richtig eingeschätzt, während durch Palpation in unserem Patientengut 26% aller Metastasen nicht nachweisbar waren; von den kleinen Metastasen der Kategorie N1 entgingen sogar 63% der klinischen Untersuchung. Dies betrifft vor allem kleine Metastasen unter dem M. sternocleidomastoideus und die im Kieferwinkel gelegenen Lymphknoten; Lymphknotenmetastasen des retropharyngealen Raums, die selten größer als 2 cm sind, entziehen sich regelmäßig dem palpierenden Finger.

Die Prognose des Patienten verschlechtert sich drastisch, wenn eine Metastase die Lymphknotenkapsel durchbrochen hat. Die CT ist in der Lage, die Infiltration über die Kapsel hinaus, in das Fett-Bindegewebe der Hals-Gefäß-Scheide nachzuweisen; Fixationen an die Muskulatur oder die Gefäße werden sicher erkannt.

Zusammenfassung

Die Computertomographie hat sich in der Routine für das prätherapeutische T-Staging von Larynx- und Hypopharynxtumoren bewährt; sie ergänzt komplementär den klinisch und laryngoskopisch erhobenen Befund.

In den Stadien T2 und T3 ist die CT in der Lage, die Tumorgröße und die Infiltration in die tiefen Kompartimente besser aufzuzeigen als die Klinik, die hier in über 40% zu einem Under-staging führt. Endoskopisch problematische Regionen wie der para- und retrolaryngeale Raum und besonders der präepiglottische Raum sind gut zu beurteilen, die pathomorphologische Ursache einer Stimmbandfixation wird direkt sichtbar.

Noch größer ist die Überlegenheit der CT bei der Beurteilung des Stadiums T4, da Knorpeldestruktionen eindeutig nachweisbar sind. Die Anwendung des High-bone-resolution-Algorithmus in der Auswertung der CT-Daten ist zur Beurteilung feiner Knorpeldestruktionen sinnvoll.

Bei Larynxtumoren T1a und T1b ist die klinische Untersuchung, insbesondere die direkte Laryngoskopie, die unübertroffene Methode; sie erlaubt die Diagnose des Tumors und die Entnahme der Histologie. Die CT hingegen übersieht besonders nichtexophytisch wachsende Tumoren, ermöglicht aber den Ausschluß einer tieferen Infiltration. Das Ergebnis wird besser bei diffiziler Untersuchung in ruhiger Atmung mit dünner Schichtung von 2 mm. Eine Sondersituation ergibt sich bei T1-Hypopharynxkarzinomen. Es sind oft entdifferenzierte Karzinome, die früh zervikale Lymphknotenmetastasen setzen, während der häufig submukös tief im Sinus piriformis wachsende Tumor noch sehr klein ist; er entgeht dann der Endoskopie. Bewährt hat sich die Untersuchung während E-Phonation oder modifiziertem Valsalva-Manöver, die zu einer Entfaltung der Sinus piriformes führt und auch kleine Tumoren demaskiert.

Die größte Bedeutung hat die Computertomographie mit Kontrastmittel aber für die Beurteilung von Lymphknotenmetastasen. Eine differentialdiagnostische Abgrenzung anderer zervikaler Raumforderungen (maligne Lymphome, Glomustumoren, Lipome, Halszysten) gegen die häufigen Lymphknotenmetastasen epithelialer Halstumoren mit ihrer typischen CT-Morphologie nach Kontrastmittelgabe ist möglich. Mit einer gesamten Treffsicherheit von 98% ist sie der Palpation eindeutig überlegen, die nur 73% aller Lymphknotenmetastasen fand. Dies gilt besonders in der Kategorie N0/N1, wo die CT in 94% ein korrektes Staging vornahm, die Klinik nur in 35%.

Kernspintomographie der Halsregion

Die Kernspintomographie hat sich als ergänzende bildgebende Methode besonders bei der Diagnostik von Tumoren des Gesichtsschädels, des Nasopharynx und der Mundhöhle bereits bewährt. Die Vorteile dieser neuen bildgebenden Methode, auch gegenüber der Computertomographie, beruhen vor allem auf dem exzellenten Gewebekontrast, der es erlaubt, tumoröse Prozesse gegen umgebende Strukturen gut abzugrenzen; hieraus resultiert eine sehr hohe Sensitivität.

Die Möglichkeit, Bilder in allen anatomischen Schnittebenen anzufertigen, ohne daß hierzu der Patient umgelagert werden muß, erlaubt eine für den Patienten komfortable Darstellung von Prozessen im Bereich der Schädelbasis und des Gaumens auch in koronarer und sagittaler Schnittführung.

Tumoren des Hypopharynx und Larynx

Wichtig ist besonders im Bereich der Mundhöhle die Tatsache, daß im Gegensatz zur Computertomographie Artefakte durch Knochenaufhärtung oder Amalgamfüllungen der Zähne bei der MR keine Rolle spielen. Im Bereich des Larynx und Hypopharynx ergeben sich hieraus jedoch Probleme: da die verkalkten Anteile der Larynxknorpel und auch des Zungenbeins nur schlecht abgrenzbar sind, werden Destruktionen dieser Strukturen im Vergleich zur CT deutlich schlechter erfaßt.

Tumoren haben im Vergleich zum umgebenden Muskelgewebe eine verlängerte T1- und T2-Relaxationszeit. Im T1-betonten Spin-echo-Bild imponieren sie deshalb dunkler als die Umgebung; hieraus resultiert ein guter Kontrast gegenüber Fettgewebe, der besonders bei der Ausbreitung von Larynx- und Hypopharynxtumoren in den paralaryngealen und präepiglottischen Raum von Bedeutung ist; der Kontrast zu Muskelgewebe hingegen ist bei diesen Sequenzen schlecht. Hier läßt sich der Gewebekontrast und damit die Erkennbarkeit des Tumors verbessern, indem man Protonen- oder T2-betonte Spin-echo-Bilder anfertigt. Nach Verlängerung der Repetitionszeit TR und vor allem der Echozeit TE gewinnt der Tumor relativ zur Umgebung an Signalintensität und ist so als helle Struktur besser abgrenzbar. Besonders die T2-betonten Sequenzen galten deshalb bislang als Methode der Wahl für das Auffinden für Läsionen.

T2-betonte Aufnahmen haben jedoch ganz entscheidende Nachteile:
- zum einen ihr ausgesprochen schlechtes Signal-Rausch-Verhältnis (SNR), woraus eine schlechte Bildqualität mit einer geringeren anatomischen Auflösung resultiert;
- zum anderen die lange Meßzeit und damit verbunden Bewegungsartefakte, die die Bildqualität weiter reduzieren.

Es besteht deshalb die Notwendigkeit, neue Meßverfahren zur Anwendung zu bringen, die einerseits eine Reduktion der Meßzeit und andererseits eine Verbesserung der Bildqualität bei gleichbleibend gutem Gewebekontrast gewährleisten.

Ein eindeutiger Fortschritt ist hier der Einsatz von Gadolinium-DTPA als intravenöses Kontrastmittel. Sein Einsatz steigert die Sensitivität und auch in gewissem Umfang die Spezifität der Methode. Analog zum Röntgenkontrastmittel dringt Gadolinium-DTPA bevorzugt in das Interstitium von Tumorgewebe ein; dies ist auf die pathologisch vermehrte Permeabilität der Kapillaren in Tumorgewebe zurückzuführen. Der Abtransport ist verzögert, so daß die Substanz längere Zeit im Tumor persistiert. Gadolinium führt zu einer deutlichen Verkürzung vor allem der T1-Relaxationszeit. Hieraus resultiert eine signalintensive Darstellung bei T1-betonten Sequenzen, wie wir dies bei Hirntumoren schon kennen.

Wir untersuchten bislang 87 Patienten mit Tumoren des Nasopharynx und des Oropharynx mit Kontrastmittel; dem besten Gewebekontrast zwischen Tumor und Umgebung erhält man bei guter Bildqualität, wenn man Gadolinium zusammen mit der FISP-Sequenz einsetzt. Die besonders zur Vermeidung von Bewegungsartefakten wichtige Meßzeitverkürzung im Vergleich zur T2-betonten Spin-echo-Sequenz entspricht einem Faktor von 18. Die beste anatomische Information erhält man beim Einsatz von Gadolinium zusammen mit einer stark T1-betonten Spin-echo-Sequenz. Diese Sequenz ist zudem multi-slice-fähig und bedeutet eine Zeitersparnis um den Faktor 3.

Unsere eigene Erfahrung mit der Kernspintomographie des Larynx und Hypopharynx ist noch begrenzt, da diese Region mit dem Kopfresonator nicht optimal darstellbar ist, die Messung mit der Körperspule unbefriedigende Ergebnisse brachte (schlechtes SNR) und uns Oberflächenspulen bei 1.5 Tesla für diese Region noch nicht zur Verfügung standen. Im Gegensatz zur MR-Diagnostik des Nasopharynx und Oropharynx, wo am Nutzen der MR kein Zweifel besteht, erwarten wir uns im Bereich des Hypopharynx und Larynx im Vergleich zur CT keine entscheidenden Vorteile, weil:

- diese Region sehr anfällig ist für Bewegungsartefakte durch Atmung und Schlucken;
- ein zusätzlicher Aufwand durch die Anwendung von Oberflächenspulen notwendig wird, um über eine Verbesserung des SNR zu einer guten Ortsauflösung bei guter Bildqualität zu gelangen;
- und feine Knochen- und Knorpelläsionen schlechter gesehen werden als mit der CT.

Kernspintomographie von Lymphknoten

Lymphknotenmetastasen innerhalb des Fettgewebes der Hals-Gefäß-Scheide sind am besten mit T1-gewichteten Spin-echo-Sequenzen nachweisbar, weil sie dann dunkel gegen das Fettgewebe kontrastieren; sie können im T2-betonten Bild wegen des Signalangleichs maskiert sein. Retropharyngeale Metastasen sind besser im T2-betonten Bild als helle Struktur gegen die umgebende Muskulatur zu erkennen; diese Sequenz erlaubt auch den Nachweis von liquiden LK-Nekrosen, die mit noch stärkerer Signalintensität imponieren. Eine Strukturanalyse der Lymphknoten analog der CT und damit eine Verbesserung der geringen Spezifität der MR ist nur durch die Gabe von Gadolinium-DTPA in Verbindung mit schnellen Gradientenecho-Sequenzen oder T1-betonten Spin-echo-Sequenzen zu erwarten, wodurch jedoch durch die Signalzunahme der Lymphknoten die Abgrenzung zum Fettgewebe der Hals-Gefäß-Scheide schlechter wird.

Zusammenfassende Beurteilung

Im Gegensatz zu Tumoren des Nasopharynx und Oropharynx, die vor allem gegen Muskelgewebe abzugrenzen sind, hat die Kernspintomographie bei Tumoren des Hypopharynx und Larynx im Vergleich zu den guten Ergebnissen der Computertomographie keine entscheidenden Vorteile aufzuweisen; vielmehr ergeben sich Probleme durch Bewegungsartefakte und vor allem durch die schlechte Darstellbarkeit von Knochen und verkalkten Knorpelanteilen sowie durch die Notwendigkeit, Tumoren sowohl gegen Fett- als auch gegen Muskelgewebe möglichst in einem Bild abgrenzen zu müssen, was durch die Anwendung schneller Gradientenecho-Sequenzen mit Gadoliniumgabe jedoch prinzipiell möglich ist.

Ähnliches gilt für die Beurteilung von Lymphknoten; die Sensitivität der MR und vor allem ihre Spezifität ist nach unseren bisherigen Erfahrungen schlechter als die einer subtil durchgeführten CT-Untersuchung.

Die Computertomographie bleibt somit die bildgebende Methode der Wahl bei der Beurteilung von Tumor des Hypopharynx und Larynx und auch beim Lymphknotenstaging.

Literatur

Archer C, Yeager V, Friedman W, Katsantonis G (1978a) Computed tomography of the larynx. J Comput Assist Tomogr 2: 404-411

Archer C, Yeager V (1979) Evaluation of laryngeal cartilages by computed tomography. J Comput Assist Tomogr 3: 604-611

Bähren W, Haase S, Lenz M, Ranzinger G (1983) Computertomographie zervikaler Lymphknotenmetastasen bei Malignomen des Kopf-Hals-Bereichs. Fortschr Röngenstr 139: 281-284

Bähren W, Lenz M, Haase S, Ranzinger G (1984) Wertigkeit der Computertomographie beim Nachweis regionärer Lymphknotenmetastasen von malignen Tumoren im Kopf-Hals-Bereich. HNO 32: 498-501

Bähren W (1985) Einsatz der Computertomographie in der Diagnostik maligner Tumoren des Hypopharynx und Larynx. HNO 33: 97-102

Frahm J, Haase A, Matthaei D, Hanicke W, Merboldt K (1985) FLASH MR imaging: From images to movies. RSNA, Chicago, 17.-22.11.1985; Vortrag Nr 426

Gamsu G, Webb W, Shallit J, Moss A (1981b) CT in carcinoma of the larynx and pyriformis sinus: value of phonation scans. Amer J Roentgenol 136: 577-584

Grodd W, Lenz M, Baumann R, Schroth G (1984) Kernspintomographische Untersuchungen des Gesichtsschädels. Fortschr Röntgenstr 141: 517-524

Grodd W, Brasch R (1986) Magnetopharmazeutische Kontrastveränderungen in der Kernspintomographie. Fortschr Röntgenstr 145: 130-139

Kleinsasser O (1987) Tumoren des Larynx und Hypopharynx. Thieme, Stuttgart New York

Larsson S, Mancuso A, Hoover L, Hanafee W (1981) Differentiation of pyriform sinus cancer from supraglottic laryngeal cancer by computed tomography. Radiology 141: 427-432

Lenz M, Bähren W, Haase S, Ranzinger G, Wierschin W (1983) Beitrag der Computertomographie zur Diagnostik maligner Tumoren der Mundhöhle, des Hypopharynx und des Larynx sowie ihrer regionären Lymphknotenmetastasen. Röntgenpraxis 36: 333-349

Lenz M, Frommhold W (1985) MR results from investigation of head and neck tumors. Radiation Medicine 3: 123-126

Lenz M, Sauter R, Deimling M, Grodd W (1985a) Nuclear magnetic resonance of head and neck cancer in comparison with computed tomography: first clinical results. In: Tagungsband, 1st Congress of the European Society of Nuclear Magnetic Resonance in Medicine

Lenz M, Sauter R, König H, Requardt H (1985b) MR imaging of the head and neck region. RSNA, Chicago, 17.-22.11.1985; Vortrag Nr 740

Lenz M (1986) Computertomographie der Halsregion. In: Pirschel J, Hübener KH (Hrsg) Radiologische Diagnostik und Strahlentherapie maligner Lymphome. Thieme, Stuttgart New York

Lenz M, Sauter R, König H, Weber H, Requardt H (1986a) Hochauflösende Kernspintomographie mit Oberflächenspulen. Spulendesign und physikalische Grundlagen. Röntgenpraxis 39: 81-96

Lenz M, Grodd W, Griebel J (1986b) Kernspintomographie der Halsregion. In: Pirschel J, Hübener KH (Hrsg) Radiologische Diagnostik und Strahlentherapie maligner Lymphome. Thieme, Stuttgart New York

Lenz M (1987a) Neue bildgebende Verfahren im Oro- und Hypopharynx-Bereich. In: Sauer R,

Schwab W (Hrsg) Kombinationstherapie der Oropharynx- und Hypopharynxkarzinome. Urban & Schwarzenberg, München Wien Baltimore

Lenz M (1987b) Halsweichteile. In: Frommhold W, Dihlmann W, Stender H-S, Thurn P (Hrsg) Schinz: Radiologische Diagnostik in Klinik und Praxis. Thieme, Stuttgart New York

Lufkin R, Larsson S, Hanafee W (1983) NMR anatomy of the larynx and tongue base. Radiology 148: 173-175

Lufkin R, Hanafee W (1985) Application of surface coils to MR anatomy of the larynx. AJR 145: 483-486

Mafee M, Schild J, Valvassori G, Capek V (1983) Computed tomography of the larynx: correlation with anatomic and pathologic studies in cases of laryngeal carcinoma. Radiology 147: 123-128

Mafee M, Schild J, Michael A, Choi K, Capek V (1984) Cartilage involvement in laryngeal carcinoma: correlation of CT and pathologic macrosection studies. J Comput Assist Tomogr 8: 969-973

Mancuso A, Calcaterra T, Hanafee W (1978) Computed tomography of the Larynx. Radiol Clin North Amer 16: 195-208

Mancuso A, Hanafee W (1979) A comparative evaluation of computed tomography and laryngography. Radiology 133: 131-138

Mancuso A, Tamakawa Y, Hanafee W (1980) CT of the fixed vocal cord. Amer J Roentgenol 135: 529-534

Mancuso A, Maceri D, Rice D, Hanafee W (1981) CT of cervical lymph node cancer. AJR 136: 381-385

Mancuso A, Harnsberger H, Muraki A, Stevens M (1983a) Computed tomography of cervical and retropharyngeal lymph nodes: normal anatomy, variants of normal, and applications in staging head and neck cancer. Part I: Anatomy. Radiology 148: 709-714

Mancuso A, Harnsberger H, Muraki A, Stevens M (1983b) Computed tomography of cervical and retropharyngeal lymph nodes: normal anatomy, variants of normal, and applications in staging head and neck cancer. Part II: Pathology. Radiology 148: 715-723

Mancuso A, Hanafee W (1985) Computed tomography and magnetic resonance imaging of the head and neck. Williams & Wilkins, Baltimore

Miller E, Norman D (1979) The role of computed tomography in the evaluation of neck masses. Radiology 133: 145-149

Mödder U, Lenz M, Steinbrich W (1987) MRI of facial skeleton and pharyngeal space. Europ J Radiol 7: 6-10

Reede D, Whelan M, Bergeron R (1982a) Computed tomography of the infrahyoid neck. Part I: Anatomy. Radiology 145: 389-395

Reede D, Whelan M, Bergeron R (1982b) Computed tomography of the infrahyoid neck. Part II: Pathology. Radiology 145: 397

Sagel S, Aud der Heide J, Aronberg D, Stanley R, Archer C (1981) High resolution computed tomography in the staging of carcinoma of the larynx. Laryngoscope 91: 292-300

Silverman P, Korobkin M, Thompson W, Johnson G, Fisher S (1982) Work in progress: High-resolution thin-section computed tomography of the larynx. Radiology 145: 723-725

Silverman P, Bossen E, Fisher S, Cole T, Korobkin M, Halvoersen R (1984) Carcinoma of the larynx and hypopharynx: computed tomographic-histopathologic correlations. Radiology 151: 697-702

Snow G, Annyas A, Slooten E van, Bartelink H, Hart A (1982) Prognostic factors of neck node metastasis. Clin Otolaryng 7: 185-192

Spiessl B, Scheibe O, Wagner G (1982) UICC (Union International Contre le Cancer), TNM-Atlas. Springer, Berlin Heidelberg New York

Stark D, Moss A, Gamsu G, Clark O, Gooding G, Webb W (1984a) Magnetic resonance imaging of the neck. Part I: Normal anatomy. Radiology 150: 447-454

Stark D, Moss A, Gamsu G, Clark O, Gooding G, Webb W (1984b) Magnetic resonance imaging of the neck. Part II: Pathologic findings. Radiology 150: 455-461

Van der Meulen P, Groen J, Cuppen J (1985) Very fast MR imaging by field echoes and small angle exitation. Magn Res Imag 3: 297-299

Yeager V, Herbold D (1983) Computed tomography vs. histology of laryngeal cancer: their value in predicting laryngeal cartilage invasion. Laryngoscope 147: 93-140

Zaunbauer W, Haertel M (1982) Zur computertomographischen Diagnostik maligner Larynxtumoren. Fortschr Röntgenstr 136: 694-699

Zaunbauer W, Haertel M (1983) Computertomographische Funktionsdiagnostik des Larynx. Fortschr Röntgenstr 138: 561-565

Zaunbauer W, Haertel M (1984) Computertomographie bei zervikalen Lymphadenopathien. Fortschr Röntgenstr 140: 656-659

Zaunbauer W, Haertel M (1985) Zervikale Computertomographie. Thieme, Stuttgart

Thorax

Mediastinum

O. H. Wegener

Einleitung

Die Computertomographie hat einen hervorragenden Platz in der radiologischen Diagnostik des Mediastinums eingenommen. Vor der CT-Ära wurden mediastinale Prozesse mit einer Palette direkter und indirekter radiologischer Abbildungsmethoden mit unterschiedlicher Invasivität abgeklärt: Nach Durchleuchtung und Röntgenaufnahmen des Thorax, ggf. mit Ösophagographie, folgten konventionelle Tomographie, Szintigraphie, Arteriographie und Venographie der Hauptäste mediastinaler Gefäße bis hin zum Pneumomediastinum. Der jetzige hohe technische Standard der Computertomographie hat diese Vielfalt beendet. In den meisten Fällen folgt die mediastinale Computertomographie (MCT) den Röntgenübersichtsaufnahmen des Thorax.

Indikationen zur mediastinalen Computertomographie (MCT)

Die übliche sondierende Funktion des Ultraschalls entfällt in der mediastinalen Computertomographie wegen Luftbarrieren der Lungen. Diese sondierende Funktion fällt der Röntgenübersichtsaufnahme des Thorax zu.

Nachweis einer mediastinalen Raumforderung auf der Röntgenübersichtsaufnahme

Da bei der Aufnahmeuntersuchung eines Patienten nur selten auf die Übersichtsaufnahme des Thorax verzichtet wird, werden die mediastinalen Raumforderungen heute früh auf den Röntgenthoraxübersichtsaufnahmen entdeckt. *Die klinisch nicht einzuordnende mediastinale Raumforderung ist die Indikation zur MCT.* Aber auch in den Fällen, wo eine mediastinale Raumforderung aufgrund anderer Befunde plausibel ist, zeigt die Erfahrung, daß nur wenige Patienten nicht der Computertomographie zugeführt werden,

1. weil ein hoher Sicherheitsgrad gewünscht wird und Normvarianten ausgeschlossen werden sollen,

2. weil eine Staginguntersuchung eines Tumorleidens notwendig wird,
3. weil regressive oder neoplastische Veränderungen im Schilddrüsenszintigramm diagnostische Schwierigkeiten aufwerfen.

Klinischer Verdacht auf einen mediastinalen Prozess bei normalem Befund in der Röntgenübersichtsaufnahme

Das normale Thoraxbild schließt pathologische Prozesse des Mediastinums nicht aus. So können auch nicht unerhebliche Lymphknotenvergrößerungen, je nach Lokalisation und konstitutioneller Anlage des Mediastinums, ebenso wie eine chronische Mediastinitis, ein dissezierendes Aortenaneurysma, Einblutungen und Abszedierungen mit einem normalen Thoraxbild in Standardprojektion einhergehen.

Standortbestimmung

Erkennbarkeit von Raumforderungen im mediastinalen Computertomogramm

Raumforderungen im Mediastinum sind mittels Computertomographie sicher zu entdecken, weil die Architektur des Mediastinums, bedingt durch die beherrschende Struktur der Gefäße, klare Lagebeziehungen schafft. *Ab 5 mm Durchmesser können Fremdstrukturen erkannt werden.* Voraussetzung ist allerdings eine gute Untersuchungstechnik, die sicherstellt, daß bei fehlender Fettinterposition Kontrastmittel zur besseren Demarkierung in ausreichender Menge eingebracht und bei schlecht einsehbaren horizontalen Spalträumen dünne Schichtdicken gewählt werden. Moderne CT-Geräte mit schnellen Schichtabfolgen und variablen Schichtdicken gewährleisten diese Bedingungen bei guter räumlicher Auflösung. Kritisch bleibt die retrokardiale Mediastinalregion wegen der durch Herzaktion bedingten Bewegungsartefakte, die nur mit sehr gezielter Technik (Kontrastmittelgabe, sehr kurze Scanzeiten) überspielt werden können (WEGENER u. CLAUSSEN 1981).

Die Kernspintomographie (KST) bietet im Vergleich zur Computertomographie den Vorteil, ohne Kontrastmittel die Lumina der mittleren und großen Gefäße sicher erkennen zu können. Frontale und sagittale Schnittebenen erschließen Spalträume des Mediastinums (z.B. das aortopulmonale Fenster) oder lassen Grenzflächen erkennen, die im Röntgen-CT durch Teilvolumeneffekte nur mühsam übersichtlich dargestellt werden können (Abb. 1).

So wird in Erfahrungsberichten (HAHN 1987, COHEN 1984) darauf hingewiesen, daß Verdrängungen, Umwachsungen und Infiltration von Tumormassen an den Gefäßen besonders gut im Kernspintomogramm erkennbar sind. Raumforderungen im Bereich der oberen Thoraxapertur, an den Pleurakuppen, entlang der brachiozephalen Gefäße sind bei geeigneter Schnittführung im Kernspintomogramm

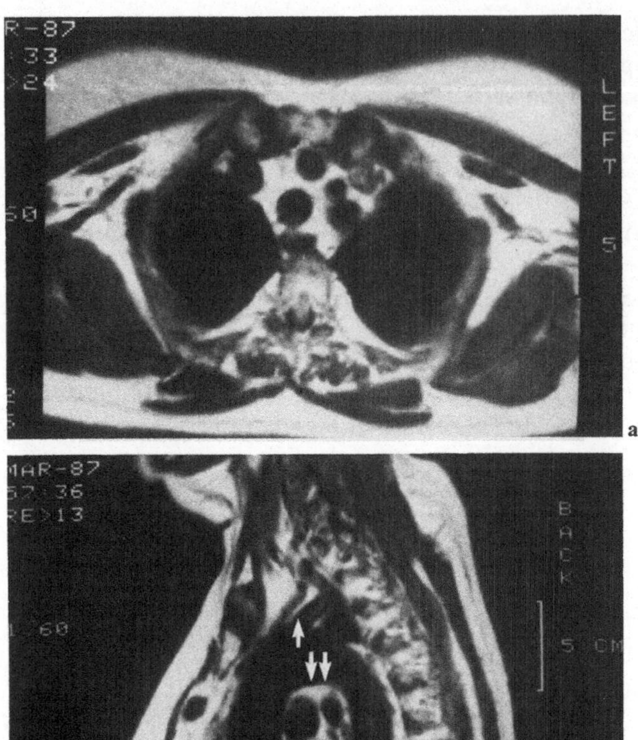

Abb. 1a, b. Darstellung von mediastinalen Strukturen im EKG-getriggerten KST-Bild. Bei T1-Wichtung lassen sich die intensitätsfreien Gefäße und Bronchen vom hellen Fettgewebe hoher Signalintensität sicher abgrenzen. Neue Spalträume werden bei Sagittalschichten sichtbar (↑). Sehr übersichtlich erscheint das aortopulmonale Fenster (↑↑).

Tabelle 1. Darstellung von Strukturen und Grenzen mediastinaler Organe im Computertomogramm im Vergleich zum KST-Bild. (*+* besser, *(KM)* nach Gabe von Kontrastmittel)

Struktur/Organgrenze	Darstellung im	
	CT	MR
Gefäß/Bronchus	+	–
Lungenhilus	+ (KM)	+
Osteophyten	+	–
Ösophagus	+	–
Kleine LK	+ (KM)	–
Kalk	+	–
Pleuragrenze	+	–
Lunge	+	–

übersichtlicher darstellbar. Die Kernspintomographie besitzt wegen der deutlich längeren Abtastzeit eine erhebliche Bewegungsunschärfe, bedingt durch Respiration und Herzaktion, so daß die Detailerkennbarkeit im Vergleich zum Computertomogramm herabgesetzt ist (vgl. Tabelle 1).

Differenzierung von solitären Neoplasien des Mediastinums

Eine einzelne Raumforderung im Mediastinum läßt sich in der Computertomographie über folgende Kriterien artdiagnostisch wahrscheinlich machen:

1. Topographie des Tumors (Tabelle 2)

Bereits in der klassischen Radiologie des Mediastinums wurde auf die typischen Lagebeziehungen der Mediastinaltumoren zurückgegriffen, die nicht zuletzt zur Einteilung der mediastinalen Räume geführt hat. Aufgrund der Lokalisation einer solitären Raumforderung kann bereits das Spektrum der differentialdiagnostisch in Frage kommenden Tumoren eingeengt werden.

2. Gewebskategorisierung des Tumors (Tabelle 2)

Die Unterscheidung in solide, zystisch und fetthaltig führt neben der Topographie zu einer weiteren Einengung der Artdiagnose. Zusätzlich sind Verkalkungsarten (amorph, zirkulär, organoid etc.) einzubeziehen (Abb. 2a, b).

3. Vaskularisation des Tumors (Tabelle 3)

Durch gezielte Bolusgaben kann die Vaskularisation des Tumors bestimmt werden. Dadurch erscheinen Kompartimente des Tumors (Septierung, zystische

Tabelle 2. Bevorzugter Sitz primärer mediastinaler Tumoren

Gewebs-Kategorie	Mediastinaler Raum		
	vorderes Med.	mittleres Med.	hinteres Med.
solide	retrosternale Struma Thymon SD-Adenom Teratom, Disgerminom primäre maligne Lymphome Hämangiom	Trachealtumor Perikardtumor	neurogene Tumoren Ösophagustumor Fibrosarkome retrotracheale Struma
zystisch	Schilddrüsenzyste Thymuszyste Pleuroperikardzyste (Mesothelzyste)	bronchogene Zyste	Meningozele neuroenterale Zysten Lymphangiome
fetthaltig	Thymuslipom Dermoidzyste Lipom		Liposarkom

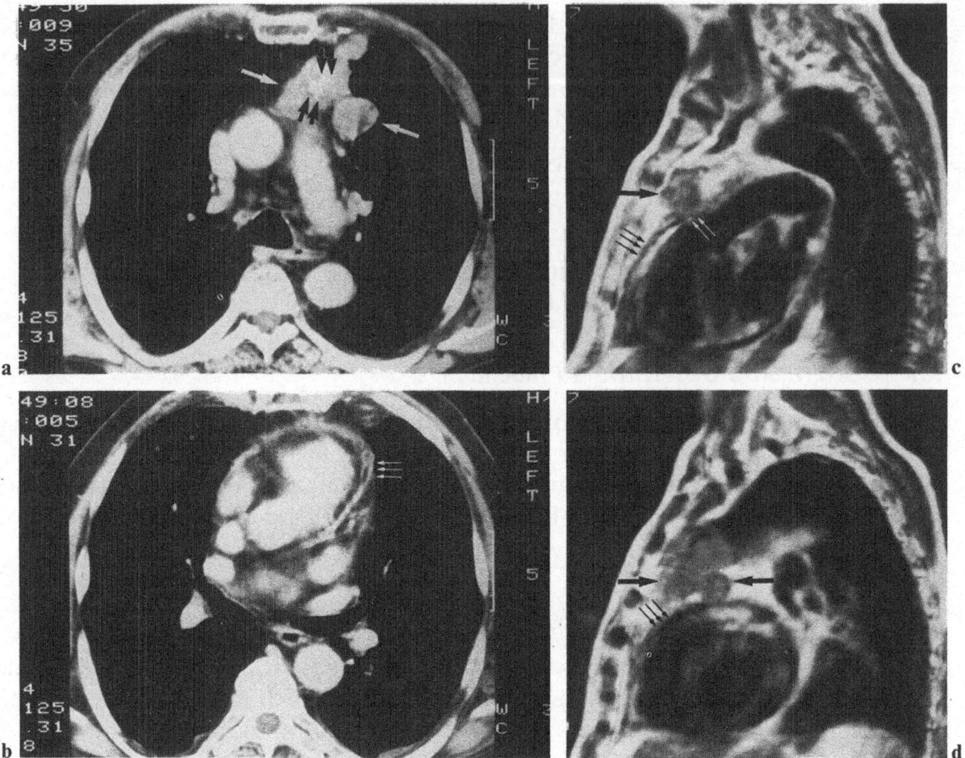

Abb. 2 a–d. Malignes Thymon im Computertomogramm (**a, b**) und im EKG-getriggerten KST-Bild (**c, d**). **a, b** Die knollige Struktur der soliden Raumforderung (↑) mit zentralen Verkalkungen (↑↑) wird scharf im CT-Bild dargestellt. Schmaler Perikarderguß (↑↑↑). Ein Pleuraerguß war auf den basalen CT-Schichten sichtbar. **c, d** Im sagittalen KST-Schnittbild wird der Sitz der Raumforderung auf dem Perikard (↑) und die Beziehung zur Pulmonalarterie (↑↑) sicher erkennbar bei allgemeiner unschärferer Darstellung als im Computertomogramm. Obwohl der – auch hier gut sichtbare (↑↑↑) – Perikarderguß ein Hinweis auf Malignität darstellt, konnte die direkte Tumorinvasion in das Perikard auch im KST-Bild nicht demonstriert werden

Degeneration, Einschmelzung, vaskularisierende Membranen), die häufig eine weitere diagnostische Zuordnung eines Tumors erlauben.

4. Invasionsgrad des Tumors als Malignitätskriterium

Solange die Raumforderung eine glatte Abgrenzung zur Umgebung aufweist und benachbarte Organe lediglich verdrängt, können nur statistische Aussagen der Entartungsrate eines Tumors angegeben werden. Eindeutige Invasionskriterien sind Einbruch in die Gefäße, Pleura- und Perikardraum (Erguß), Knochendestruktion. Intrapulmonale Metastasen bzw. eindeutige regionale Lymphknotenvergrößerungen sind weitere Indikatoren der Malignität.

Die Differenzierung der solitären Neoplasien des Mediastinums kann bereits aufgrund der morphologischen Analyse weit vorangetrieben werden. Die klinischen Angaben (neurogene Störungen, Myasthenia gravis, Hyperthyreose,

Tabelle 3. Vaskularisationsgrad mediastinaler Raumforderungen

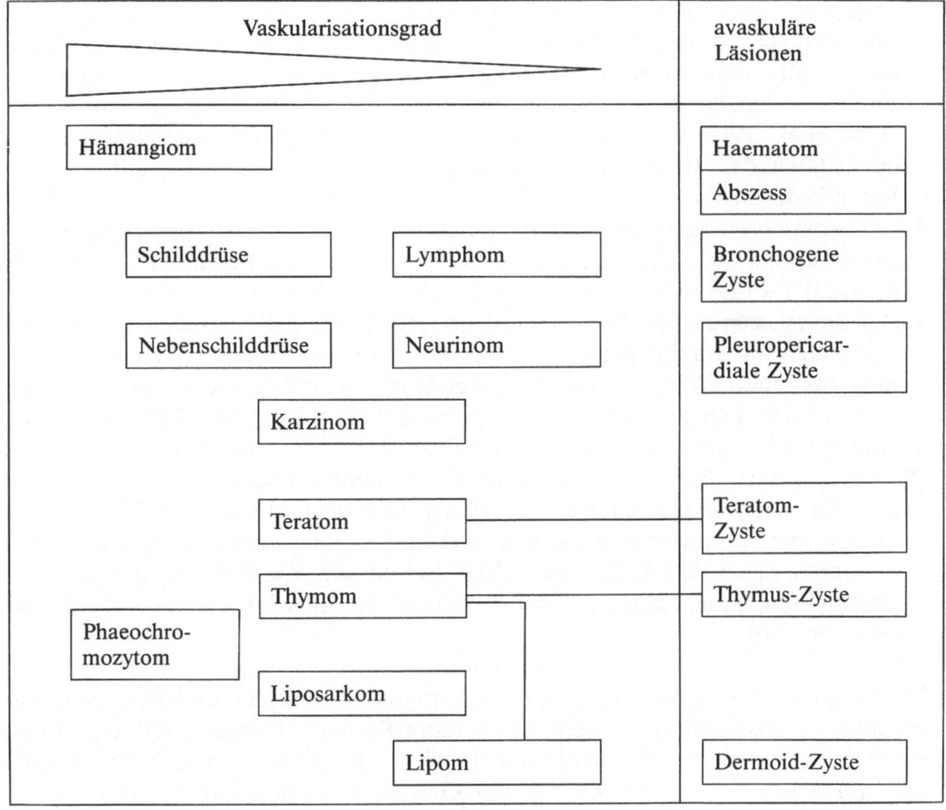

Schluckbeschwerden, Schmerzen) bestätigen oder ergänzen die Verdachtsdiagnose. In einem Großteil der Fälle ist eine histologische, präoperative Sicherung durch CT-gesteuerte Feinnadelpunktion nicht mehr notwendig, die ansonsten angestrebt wird.

Welchen Beitrag leistet die *Kernspintomographie* zur Differenzierung der solitären Neoplasie des Mediastinums?

1. In der *topographischen Zuordnung* bietet die KST keine neuen Aspekte. Sie vermag - wie oben ausgeführt - allerdings einzelne Regionen durch sagittale und frontale Schnittführung übersichtlicher darzustellen, insbesondere auch den zervikothorakalen Übergang.
2. Bei der *Gewebsdifferenzierung* des Tumors erfaßt die Kernspintomographie wie die Röntgen-CT im wesentlichen die 3 Hauptkategorien solide, zystisch und fetthaltig, wenn die üblichen Spinechosequenzen angewendet werden.
   Typische KST-Parameter, die T1- und T2-Relaxationszeiten mit errechneten T1- und T2-Bildern ergeben z.Zt. zwar Hinweise für eine weitere Gewebsdifferenzierung (von SCHULTHESS et al. 1986). Die Überlappungszonen der T1- und T2-Relaxationszeiten der mediastinalen Raumforderungen (HAHN 1987) sind

jedoch so stark, daß der Wert dieser Parameter zur weiteren Gewebedifferenzierung z.Zt. zweifelhaft ist.
Ein wichtiges Strukturmerkmal - Verkalkungen, insbesondere in feiner, amorpher Form - kann im Kernspinbild nur vermutet werden (Abb.2c). Dahingegen sind besonders ältere Einblutungen im Tumor leichter zu erkennen. Von SCHULTHESS et al. (1986) wird darauf hingewiesen, daß die Inhomogenität der Signalintensitäten des Tumors häufiger ist als bei entzündlichen (lymphomatösen) Raumforderungen.
3. Der *Vaskularisationsgrad* ist der Kernspintomographie z.Zt. nicht zugänglich. Inwieweit schnelle Spinechosequenzen mit Kontrastmittelgaben von Gadolinium-DPTA hier weiterführen, ist z.Zt. nicht entschieden.
4. Der *Invasionsgrad* des Tumors wird an den gleichen Kriterien wie denen der Computertomographie gemessen. Allerdings sind durch die variable Schnittführung zusätzlich Grenzflächen gut (tangential) darstellbar, die diagnostisch relevant werden könnten. Die gute Abgrenzbarkeit der Gefäßvolumina und der Hilusgefäße gestattet, leichter als im Bolus-CT eine eventuelle Gefäßinvasion zu erfassen (HAHN 1987). Sehr feine, im CT erkennbare Knochenarrosionen können der Kernspintomographie allerdings entgehen. Auch sehr feine Pleurafiguren, die computertomographisch erkennbar sind, entgehen dem Kernspintomogramm, so daß z.Zt. zweifelhaft ist, ob die Kernspintomographie eine allgemeine Überlegenheit in der Beurteilung des Invasionsgrades eines Tumors erlangen wird.

Der Vergleich der beiden Methoden - Computertomographie und Kernspintomographie des Mediastinums - zeigt für primäre Raumforderungen, daß ein Durchbruch zu einer neuen diagnostischen Qualität durch die Kernspintomographie z.Zt. nicht gegeben ist. Sowohl bei der Gewebsdifferenzierung als auch bei der Erfassung der Invasivität des Tumors ergibt sich ein komplementärer Charakter in Teilbereichen. Dieser begrenzte diagnostische Gewinn rechtfertigt z.Zt. nur in Ausnahmefällen eine zusätzliche Kernspintomographie.

Differenzierung von Lymphknotenvergrößerungen

Eine isolierte Lymphknotenvergrößerung kann computertomographisch als solche erkannt werden, wenn sie an typischer Stelle der bekannten Lymphknotenstationen des Mediastinums liegt (z.B. Azygos-Lymphknoten). Je näher sie den Prädilektionsstellen der primären mediastinalen Raumforderungen liegt, desto schwieriger wird ihre diagnostische Einordnung. In der Regel sind Lymphknotenvergrößerungen multilokulär, so daß sich diese Frage nur selten stellt.

Lymphknotenmetastasen (Bronchialkarzinom)

Normale Lymphknoten im Mediastinum haben einen Durchmesser von 4-6 mm und sind in der Computertomographie gerade erkennbar. Die infrakarinalen und der Azygos-Lymphknoten sind in der Regel größer, infolge ihrer exponierten pulmonalen Drainagefunktion, die zu häufigen entzündlichen Reaktionen dieser

Lymphknoten führt. Alle über diese Maße hinausgehenden Lymphknotenvergrößerungen sind als pathologisch zu werten. Da die Dichtemessung des einzelnen Lymphknotens die Entscheidung, ob metastatisch oder entzündlich verändert, nicht zuläßt, kann der metastatische Befall eines vergrößerten mediastinalen Lymphknotens bei gesichertem Bronchialkarzinom nur mit bestimmten Wahrscheinlichkeiten angenommen werden: Je größer der Lymphknoten und je mehr vergrößerte Lymphknoten angetroffen werden, desto wahrscheinlicher ist auch ein metastatischer Befall. Als eindeutig pathologisch vergrößert und als metastatisch befallen wird ein Lymphknoten ab 15 mm Durchmesser angesehen (König et al. 1983, Faling et al. 1981), wobei jedoch von mehreren Autoren auch ein unterer Grenzwert von 10 mm als sinnvoll angesehen wird (Hajek et al. 1985, Baron et al. 1982). Eine differenzierte Betrachtung unter Berücksichtigung der Ausbreitungswege eines Bronchialkarzinoms, der Menge aller auch mäßig vergrößerten Lymphknoten und der Beachtung der Form und Abgrenzung der Lymphknoten führen zu einer höheren Spezifität von 90% (Hajek et al. 1985). Aus diesem diagnostischen Dilemma haben weder technische Verbesserungen der Computertomographie noch Veränderungen der Untersuchungsmethodik führen können. Die Mediastinoskopie ist daher im präoperativen Staging nicht überflüssig geworden, sie kann jedoch gezielter eingesetzt werden (Vock u. Haertel 1981).

Die bisherigen Ergebnisse der Kernspintomographie deuten darauf hin, daß die Relaxationszeiten des Lymphknotengewebes eine Unterscheidung zwischen metastatischer oder entzündlicher Veränderung nicht zulassen.

Die schlechtere räumliche Auflösung der Kernspintomographie im Vergleich zur CT bedingt, daß auch kleinere Lymphknoten um 0,5 mm nicht erkannt werden können, und daß sich somit netzförmige Konglomerate relativ kleiner Lymphknoten dem kernspintomographischen Nachweis entziehen.

Primäre Lymphknotenerkrankungen

Maligne Lymphome weisen ein anderes Befallsmuster auf als Lymphknotenmetastasen, je nach Sitz der primären Manifestation. Sie sind zum Zeitpunkt der Diagnostik in der Regel größer, neigen zur Konfluenz und befallen das Mediastinum und die Hili gleichförmiger als Lymphknotenmetastasen. Ausgedehnte Konglomerate weisen ein unterschiedliches Enhancement in der frühen Bolusphase auf, so daß regressive Veränderungen erkannt werden können. Große Lymphknotenkonglomerate, z. B. von kleinzelligen Bronchialkarzinomen können jedoch einen ähnlichen Aspekt bieten, so daß dem Kontrastmittelenhancement keine differentialdiagnostische Bedeutung zukommt.

Die *Kernspintomographie* weist die Lymphome in gleicher Weise nach wie die Computertomographie, allerdings bei etwas schlechterer räumlicher Auflösung. Für die Gefäßdarstellung und Invasion des Tumorgewebes gilt das bereits oben Gesagte (s. S. 128). Lediglich bei entzündlichen Lymphknotenvergrößerungen, z. B. der Sarkoidose, erscheint die Raumforderung auffallend homogen im MR-Tomogramm im Vergleich zu neoplastischen Raumforderungen (von Schulthess et al. 1986).

Quo vadis, CT?

Für die Abklärung mediastinaler Raumforderungen ist die Computertomographie derzeit die Methode der Wahl. Der technische Stand der heutigen Computertomographiegeräte und die schnelle Applizierbarkeit der Kontrastmittel mittels Bolusserien gestatten heute eine detailreiche Darstellung sämtlicher Mediastinalstrukturen.

Als mögliche Konkurrenzmethode ist jetzt die Kernspintomographie erschienen, die ohne Strahlenbelastung und ohne Kontrastmittel einen guten Einblick in das Mediastinum gestattet. In Einzelfällen ist die KST bereits jetzt überlegen durch die Darstellung besonderer Grenzflächen, die der Computertomographie nur schwer zugänglich sind.

Die schlechtere Ortsauflösung der Kernspintomographie im Vergleich zum CT, die unzureichende Darstellung des bronchopulmonalen Überganges und der Lunge sowie die unzureichende Abgrenzbarkeit der Pleurastrukturen machen die Röntgencomputertomographie zur umfassenden Methode in der Thoraxdiagnostik.

Die Lücken in der Gewebsdifferenzierung, die auch bei optimaler computertomographischer Diagnostik der Raumforderung des Mediastinums bestehen geblieben sind, werden durch die Kernspintomographie z. Zt. nicht geschlossen.

Die Computertomographie wird nach heutiger Einschätzung daher - nicht zuletzt durch ihre allgemeine Verfügbarkeit - ihre beherrschende Rolle in der radiologischen Mediastinaldiagnostik nicht einbüßen.

Literatur

Baron, RL, Levitt RG, Sapel SS, White MJ, Roper CL, Marbarger JP (1982) Computed tomography in the preoperative evaluation of bronchogenic carcinoma. Radiology 145: 727-732

Cohen AM (1984) Magnetic resonance imaging of the thorax. Radiol Clin North Am 22: 829-846

Faling LJ, Pugatch RD, Lung-Legg Y, Daly BDT, Hong WK, Robbins AH, Snider GL (1981) Computed tomography scanning of the mediastinum in the staging of bronchogenic carcinoma. Am Rev Respir Div 124: 690-695

Hahn D (1987) Mediastinum. In: Lissner J, Seiderer M (Hrsg) Klinische Kernspintomographie, Encke, Stuttgart, S 281-308

Hajek P, Imhof H, Kumpan W, Schratter M, Klech H, Moritz E (1985) Mediastinales CT-Staging von Bronchialkarzinomen. RöFo 142: 74-79

König R, van Kaick G, Lullich G, Vogt-Moykopf I (1983) Computertomographische Beurteilung mediastinaler Lymphknoten beim Bronchialkarzinom. RöFo 138: 682-688

Libshitz HI, Mc Kenna RJ Jr, Haynie TP, Mc Murtrey MJ, Mountain CT (1984) Mediastinal evaluation in lung cancer. Radiology 151: 295-299

Von Schulthess GK, Mc Murdo K, Tscholakoff D (1986) Mediastinal masses: MR imaging. Radiology 158: 289-296

Steinbrich W, Friedmann G, Beyer D, Bronwer A (1984) Erste Erfahrungen mit der magnetischen Resonanztomographie (MR) bei tumorösen Erkrankungen des Mediastinums und der Lungenhili. RöFo 141: 629-635

Vock P, Haertel M (1981) Die Computertomographie zur Stadieneinteilung des Bronchialkarzinoms. RöFo 134: 131-135

Wouters EF, Oei TK, van Engelskoven JM, Lemmens HA, Greve LH (1982) Evaluation of the contribution of computed tomography of the staging of non-oat-cell primary bronchogenic carcinoma. A retrospective study. RöFo 137: 540-543

Wegener OH, Claussen CD (1981) Contrast media in computed tomography of the mediastinum and the lung. In: Felix R, Kazner E, Wegener OH (eds) Contrast media in computed tomography. Excerpta Medica, Amsterdam Oxford Princeton, S214-221

Herz

K. LACKNER, P. LANDWEHR, TH. KRAHE und P. THURN

Einleitung

Die Komplexität der Herzanatomie sowie die Herzbewegungen während der Aufnahmezeit stellen hohe Anforderungen an die örtliche und zeitliche Auflösung der bildgebenden Untersuchungsverfahren in der Herzdiagnostik. Die Vielfalt der zur Verfügung stehenden Untersuchungsmethoden, die z.T. komplementär, z.T. konkurrierend sind, führt manchmal zur Unsicherheit in der Bewertung der Methoden und ihrer Indikationsstellung in der Diagnostik. Die Kardio-CT muß im Vergleich zur Echokardiographie, Szintigraphie und Kernspintomographie des Herzens bewertet werden.

Untersuchungstechnik

Eine intravenöse Kontrastmittelinjektion nierengängigen Kontrastmittels ist Voraussetzung für die computertomographische Darstellung des Myokards und der Herzhöhlen sowie der großen Gefäße. Bei der nicht-EKG-getriggerten und der EKG-getriggerten Kardio-CT mit konventionellen CT-Geräten werden relativ hohe Kontrastmitteldosen appliziert (200-250 ml/Untersuchung). Aus der intravenösen Injektion des hyperosmolaren Kontrastmittels ergibt sich ein intravasaler Flüssigkeitseinstrom aus dem Interstitium mit einer vorübergehenden Volumenbelastung des Herzens. Das intravaskuläre Zusatzvolumen beträgt maximal ca. 1,5 l (LACKNER et al. 1984). Der Effekt hält etwa 30 min nach Injektion an. Neben den üblichen Kontraindikationen für die Anwendung nierengängiger Kontrastmittel in der Röntgendiagnostik ergibt sich hieraus die Kontraindikation für die Durchführung einer Kardio-CT bei Patienten mit manifester Herzinsuffizienz.

Konventionelle Kardio-CT

Bei diesen Untersuchungsverfahren erfolgt keine EKG-Triggerung der Datenakquisition. Die Aufnahmezeiten liegen im Sekundenbereich (ca. 1-5 s je nach Gerätetyp und Aufnahmeparametern). Die Herzbewegungen führen zu Bildartefakten. Die Abbildung der Herzwände und des Septums entspricht ihrer statistischen Aufenthaltsverteilung während der Meßzeit. Aus methodischen Gründen ist bei dieser

Aufnahmetechnik keine quantitative Auswertung der Herzbilder möglich. Trotz der Bewegungsartefakte wird eine gute morphologische Information erreicht.

EKG-getriggerte Kardio-CT

Bei diesem Untersuchungsverfahren erfolgt die Datenakquisition EKG-getriggert. Dabei werden die Daten mehrerer Umläufe einer Schicht gespeichert und nach dem EKG des Patienten sortiert. In die Bildberechnung gehen nur die Daten ein, die innerhalb eines kurzen Zeitintervalls um einen Auswerteschwerpunkt anfallen. Der Auswerteschwerpunkt kann an beliebiger Stelle der RR-Zeit definiert werden. Systolische Bilder werden im Zeitbereich zwischen 35 und 45% der RR-Zeit berechnet, diastolische Bilder im Zeitbereich zwischen 85 und 5% der RR-Zeit. Die mit diesem Verfahren erreichbare zeitliche Auflösung liegt etwa im Bereich von 0,1 s und ist damit wesentlich schlechter als die der Vergleichsverfahren. Die Untersuchungsdauer beträgt ca. 15 min, die Rechenzeit ca. 10 min.

Cine-CT

Bei diesem Gerät, das in enger Zusammenarbeit zwischen der Universität von San Francisco und der Firma Imatron entwickelt wurde, liegt ein völlig neuartiges Aufnahmesystem zugrunde (Lipton 1985) (s. auch Kap. Cine-CT). An Stelle der mechanisch bewegten Röntgenröhre konventioneller CT-Geräte wird bei diesem Gerät ein Elektronenstrahl elektromagnetisch fokussiert und über einen Anodenring geführt. Der Anodenring und das Detektorsystem sind stationär, so daß bei diesem Aufnahmesystem mechanische Bewegungsvorgänge während der Aufnahme entfallen. Hiermit sind sehr kurze Aufnahmezeiten von 50 ms und hohe Bildfolgen bis zu 17 Bildern/s erreichbar. Über 4 Anodenringe und ein Doppeldetektorsystem können 8 Schichtbilder erzeugt werden, ohne daß eine Tisch- oder Patientenbewegung erforderlich wäre. Die bei diesem Gerät erweiterten Freiräume der Tisch- und Gantrybewegung ermöglichen eine präzise Einstellung von Schichtebenen in der langen und kurzen Herzachse. Je nach Fragestellung kommen unterschiedliche Aufnahmemodi zur Anwendung. Für morphologische Studien wird das gesamte Herzvolumen in der Phase der Kontrastmittelgleichverteilung in aufeinander folgenden Schichtbildern dargestellt. Für Flußstudien erfolgt die bildliche und quantitative Registrierung der Kontrastmittelpassage vom rechten Vorhof bis zur Aorta mit einer hohen Bildfrequenz für die einzelnen gewählten Schichtebenen. Für Bewegungsstudien erfolgt in der Kontrastierungsphase der auszuwertenden Herzhöhlen in rascher Bildfolge eine Darstellung von der Diastole bis zur Systole, wobei die Auswertung nicht wie bei der EKG-getriggerten Kardio-CT auf eine oder 2 Schichten beschränkt bleibt, sondern das gesamte Volumen der darzustellenden Herzhöhle einschließt. Damit entfällt das Problem, aus der quantitativen Auswertung eines repräsentativen Teilvolumens auf Volumen und Funktionsparameter der gesamten Herzhöhle zurückzuschließen. Hinsichtlich der guten zeitlichen Auflösung und hohen Bildfolge sowie der Erfassung des gesamten auszuwertenden Volumens ergeben sich methodisch hervorragende

Voraussetzungen sowohl für die morphologische als auch die funktionelle Herzdiagnostik. Allerdings ist der technische Aufwand hoch und die Verbreitung dieser Geräte bisher gering.

Morphologische Diagnostik

Perikard

Bei der Perikarditis constrictiva sind computertomographisch morphologische Veränderungen nachweisbar, ehe ausgedehnte Verkalkungen des Perikards auch am konventionellen Röntgenbild erkennbar werden (DOPPMANN et al. 1981). Computertomographisch ist hierbei die Verbreiterung des Perikards zusammen mit einer Konfigurationsänderung der Ventrikel und Erweiterung der Vorhöfe nachzuweisen (Abb. 1). Die Ventrikel weisen einen vergrößerten Längs- und verkleinerten Querdurchmesser auf. Ihre diastolische Auswärtsbewegung ist behindert. Als Folge der diastolischen Füllungsbehinderung der Ventrikel kann eine Vorhoferweiterung computertomographisch nachgewiesen werden. Der Nachweis perikardialer Verkalkungen erfolgt im Computertomogramm früher als im konventionellen Röntgenbild oder Echokardiogramm. In der Lokalisation und Quantifizierung der perikardialen Verkalkungen ist die Computertomographie ebenfalls den Vergleichsverfahren überlegen.

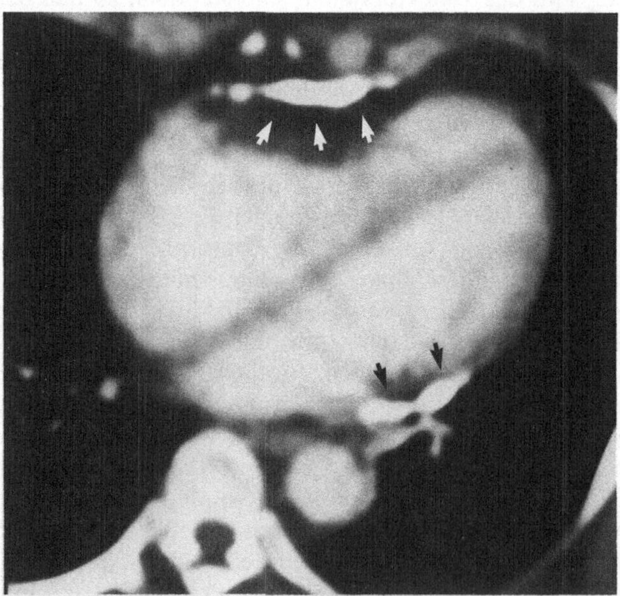

Abb. 1. Konstriktive Perikarditis mit Perikardverkalkungen. Tubuläre Umformung der Ventrikel. Erweiterung des rechten Vorhofs. Perikardverbreiterung und Perikardverkalkung (↑)

Ein Perikarderguß stellt sich im Computertomogramm als homogene Verbreiterung des Raums zwischen viszeralem und parietalem Blatt des Perikards dar. Hierbei werden wasseräquivalente Densitätswerte gemessen, es sei denn, daß es als Folge größerer Blutbeimengungen vorübergehend zu einer Dichtesteigerung gekommen ist. Während generell der Nachweis eines Perikardergusses mit gleicher Sicherheit echokardiographisch erfolgt, ergibt sich in dieser Fragestellung bei einzelnen Patienten die Indikation zu weiterführenden computertomographischen Diagnostik, wenn infolge schlechter Schallbedingungen oder abgeklebter Perikardergüsse in atypischer Lokalisation die echokardiographische Diagnostik unsicher bleibt.

Myokard

Morphologische Veränderungen des Myokards sind im Computertomogramm nachzuweisen bei:

- konzentrischer Hypertrophie
- obstruktiver Kardiomyopathie
- kongestiver Kardiomyopathie
- ischämischer Myokardläsion
- Herzwandtumor

Die qualitative und quantitative Bestimmung der Myokarddicke und Myokardmasse normaler oder chronisch druckbelasteter Ventrikel ist echokardiographisch

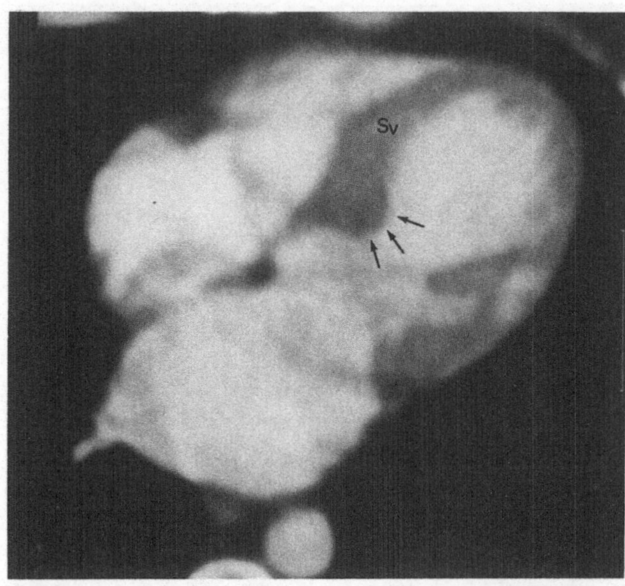

Abb. 2. Obstruktive Kardiomyopathie. Umschriebene Verbreiterung des Septum interventriculare (Sv) mit Obstruktion der linksventrikulären Ausstrombahn (↑)

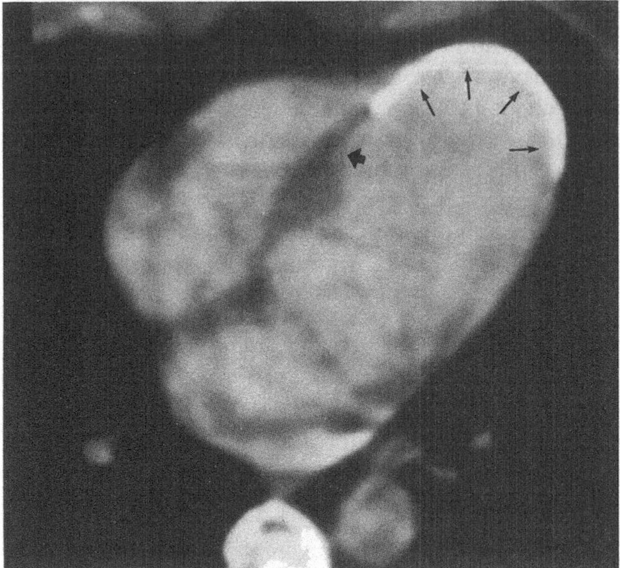

Abb. 3. Zustand nach Vorderwandinfarkt. Ausbildung eines linksventrikulären Vorderwandaneurysmas mit Wandverkalkung. Deutlicher Kalibersprung im Bereich des Septum interventriculare (⬆) am Übergang des gesunden zum ischämisch geschädigten Myokardbereich. Ausgedehnte spangenförmige Verkalkung des Myokards im Bereich des Septum interventriculare und linksventrikulären Vorderwand (↑↑)

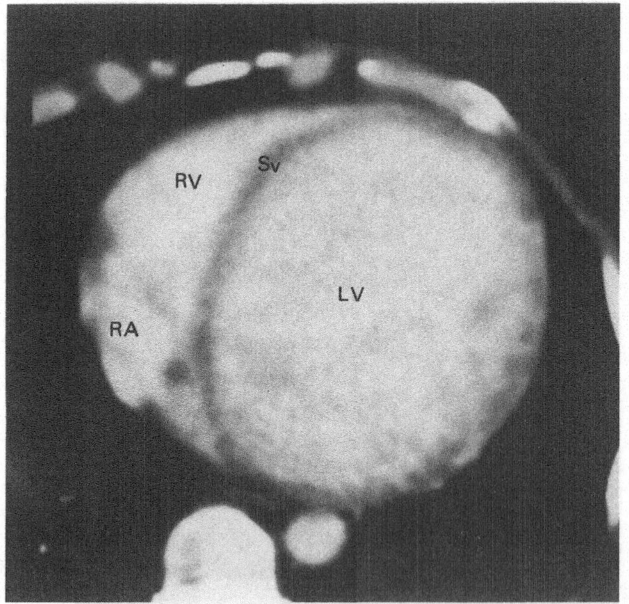

Abb. 4. Generalisierte Dilatation des linken Ventrikels bei kongestiver Kardiomyopathie

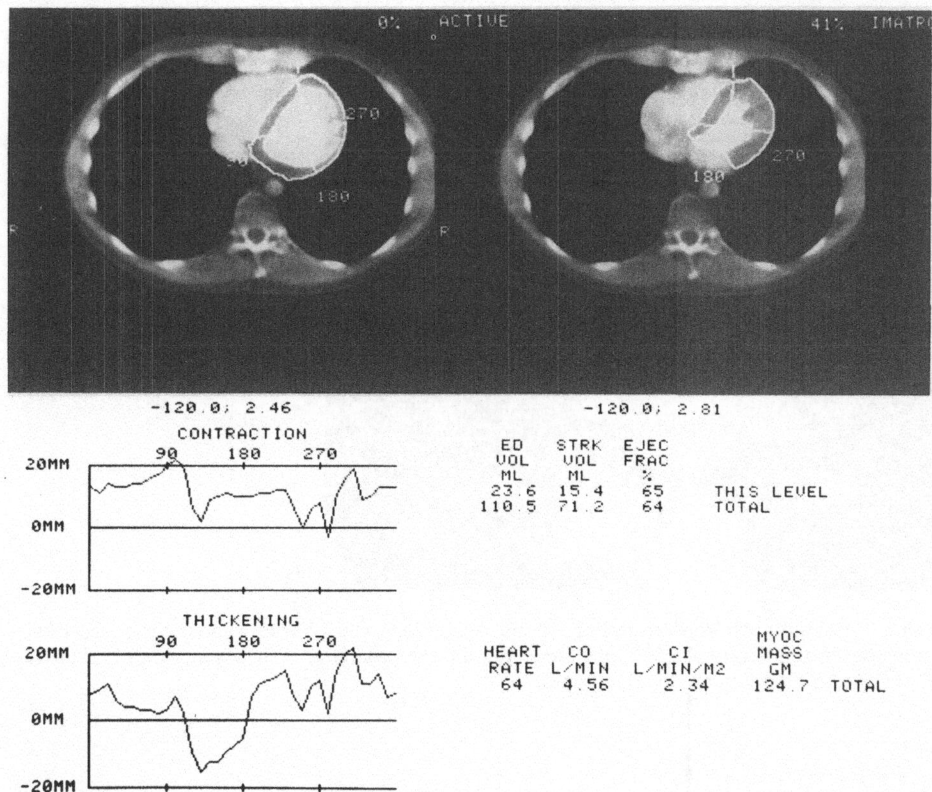

Abb. 5. Cine-CT. Diastolisches und systolisches Bild mit quantitativer Auswertung der regionalen Wandbewegung, systolischen Myokarddickenänderung und Ejektionsfraktion. (Mit Genehmigung der Fa. Imatron)

und computertomographisch mit übereinstimmenden Ergebnissen möglich. Dies gilt in gleicher Weise für die umschriebene oder generalisierte septale Verbreiterung bei obstruktiver Kardiomyopathie (Abb. 2) oder die Verschmälerung der Herzwand als Folge einer ischämischen Myokardläsion (Abb. 3) sowie bei einer kongestiven Kardiomyopathie (Abb. 4). Auch der Parameter einer eingeschränkten oder fehlenden systolischen Myokardverbreitung im Bereich einer ischämischen Myokardläsion ist sowohl echokardiographisch als auch computertomographisch qualitativ und quantitativ auswertbar (Abb. 5). Die Computertomographie ist das empfindlichste Verfahren für den Nachweis myokardialer Verkalkungen, meist als Folge ischämischer Myokardläsionen. Intramurale Tumoranteile sind computertomographisch in ihrer Ausdehnung exakt abgrenzbar, da sie in der Regel eine vom Myokard unterschiedliche Kontrastaufnahme nach Kontrastmittelgabe zeigen (SCHLOLAUT et al. 1986).

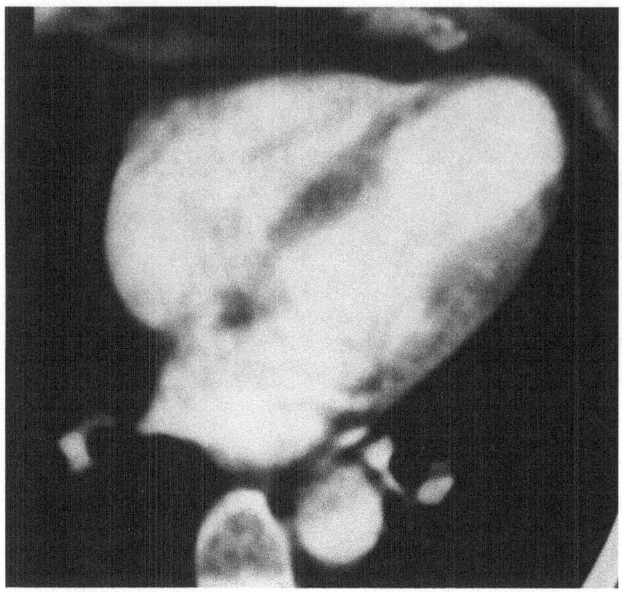

Abb. 6. Zustand nach Vorderwandinfarkt mit Ausbildung eines Vorderwandaneurysmas. Erweiterung des linken Ventrikels (LV) im Bereich der linksventrikulären Vorderwand mit Myokardverdünnung und Vorwölbung der Herzkontur

Herzhöhlen

Volumen- oder Konfigurationsänderungen der Herzhöhlen sind qualitativ und quantitativ echokardiographisch sowie computertomographisch nachzuweisen. Volumenzunahmen auf der Vorhof- und Ventrikelebene können Folge einer Volumenbelastung bei Klappeninsuffizienz oder Shuntvitien sein. Darüber hinaus entsteht eine Ventrikelerweiterung im Zusammenhang mit der kongestiven Kardiomyopathie (Abb. 4) oder einer umschriebenen (Abb. 6) bzw. generalisierten ischämischen Myokardschädigung als Ausdruck einer Kontraktionsinsuffizienz. Ebenso wie in der Echokardiographie ist bei komplexen Fehlbildungen computertomographisch unter Ausnutzung des Kontrastmitteleffektes eine Unterscheidung zwischen arteriellen und venösen Herzhöhlen möglich. Zusätzlich kann computertomographisch die exakte Lagebeziehung der großen Gefäße zu den einzelnen Herzhöhlen erfolgen. Für die morphologische Analyse komplexer Fehlbildungen bietet die *Kernspintomographie* durch ihre multiplanaren Abbildungsmöglichkeiten Vorteile (Lackner et al. 1987). Septumdefekte sind hiermit direkt und besser darzustellen als mit der Computertomographie oder Echokardiographie. Für den Nachweis intrakavitärer Raumforderungen durch einen Tumor oder Thrombus ergeben sich mit der Computertomographie sehr gute Abbildungsmöglichkeiten (Abb. 7, 8, 9). Vergleichsuntersuchungen haben gezeigt, daß im Nachweis intrakavitärer Thromben unter Einbeziehung aller Herzhöhlen die Computertomographie eine höhere Nachweisrate hat als die Echokardiographie (Schlolaut et al. 1986).

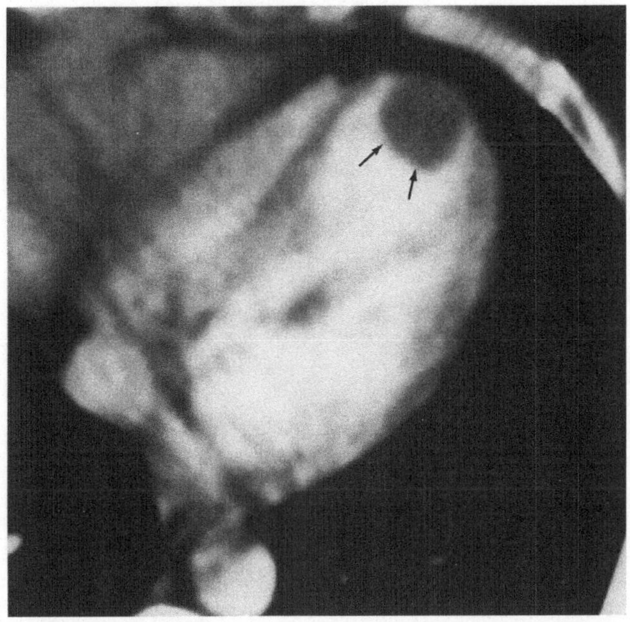

Abb. 7. Zustand nach linksventrikulärem Vorderwandinfarkt, parietaler Thrombus des linken Ventrikels (↑)

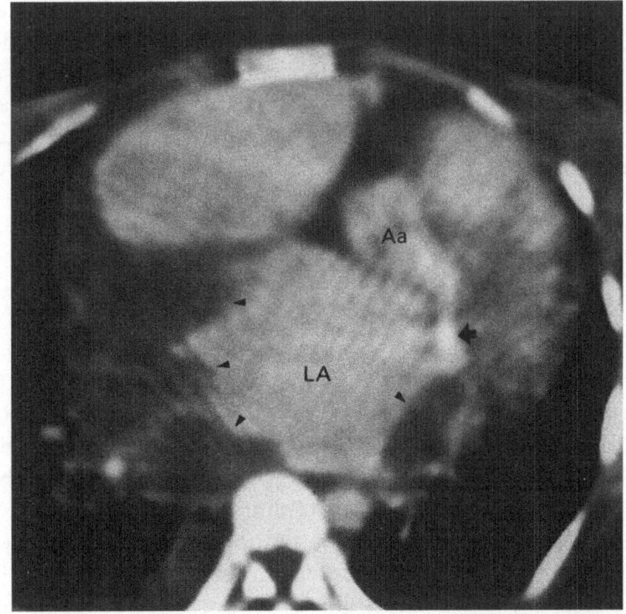

Abb. 8. Mitralklappenstenose mit Mitralklappenverkalkung (⬆). Dilatation des linken Vorhofs. Parietale Thromben am Dach des linken Vorhofs (▲)

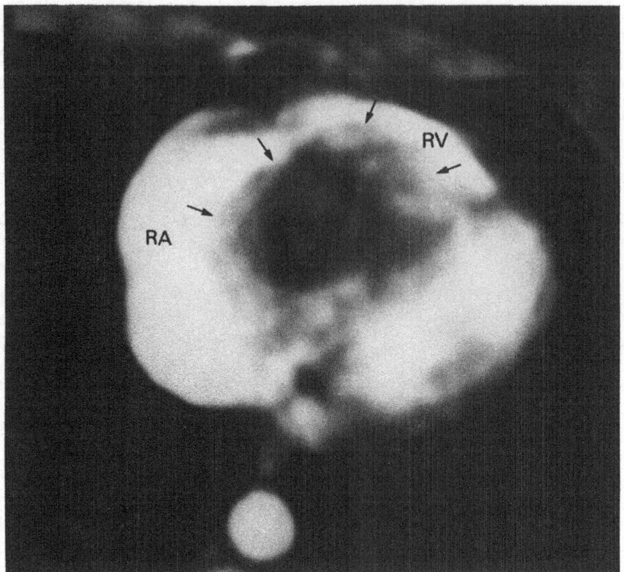

Abb. 9. Myxom des rechten Ventrikels, das gestielt dem Septum interventrikulare aufsitzt und in der Systole in die Trikusspidalklappenebene prolabiert

Bei tumorösen Veränderungen (Abb. 9) waren die morphologischen Informationen der Computertomographie und Echokardiographie übereinstimmend, mit der Ausnahme, daß computertomographisch überzeugendere Bildergebnisse erreicht wurden, wenn die Raumforderung echokardiographisch schlecht erreichbar war oder der Tumor den Herzrand überragte. Für die artdiagnostische Differentialdiagnose bietet die computertomographische Densitometrie Zusatzbefunde. Hiermit sind Lipome von Thromben oder Myxomen und Mesotheliomen oder Sarkomen besser zu unterscheiden als im Echokardiogramm.

Herzklappen

Mit der konventionellen oder EKG-getriggerten Kardio-CT sind die Herzklappen nur in Ausnahmefällen darzustellen. Sehr sicher sind hiermit Klappenverkalkungen nachzuweisen. Im Nachweis von Klappenverdickungen oder Klappenfehlbewegungen ist die Cine-CT der konventionellen CT überlegen (Lipton 1985). Sie erreicht bisher jedoch nicht die diagnostische Sicherheit der Echokardiographie im Nachweis von Klappenfehlbewegungen oder Berechnungen von Klappenöffnungsflächen. Im Nachweis pathologischer Veränderungen des Blustroms an stenotischen oder insuffizienten Herzklappen bietet die Kernspintomographie diagnostische Möglichkeiten, die über das Potential der Computertomographie hinausgehen und weitgehend den Ergebnissen der Dopplerechokardiographie entsprechen.

Gefäße

Weder die Echokardiographie noch die Computertomographie oder Kernspintomographie erlauben eine direkte Beurteilung der Koronargefäße mit Nachweis und Quantifizierung von Gefäßstenosen. Computertomographisch können lediglich mit großer Sicherheit Koronargefäßverkalkungen nachgewiesen werden. In der Diagnostik von Veränderungen der großen Gefäße erwies sich die Computertomographie den Vergleichsverfahren überlegen. Hier sind lediglich kernspintomographisch gleichartige oder in Einzelfällen bessere Befunddokumentationen möglich. Dies betrifft die Diagnostik unterschiedlicher aneurysmatischer Veränderungen, poststenotischer Erweiterungen, thrombotischer Wandauflagerungen und den Nachweis von Verlaufsanomalien.

Funktionsdiagnostik

Es ist das Ziel der Funktionsdiagnostik, quantitative Parameter der regionalen Wandbewegung und der ventrikulären Pumpfunktion zu berechnen. Sie dienen letztlich als indirekte Parameter zur Beurteilung der Gewebsqualität des Myokards. Darüber hinaus sind Parameter der Myokardperfusion von großer klinischer und wissenschaftlicher Bedeutung. Die konventionelle Kardio-CT ermöglicht aus methodischen Gründen keine exakte Berechnung von Volumina oder Kontraktionsparametern. Anhand zahlreicher tierexperimenteller Untersuchungen (Abb. 10) wurde jedoch nachgewiesen, daß bereits mit diesem Verfahren in der Phase der Kontrastmittelgleichverteilung Densitätsunterschiede zwischen normal perfundiertem Myokard und ischämischer Myokardregion quantifiziert werden können (HAHN et al. 1985). Auch die EKG-getriggerte Kardio-CT hat methodische Grenzen in der Funktionsdiagnostik. Ihre zeitliche Auflösung ist mit ca. 0,1 s deutlich schlechter als die der Echokardiographie, Szintigraphie oder Kernspintomographie. Da aus untersuchungstechnischen Gründen nicht das gesamte Volumen einer Herzhöhle EKG-getriggert dargestellt werden kann, muß aus einer oder 2 repräsentativen Schichten die diastolisch-systolische Volumenänderung einer Herzhöhle berechnet werden (Abb. 11). Hieraus entsteht das Problem, daß pathologische Veränderungen, die in der gewählten Schicht relativ überrepräsentiert sind, zu einer Unterschätzung der Ventrikelfunktion führen und umschriebene Wandläsionen, die außerhalb der Schichtebene liegen, der Funktionsdiagnostik entgehen. Quantitative Aussagen zur regionalen Wandbewegung (Abb. 12) oder globalen Ejektionsfraktion korrelieren mäßig gut mit dem Standard der Lävokardiographie (LACKNER et al. 1986, LANDWEHR et al. 1987). In der umfassenden Funktionsdiagnostik zeigt sich die Überlegenheit der Cine-CT (LIPTON 1985). Aufgrund der hohen zeitlichen Auflösung (50 ms) und der raschen Bildfolge (17 Bilder/s) sowie der vollständigen Erfassung aller Herzhöhlen in den unterschiedlichen Kontraktionsphasen ergeben sich methodisch sehr gute Voraussetzungen für die quantitative Bestimmung von Funktionsparametern des Herzens (MACMILLAN et al. 1986b). Neben der globalen und regionalen Ejektionsfraktion sind hiermit Bestimmungen der Myokardperfusion und damit die Quantifizierung ischämisch

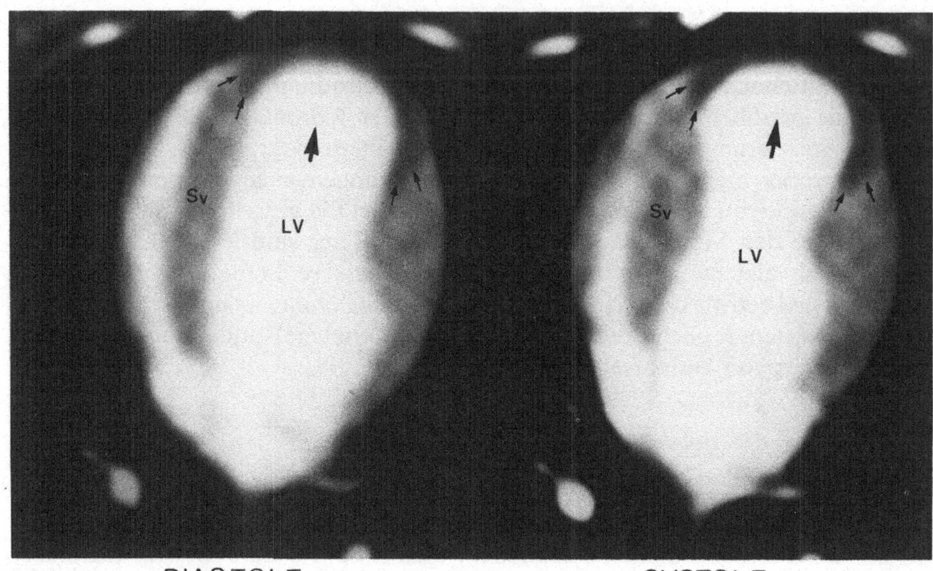

Abb. 10. Tierexperimentelle Untersuchung zum computertomographischen Nachweis myokardialer Perfusionsstörungen. Nach Unterbindung des Ramus interventricularis anterior zeigt sich die Ischämiezone der linksventrikulären Vorderwand mit vermindertem Kontrastmitteleinstrom hypodens im Vergleich zum gesunden Myokardbereich des linken Ventrikels. Im Vergleich der EKG-getriggerten Aufnahme in Diastole und Systole Nachweis der Kontraktionsinsuffizienz der linksventrikulären Vorderwand.

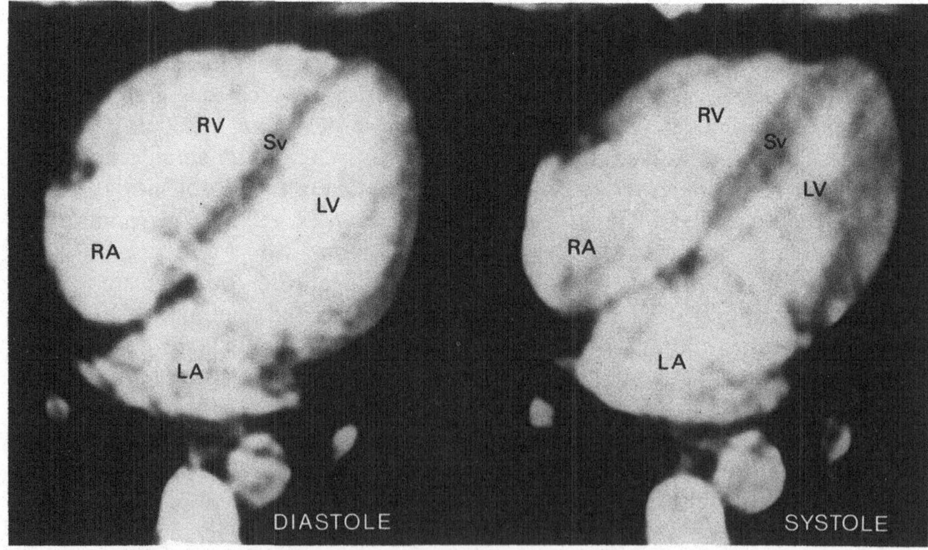

Abb. 11. EKG-getriggerte CT-Untersuchung des Herzens. Normale regionale und globale Kontraktionsparameter des linken Ventrikels

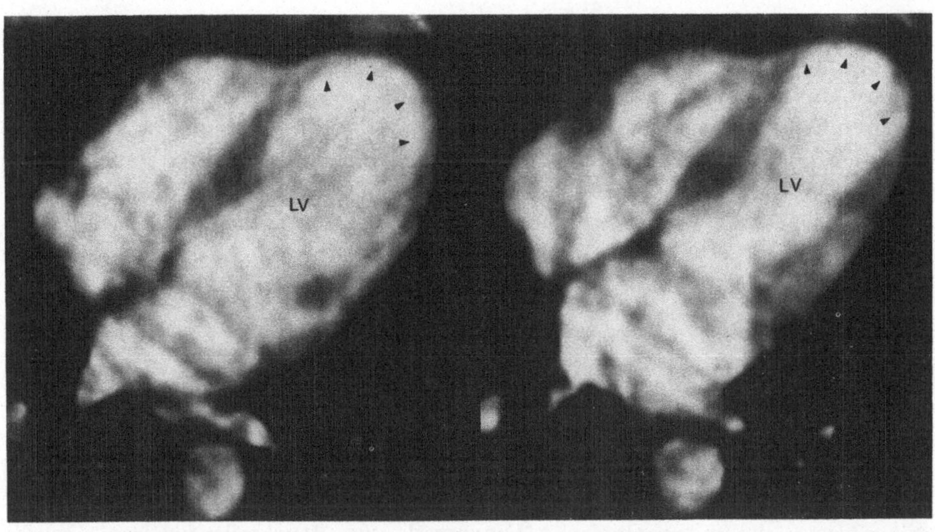

Abb. 12. Zustand nach Vorderwandinfarkt. EKG-getriggerte Aufnahme mit Nachweis eines linksventrikulären Vorderwandaneurysmas bei guter Kontraktion der übrigen Abschnitte des linken Ventrikels

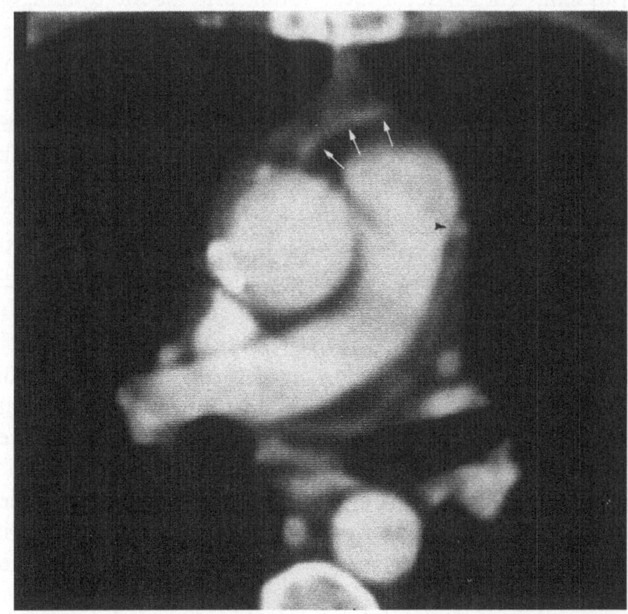

Abb. 13. Nicht-EKG-gesteuerte computertomographische Kontrolluntersuchung von Koronarbypässen. Zwei Bypässe zur linken Koronararterie. Beide Bypässe sind gut perfundiert (▲↑). Abgang eines Bypass zur rechten Koronararterie in der Schichtebene (↑↑)

geschädigter Myokardareale möglich. Hierfür existiert in der Registrierung der diastolisch-systolischen Myokarddickenänderung ein weiterer quantitativer Parameter (Abb. 5). Darüber hinaus ermöglicht dies Verfahren Berechnungen des Herzminutenvolumens und die Quantifizierung von Shuntvolumina (MACMILLAN et al. 1986a). Neben der Unterscheidung zwischen offenen und verschlossenen Koronarbypässen, die bereits mit der konventionellen Kardio-CT möglich war (Abb. 13), liefert die Cine-CT quantitative Flowparameter innerhalb des Bypasslumens (BATEMAN et al. 1986). Die linksventrikuläre Myokardmasse ist exakt bestimmbar. Untersuchungen unter Belastung sind möglich.

Diskussion

Die Computertomographie löst zwei grundsätzliche Probleme der konventionellen Röntgentechnik, das Problem der Überlagerung und aufgrund ihres hohen Weichteilkontrastes die morphologische Diagnostik von Weichteilstrukturen. Da die *konventionelle Kardio-CT* nur eine morphologische Bildanalyse zuläßt und die *EKG-getriggerte Kardio-CT* lediglich nur eine mäßig exakte quantitative Funktionsdiagnostik ermöglicht, ist es verständlich, daß beide Verfahren keinen sehr großen Einsatz in der klinischen Diagnostik finden, da in der Mehrzahl der Fälle die echokardiographische Diagnostik für die Fragestellungen ausreicht, und die MRT die gleiche morphologische Information ermöglicht. Nur in den Fällen, in denen die *Echokardiographie* an abbildungstechnische Grenzen stößt (Lungenemphysem, Thoraxdeformität) oder untersucherabhängig in der Aussage unsicher bleibt, kann sich eine Indikation für die ergänzende computertomographische Diagnostik ergeben. Dies gilt besonders für den Nachweis perikardialer Veränderungen, kardialer und perikardialer Raumforderungen, intrakavitärer Thromben, die morphologische Analyse komplexer Fehlbildungen, die die großen Gefäße einbeziehen, und den Nachweis der regelrechten Durchströmung von Koronarbypässen. Soweit vorhanden, kann nach den bisherigen Erfahrungen die *Kernspintomographie* als ergänzendes bildgebendes Verfahren in der Herzdiagnostik die Rolle der Computertomographie übernehmen, wobei dann die Patientenbelastung durch die hochdosierte Kontrastmittelinjektion entfällt. Methodisch bietet die *Cine-CT* sehr gute Voraussetzungen für die morphologische und funktionelle Herzdiagnostik. In der Komplexität der morphologischen und vielfältigen Funktionsdiagnostik ist sie allen Vergleichsverfahren weit überlegen, wobei die Echokardiographie als einfaches Untersuchungsverfahren mit weiter klinischer Verbreitung kaum aus der Position des ersten Untersuchungsverfahrens der bildgebenden Herzdiagnostik zu verdrängen ist, und die Szintigraphie sowie die Kernspintomographie im Vergleich der Methoden nur dann ihre Wertigkeit behalten bzw. erreichen, wenn mit ihnen der direkte Nachweis myokardialer Ischämien oder Stoffwechselstörungen gelingt, ohne diese Diagnostik weiterhin an die indirekten Funktionsparameter zu knüpfen.

Literatur

Bateman TM, Gray RJ, Whiting JS, Matloff JM, Berman DS, Forrester JS (1986) Cine computed tomographic evaluation of aortocoronary bypass graft patency. J Am Coll Cardiol 8: 693

Doppmann JL, Rienmüller R, Lissner J, Cyran J, Bolte HD, Strauer BE, Hellwig H (1981) Computed tomography in constrictive pericardial disease. J Comput Assist Tomogr 5: 1

Godwin JD, Herfkens RJ, Skiöldebrand CG, Brundage BC, Schiller NB, Lipton MJ (1981) Detection of intraventricular thrombi by computed tomography. Radiology 138: 717

Hahn N, Lackner K, Eichelkraut W, Axelrad A, Große-Hering M, Reichert D, Schüler N, Uexküll V (1985) Die Computertomographie des Herzens. Technik zur numerischen Bewertung der Perfusion ischämischer Myokardbezirke. Experimentelle Grundlagen. Fortschr Röntgenstr 142: 610

Heuser L, Lackner K, Hauser H (1982) Validität der Computertomographie bei der Darstellung offener und verschlossener aortokoronarer Venenbrücken (ACVB). Fortschr Röntgenstr 137: 619

Lackner K, Köster O, Uexküll V, Broich H (1984) Nebenwirkungen nach hochdosierter intravenöser Injektion nierengängiger Kontrastmittel. Fortschr Röntgenstr 141: 447

Lackner K, Landwehr P, Uexküll V, Grube E, Biersack HJ (1986) Die Bestimmung der globalen Auswurffraktion des linken Ventrikels mit der EKG-gesteuerten Kardiocomputertomographie. Fortschr Röntgenstr 142: 625

Lackner K, Steudel A, Krahe T, Becher H, Gieseke J, Thurn P (1987) Kardio-MRT: Untersuchungstechnik und topographisch-anatomischer Bildinhalt. Fortschr Röntgenstr 146: 249

Landwehr P, Lackner K, Rader U, Biersack HJ, Grube E (1987) Quantitative regionale Funktionsanalyse des linken Ventrikels mit der EKG-gesteuerten Kardio-CT. Fortschr Röntgenstr 147: 248

Lipton MJ (1985) Quantitation of cardiac function by cine-CT. Radiol Clin North Amer 23: 613

Lipton MJ, Brundage BH, Doherty PW, Herfkens R, Berninger WH, Redington RW, Chatterjee K, Carlsson E (1979) Contrast medium enhanced computed tomography for evaluation ischemic heart disease. Cardiovas Med 4: 1219

Lipton MJ, Farmer DW, Killebrew EJ, Bouchard A, Dean PB, Ringertz G, Higgins CB (1985) Regional myocardial dysfunction: evaluation of patients with prior myocardial infarction with fast CT. Radiology 157: 735

MacMillan RM, Rees MR, Eldredge J, Maranlao V, Clark D (1986a) Quantitation of shunting at the atrial level using rapid acquisition computed tomography with comparison to cardial catheterisation. J Am Coll Cardial 7: 946

MacMillan RM, Rees MR, Maranlao V, Clark DL (1986b) Comparison of left ventricular ejection fraction by cine computed tomography and single plane right anterior oblique ventriculography. Angiology 37: 299

Schlolaut KH, Lackner K, Becher H, Grube E, Orellano L (1986) Treffsicherheit der Kardio-CT und Echokardiographie in der Diagnostik raumfordernder Prozesse des Herzens. Fortschr Röntgenstr 145: 519

Große Gefäße

L. HEUSER

Einleitung

Von den 3 großen Gefäßen des Thorax stellt die *Aorta* das für die CT-Diagnostik wichtigste dar. Es sind hier vor allem Aneurysmen, Wanddissektionen und Traumen, die zu lebensgefährlichen Situationen führen. Bei der *V. cava superior* sind es Verschlüsse durch Kompression oder Thrombose, meist im Rahmen neoplastischer Erkrankungen. Die Embolie der *A. pulmonalis* stellt dagegen normalerweise keine Indikation für die CT dar. Angeborene Fehlbildungen kommen schließlich bei allen 3 Gefäßen vor.

Untersuchungstechnik

Die Datenaquisition erfolgt bei Atemstillstand. Zur Dichteanhebung des intravasal fließenden Blutes wird nierengängiges Kontrastmittel (300 mg Jod/ml) in einer fraktionierten Bolusinjektion bis zu einer Gesamtmenge von 3 ml/kg Körpergewicht appliziert. Zweckmäßigerweise beginnt man die Untersuchung bei den Aortenbogenästen und erstellt konsekutive Schichten nach kaudal.

Befunde

Im CT ist der Aortenquerschnitt gut zu bestimmen. Folgende Befunde lassen sich erheben:

- arteriosklerotische Wandveränderungen
- Ektasie
- Aneurysma verum
- Aneurysma falsum
- Aneurysma dissecans
- Aortenruptur und -blutung.

Während die *Ektasie* eine diffuse Erweiterung des Aortenrohres darstellt, sind Aortenaneurysmen als umschriebene und deutliche Aufweiterungen des Lumens (mehr als 2 cm im Vergleich zu den angrenzenden Gefäßabschnitten) definiert

(Abb. 1). Nach Kontrastmittelgabe ist das perfundierte Lumen anhand seiner höheren Dichte eindeutig von parietalen Thromben abgrenzbar.

Die Häufigkeit dieser parietalen Thromben nimmt nach peripher hin zu. Wir finden sie in der aszendierenden Aorta praktisch nie, in der Aorta descendens selten und in der Aorta abdominalis hingegen häufig. Die Diagnose des *Aneurysma verum* ist mit allen bildgebenden Verfahren leicht zu stellen. Die Kernspintomographie liefert Bilder von einer der CT vergleichbaren Qualität; sie kommt jedoch ohne Gabe von KM aus und besitzt darüber hinaus den Vorteil der multiplanaren Darstellung. Angiographische Techniken liefern zusätzliche Informationen bezüg-

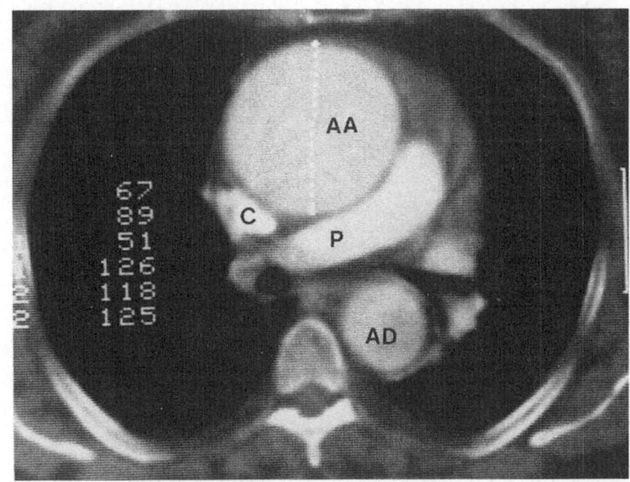

Abb. 1. Aneurysma verum der Aorta ascendens (*AA*). Dorsalverlagerung der mediastinalen Organe. *AD* Aorta descendens, *C* V. cava superior, *P* A. pulmonalis dextra

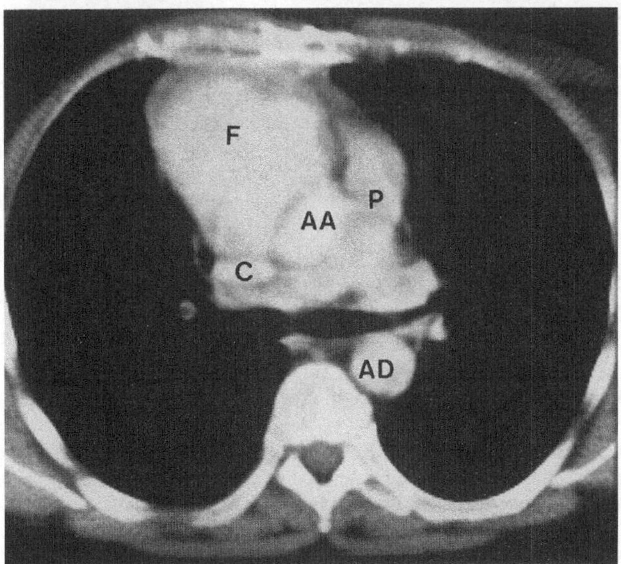

Abb. 2. Großes Aneurysma falsum *(F)* ausgehend von der Aorta ascendens *(AA)*. *AD* Aorta descendens, *C* V. cava superior, *P* Truncus pulmonalis

lich der Funktion der Aortenklappe und über Stenose der von der Aorta abgehenden Gefäße.

Beim *Aneurysma falsum* wird im Gegensatz zum echten Aneurysma die Wand nicht von Aortengewebe gebildet, sondern es handelt sich hierbei meist um Bindegewebe oder um Gewebe der angrenzenden Strukturen. Demnach stellt das Aneurysma falsum pathologisch-anatomisch ein abgekapseltes Hämatom dar, das mit dem Aortenlumen über den Defekt in der Aortenwand in Verbindung steht. Computertomographisch ist das falsche Aneurysma als umschriebene Raumforderung neben einem sich weitgehend normal darstellenden Aortenrohr nachweisbar (Abb. 2).

Der Terminus *Aneurysma dissecans* ist nur wenig zutreffend, da eine Aortenwanddissektion auch ohne Aneurysma auftreten kann. Es kommt hier zu einer Spaltung der Aortenwand meist im Mediabereich. Die Trennung der betreffenden

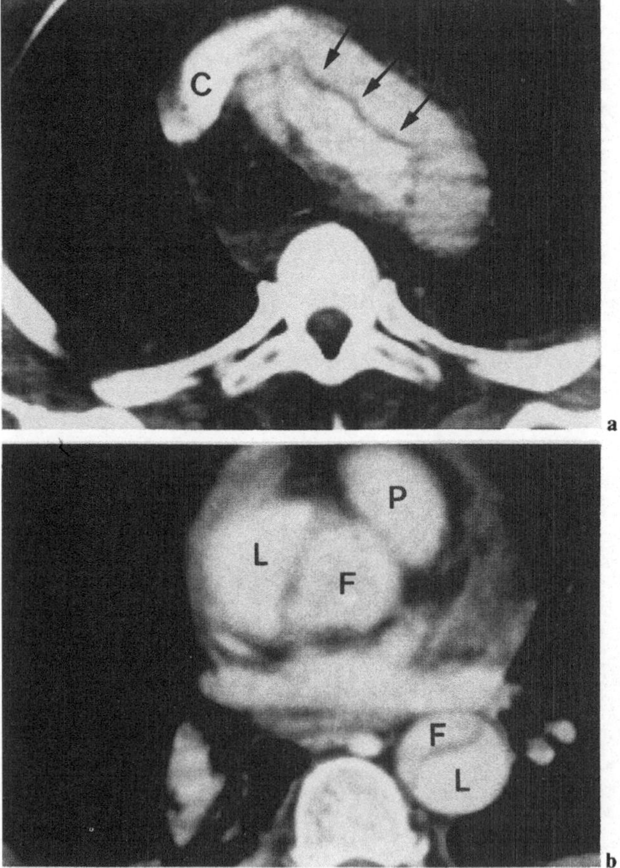

Abb. 3 a, b. Aneurysma dissecans Typ A. **a** Schicht in Höhe des Arcus aortae: Die längs durch das Lumen verlaufende Dissektionsmembran *(Pfeile)* ist gut zu erkennen. *C* Zusammenfluß der Vv. bracheocephalicae zur V. cava superior. **b** Schicht oberhalb der Herzhöhlen. Echtes Lumen *(L)* und falscher Kanal *(F)* sind durch ihre unterschiedliche Dichte gegeneinander abgrenzbar. *P* Truncus pulmonalis

Schichten erfolgt zirkulär und in Längsrichtung des Gefäßes. Neben dem echten, allseits von Intima umgebenem Lumen entsteht ein zweites, falsches Lumen, das von den gespaltenen Wandschichten begrenzt wird, und das mit zunehmender Ausdehnung das echte Lumen einengt. Wir unterscheiden heute 2 Dissektionstypen:

Bei *Typ A* beginnt die Dissektion in der Aorta ascendens und bei *Typ B* beginnt sie im hinteren Anteil des Arcus distal des Abganges der linken A. subclavia. Die Dissektion dehnt sich meist auf die abdominelle Aorta, nicht selten auch auf die Iliakal- und Femoralarterien aus. Die Dissektion der Aortenwand ist als bandförmige, gradlinig oder bogig verlaufende Aufhellung im kontrastierenden Aortenlumen zu erkennen (Abb. 3, 4). Sie repräsentiert die abgehobene Wandschicht und grenzt folglich das falsche Lumen gegenüber dem echten ab. Das zweite Kriterium der Dissektion ist der Dichteunterschied zwischen dem echten und falschen Lumen nach Bolusinjektion.

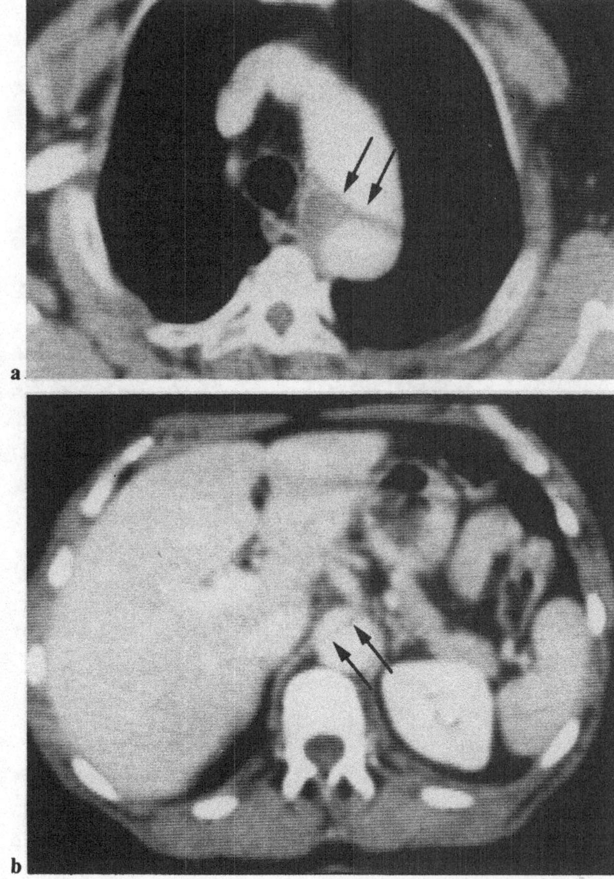

Abb. 4 a, b. Aneurysma dissecans Typ B. **a** Schicht in Höhe des Arcus aortae. Der Beginn der Dissektion im hinteren Arcusanteil *(Pfeile)* ist gut zu erkennen. **b** Schicht in Höhe des Truncus coeliacus: Ausdehnung der Dissektion auf die Aorta abdominalis *(Pfeile)*

Wie schon von angiographischen Untersuchungen bekannt, ist der Blutstrom im falschen Lumen meist gegenüber dem echten Lumen verzögert. Bei richtiger Synchronisation des Scans zum indizierten Bolus kommt es somit zunächst zu einem deutlichen Dichteanstieg im echten Lumen, während im Dissekat noch keine oder erst eine geringgradige Zunahme der Dichte nachweisbar ist (Abb. 3b, 5a). Bei Wiederholung des Scans an gleicher Stelle ohne erneute Kontrastmittelinjektion ergibt sich ein umgekehrtes Bild, d.h. das falsche Lumen zeigt jetzt eine höhere

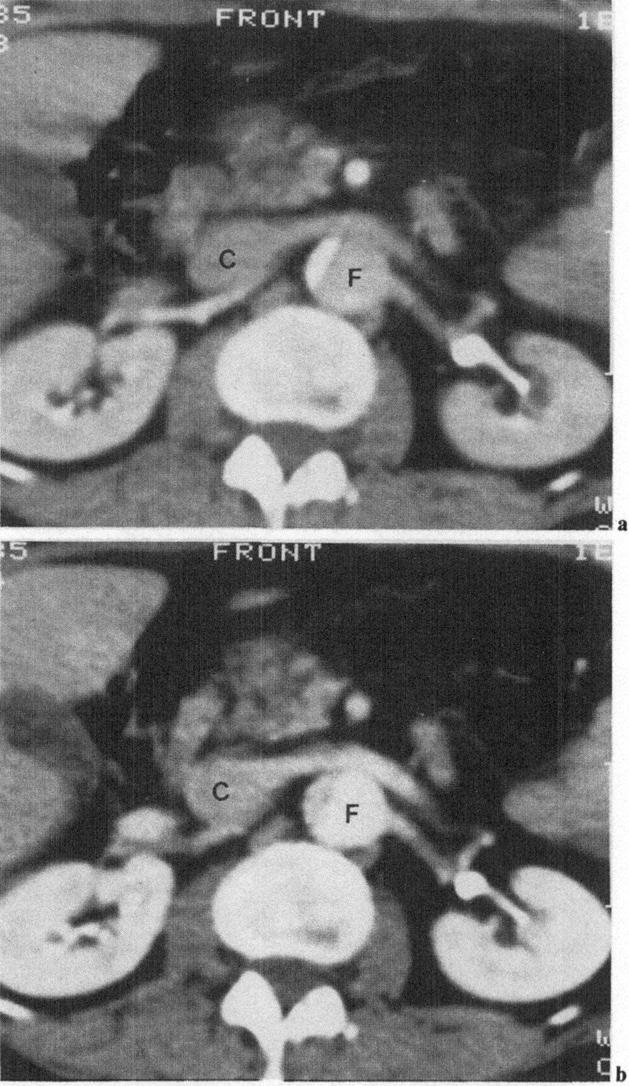

Abb. 5 a, b. Schicht in Höhe der Nierenarterienabgänge. **a** Früher Scan nach Bolusinjektion. Kontrastierung des echten Lumens, der rechten A. renalis und der A. mesenterica superior. **b** Später Scan nach Bolusinjektion: Kontrastierung des falschen Lumens *(E)* und der linken A. renalis. *C* V. cava inferior

Dichte als das echte (Abb. 5b). Da sich die von der Aorta abgehenden Gefäße ebenfalls, je nachdem, ob sie vom echten oder falschen Lumen aus perfundiert werden, früh oder spät kontrastieren, sind mit dieser Untersuchungstechnik wichtige Aussagen über die Lage der Gefäßabgänge zum Dissekat möglich. Das Übergreifen der Dissektion auf die von der Aorta abgehenden Gefäße ist ebenfalls im CT gut zu erkennen (Abb. 6).

Mit einer *Ruptur* muß man in jedem zweiten Fall von Aortendissektion rechnen. Hierbei kann es zu einer gedeckten Perforation mit nur kleiner, umschriebener Blutung, aber auch zu einer freien Ruptur mit fataler Blutung kommen. Es besteht eine strenge Relation zwischen der Lage des Hämatoms und der Rupturstelle. Befindet sich letztere in der A. ascendens, resultiert ein Hämatoperikard. Hierbei kann es bereits innerhalb kurzer Zeit zu einer tödlichen Herztamponade kommen. Liegt die Rupturstelle im Arcus aortae, resultiert ein Hämatomediastinum, das bei weiterem Blutaustritt in beide Pleurahöhlen auslaufen kann (Abb. 7). Befindet sich dagegen die Rupturstelle im Bereich der A. descendens resultiert ein linksseitiger Hämatothorax (Abb. 8). Wichtig ist, daß im Rahmen der CT-Diagnostik der Beginn und die vollständige Ausdehnung der Dissektion sowie die Lage der von der Aorta abgehenden Gefäße zu den jeweiligen Lumina erfaßt werden.

Im *EKG-getriggerten Kernspin-Tomogramm* ist die Aortenwanddissektion ebenfalls gut nachweisbar. Das falsche Lumen läßt sich gegenüber dem echten durch eine höhere Signalintensität - wiederum bedingt durch einen langsameren Blutstrom - abgrenzen. Wegen der deutlich längeren Untersuchungszeiten und den schlechten Überwachungsmöglichkeiten kann die Kernspintomographie jedoch derzeit noch nicht in Notfallsituationen zur Diagnostik akuter Dissektionen eingesetzt werden. Sie eignet sich jedoch hervorragend als postoperative Kontrolle und als Verlaufskontrolle bei Patienten, deren Zustand stabil ist und die keine Kontraindikationen für die Kernspintomographie (z. B. magnetische Metallimplantate) aufweisen.

Der Einsatz *angiographischer* Techniken kann dagegen nicht generell festgelegt werden. Entscheidend sind hier die Qualität der CT-Untersuchungen, die sich er-

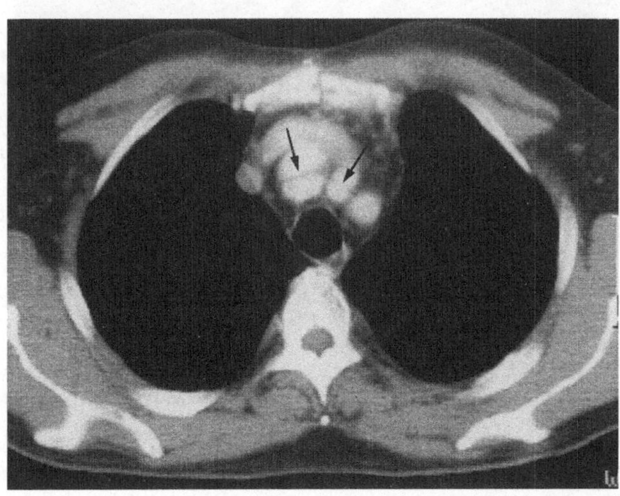

Abb. 6. Schicht oberhalb der Arcus aortae. Ausdehnung der Dissektion auf den Truncus brachiocephalicus und die linke A. carotis communis *(Pfeile)*

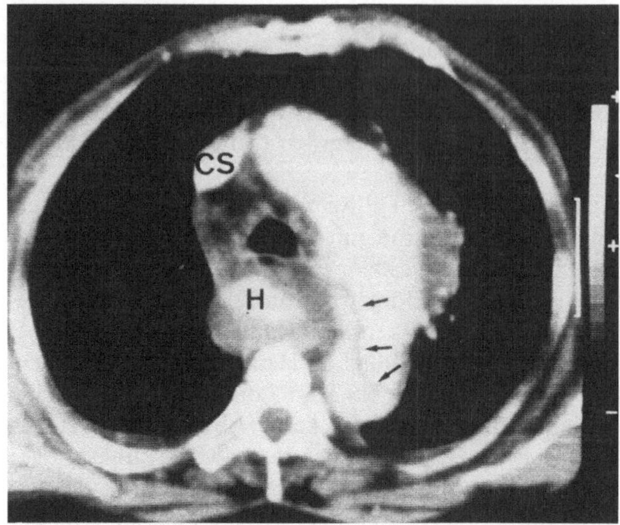

Abb. 7. Aortenruptur bei Dissektion Typ B. Der Beginn der Dissektion *(Pfeile)* im hinteren Arcusbereich ist gut zu erkennen. Es besteht ein mediastinales Hämatom *(H)* hinter der Trachea. *CS* V. cava superior

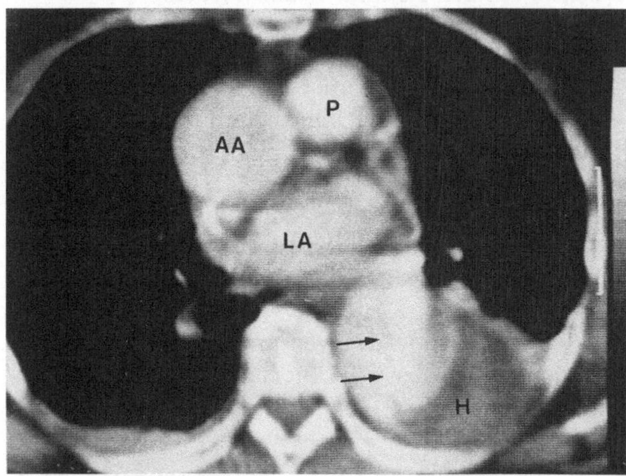

Abb. 8. Aortenruptur bei Aneurysma dissecans Typ B. Aufweitung des Lumens, Dissektion *(Pfeile)* und das etwa 2 Wochen alte Hämatom *(H)* sind gut zu erkennen. *AA* Aorta ascendens. *P* Truncus pulmonalis, *LA* linker Vorhof

gebenden Befunde, der Zustand des Patienten und die Dringlichkeit einer anstehenden Operation. Die Angiographie dürfte immer dann zum Einsatz kommen, wenn unklare CT-Befunde bezüglich des Vorliegens und der Ausdehnung einer Dissektion vorliegen, und wenn die Funktion der Aortenklappe und Stenosen der von der Aorta abgehenden Gefäße mit erfaßt werden müssen.

Literatur

Amparo EG, Hoddick WK, Hricak H, Sollito R, Justich E, Filly RA, Higgins CB (1985) Comparison of magnetic resonance imaging and ultrasonography in the evaluation of abdominal aortic aneurysm. Radiology 154: 451-456

Anderson PE jr, Lorentzen JE (1983) Comparison of computed tomography and aortography in abdominal aortic aneurysms. J Comput Assist Tomogr 7: 670-673

Brecht G, Harder T (1981) Aortenaneurysma und Aortendissektion. Fortschr Röntgenstr 135: 388-398
Brecht G, Lackner K, Brecht T, Thurn P (1979) Das Aortenaneurysma im Computertomogramm. Fortschr Röntgenstr 130: 162-171
Brecht G, Janson R, Schilling G (1980) Das Aneurysma dissecans im Computertomogramm. Fortschr Röntgenstr 132: 343-345
Claussen C, Lochner B (1983) Dynamische Computertomographie. Springer, Berlin, S 43-44
Claussen C, Banzer D, Schmiedel R, Lochner B (1982) Diagnostik des Aortenaneurysmas. Dtsch Med Wschr 107: 370-374
Eagan TJ, Neiman HL, Herman RJ, Malave SR, Sanders JH (1980) Computed tomography in the diagnosis of aortic aneurysm dissection or traumatic injury. Radiology 136: 141-145
Earnest FIV, Muhm JR, Sheedy FP (1979) II. Roentgenographic findings in thoracic aortic dissection. Mayo Clin Proc 54: 43-50
Godwin JD, Herfkens RL, Skioldebrand CG, Federle MP, Lipton MJ (1980) Evaluation of dissection and aneurysm of the thoracic aorta by conventional and dynamic CT scanning. Radiology 136: 125-133
Godwin JD, Turley K, Herfkens RJ, Lipton MJ (1981) Computed tomography for follow-up of chronic aortic dissections. Radiology 139: 655-660
Godwin JD, Breimann RS, Speckmann JM (1982) Problems and pitfalls in the evaluation of thoracic aortic dissection by computed tomography. J Ass Comp Tomogr 6: 750-756
Gross SC, Barr I, Eyler WR, Khaja F, Goldstein S (1980) Computed tomography in dissection of the thoracic aorta. Radiology 136: 135-139
Guthaner DF, Miller DC (1983) Digital substraction angiography of aortic dissection. Amer J Roentgenol 141: 157-161
Heiberg E, Wolverson M, Sundaram M, Connors J, Susman R (1981) CT findings in thoracic aortic dissection. Amer J Roentgenol 136: 13-17
Heiberg E, Wolverson MK, Sundaram M, Shields JB (1985) CT characteristics of aortic atherosclerotic aneurysm versus aortic dissection. J Comput Ass Tomogr 9: 78-83
Herfkens RJ, Higgins CB, Hricak H, Lipton MJ, Crooks LE, Lanzer P, Botvinick E, Brundage B, Sheldon PE, Kaufman L (1983) Nuclear magnetic resonance imaging of the cardiovasculaı system: normal and pathologic findings. Radiology 147: 749-759
Heuser L, Friedmann G, Mödder U (1978) Computertomographischer Nachweis der Aortenaneurysmen. Radiologe 18: 482-486
Lanzer P, Botvinick EH, Schiller NB, Crooks LE, Arakawa M, Kaufman L, Davis PL, Herfkens R, Lipton MJ, Higgins CB (1984) Cardiac imaging using gated magnetic resonance. Radiology 150: 121-127
Larde D, Belloir C, Vasile N, Frija J, Ferrane J (1980) Computed tomography of aortic dissection. Radiology 136: 147-151
Lee JKT, Ling D, Heiken JP, Glazer HS, Sicard GA, Totty WG, Levitt RG, Murphy WA (1984) Magnetic resonance imaging of abdominal aortic aneurysms. Amer J Roentgenol 143: 1197-1202
Machida K, Tasaka A (1980) CT patterns of mural thrombus in aortic aneurysms. J Comput Assist Tomogr 4: 840-842
Moore EH, Webb WR, Verrier ED, Broaddus C, Gamsu G, Amparo E, Higgins CB (1984) MRI of chronic posttraumatic false aneurysms of the thoracic aorta. Amer J Roentgenol 143: 1195-1196
Schneider R, Schörner W, Paeprer H, Langer M, Felix R (1986) Kernspintomographische Darstellung von Aortenaneurysmen. Fortschr Röntgenstr 144: 17-24
Schratter M, Tscholakoff D, Czembirek H, Minar E, Marosi L (1983) Sonographische Probleme bei der Beurteilung von Aneurysmen der Aorta abdominalis. Fortschr Röntgenstr 139: 304-309
Soto B, Harman MA, Ceballos R, Barcia A (1972) Angiographic diagnosis of dissecting aneurysm of the aorta. Amer J Roentgenol 116: 146-154
Taber P, Chang LWM, Campion GM (1979) The left brachiocephalic vein simulating aortic dissection on computed tomography. J Comput Assist Tomogr 3: 360
Thorsen MK, San Dretto MA, Lawson TL, Foley WD, Smith DF, Berland LL (1983) Dissecting aortic aneurysms: accuracy of computed tomography diagnosis. Radiology 148: 773-777

Lunge

W. DÖHRING

Einleitung

Auch nach der Einführung moderner Schnittbildverfahren ist die in zwei Projektionen durchgeführte Röntgenübersichtsdarstellung des Thorax das primäre Untersuchungsverfahren in der bildgebenden Diagnostik der Lunge geblieben; eine Änderung ist nicht in Sicht. Bei strenger Indikationsstellung vermag eine ergänzend durchgeführte Computertomographie wertvolle Zusatzinformationen zu liefern.

Aufnahmetechnische und organspezifische Besonderheiten der pulmonalen Computertomographie

Die derzeitigen und künftigen Einsatzmöglichkeiten der pulmonalen Computertomographie werden vom Grundprinzip des Verfahrens und seiner gerätetechnischen Realisierung, von den anatomischen und physiologischen Besonderheiten der Thoraxorgane, von der angewendeten Untersuchungstechnik und von den Fähigkeiten des Untersuchers zur Beurteilung der aufgezeichneten Befunde bestimmt.

Das Grundprinzip der Computertomographie (HOUNSFIELD 1973; LEDLEY et al. 1974) ermöglicht eine überlagerungsfreie Transversalschnittdarstellung mit hoher Kontrastauflösung; daraus resultiert trotz einer begrenzten Ortsauflösung eine im Vergleich zu den konventionellen Röntgenverfahren meist deutlich verbesserte Detailerkennbarkeit in allen Lungenregionen. Neben bildmäßigen Darstellungen lassen sich vielfältige quantitative Analysen durchführen. Die Abbildungen pulmonaler Veränderungen sind durch eine hohe Sensitivität, oftmals aber nur geringe Spezifität gekennzeichnet. Aufgrund der horizontalen Anordnung des Lagerungstisches, der relativ langen Abtastzeiten der Röhrendetektoreinheit und der fixen Schichtebene gegenüber bewegten Organen sind Untersuchungen nur am liegenden Patienten möglich und nur bei konstanten und reproduzierbaren Atemlagen sinnvoll.

Die für die Indikation, Durchführung und Auswertung der pulmonalen Computertomographie maßgeblichen anatomischen und physiologischen Besonderheiten der Lunge bestehen im wesentlichen darin, daß das Organ von einer stark absorbierenden Brustwand umschlossen ist, daß zwischen lufthaltigen und nichtlufthaltigen Strukturen hohe Absorptionsunterschiede bestehen, daß das Gesamtvolumen der Lunge und die lokale Parenchymdichte von der atemlageabhängigen Belüftung mitbestimmt werden, daß sich die regionale Verteilung der pulmonalen Belüftung und Durchblutung beim Wechsel der Körperlage ändern und daß die totalen Massenschwächungskoeffizienten des Lungengewebes auch unter pathologischen Bedingungen meist weitgehend konstant sind und den entsprechenden Wasserwerten gleichen.

Der Untersuchungsablauf beginnt mit einer digitalen Fächerstrahlprojektionsradiographie zur Festlegung des Schichtbereichs. Die CT-Bilderstellung erfolgt in drei aufeinanderfolgenden Schritten: dem Abtastvorgang, der Rekonstruktion der CT-Matrix und der CT-Bildwiedergabe.

Anhand der gewählten Abtast- und Rekonstruktionsparameter lassen sich eine allgemeine Standardaufnahmetechnik und eine ergänzend einzusetzende hochauflösende Untersuchungstechnik unterscheiden (Tabelle 1). Mit der hochauflösenden Technik werden zur besseren Beurteilbarkeit kleiner Objektdetails die sog. Partialvolumeneffekte gemindert, indem die Bildelementgröße durch Rekonstruktionen geeigneter Bildausschnitte (Zooming) den Abmessungen der interessierenden Objektdetails angeglichen und auch die Schichtdicke objektangepaßt reduziert wird. Entsprechend der Beziehung

$$\text{Bildelementgröße} = \frac{\text{Gesamtmeßfeldgröße}}{\text{Matrixgröße} \times \text{Zoomfaktor}}$$

Tabelle 1. Computertomographische Untersuchungstechniken zur Transversalschnittdarstellung der Lunge

Standardtechnik

- Schichtbereich: gesamte Lunge
  (Festlegung durch digitale Fächerstrahlprojektionsradiographie)
- Schichtdicke: 8-10 mm
- Schichtabstand: aneinandergrenzende Schichtung
- Zoomfaktor: formatfüllende Darstellung
  Abbildung des vollständigen Lungenquerschnitts einschließlich der angrenzenden Brustwandstrukturen
- Kantenaufsteilender Faltungskern (oder Standardkern)
- Untere Nachweisbarkeitsgrenze: 0,6-1,0 mm
  (bei hohen Kontrasten)
- Geometrisches Auflösungsvermögen: 0,8-1,5 mm
  (bei hohen Kontrasten)
- Kontrastauflösung: 2-4 HE

Hochauflösende Technik

- Ausgewählte Schichten (in Ergänzung zur Standardtechnik)
- Schichtdicke: reduziert auf 1-2 mm
- Ausschnittsvergrößerungen: Bildelementgröße ca. 0,2 bis 0,4 mm
  (Matrixgröße $\geq 512 \times 512$, Zoomfaktor 2,5 bis 5 und mehr)
- Kantenaufsteilende Faltungskerne
- Überdurchschnittliches mAs-Produkt
- Untere Nachweisbarkeitsgrenze: (0,1) 0,2-0,4 mm
  (bei hohen Kontrasten)
- Geometrisches Auflösungsvermögen: 0,4-0,8 mm
  (bei hohen Kontrasten)
- Kontrastauflösung: 2-4 HE

ist die Größe der Bildelemente anwenderseitig nur über den Zoomfaktor zu variieren. Je kleiner die Matrixgröße und je größer das Gesamtmeßfeld vorgegeben sind, um so kleiner ist bei einer angestrebten Bildelementgröße der rekonstruierte Bildausschnitt. Bei ausreichendem Kontrast zur Umgebung können auch Strukturen, deren Abmessungen unterhalb der Bildelementgröße liegen, nachweisbar sein; sie werden dann je nach Lage zur Bildmatrix auf 1, 2 oder 4 Matrixelemente projiziert mit einer entsprechenden Kontrastminderung vergrößert und geometrisch verändert abgebildet. Dies bedeutet, daß bei der Computertomographie die Nachweisbarkeitsgrenze pulmonaler Strukturen kleiner sein kann als das geometrische Auflösungsvermögen der Methode. Mit kantenaufsteilenden Filtern lassen sich schärfere Abbildungen erzielen; densitometrische Analysen der Lunge werden dadurch nicht beeinträchtigt, sofern keine Verkalkungen erfaßt werden (DÖHRING 1988).

Das begrenzte Signaldifferenzierungsvermögen des visuellen Systems verlangt, bei der bildmäßigen Darstellung thorakaler Computertomogramme den dargestellten CT-Wertebereich (das sog. Fenster) in seiner Lage und Breite objektangepaßt zu variieren. Dabei ist jeweils individuell zwischen erforderlicher Fensterbreite und notwendiger Kontrastauflösung zu optimieren (Abb. 1); hierbei erweisen sich Farbdarstellungen aufgrund ihrer höheren Anzahl gleichzeitig differenzierbarer Kontrastunterschiede den allgemein üblichen Schwarzweißabbildungen überlegen. Die stärker absorbierenden Strukturen der Brustwand, des Mediastinums und ausgedehnter pathologischer Lungenverdichtungen und die schwächer absorbierende lufthaltige Lunge sind durch unterschiedlich gewählte Fensterlagen

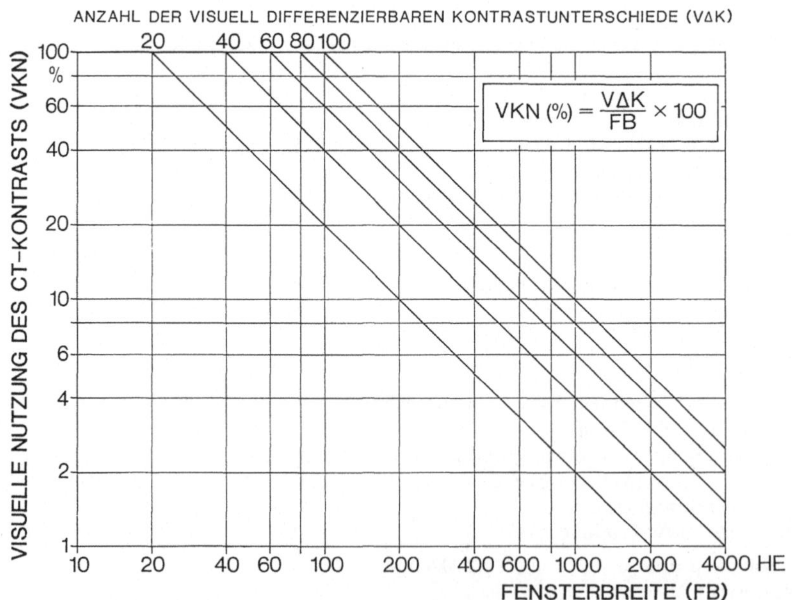

Abb. 1. Visuelle Nutzung der computertomographischen Kontrastauflösung in Abhängigkeit von der vorgegebenen Anzahl der bei Schwarzweiß- und Farbdarstellungen visuell differenzierbaren Kontrastunterschiede und der gewählten Fensterbreite

und Fensterbreiten gesondert abzubilden. Die sog. Doppelfenstertechnik, mit der alle Thoraxanteile in einem Bild gemeinsam betrachtet werden sollen, ist grundsätzlich abzulehnen, da sie Strukturen mit CT-Werten im Übergangsbereich zwischen beiden Fenstern (wie z. B. Pleura, Perikard, Lungenrundherde und teilweise auch disseminierte Lungenparenchymverdichtungen) nicht zu beurteilen gestattet.

Bildmäßige Darstellungen

Die Beurteilung pulmonaler CT-Bilder setzt fundierte Kenntnisse in der Transversalschnittanatomie des Thorax voraus; dies gilt insbesondere für die Hilusregion mit ihren vielfältigen Normvarianten.

Normalbefunde

Während im Röntgenübersichtsbild die Lungengefäße zu den wichtigsten Leitstrukturen zählen, sind es im Computertomogramm vor allem die Bronchialaufzweigungen; ebenso wie in der Projektionsradiographie sind außerdem die Lappenspalten für die anatomische Zuordnung hilfreich.

Mit der *Standardtechnik* (Abb. 2a) lassen sich die Bronchien bis zu den Segmentbronchien, teilweise sogar bis zu den Subsegmentbronchien herab identifizieren (NAIDICH et al. 1980a, 1981, WEBB et al. 1981, DÖHRING 1983, 1988). Die schräg zur Schichtebene verlaufenden großen Lappenspalten erscheinen als gefäßfreie Bänder, das in der Schichtebene verlaufende Nebenseptum als gefäßfreies

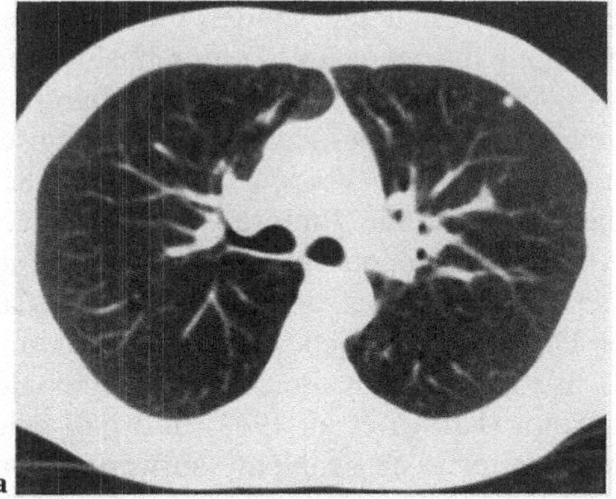

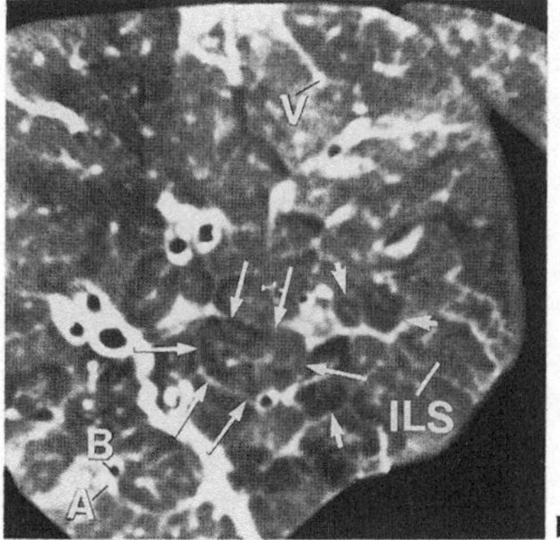

Abb. 2a, b. Computertomographische Darstellungen der Lunge bei unterschiedlichen Aufnahmetechniken. **a** Standardtechnik: Transversalschnitt in Höhe des rechten Oberlappenbronchus. Kleine subpleurale Metastase eines Hodenkarzinoms im anterioren Segment des linken Oberlappens. **b** Hochauflösende Technik (Schichtdicke 2 mm, Matrixgröße 512 × 512, Zoomfaktor 5, kantenbetonender Faltungskern): Menschliches, belüftet formalinfixiertes Lungenpräparat. Lobulus (——►), Azini (➧), interlobuläres Septum *(ILS)*, peripherer Bronchus *(B)*, periphere Arterie *(A)*, periphere Vene *(V)*

Areal. Die periphere viszerale und parietale Pleura sind normalerweise nicht abzugrenzen. Die Lungengefäße werden bis in die subpleurale Mantelzone dargestellt, wobei die Arterien in Begleitung der zugehörigen Bronchien bis zu ihren Segment- und Subsegmentästen identifiziert werden können und die weniger konstant angeordneten, von den Bronchien getrennt laufenden Venen meist nur zentral im Lungenkern sicher zu benennen sind.

Mit der *hochauflösenden Technik* (vgl. Abb. 2b) konnten erhebliche Fortschritte in der pulmonalen Computertomographie erzielt werden: Sie ermöglicht, einzelne Lobuli und Azini abzugrenzen, und gestattet, arterielle Gefäße von ca. 0,2 mm Weite, Bronchialaufzweigungen von ca. 2 mm Außendurchmesser und interlobuläre Septen mit ihren Venen bei mehr als 0,1 mm Dicke, meist als verbreiterte Strukturen dargestellt, noch zu erkennen (MURATA et al. 1986).

Pathologische Veränderungen

Pathologische Lungenveränderungen lassen sich computertomographisch an den Bronchien, den größeren Gefäßen, den Lymphknoten, dem Lungenparenchym und der Pleura nachweisen (DÖHRING 1983, NAIDICH et al. 1984, DÖHRING 1988).

Bronchusveränderungen

Die darstellbaren Bronchusveränderungen umfassen Verziehungen und Abdrängungen der Bronchialaufzweigungen, gröbere Infiltrationen der Bronchialwand sowie Einengungen und Erweiterungen des Bronchiallumens (NAIDICH et al. 1980b).

Chronische Bronchitiden treten nur bei fortgeschrittenen Wandunregelmäßigkeiten und Wandverdickungen in Erscheinung. Bronchiektasen sind luftgefüllt gut zu erkennen, sekretgefüllt aber vielfach nicht von Gefäßen zu unterscheiden. Bronchogene Zysten können bei eingedicktem Inhalt mit soliden Geschwülsten verwechselt werden. Eine Dignitätsabschätzung bronchogener Tumoren ist nur bei eindeutigen Malignitätskriterien möglich (Abb. 3a, b). Die Computertomographie gehört zu den zuverlässigsten Verfahren zur TNM-Klassifikation des histologisch gesicherten Bronchialkarzinoms (MÜLLER et al. 1981, VOCK u. HAERTEL 1981). Allerdings ist einschränkend zu bemerken, daß zentrale Tumoren sich auch nach Kontrastmittelgabe nicht immer von einer poststenotischen Atelektase, einer Obturationspneumonie und vergrößerten Lymphknoten abgrenzen lassen, daß tumornahe Pleuraverdickungen in ihrer Dignität nicht sicher einzuschätzen sind (PENNES et al. 1985, KRESTIN et al. 1986), daß die Beurteilung regionaler Lymphknoten Schwierigkeiten bereiten kann (KÖNIG et al. 1983) und daß gelegentlich auch Fernmetastasen differentialdiagnostische Probleme aufwerfen können.

Gefäßveränderungen

Bei den zentralen Lungengefäßen lassen sich Erweiterungen, Hypoplasien und Aplasien meist schon mit Nativaufnahmen ausreichend beurteilbar darstellen; zum Nachweis von Kompressionen, Wandinfiltrationen und Verlegungen der

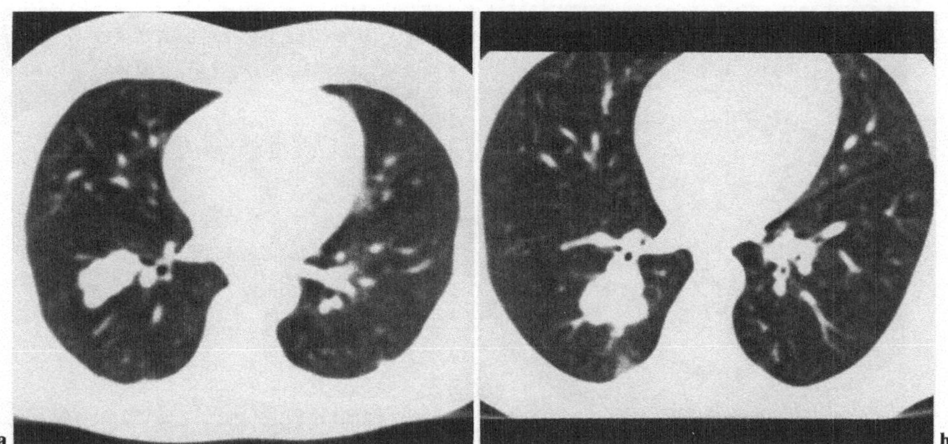

Abb. 3a, b. Bronchustumoren. **a** Adenom; **b** Peripheres kleinzelliges Karzinom

hilusnahen Gefäße sollte ein angiographisches Kontrastmittel appliziert werden (Abb. 4a; GODWIN u. WEBB 1981). Des weiteren sind arteriovenöse Aneurysmen, anomale Gefäßverläufe und die atypischen Gefäße des Lungensequesters oftmals erst nach einer Kontrastmittelgabe klar zu erkennen. Das begrenzte geometrische Auflösungsvermögen der Computertomographie schränkt die Beurteilung der peripheren Lungengefäße ein. Minderperfusionen führen zu einer reduzierten Darstellung kleiner Gefäße und zu einer Dichteminderung des betroffenen Parenchyms (Abb. 4b).

Lymphknotenvergrößerungen

Vergrößerungen der (intra)pulmonalen Lymphknoten sind computertomographisch nicht von anderweitigen Lungenrundherden zu unterscheiden. Im Nachweis mäßig ausgeprägter bronchopulmonaler Lymphknotenvergrößerungen (Abb. 5a) ist die Computertomographie der Verwischungstomographie und der Kernspintomographie unterlegen, sofern zur Abgrenzung der Gefäße kein Kontrastmittel benutzt wird; hingegen gelingt der Nachweis mediastinaler Lymphknotenvergrößerungen (Abb. 5b) auch ohne Kontrastmittelgabe mit hoher Zuverlässigkeit (MÜLLER et al. 1981, KÖNIG et al. 1983, WEBB et al. 1985, KÖNIG et al. 1986).

Parenchymveränderungen

Die computertomographisch erfaßbaren Erkrankungen des Lungengewebes lassen sich in Parenchymveränderungen, die mit einer Dichteminderung einhergehen, und in Parenchymveränderungen, die zu einer Dichteerhöhung führen, unterteilen, wobei jeweils umschriebene und ausgedehnte bzw. disseminierte Dichteänderungen zu unterscheiden sind (DÖHRING 1988).

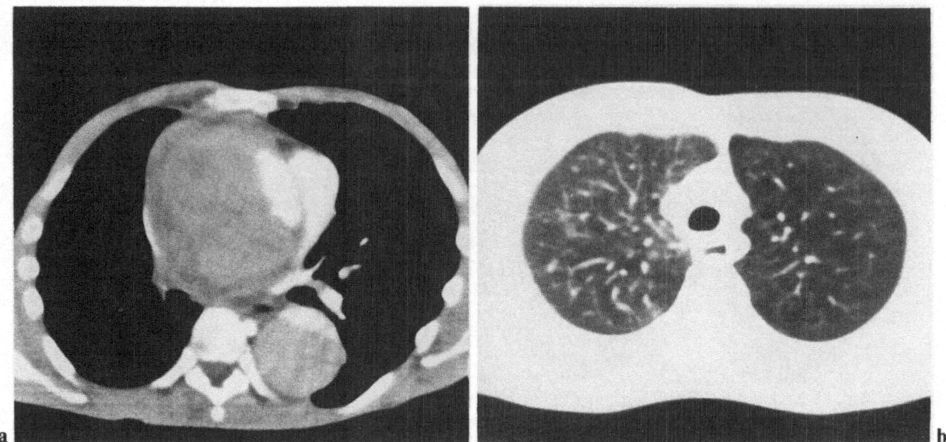

Abb. 4a, b. Lungengefäßveränderungen. **a** Kompression der kontrastierten zentralen Pulmonalarterien infolge einer insuffizienten Aortenprothese bei Aortendissektion. **b** Minderperfusion der linken Lunge durch ein zentrales obstruierendes Bronchialkarzinom

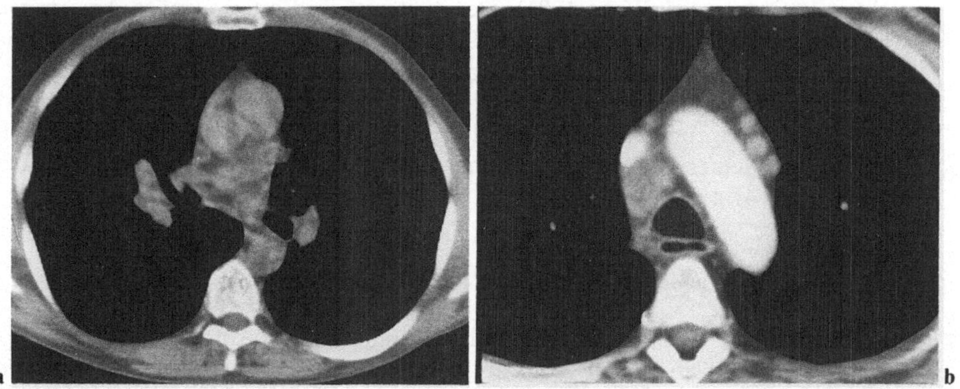

Abb. 5a, b. Lymphknotenvergrößerungen. **a** Vergrößerte bronchopulmonale Lymphknoten **b** Vergrößerte mediastinale (superiore tracheobronchiale und aortale) Lymphknoten mit mäßiger Abdrängung der kontrastierten Vena cava superior

Umschriebene Dichteminderungen

Zu den umschriebenen Dichteminderungen der Lunge zählen regionale Überblähungen, lokale Destruktionen und die verschiedenartigen Hohlraumbildungen. Sie alle lassen sich computertomographisch nach Anzahl, Lokalisation, Größe, Form, Inhalt und Reaktion des umgebenden Gewebes beschreiben. Bei den Hohlraumbildungen sind außerdem Angaben über Dicke, Dichte, Innenkontur und Außenkontur der Wandung sowie über die zentrische oder exzentrische Lage des Hohlraums möglich (Abb. 6a); eine differentialdiagnostische Wertung der Hohlraumbildungen ist jedoch nur mit Vorbehalten zu treffen (HEITZMAN 1984).

Ausgedehnte Dichteminderungen

Die ausgedehnten Dichteminderungen der Lunge umfassen das reversible Volumen pulmonum auctum und die verschiedenen Formen des irreversiblen Emphysems. Gegenüber den herkömmlichen Röntgenaufnahmeverfahren ermöglicht die Computertomographie, das panlobuläre, das paraseptale, das irreguläre und das bullöse Emphysem frühzeitiger und vollständiger zu erfassen und auch das zentrilobuläre Emphysem mit seinen wenige Millimeter großen, vor allem in den kranialen Lungenabschnitten überwiegend zentriazinär angeordneten Überblähungen zu erkennen (Abb. 6b, c; FOSTER et al. 1986).

Umschriebene Dichteerhöhungen

Zu den umschriebenen Dichteerhöhungen gehören Dystelektasen, Atelektasen, pneumonische Infiltrate, die Strahlenpneumonitis und Strahlenfibrose, anderweitige narbige Parenchymschrumpfungen, Infarkte, abgekapselte Interlobärergüsse und die solitären Lungenrundherde unterschiedlicher Ätiologie.

Aufgrund der Transversalschnittdarstellung sind auch die durch pleurale Adhäsionen sich im Röntgenübersichtsbild atypisch darstellenden Atelektasen anatomisch sicher zuzuordnen (Abb. 6d).

Solitäre Lungenrundherde lassen sich mit großer Zuverlässigkeit nachweisen und genau lokalisieren (Abb. 6e, f, MUHM et al. 1977). Gegenüber herkömmlichen Röntgenaufnahmeverfahren gelingt bei der hochauflösenden Untersuchungstechnik eine Dignitätsabschätzung mit größerer, aber nicht 100%iger Sicherheit (SIEGELMAN et al. 1986, ZERHOUNI et al. 1986):

Ein solitärer Rundherd, der zentrale oder diffuse Verkalkungen zeigt, ist mit hoher Wahrscheinlichkeit benigne, wenn die Verkalkungen repräsentative CT-Werte von über 164 HE aufweisen oder in zwei aneinandergrenzenden Schichten eine Fläche von mindestens 10% des Rundherdquerschnitts einnehmen und wenn der Rundherd dabei zugleich kleiner als 2 cm ist und glatt oder lobuliert berandet erscheint. Ausnahmen bilden vor allem die verkalkten Metastasen des osteogenen Sarkoms, des papillären Schilddrüsenkarzinoms und des Ovarialkarzinoms.

Bei exzentrischen Verkalkungen oder spitzen Ausläufern der Randkontur ist eine Benignität nur dann noch mit geringer Wahrscheinlichkeit anzunehmen, wenn die Rundherdgröße unter 1,5 cm liegt.

Sind Verkalkungen nicht mehr zu erkennen oder bestehen exzentrische Verkalkungen und gleichzeitig spitze Ausläufer der Randkontur oder finden sich zentrale Verkalkungen, spitze Ausläufer und eine Rundherdgröße von 1,5 cm und mehr, dann ist eine Dignitätsabschätzung nicht mehr möglich.

Disseminierte Dichteerhöhungen

Die disseminierten Parenchymverdichtungen der Lunge lassen sich in überwiegend alveoläre, interstitielle und noduläre Veränderungen unterteilen (Abb. 6g–i; HEITZMAN 1984). Sie werden mit der Computertomographie naturgetreuer dargestellt als mit herkömmlichen Röntgenaufnahmeverfahren, wobei sie zugleich mit vielfältigeren Abbildungsmustern in Erscheinung treten, frühzeitiger zu erkennen sind, in ihrer Ausbreitung vollständiger erfaßt werden können und namentlich bei zusätzlich angewendeter hochauflösender Untersuchungstechnik eine differenziertere Beurteilung erlauben (KREEL 1982, NAIDICH et al. 1984; BERGIN u. MÜLLER 1985; NAKATA et al. 1985, MURATA et al. 1986; DÖHRING 1988).

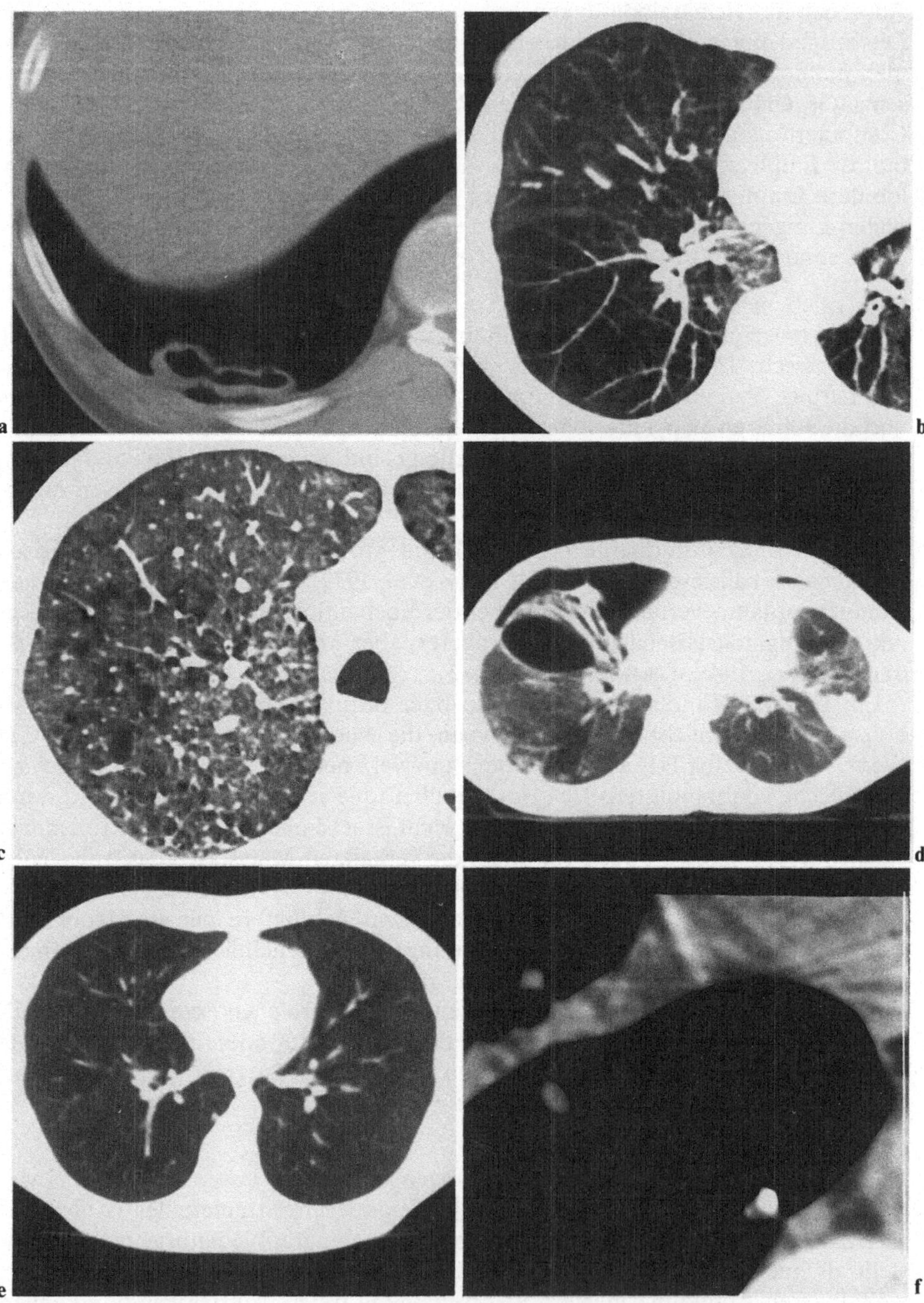

Abb. 6a–i. Lungenparenchymveränderungen. **a** Umschriebene Dichteminderung: konfluierende Rheumaknoten mit Hohlraumbildungen. **b, c** Ausgedehnte Dichteminderungen: panlobuläres Emphysem (**b**), zentrilobuläres Emphysem (**c**). **d–f** Umschriebene Dichteerhöhungen: adhärente Mittellappenatelektase (**d**); solitäre Metastase eines osteogenen Sarkoms im dorsobasalen Segment des rechten Unterlappens, in Standardtechnik (**e**) und in hochauflösender Technik (**f**) dargestellt

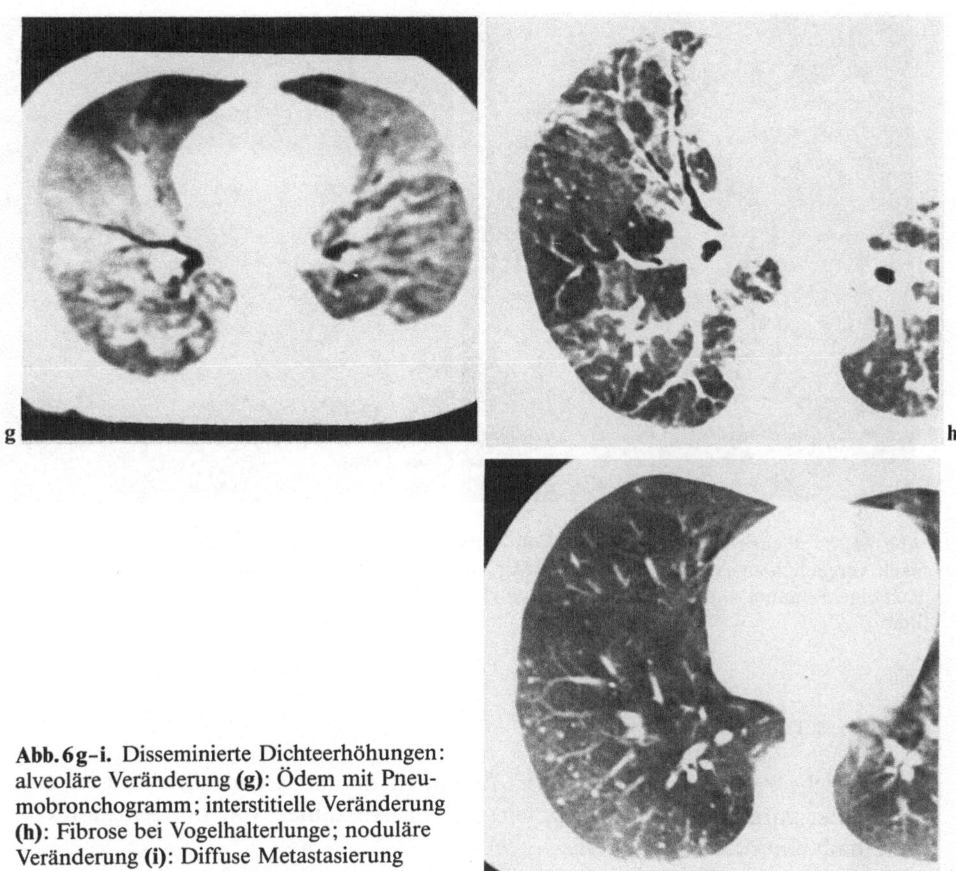

Abb. 6g–i. Disseminierte Dichteerhöhungen: alveoläre Veränderung (**g**): Ödem mit Pneumobronchogramm; interstitielle Veränderung (**h**): Fibrose bei Vogelhalterlunge; noduläre Veränderung (**i**): Diffuse Metastasierung eines follikulären Schilddrüsenkarzinoms

Pleuraveränderungen

Ein Pneumothorax, Pleuraergüsse sowie pleurale Verdickungen und Verkalkungen sind computertomographisch schon bei geringer Ausprägung eindeutig nachweisbar. Bei Pleuraergüssen kann zwischen Transsudat und Exsudat unterschieden und frisches Blut erkannt werden; mit Kontrastmittelinjektionen lassen sich Kammerungen besser beurteilen und ausschließen (vgl. Abb. 7a). Eine Dignitätsbeurteilung pleuraler Verdickungen ist oftmals nicht möglich. Ausgedehnte Befunde können vollständiger erfaßt und sicherer zugeordnet werden als mit herkömmlichen Röntgenverfahren (vgl. Abb. 7b).

Quantitative Untersuchungen

Bei den quantitativen computertomographischen Untersuchungen der Lunge sind numerische, geometrische und densitometrische Analysen zu unterscheiden.

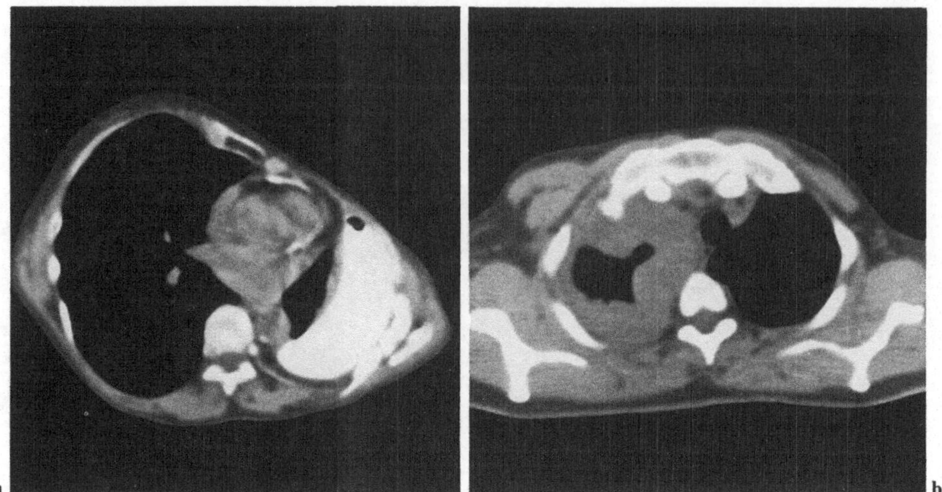

Abb. 7 a, b. Pleuraveränderungen. **a** Von derber Schwiele umgebener linksseitiger Pleuraerguß nach vergeblichem Aspirationsversuch. Mit einer intrapleuralen Kontrastmittelapplikation ließ sich eine Kammerung des Ergusses ausschließen. **b** Die linke Lunge umwachsendes Mesotheliom

Numerische Analysen

Numerische Analysen bestehen im Auszählen interessierender Strukturen innerhalb einer vorgegebenen Region, wie z. B. im Auszählen von Lungenrundherden innerhalb eines Lungenlappens.

Geometrische Analysen

Die geometrischen Analysen umfassen Längen-, Flächen-, Volumen- und Winkelmessungen. Zu beachten ist, daß die Abbildungsgröße vor allem kleiner Objektdetails mit großen Absorptionsunterschieden zur Umgebung aufgrund des begrenzten geometrischen Auflösungsvermögens der Computertomographie von der Wahl des Fensters abhängt (Döhring 1985). So stellen sich beispielsweise Lungenrundherde mit abnehmender Fensterlage zunehmend größer dar; mit abnehmender Fensterbreite erscheinen sie zunehmend schärfer konturiert.

Densitometrische Analysen

Densitometrische Untersuchungen der Lunge werden zur Gewebedifferenzierung und zur quantitativen Analyse der regionalen Belüftung durchgeführt. Dabei lassen sich neben CT-Werten und CT-Quotienten auch die physikalische Lungendichte, der Anteil an luftfreiem Lungengewebe und der absolute Gasgehalt des respiratorischen Parenchyms angeben (Tabelle 2; Döhring u. Linke 1979, 1986). Für pulmonale Belüftungsanalysen ist ein Zwei-Spektren-Verfahren nicht erfor-

Tabelle 2. Meßgrößen bei computertomographischen Belüftungsanalysen der Lunge

1. CT-Wert (Hounsfield-Einheit)

$$CT = \frac{\bar{\mu} - \bar{\mu}_{H_2O}}{\bar{\mu}_{H_2O}} \cdot 1000$$

$\bar{\mu}$ = effektiver, die Aufhärtungseffekte berücksichtigender Schwächungskoeffizient eines Volumenelements der CT-Matrix

$\bar{\mu}_{H_2O}$ = entsprechender effektiver Schwächungskoeffizient des Wassers

2. CT-Quotient

$$CTQ = \frac{\bar{\mu}}{\bar{\mu}_{H_2O}} \cdot 1000 \text{ bzw. } CT = CT + 1000$$

3. Physikalische Lungendichte

$$\rho_L(\text{mg/cm}^3) = \varphi_L(\bar{E}) \cdot CTQ_L$$

CTQ_L = CT-Quotient der Lunge

$\varphi_L = \left[\left(\frac{\bar{\mu}}{\rho}\right)_{H_2O} \Big/ \left(\frac{\bar{\mu}}{\rho}\right)_L\right] \cdot \frac{\rho_{H_2O}\ (\text{mg/cm}^3)}{1000}$ ($\approx$ 1,0 bei effektiven Strahlungsenergien $\bar{E}$ zwischen 60 und 80 keV)

$\left(\frac{\bar{\mu}}{\rho}\right)_{H_2O}$, $\left(\frac{\bar{\mu}}{\rho}\right)_L$ = effektiver totaler Massenschwächungskoeffizient des Wassers und der Lunge

ρ_{H_2O} = Dichte des Wassers

4. Anteil des luftfreien Lungengewebes

$$T\,(\%) = \frac{CTQ_L}{CTQ_t} \cdot 100$$

$CTQ_t \approx 1060$, CT-Quotient des luftfreien Lungengewebes

5. Pulmonaler Gasgehalt

$$G\,(\%) = \left(1 - \frac{CTQ_L}{CTQ_t}\right) \cdot 100$$

derlich, da die Energieabhängigkeit der CT-Werte des nichtverkalkten Lungengewebes und des Wassers im Bereich der computertomographisch relevanten Strahlenenergien zu vernachlässigen ist (DÖHRING 1988). Mit einer digitalen Maskentechnik läßt sich das respiratorische Parenchym aus thorakalen Computertomogrammen isolieren, wodurch störende Einflüsse bronchovaskulärer Strukturen auf die Belüftungsanalyse verhindert werden (Abb. 8a, b; DÖHRING u. LINKE 1979, 1986). Xenoninhalationen ermöglichen, Inhomogenitäten der Ventilationsverteilung zu erfassen (HERBERT et al. 1982).

Künftiger Stellenwert der pulmonalen Computertomographie

Sonographie, Kernspintomographie und digitale Verwischungstomographie werden auch in Zukunft die Computertomographie in der bildgebenden Diagnostik pulmonaler Erkrankungen nicht ersetzen können. Die Sonographie ermöglicht

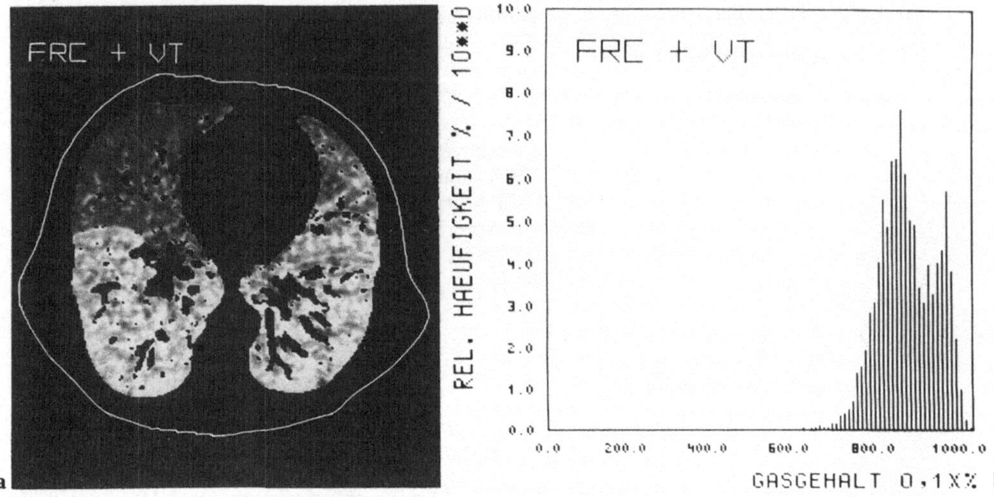

Abb. 8a, b. Quantitative computertomographische Belüftungsanalyse bei chronisch obstruktiver Lungenerkrankung mit überwiegender Überblähung des Mittellappens. Die Untersuchung erfolgte nach normaltiefer Inspiration (*FRC+ VT; FRC* funktionelle Residualkapazität, *VT* Atemzugvolumen). **a** Mittels digitaler Maskentechnik isoliertes respiratorisches Parenchym. **b** Relative Häufigkeitsverteilung des regionalen Gasgehalts der isolierten Lungenschicht

zwar eine differenziertere Beurteilung pleuraler Veränderungen; an der Lunge ist das Verfahren jedoch aufgrund der Totalreflexion des Ultraschalls an lufthaltigem Gewebe nur bei luftfreien, der Brustwand anliegenden Prozessen einzusetzen. Die Kernspintomographie erlaubt eine zuverlässigere Bewertung der Lungenhili; zur Untersuchung des Lungenparenchyms aber ist sie wegen der geringen Protonendichte des belüfteten Lungengewebes nur wenig geeignet. Die digitale Verwischungstomographie wird an Bedeutung gewinnen, wobei die gleichzeitige Darstellung sich überlagernder Strukturen die anatomische Zuordnung der Befunde erleichtern kann; in der Abbildung der Lungenfeinstruktur aber wird sie nicht konkurrieren können.

Die derzeitigen Möglichkeiten der Computertomographie sind vor allem in der Diagnostik disseminierter Lungenparenchymerkrankungen noch nicht ausreichend genutzt worden. Bei künftigen Entwicklungen kommerzieller Systeme wären kürzere Abtastzeiten und simultane Aufnahmen mehrerer aneinandergrenzender Transversalschnitte wünschenswert; außerdem wären speziell bei der Lunge Untersuchungen auch am aufrechten Patienten von Interesse.

Literatur

Bergin CJ, Müller NL (1985) CT in the diagnosis of interstitial lung disease. Am J Roentgenol 145: 505-510

Döhring W (1983) Lungs. In: Jeanmart L, Baert AL, Wackenheim A (eds) Atlas of Pathological Computer Tomography. Vol 3. Computer Tomography of Neck, Chest, Spine and Limbs. Springer, Berlin Heidelberg New York, pp 19-43

Döhring W (1985) Qualitätskriterien bei der thorakalen Computertomographie. In: Stender H-St, Stieve F-E (eds) Qualitätssicherung in der Röntgendiagnostik. Thieme, Stuttgart New York, S 92-108

Döhring W (1988) Computertomographie der Lunge. In: Frommhold W, Dihlmann W, Stender H-St, Thurn P (Hrsg) Lunge, Pleura Thoraxwand. Schinz: Radiologische Diagnostik in Klinik und Praxis. Band I/2. Thieme, Stuttgart New York

Döhring W, Linke G (1979) Die Grundlagen der quantitativen pulmonalen Computer-Tomographie. Fortschr Röntgenstr 130: 133-143

Döhring W, Linke G (1986) Ein Programmsystem zur quantitativen Auswertung von Computertomogrammen unter Anwendung einer digitalen Maskentechnik zur Isolierung interessierender Organe und Organbereiche aus der CT-Wertematrix. Fortschr Röntgenstr 144: 135-148

Foster WL, Jr, Pratt PC, Roggli VL, Godwin JD, Halvorsen RA, Jr, Putman CE (1986) Centrilobular Emphysema: CT-pathologic correlation. Radiology 159: 27-32

Godwin JD, Webb WR (1981) Dynamic computed tomography in the evaluation of vascular lung lesions. Radiology 138: 629-635

Heitzman ER (1984) The lung. 2nd edn, Mosby, St Louis

Herbert DL, Gur D, Shabason L, Good WF, Rinaldo JE, Snyder JV, Borovetz HS, Mancini MC (1982) Mapping of human local pulmonary ventilation by Xenon enhanced computed tomography. J Comput Assist Tomogr 6: 1088-1093

Hounsfield GN (1973) Computerized transverse axial scanning (tomography): Part I. Description of system. Br J Radiol 46: 1016-1022

König R, van Kaick G, Lüllich G, Vogt-Moykopf I (1983) Computertomographische Beurteilung mediastinaler Lymphknoten beim Bronchialcarcinom. Fortschr Röntgenstr 138: 682-688

König R, Gademan G, van Kaick G, Zabel J, Lorenz WJ, Vogt-Moykopf I (1986) Magnetresonanztomographie (MRT) und Computertomographie (CT) bei Bronchialcarcinomen. Fortschr Röntgenstr. 144: 377-383

Kreel L (1982) Computed tomography of interstitial pulmonary disease. J Comput Assist Tomogr 6: 181-199

Krestin GP, Bohndorf K, Walgenbach S, Mödder U, Junginger T (1986) Pleurainfiltration bei peripheren Bronchialcarcinomen (BC). Ist die Computertomographie zuverlässig? Fortschr Röntgenstr 144: 384-387

Ledley RS, DiChiro G, Luessenhop AJ, Twigg HL (1974) Computerized transaxial X-ray tomography of the human body. Science 186: 207-212

Müller HA, Kaick van G, Schaaf J, Lüllig H, Vogt-Moykopf I, Delphendahl A (1981) Präoperatives Staging des Bronchialcarcinoms: Wertigkeit der Computertomographie im Vergleich zur konventionellen Radiologie. Fortschr Röntgenstr 134: 601-607

Muhm JR, Brown LR, Crowe JK (1977) Detection of pulmonary nodules by computed tomography. Am J Roentgenol 128: 267-270

Murata K, Itoh H, Todo G, Kanaoka M, Noma S, Itoh T, Furata M, Asamoto H, Torizuka K (1986) Centrilobular lesions of the lung: Demonstration by high-resolution CT and pathologic correlation. Radiology 161: 641-645

Naidich DP, Terry PB, Stitik FP, Siegelman SS (1980a) Computed tomography of the bronchi: 1. Normal anatomy. J Comput Assist 4: 746-753

Naidich DP, Stitik FP, Khouri NF, Terry PB, Siegelman SS (1980b) Computed tomography of the bronchi: 2. Pathology. J Comput Assist Tomogr 4: 754-762

Naidich DP, Khouri NF, Scott WW, Jr, Wang K-P, Siegelman SS (1981) Computed tomography of the pulmonary hila: 1. Normal anatomy. J Comput Assist Tomogr 5: 459-467

Naidich DP, Zerhouni EA, Siegelman SS (1984) Computed tomography of the thorax. Raven Press, New York

Nakata H, Kimoto T, Nakayama T, Kido M, Miyazaki N, Harada S (1985) Diffuse peripheral lung disease: Evaluation by high-resolution computed tomography. Radiology 157: 181-185

Pennes DR, Glazer GM, Wimbish KJ, Gross BH, Long RW, Orringer MB (1985) Chest wall invasion by lung cancer: limitations of CT evaluation. Am J Roentgenol. 144: 507-511

Siegelman SS, Khouri NF, Leo FP, Fishman EK, Braverman RM, Zerhouni EA (1986) Solitary pulmonary nodules: CT assessment. Radiology 160: 307-312

Vock P, Haertel M (1981) Die Computertomographie zur Stadieneinteilung des Bronchialkarzinoms. Fortschr Röntgenstr 134: 131-135

Webb WR, Glazer G, Gamsu G (1981) Computed tomography of the normal pulmonary hilum. J Comput Assist Tomogr 5: 476-484

Webb WR, Jensen BG, Sollitto R, de Geer G, McCowin M, Gamsu G, Moore E (1985) Bronchogenic carcinoma: staging with MR compared with staging with CT and surgery. Radiology 156: 117-124

Zerhouni EA, Stitik FP, Siegelman SS, Naidich DP, Sagel SS, Proto AV, Muhm JR, Walsh JW, Martinez CR, Heelan RT, Brantly P, Bozeman RE, Disantis DJ, Ettenger N, McCauley D, Aughenbaugh GL, Brown LR, Miller WE, Litt AW, Leo FP, Fishman EK, Khouri NF (1986) CT of the pulmonary nodule: A cooperative study. Radiology 160: 319-327

Abdomen

Ösophagus und Magen

G. Grosser, B. Wimmer und G. Ruf

Die Einführung der Computertomographie ermöglichte es erstmals, den Körperquerschnitt als überlagerungsfreies Schnittbild darzustellen. Während mit der Röntgendoppelkontrastuntersuchung und der Endoskopie lediglich die endoluminale Ausdehnung von Ösophagus- und Magentumoren beurteilt werden kann, zeigt die Computertomographie auch die extramurale Tumorausdehnung sowie deren Beziehung zu Nachbarorganen.

Da die Längsachse des *Ösophagus* rechtwinklig zum Strahlenbündel verläuft, bieten sich für die Computertomographie günstige Untersuchungsbedingungen. Vor jedem CT-Schnitt wird das Ösophaguslumen kontrastiert, indem der Patient über einen Schlauch aus einem Trinkgefäß verdünnte Kontrastmittellösung zu sich nimmt. Die Untersuchung erfolgt in 8-mm-Schnitten unter Bildvergrößerung des hinteren Mediastinums.

Der Ösophagus stellt sich in der Regel als dünnwandige Ringstruktur dar. Die Wandstärke sollte 3-5 mm nicht überschreiten (Balfe et al. 1981, Dancygier u. Classen 1987). Gegenüber Nachbarstrukturen ist er durch interstitielle Fettlager gewöhnlich gut abgrenzbar.

Die häufigste Indikation zur Computertomographie des Ösophagus stellt bei uns das präoperative Staging von Ösophaguskarzinomen dar. Der Chirurg will wissen, ob das Karzinom resezierbar ist, ob eine stumpfe, abdominozervikale Resektion möglich oder ob mit einem erweiterten thorakoabdominellen Eingriff zu rechnen ist.

Unabdingbare Voraussetzung für die Computertomographie ist der Ösophagusbreischluck, mit dem die Höhenlokalisation gesichert wird und der in den meisten Fällen bereits Hinweise auf die Artdiagnose gibt. Im Computertomogramm stellen sich Neoplasien als Wandverdickungen dar. Dies sind jedoch nur unspezifische Zeichen, die sowohl durch benigne Läsionen wie Entzündungen oder Ösophagusvarizen als auch durch maligne Prozesse verursacht werden können (Grosser et al. 1985b, Halber et al. 1979). Deshalb wird zu jeder Untersuchung die histologische Sicherung gefordert. Das gleiche gilt auch für den Magen.

Vor Einführung der Computertomographie versuchte man anhand des Breischluckes, der Ösophagoskopie sowie mit Hilfe von Bronchoskopie, Mediastinoskopie und Azygographie Hinweise über Tumorausdehnung und Operabilität zu erhalten. Tiefe Ulzerationen, Fistelbildungen, Abknickungen und Ösophaguslängsachse im Breischluck oder Verschlüsse bzw. Impressionen des Azygosvenensystems boten Hinweise auf das Vorliegen von Umgebungsinfiltrationen und galten als Zeichen der Inoperabilität (Grosser et al. 1982, Mori et al. 1979, Schild et al. 1984). Anhand von 74 Patienten, die operiert und/oder obduziert wurden, konnten wir zeigen, daß die herkömmlichen Untersuchungsverfahren eher zu einer Unterschätzung des Tumorstadiums führen. Dies traf in 59,6% der Fälle zu. Unter Einbeziehung der Computertomographie in das Staging konnte die exakte Bestimmung des T-Stadiums von 37,8% (28/74) auf 83,7% (62/74) gesteigert werden (GROSSER et al. 1985c, RUF et al 1985a).

Die lokale Resektabilität der Ösophaguskarzinome wird durch das Ausmaß der Umgebungsinfiltration bestimmt. Limitierend sind Infiltrationen von Aorta und Trachea (GROSSER et al. 1985c, RUF et al. 1985a). Als Zeichen einer Infiltration gilt der Verlust der interstitiellen Fettlager und der Kontakt zwischen tumorös verdickter Ösophaguswand und benachbarter Organstruktur. Nach PICUS et al. (1983) soll bei einer Tumorkontaktfläche, die bis zu 45° der Aortenzirkumferenz einnimmt, eine Aorteninfiltration nicht zu erwarten sein. Bei einer Kontaktfläche von 60°-75° im CT-Schnittbild sei eine Infiltration der Aorta nicht sicher, während ab einer Kontaktzone von 90° auf jeden Fall eine Infiltration vorliege. Zur Operationsplanung reicht jedoch die von PICUS et al. (1983) vorgeschlagene Beurteilung der Aorteninfiltration nicht aus. Als entscheidend erwies sich die axiale Tumorkontaktstrecke. Die Operations- und Obduktionsbefunde zeigten, daß eine stumpfe Ösophagusdissektion dann unmöglich war, wenn im Computertomogramm der abgrenzende Fettstreifen zur Aorta auf mehr als 3 konsekutiven Schnitten fehlte, unabhängig vom Kontaktwinkel (GROSSER et al. 1985c, RUF et al. 1985a). (Abb. 1)

Als sichere Kriterien einer Infiltration des Trachobronchialsystems erwiesen sich tumorbedingte Impressionen der Pars membranacea, eine unregelmäßige

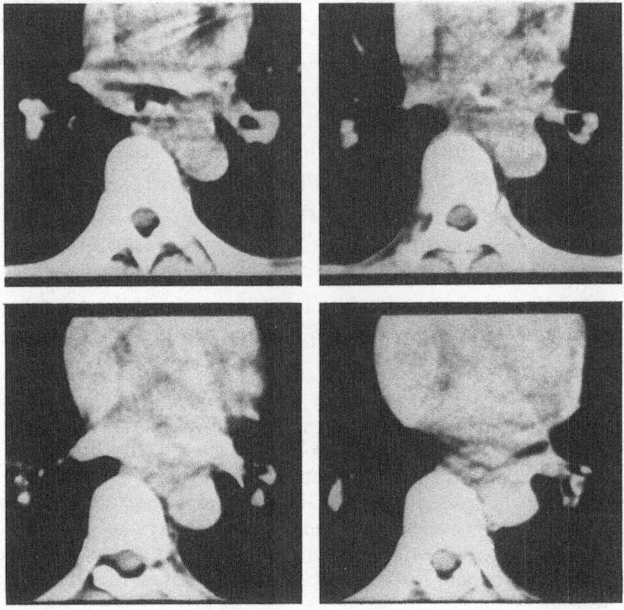

Abb. 1. Zirkulär wachsendes, stenosierendes Ösophaguskarzinom auf den 4 aufeinander folgenden 8 mm-Schnittbildern von der Aorta nicht abgrenzbar. Obduktion: Tumor nicht mobilisierbar. Histologisch: Infiltration von Adventitia und Media

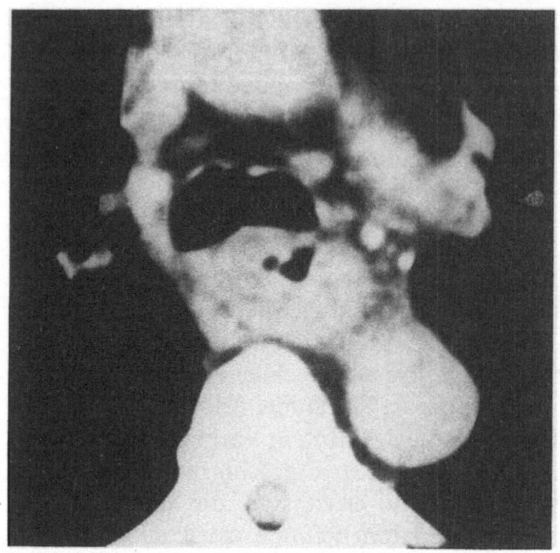

Abb. 2. Ösophaguskarzinom mit asymmetrischer Impression der Tracheahinterwand. Obduktion: Infiltration der Trachea

Begrenzung des Trachealumens sowie die Ummauerung der Stammbronchen. Der bloße Tumorkontakt zur Tracheahinterwand reicht zu einer Diagnose nicht aus. Bei einem Tumorkontakt mit der Trachea auf einem CT-Schnitt ist in der Regel eine Resektion möglich. Der Erfolg einer Resektion wird jedoch bereits bei einem Tumorkontakt auf 2 CT-Schnitten fraglich. Hier sollte auf eine stumpfe abdominozervikale Dissektion verzichtet und, wenn überhaupt, ein thorakoabdomineller Zugang gewählt werden. In diesen Fällen gelang die Mobilisierung des Karzinoms mitunter nämlich nur, wenn ein Defekt der Pars membranacea in Kauf genommen wurde, der eine plastische Deckung erforderte. Eine Tumorkontaktstrecke über eine Längsausdehnung von 24 mm und mehr mit Impression der Tracheahinterwand oder Ummauerung der Bronchen schließt eine Tumorresektion aus. (GROSSER et al. 1985c, RUF et al. 1985a) (Abb. 2)

Unter Berücksichtigung der genannten Kriterien gelang es, bei 95% der Patienten die Resektabilität des Ösophaguskarzinoms richtig zu bestimmen (RUF et al. 1985a).

Nicht immer ist die Ursache einer tumorbedingten Dysphagie ein Ösophaguskarzinom, wie die beiden folgenden Beispiele zeigen:

Bei einem 65jährigen Patienten wurde wegen Dysphagie ein Breischluck durchgeführt. Dieser zeigte eine Impression des Ösophagus von rechts und ventral mit welliger Kontur. Die endoskopisch gewonnene Biopsie ergab die Diagnose Plattenepithelkarzinom. In der Thoraxübersichtsaufnahme war ein etwas verdickter linker Hilus zu erkennen. Im Computertomogramm fand sich eine Verdickung der Wand des linken Stammbronchus und eine Ummauerung des Oberlappenbronchus links, wobei der Tumor breit der Aorta aufsaß und den Ösophagus von ventral infiltrierte. Aufgrund des Computertomogramms mußte der dringende Verdacht auf ein zentrales Bronchialkarzinom links erhoben werden, was die nachfolgende Bronchoskopie bestätigte (Abb. 3).

Eine 29jährige Patientin litt an einer Leiomyomatose. Diese führte u. a. auch zu einem intramural wachsenden Tumor des distalen Ösophagus, der Schluckbeschwerden verursachte. Der Tumor

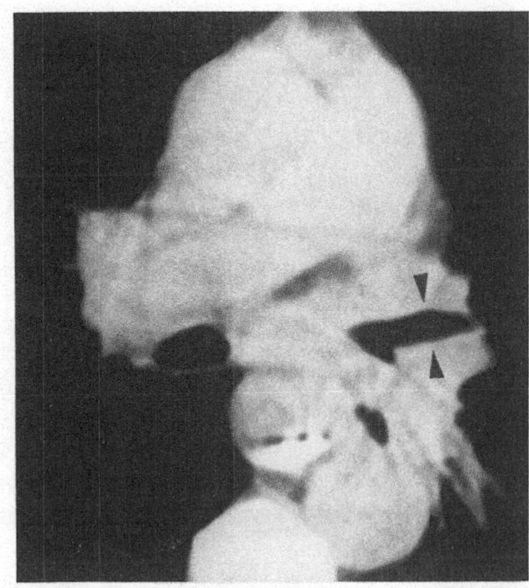

Abb. 3. Zentrales Bronchialkarzinom mit zirkulärer Wandverdickung des linken Stammbronchus *(Pfeile)* und Ummauerung des Oberlappenbronchus. Infiltration der Aorta und des Ösophagus von ventral. Kontrastmittel im Ösophaguslumen

war sowohl im Computertomogramm als auch im MR-Tomogramm als glatt begrenzte Raumforderung darstellbar ohne Zeichen von Umgebungsinfiltrationen. Dies bestätigte auch die Operation. Außer einer prägnanteren Darstellung mit hoher Signalintensität in T2-gewichteten Bildern erbrachte die MR-Tomographie gegenüber der Computertomographie keine Vorteile. (Abb. 4)

Aufgrund der anatomischen Gegebenheiten erweisen sich die Bedingungen zur computertomographischen Untersuchung des *Magens* etwas ungünstiger als beim Ösophagus. Um die Magenwand im Computertomogramm beurteilen zu können, muß diese ausreichend entfaltet sein. Deshalb erhalten die nüchternen Patienten vor und während der Untersuchung insgesamt mindestens 400 ml verdünntes Kontrastmittel zu trinken.

Magenwandverdickungen ab 1 cm gelten als tumorverdächtig (Balfe et al. 1981). Unvollständig entfaltete Magenwandabschnitte sowie schräg bzw. tangential getroffene Partien des muskelreichen gastroösophagealen Überganges, des distalen Korpus und Antrums können tumoröse Wandverdickungen vortäuschen (Balfe et al. 1981). Diese erreichen mitunter auch im Normalfall eine Wandstärke von bis zu 2 cm (Grosser et al. 1985a). Da weder kleine, ohne wesentliche Wandverdickungen einhergehende Neoplasien im Computertomogramm darstellbar sind, noch die Dignität einer Läsion beurteilt werden kann, sofern keine Umgebungsinfiltrationen oder Metastasen auf Malignität hinweisen, ist die Computertomographie als nachgeordnetes Untersuchungsverfahren nach Sicherung von Diagnose und Lokalisation des Tumors mittels Endoskopie und Röntgendoppelkontrastdarstellung des Magens anzusehen (Balfe et al. 1981, Grosser et al. 1985a, Thompson et al. 1983).

Extragastrale Tumormassen und deren Beziehung zu Nachbarorganen, insbesondere zu Pankreas, Milz sowie die retrogastrale Ausbreitung zur Aorta lassen sich mit Hilfe der Computertomographie in der Regel gut darstellen. Schwierig kann die Beurteilung einer Infiltration von Nachbarorganen jedoch werden, wenn Magentumor und infiltriertes Organ nicht in einer Schnittebene zur Darstellung

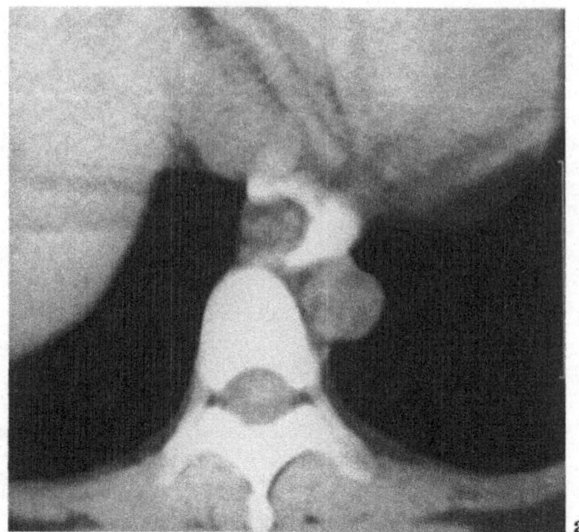

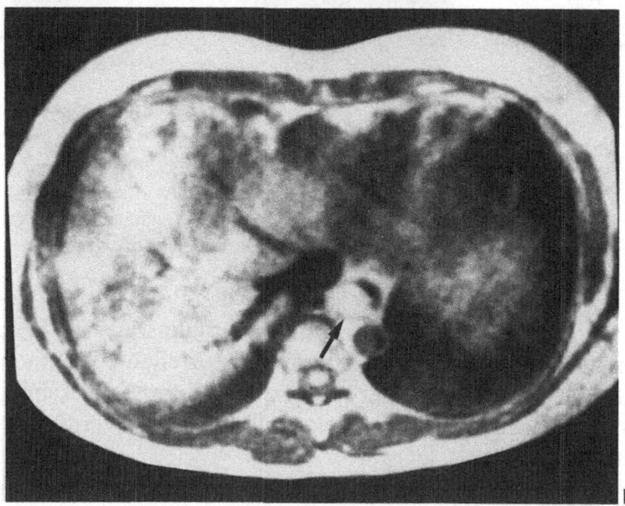

Abb. 4 a, b. Leiomyomatose. **a** CT: Intramural wachsender Tumor des Ösophagus mit glatt begrenztem Füllungsdefekt. **b** MR: T2-gewichteter Transversalabschnitt. Signalintensive Darstellung des intramuralen Ösophagustumors *(Pfeil)* ohne Zeichen von Umgebungsinfiltrationen

kommen, oder wenn Nachbarorgane und Tumor durch Infiltration und Schrumpfung von Ligamenten so eng in Kontakt treten, daß eine Trennung der Strukturen auch in Seitenlage nicht zustande kommt. (Grosser et al. 1985 a, Ruf et al. 1985 b).

Karzinome ohne größere extragastrale Infiltration werden in ihrem Stadium häufig unterschätzt, da Infiltration von kleinem und insbesondere großem Netz oft nicht nachweisbar sind (Ruf et al. 1985 b). Hinweise auf die Infiltration von kleinem Netz können knötchenförmige oder streifige Verdichtungen im Fettgewebe zwischen kleiner Kurve und Leberhilus geben (Grosser et al. 1985 a) (Abb. 5). Neben der äußeren Magenkontur weist auch die Stärke der karzinombefallenen Magenwand auf ein organüberschreitendes Tumorwachstum hin. So hat-

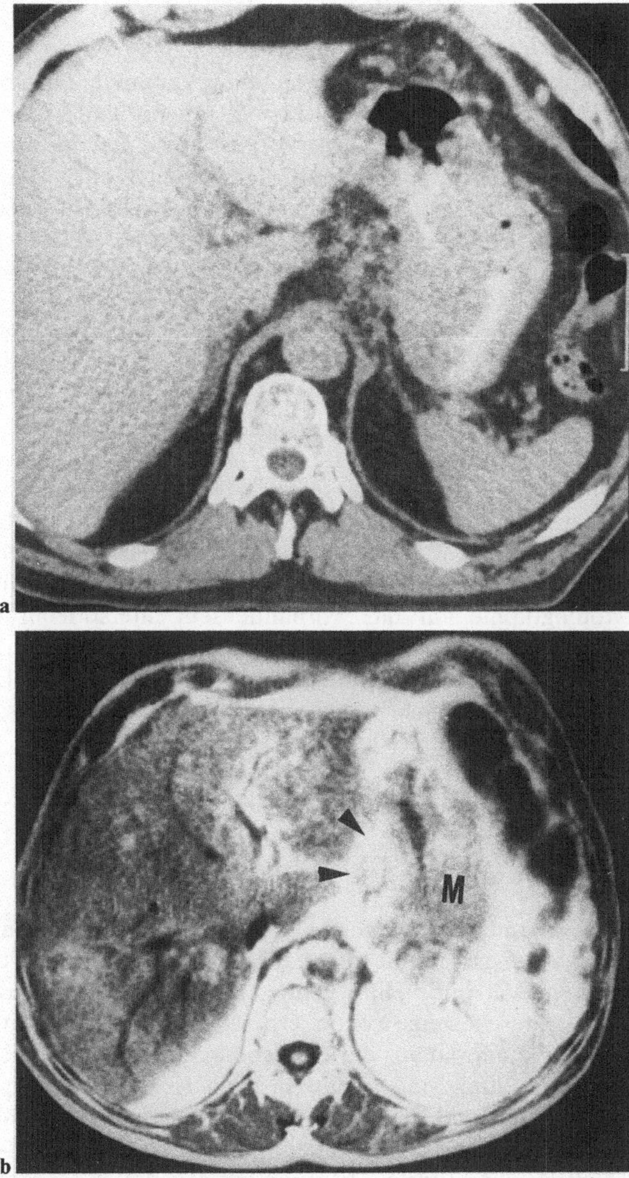

Abb. 5a, b. Magenkarzinom. **a** CT: Zirkulär wachsender Tumor. Unscharf begrenzte knötchenförmige Verdichtungen im Fettgewebe zwischen kleiner Kurvatur und Leberhilus als Zeichen der Infiltration des kleinen Netzes. **b** MR: T1-gewichtetes Bild. Die tumorös verdickte Magenwand *(M)* umgibt das schlitzförmige signalarme Lumen. Im signalintensiven Fettgewebe zwischen Leber und kleiner Kurvatur unregelmäßig begrenzte Strukturen *(Pfeile)*. Operativ nachgewiesene Tumorinfiltrate des kleinen Netzes

ten bei einer Wanddicke von mehr als 2 cm 95% der Karzinome die Serosa überschritten (Grosser et al. 1985a).

Lymphknotenmetastasen können bekanntlich im Computertomogramm nicht direkt nachgewiesen werden. Lediglich vergrößerte Lymphknoten, die im Abflußgebiet des Malignoms liegen, weisen auf einen metastatischen Befall hin. Beim Ösophaguskarzinom konnten in 68% unserer Fälle vergrößerte Lymphknoten als Hinweis auf metastatischen Befall nachgewiesen werden (Grosser et al. 1985b). Meist liegt jedoch bereits ein metastatischer Befall der lokalen Lymphknoten ohne wesentliche Vergrößerung vor (Picus et al. 1983). Die Sensitivität des Nachweises von Lymphknotenmetastasen bei Magenkarzinomen liegt zwischen 66% (Ruf et al. 1985b) und 79% (Triller et al. 1986). Mesenteriale Lymphknotenmetastasen lassen sich mit 42% weitaus weniger gut nachweisen als paraaortale Lymphknotenvergrößerungen, die in 85% nachweisbar sind (Grosser et al. 1984).

Im Gegensatz zum Ösophagus ist der Magen der perkutanen Sonographie zugänglich. Bei gezieltem Einsatz zum Staging bereits gesicherter Magentumoren können fortgeschrittene Läsionen sowie das Ausmaß ihrer Umgebungsinfiltrationen ähnlich gut wie mittels Computertomographie beurteilt werden. Vorteile gegenüber der CT bieten sich bei kachektischen Patienten, wo die Abgrenzung von Organkonturen mitunter sonographisch besser gelingt, während die Computertomographie auf das Vorhandensein interstitieller Fettlager angewiesen ist, sowie bei der Beurteilung der distalen Magenabschnitte. Distales Korpus und Antrum sind im Computertomogramm meist nur im Längs- oder Schrägschnitt darstellbar. Hier bietet der variable Einsatz des Ultraschallkopfes zusätzlich die Darstellung im Querschnitt.

Zusammenfassung

Die Computertomographie hat sich in unseren Augen als sehr aussagekräftige Untersuchungsmethode zur präoperativen Abklärung von Ösophaguskarzinomen erwiesen. Mit ihrer Hilfe gelingt es, die Mobilisierbarkeit der Ösophaguskarzinome abzuschätzen, wovon Operationstaktik und Therapiekonzept abhängen. Auch bei Tumoren aus der Umgebung, die zur Kompression oder Infiltration von Ösophagus und Magen führen, stellt sie übersichtlich deren Ausdehnung und Ursprung dar und führt mitunter sogar erst zur Diagnose.

Bei den wenigen MR-Tomographien von Ösophagus- und Magentumoren, die wir bisher durchführten, konnten wir gegenüber der Computertomographie keine Mehrinformation erzielen.

Bei Magenkarzinomen wird nahezu immer die Operation mittels Resektion oder Gastroenterostomie angestrebt. Unserer Meinung nach kann daher bei kleinen Karzinomen, insbesondere von Korpus und Antrum, auf die Computertomographie verzichtet werden. Ihren Wert sehen wir in erster Linie in der Beurteilung der Resektabilität von Kardia- und proximalen Magenkarzinomen (Grosser et al. 1985a, Triller et al. 1986). Zudem liefert sie einen wertvollen Beitrag bei der Entscheidung, ob bei Patienten mit erhöhtem Operationsrisiko eine sanierende Operation aufgrund der festgestellten Tumorexpansion sinnvoll erscheint.

Eine Konkurrenz beim präoperativen Staging erwächst der Computertomographie in der mit der Endoskopie gekoppelten endokavitären Sonographie. Die hochfrequenten Schallköpfe erlauben sowohl im Ösophagus als auch im Magen eine bessere Beurteilung der intramuralen Tumorausdehnung sowie den Nachweis früher Tumorstadien. Über 50% der Ösophaguskarzinome waren jedoch bei DANCYGIER u. CLASSEN (1987) mit dem Ultraschallendoskop nicht passierbar; diese sind somit der intrakavitären Sonographie nicht zugänglich.

Literatur

Balfe DM, Koehler RE, Karsteaedt N, Stanley RJ, Sagal SS (1981) Computed tomography of gastric neoplasms. Radiology 140: 431

Dancygier H, Classen M (1987) Endoskopische Sonographie im oberen Verdauungstrakt: Möglichkeiten und Grenzen. Dt Ärztebl 84: 1880

Grosser G, Wimmer B, Brobmann G, Ruf G (1982) Staging des Ösophaguskarzinoms mit konventioneller Radiographie, Azygosphlebographie und Computertomographie. Radiologe 22: 457

Grosser G, Wimmer B, Ruf G (1985a) Diagnostischer Wert der Computertomographie beim Magenkarzinom. Fortschr Röntgenstr 142/5: 514

Grosser G, Wimmer B, Ruf G (1985b) Computertomographie beim Ösophaguskarzinom. Eine prospektive Studie. Fortschr Röntgenstr 143/3: 288

Grosser G, Wimmer B, Ruf G, Beck A (1985c) Staging und Beurteilung der lokalen Resektabilität von Ösophaguskarzinomen mittels Computertomographie. In: Vogler E, Schneider GH (Hrsg) Digitale bildgebende Verfahren; Integrierte digitale Radiologie und Grazer Radiologisches Symposium 1985

Grosser G, Brambs H-J, Wimmer B, Ruf G, Dinkel E, Beck A (1987) Sonographische Darstellung und Beurteilung von Magenwandveränderungen. Fortschr Röntgenstr 147/1: 79

Halber MD, Daffner RH, Thompson WM (1979) CT of the esophagus, Vol 1: Normal appearance. Amer J Roentgenol 133: 1047

Mori S, Kasai M, Watanabe T, Shibuya I (1979) Preoperative assessment of resectability for carcinoma of the thoracic esophagus. Ann Surg 190: 100

Picus D, Balfe DM, Koehler RE, Roper CL, Owen JW (1983) Computed tomography in the staging of esophageal carcinoma. Radiology 146: 433

Ruf G, Brobmann GF, Grosser G, Wimmer B (1985a) Wert der Computertomographie für die Beurteilung der lokalen Operabilität und die chirurgische Verfahrenswahl beim Oesophaguscarcinom. Langenbecks Arch Chir 365: 157

Ruf G, Kirste G, Grosser G, Wimmer B, Fiedler L (1985b) Stellenwert der Computertomographie in der Diagnostik des Magenkarzinoms aus chirurgischer Sicht. Akt Chir 20: 55

Schild H, Gamstaetter G, Teifke A, Heller M, Keller E (1984) Aussagekraft des Ösophagogramms im Vergleich zur Computertomographie beim Ösophaguskarzinom. Fortschr Röntgenstr 140: 551

Thompson WA, Halvorsen RA, Forster WL jr, Williford ME, Postlethwait RW, Korobkin M (1983) Computed tomography for staging esophageal and gastroesophageal cancer: Reevaluation. Amer J Roentgenol 141: 951

Triller J, Roder R, Stafford A, Schröder R (1986) CT in advanced gastric carcinoma: is exploratory laparotomy avoidable. Europ J Radiol 6: 181

Leberdiagnostik I: Dynamische CT-Studien

B. KURTZ

Einleitung

In der Routinediagnostik der Leber wird in aller Regel die Sonographie als erstes bildgebendes Verfahren eingesetzt. Eine Computertomographie der Leber wird meist erst bei negativem sonographischem Befund angefordert oder wenn wichtige therapeutische Entscheidungen anstehen, also insbesondere vor geplanten Operationen. Bei sonographisch unklaren Leberherden soll die Computertomographie über eine reine Bestätigung der Herde hinaus zu einer weiteren Differenzierung in gutartig oder bösartig dienen und, wenn möglich, zu einer Artdiagnose führen. Diffuse Lebererkrankungen sind hingegen nur selten Problemstellungen für die Computertomographie. Eisenspeicherungen des Leberparenchyms können sich in einer erhöhten Leberdichte manifestieren, Leberverfettungen zeigen sich in einer Erniedrigung der Absorptionswerte. Bei Leberzirrhosen finden sich allerdings häufig normale CT-Absorptionswerte und können nur an einer Umformung der Leber mit höckeriger Oberfläche, Vergrößerung des linken Leberlappens und vor allem des Lobus caudatus sowie im fortgeschrittenen Fällen durch den Nachweis eines Umgehungskreislaufs erkannt werden. Zur Erfassung einer portalen Hypertension können sequenzielle CT-Untersuchungen mit quantitativer Auswertung beitragen (KURTZ et al. 1986). Relevant für die computertomographische Diagnostik werden diffuse Lebererkrankungen jedoch meist erst, wenn umschriebene Raumforderungen vorgetäuscht oder kaschiert werden.

Je nach der vorliegenden Fragestellung sind für die computertomographische Diagnostik der Leber spezielle Untersuchungstechniken erforderlich.

Nativuntersuchung

Die Nativuntersuchung steht in der computertomographischen Diagnostik der Leber stets an erster Stelle. CT-Geräte mit Aufnahmezeiten von weniger als 5 s sind heute Standard, so daß die Patienten in Atemstillstand untersucht werden können. Als Schichtdicke wird üblicherweise 8 mm gewählt; wir bevorzugen meist eine Schichtdicke von 4 mm. Um eine konstante Atemlage zu gewährleisten, ist vor allem bei der Suche nach kleinen Leberherden eine Untersuchung in Exspiration ratsam. Die Aufnahmen der Leber sollten mit geringer Fensterbreite (ca. 150–250 HU) betrachtet werden, um auch geringe Dichteunterschiede wahrnehmen zu können.

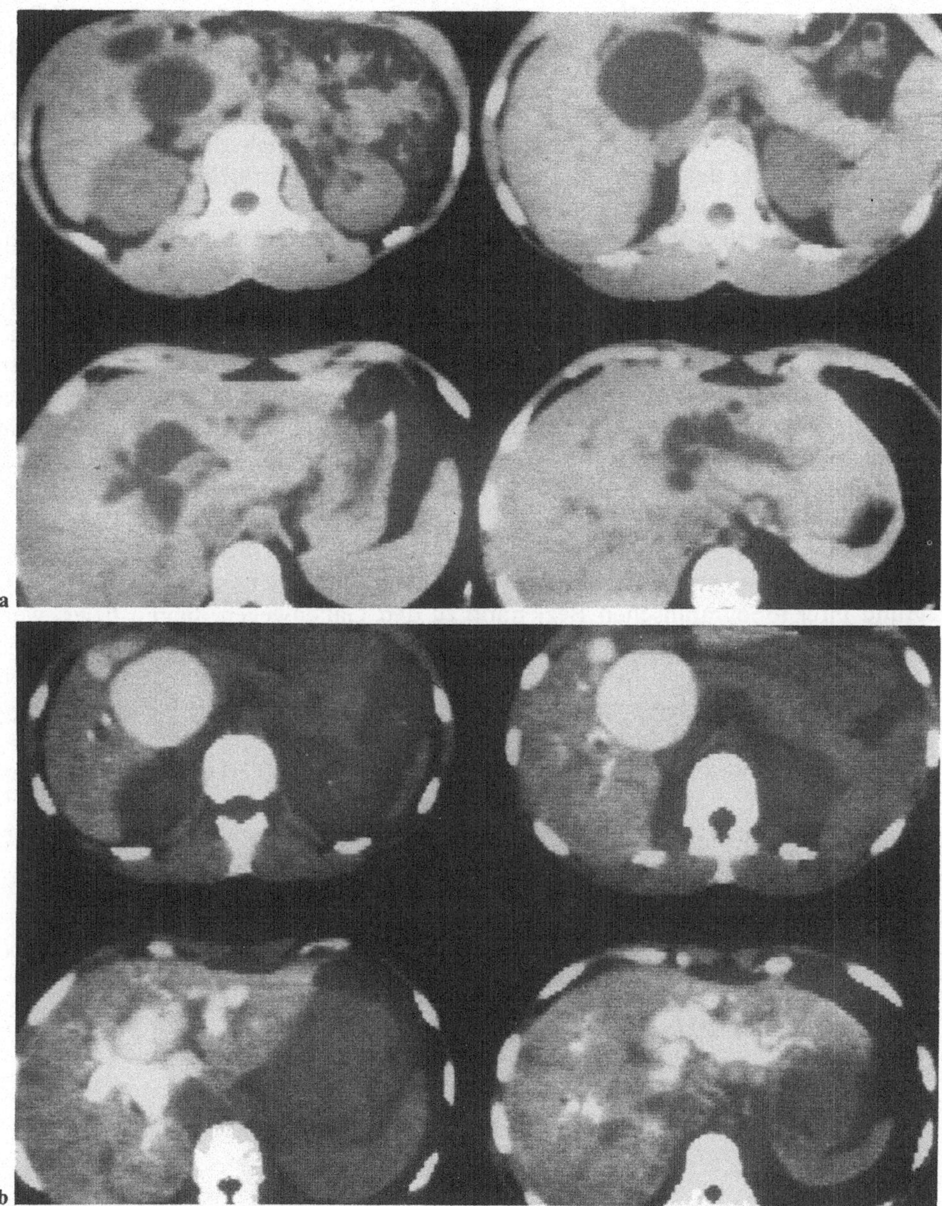

Abb. 1 a, b. Choledochuszyste mit Aufweitung der intrahepatischen Gallenwege. **a** nativ **b** 1 h nach i. v. Injektion von gallelöslichem Kontrastmittel

Wenn sonographische Befunde Indikation zur CT-Untersuchung sind, ist eine Höhenmarkierung des Herdes bei der sonographischen Untersuchung sinnvoll, insbesondere wenn es sich um kleine Leberherde handelt.

Finden sich bei bekannter maligner Grunderkrankung multiple hypodense, unscharf begrenzte Leberherde, so kann mit hinreichender Sicherheit von einer diffusen Filiarisierung der Leber ausgegangen werden. Eine zusätzliche Untersuchung nach KM-Gabe ist nicht regelmäßig erforderlich.

Ausgedehnte *Verkalkungen* finden sich vor allem in Metastasen kolorektaler Tumoren, eine Echinokokkose muß dagegen abgegrenzt werden. Lebermetastasen können auch liquide sein, vor allem bei Ovarialkarzinomen und Pankreastumoren. Wir beobachten manchmal, daß Lebermetastasen unter Chemotherapie annähernd die Dichte von Wasser erreichen. Meist ist jedoch ihre Begrenzung nicht so scharf wie bei Leberzysten. Im Grenzfall ist allerdings eine sichere Differenzierung zwischen *zystischen Lebermetastasen* niedriger Dichte und Leberzysten nicht möglich. In Zweifelsfällen sollte zusätzlich die Sonographie herangezogen werden, da computertomographisch liquide Herde häufig echoheterogen erscheinen (Federle et al. 1981).

Erweiterungen der *Gallenwege* kommen als längliche Strukturen von wasserähnlicher Dichte zur Darstellung. Die seltenen Choledochuszysten können aufgrund ihrer topographischen Beziehung zu den Gallenwegen diagnostiziert werden, vor allem, wenn sie zu einer Erweiterung der intrahepatischen Gallenwege geführt haben. Nach Infusion von gallegängigem Kontrastmittel kann die Diagnose leicht gestellt werden, wenn sich das Kontrastmittel in der Choledochuszyste anreichert (Abb. 1).

Leberherde mit *fettähnlicher Dichte* von −100 bis −40 HU erscheinen in der Sonographie meist echoreich und entsprechen in der Regel fokalen Leberverfettungen (Kawashima et al. 1986; White et al. 1987; Yates u. Steight 1986). Der-

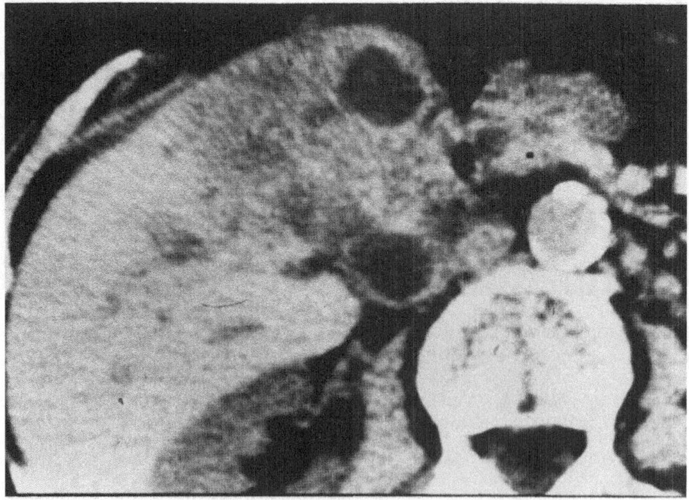

Abb. 2. Gallenblasenkarzinom. Der Gallenblasentumor hat auf die benachbarte Leber übergegriffen. Zystische Areale entsprechen Resten der Gallenblase

artige Herde sind inkonstant und können sich innerhalb weniger Monate völlig zurückbilden. Seltener sind echte Lipome der Leber und Ansiedlungen von Angiomyolipomen der Niere. Fetthaltige Areale finden sich manchmal auch innerhalb von Adenomen der Leber (MATTHIEU et al. 1986).

Wenn ein Tumor vom Gallenblasenbett auf die Leber übergreift, ist ein *Gallenblasenkarzinom* anzunehmen. In der Regel sind innerhalb des Tumors zystische Areale abgrenzbar, die Resten der Gallenblase entsprechen (Abb. 2). *Hepatozelluläre Karzinome* zeigen im Nativbild manchmal einen recht typischen Befund: Der Herd ist nahezu isodens zum umgebenden zirrhotischen Lebergewebe und lediglich durch einen feinen hypodensen Saum erkennbar.

Tumoreinblutungen finden sich in 15 bis 43% aller Leberadenome (MATTHIEU et al. 1986; WELCH et al. 1985); aber auch in hepatozellulären Karzinomen können spontane Blutungen auftreten.

Kontrastmittelinfusion, CTA

Um kleine Metastasen sicher abgrenzen zu können, empfehlen eine Reihe von Autoren eine rasche Durchuntersuchung der Leber nach kombinierter intravenöser Bolusinjektion und rascher Infusion von Kontrastmittel mit einem Jodgehalt von ca. 50 g (ALPERN et al. 1986, BURGENER u. HAMLIN 1981, 1983; FOLEY et al. 1983; KOBER et al. 1983). Die hohen intravenösen Kontrastmittelgaben führen zu einer ausgeprägten Dichtesteigerung der Leber und damit zu einem höheren Kontrast zwischen hypodensen Läsionen und umgebendem Leberparenchym, so daß zusätzliche Leberherde erkannt werden können. Vorsicht ist allerdings bei Patienten mit erhöhtem Kreatininspiegel geboten. BRESSLER (1987) weist zusätzlich darauf hin, daß mit dieser Technik hypervaskularisierte Metastasen leicht übersehen werden können, wenn auf eine Nativuntersuchung verzichtet wird. Problematisch mit dieser Methode ist vor allem die Differenzierung von intrahepatischen Raumforderungen, insbesondere die Differenzierung von inhomogenen Verfettungen gegenüber Lebermetastasen (ALPERN et al. 1986).

Die exakteste, aber auch invasivste Methode zur Metastasendiagnostik der Leber ist die computertomographische Arteriographie (CTA) (LUNDSTEDT et al. 1987). Hierfür wird ein Angiographiekatheter in den Truncus coeliacus, in die A. hepatica oder aber in die A. mesenterica superior plaziert und 20 ml verdünntes Kontrastmittel vor jeder CT-Aufnahme injiziert. Mit dieser Methode können Metastasen ab einem Durchmesser von 0,5 cm erkannt werden.

Dynamisch-sequentielle CT

Eine weiterführende Möglichkeit zur *Differenzierung* von Leberherden ist die dynamische sequentielle Computertomographie. Hämangiome und fokal noduläre Hyperplasien können nach bolusartiger intravenöser Kontrastmittelgabe charakteristische Muster der Dichtesteigerung zeigen.

Tabelle 1. Leberherde

Hämangiome	73
Fokalnoduläre Hyperplasie	14
Adenome	3
Hepatozelluläre Karzinome	36
Cholangiozelluläre Karzinome	3
Lymphome	7
Akute myeloische Leukämie	1
Lebermetastasen	41
	178

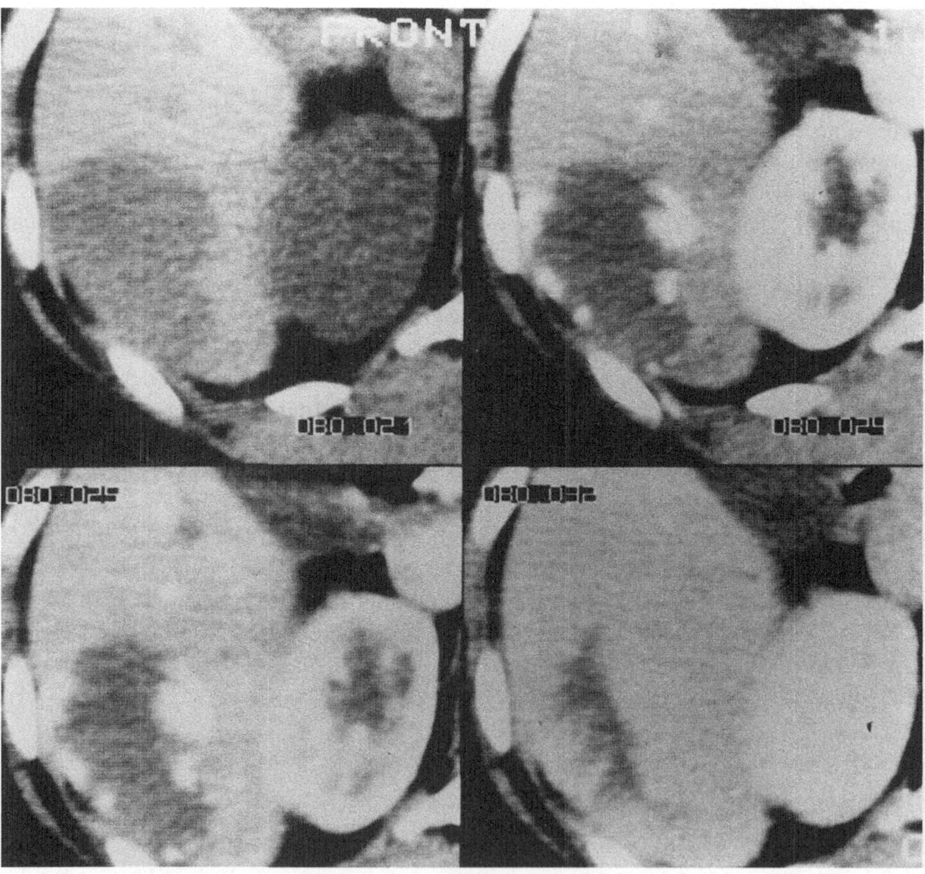

Abb. 3. Hämangiom, charakteristisches Enhancement. Nativ *(links oben)* homogene, scharf begrenzte Raumforderung kaudal im rechten Leberlappen. In der arteriellen Phase *(rechts oben)* ausgeprägte Dichtesteigerung von punktförmigen peripheren Arealen, die an Ausdehnung zunehmen *(links unten)*. 2 min p.i. *(rechts unten)* fast vollständiges Auffüllen des Herdes

Um die differentialdiagnostischen Möglichkeiten dieser Methode zu eruieren, haben wir dynamische sequentielle Untersuchungen bei 178 Leberherden an 161 Patienten retrospektiv analysiert.

Unter den Leberherden waren viele Hämangiome, fokal noduläre Hyperplasien, hepatozelluläre Karzinome, einige Lymphome der Leber und natürlich Lebermetastasen (Tabelle 1). Nach der Nativuntersuchung der gesamten Leber wurden die sequentiellen Studien in der Ebene des Leberherdes nach intravenöser Bolusinjektion von 50 ml Kontrastmittel durchgeführt: in den ersten 30 s wurden 6 Scans aufgenommen, gefolgt von weiteren 6 Aufnahmen im Abstand von jeweils 15 s bis zu 2 min p.i. Um die Schichtebene exakt einhalten zu können, wurden die Aufnahmen in Exspiration durchgeführt.

Von den 73 *Hämangiomen* zeigten 48 ein charakteristisches Enhancementmuster: in der frühen arteriellen Phase zeigten sich punktförmige, vorwiegend peri-

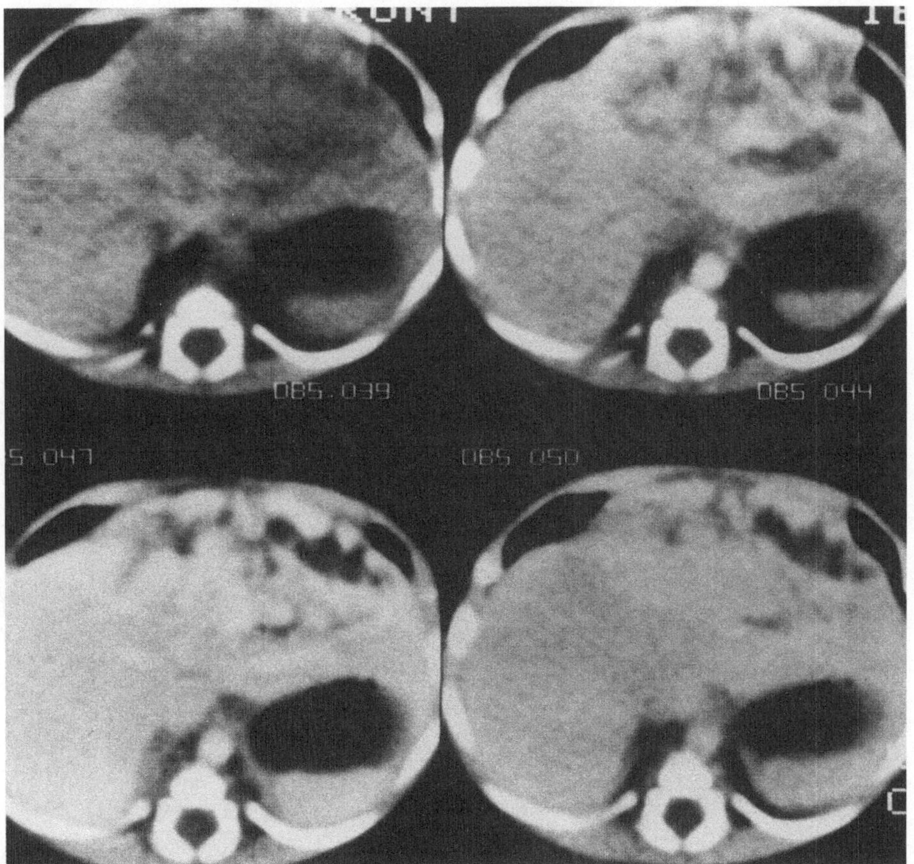

Abb. 4. Leberhämangiom bei einem 8 Tage alten Säugling, sequentielle CT-Untersuchung: nativ *(links oben)* hypodense Raumforderung ventral im linken Leberlappen. Nach Kontrastmittelbolusinjektion *(oben rechts)* füllen sich punktförmige Areale, die an Ausdehnung zunehmen und konfluieren *(links unten, rechts unten)*

pher gelegene Dichtesteigerungen, die langsam größer und weniger dicht wurden und schließlich konfluierten. 2 min nach Kontrastmittelinjektion hatten sich die Hämangiome in ihrer Dichte fast vollständig dem umgebenden Lebergewebe angeglichen (Abb. 3, 4). Hingegen zeigte die dynamische sequentielle Untersuchung bei 23 Herden kein eindeutiges Ergebnis. Bei 8 Herden von weniger als 2 cm im Durchmesser waren die Untersuchungen unzureichend, weil die Läsionen in der dynamischen Serie aus der Schichtebene traten. 11 Hämangiome, alle kleiner als 2,5 cm im Durchmesser zeigten keine Dichtesteigerung, bedingt durch eine vollständige Thrombosierung der Hämangiome (Abb. 5). Bei weiteren 4 Untersuchungen fanden sich atypische Dichtesteigerungsmuster der Herde, die entweder einen malignen Tumor oder eine fokalnoduläre Hyperplasie vermuten ließen.

Fokalnoduläre Hyperplasien (FNH) zeigten in der sequentiellen Computertomographie meist ein charakteristisches Enhancement. Im Nativbild waren die Herde leicht hypodens oder isodens; zentrale hypodense punktförmige oder sternförmige Bereiche waren nicht ungewöhnlich.

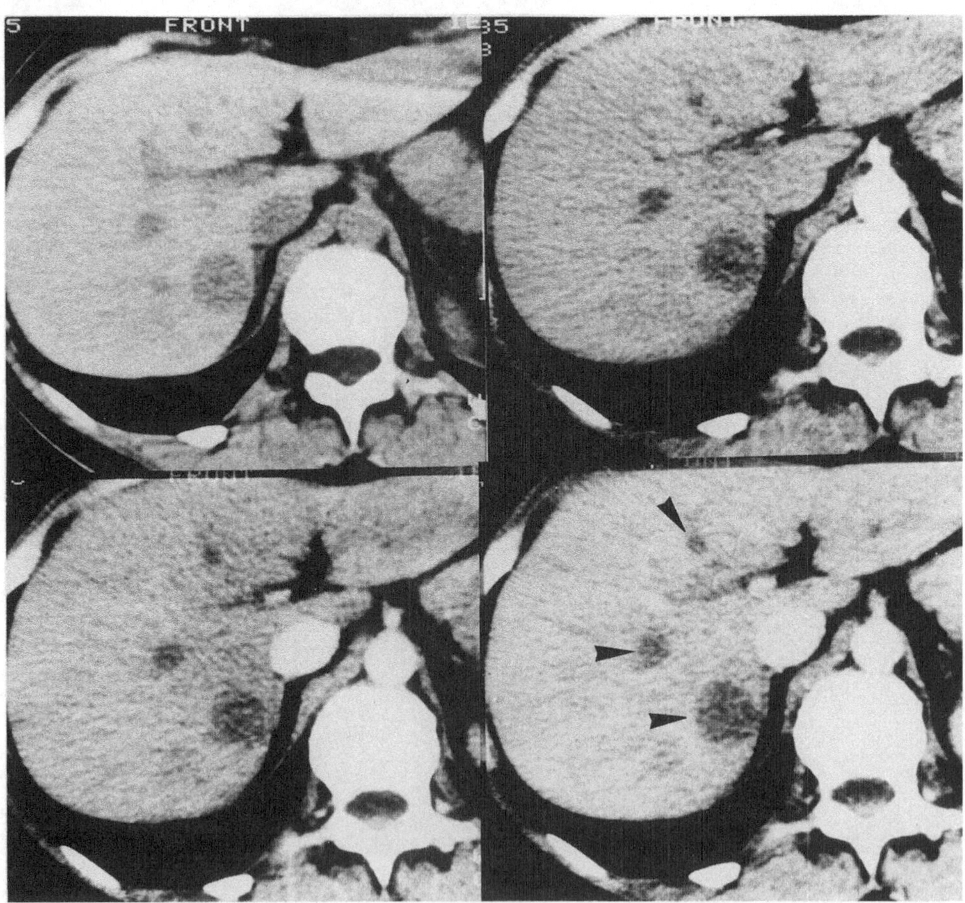

Abb. 5. Vollständig thrombosierte Hämangiome. In der sequentiellen CT-Serie zeigen die scharf begrenzten, hypodensen Herde keine Dichtesteigerung

In der dynamisch sequentiellen CT-Serie zeigten sämtliche Herde ein kurzes arterielles Enhancement mit raschem Dichteabfall, so daß die Herde 30 s p.i. wieder isodens oder hypodens waren (Abb. 6). Die arterielle Dichtesteigerung betrug bei 11 von 14 Herden mehr als 60 HU. Kleine *Adenome* können nicht eindeutig von fokalnodulärer Hyperplasie differenziert werden, sind jedoch weniger homogen und erfahren oft Blutungen.

Bei *hepatozellulären* Karzinomen fanden wir in 18 Fällen ein unregelmäßiges arterielles Enhancement von nicht mehr als 30 HU, wobei Gefäßirregularitäten entsprechend der Angiographie sichtbar wurden.

Zusätzliche Herde zeigten sich bei 5 Patienten erst in der sequentiellen Serie. Diese Herde waren entweder als hypervasularisierte Herde in der arteriellen Phase abgrenzbar oder in der Spätphase als hypodense Herde gegenüber der dichteangehobenen Leber.

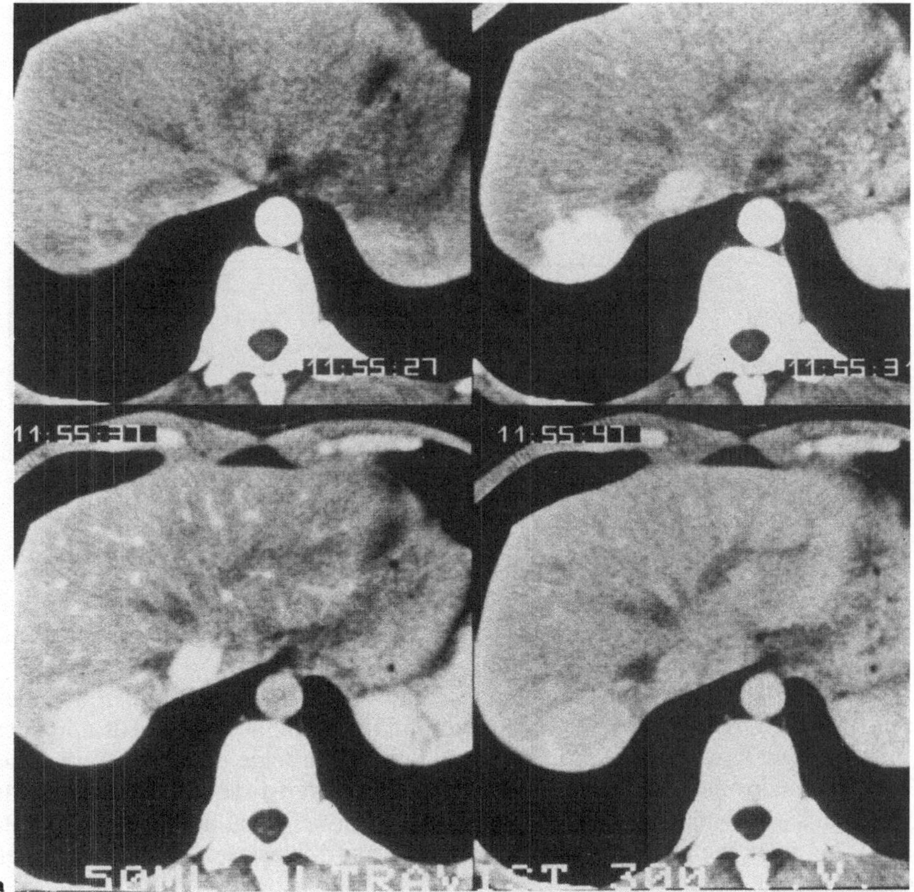

Abb. 6a. Fokalnoduläre Hyperplasie, charakteristisches Enhancement. **a** Sequentielle CT-Serie: nativ *(links oben)* ist der Herd in der Leberkuppe kaum abgrenzbar. In der arteriellen Phase massive Dichtesteigerung *(rechts oben)*; schon 20 s p.i. *(rechts unten)* ist der Herd wieder annähernd hypodens.

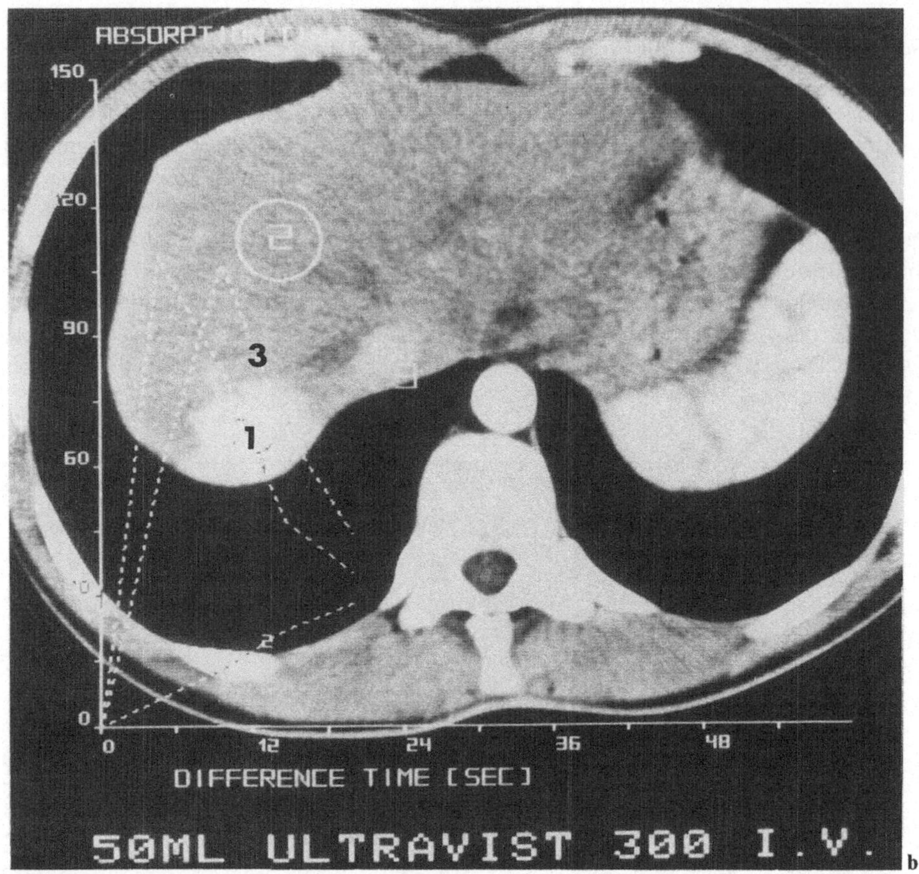

b

Abb. 6 b. FNH (s. auch 6 a) Die Zeit-Dichte-Differenz-Kurve über dem Herd *(1)* zeigt ein frühes Maximum mit einer Dichtesteigerung von über 100 HU sowie einen raschen Dichteabfall. *2* Leber, *3* V. cava

Aufgestaute Gallenwege lassen bei dem Vorliegen eines Lebertumors ein *cholangiozelluläres Karzinom* vermuten. Aufgrund des Durchblutungsmusters war eine sichere Differenzierung zwischen hepatozellulären und cholangiozellulären Tumoren nicht möglich.

Homogen kontrastmittelanreichernde Tumoren, häufig mit zentralen hypodensen Bereichen, fanden sich bei 13 hepatozellulären Karzinomen jeweils mit einem Enhancement von 20-30 HU. Diese Form der Dichtesteigerung in der sequentiellen Computertomographie ist jedoch nicht charakteristisch für hepatozelluläre Karzinome. Sehr ähnliche Herde finden sich auch bei fokal nodulärer Hyperplasie, Leberadenomen und bei hypervaskularisierten Metastasen, vor allem von endokrin aktiven Tumoren.

Fünf hepatozelluläre Karzinome zeigten eine geringe oder lediglich eine ringförmige Dichtesteigerung und waren somit aufgrund ihres Durchblutungsverhaltens nicht von hypovaskularisierten Metastasen zu differenzieren. Zwei der Lebertumoren wiesen spontane Einblutungen auf.

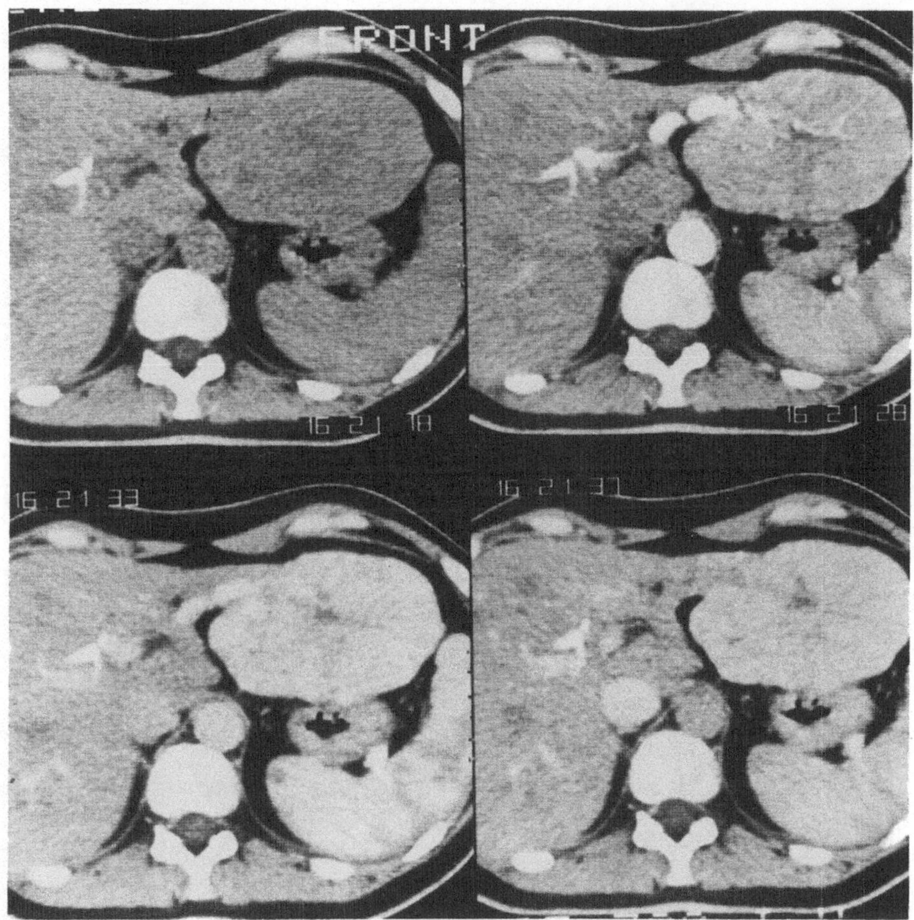

Abb. 7. Fokalnoduläre Hyperplasie im linken Leberlappen, atypisch geringes Enhancement. Nativ ist der große Herd im linken Leberlappen homogen *(links oben)*. In der sequentiellen Serie erfährt er nur eine geringe Dichtesteigerung. Zentral zeigt sich jetzt eine sternförmige, hypodense Struktur

Die *Lymphominfiltrationen* der Leber zeigten bei den sequentiellen CT-Untersuchungen unterschiedliche Formen der Dichtesteigerung. 3 Non-Hodgkin-Lymphome waren hypervaskularisiert und von primären Lebertumoren nicht sicher differenzierbar (Abb. 8). Dagegen zeigten Infiltrationen der Leber bei M. Hodgkin geringe oder nur periphere Dichtesteigerungen. Bei M. Hodgkin konnten die Leberherde derart klein sein mit so geringem Kontrast zum Lebergewebe, daß sie in der dynamischen Serie nur kurzfristig eindeutig erfaßbar waren. Manchmal zeigen Hodgkin-Infiltrationen der Leber einen hypervaskularisierten Randsaum, so daß sie von einer Metastase morphologisch nicht klar abgegrenzt werden konnten.

Ein leukämisches Leberinfiltrat zeigte sich entsprechend Lymphominfiltrationen der Leber als unscharf begrenzte hypodense Raumforderung mit geringem Enhancement sowohl in der arteriellen als auch in der portalvenösen Phase. In der

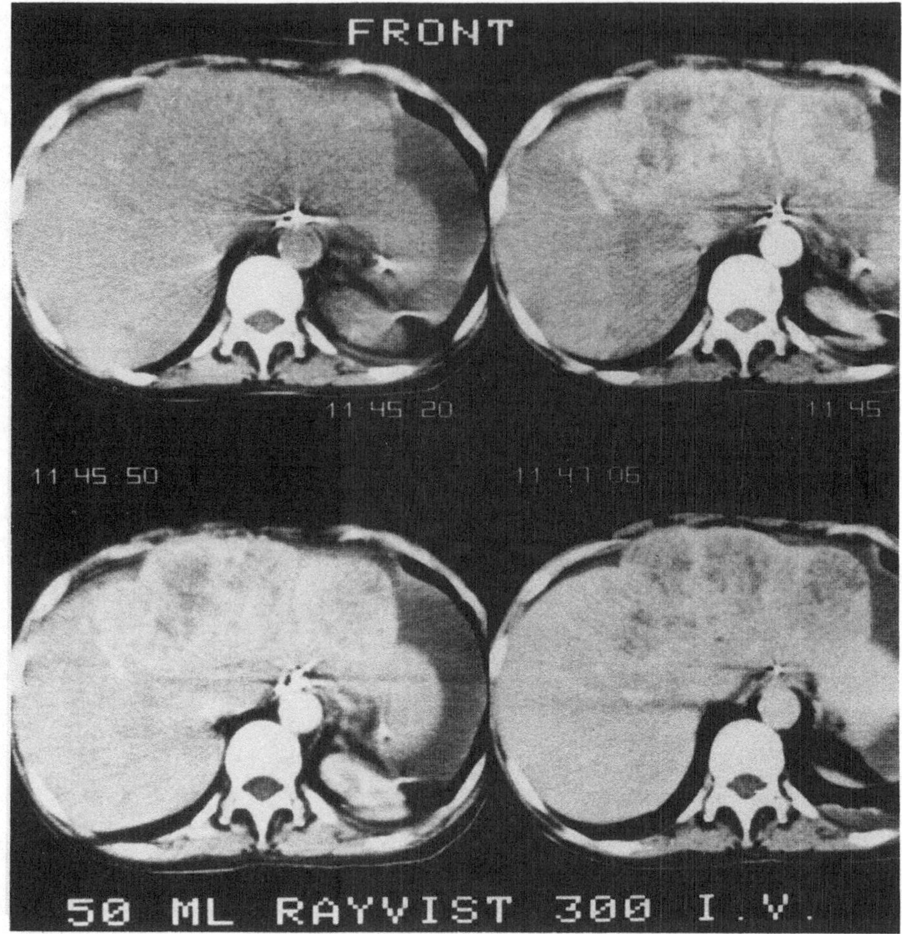

Abb. 8. Hochmalignes Non-Hodgkin-Lymphom, Infiltration des linken Leberlappens, sequentielle CT: der nativ *(links oben)* kaum sichtbare Tumor im linken Leberlappen erfährt eine ausgeprägte unregelmäßige Dichtesteigerung in der arteriellen Phase *(rechts oben)*. Keine Differenzierung gegenüber einem primären Lebertumor möglich

Tabelle 2. Lebermetastasen ($n = 41$)

Dynamische sequentielle CT	ringförmiges Enhancement	21
	homogen arterielles Enhancement	9
	geringes Enhancement (weniger als 10 HU)	11
Spätphase	isodens zum Lebergewebe	6
	verkleinerter Durchmesser	10
	zusätzliche Herde entdeckt	7

Spätphase, 2 min p.i., kam es dann zu einem vollständigen Auffüllen des Herdes, der schließlich hyperdens gegenüber dem Lebergewebe wurde.

Bei den dynamisch sequentiellen CT-Untersuchungen von 41 Patienten mit *Lebermetastasen* fanden wir recht häufig unterschiedliche Formen der Dichtesteigerung bei ein und demselben Patienten. In der Tabelle 2 sind die vorherrschenden Enhancementmuster aufgelistet. Die meisten Lebermetastasen zeigten ein ringförmiges peripheres Enhancement oder nur sehr geringe Dichtesteigerungen. Bei 9 Patienten, vorwiegend mit endokrin aktiven Tumoren, entdeckten wir hingegen eine homogen arterielle Hypervaskularisierung, z.T. mit zentralen nekrotischen Bereichen.

2 min nach Kontrastmittelinjektion waren bei 6 Patienten Lebermetastasen isodens zum Leberparenchym, und 10 Lebermetastasen zeigten eine deutliche Verkleinerung.

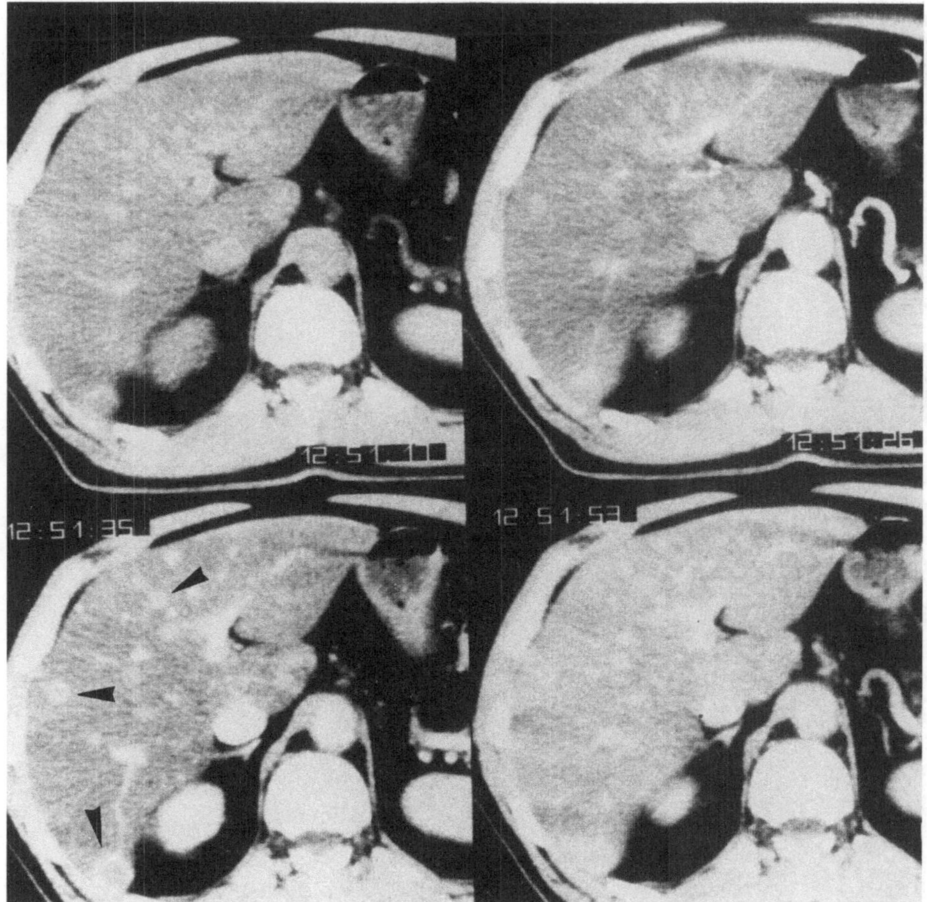

Abb. 9. Steatosis hepatis, multiple Filiae bei Oesophaguskarzinom, sequentielle CT: nativ *(links oben)* sind Metastasen kaum sichtbar. Nach Kontrastmittelbolusinjektion zeigen sich multiple, ringförmige Herde

Diffuse Leberparenchymveränderungen

Zusätzliche Probleme ergaben sich bei *diffusen Leberparenchymveränderungen*. Bei Leberdichten um 40 HU sind Metastasen oft isodens oder sogar hyperdens zum Lebergewebe. Wenn keine Dichteunregelmäßigkeiten eine Infiltration der Leber in einer bestimmten Höhe vermuten lassen, ist eine rasche Durchuntersuchung der gesamten Leber nach hochdosierter i. v. Kontrastmittelgabe sinnvoll.

Vermutet man jedoch in einer bestimmten Schichtebene eine Raumforderung, dann kann mit Hilfe der sequentiellen CT eine klarere Aussage getroffen werden als mit kontrastangehobenen Untersuchungen. Sehen wir nämlich im diffus dichtegeminderten Lebergewebe leicht hypo- oder hyperdense Herde, so zeigen sich diese in der dynamischen Serie entweder als arteriell hypervaskularisierte, ringför-

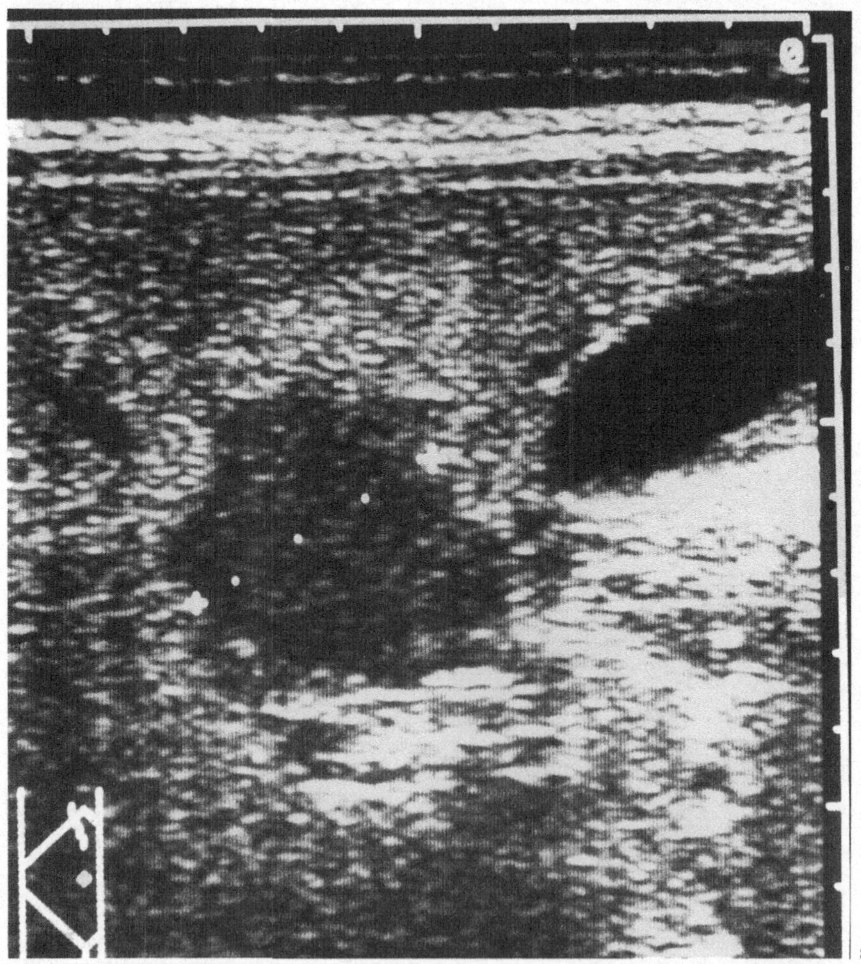

a

Abb. 10 a. Sonographisch Pseudotumor in der Nähe der Gallenblase

mig Kontrastmittel speichernde oder hypovaskularisierte Herde, die sich zu einem bestimmten Zeitpunkt eindeutig gegenüber dem Lebergewebe abheben (Abb. 9).

Leberverfettungen sind zu einem großen Teil nicht homogen. Insbesondere im Bereich des Leberhilus finden sich häufig weniger verfettete Areale, die insbesondere sonographisch als echoarme Lebertumoren verkannt werden können.

In der Computertomographie entsprechen diesen sonographischen Pseudotumoren hyperdense Bereiche, also weniger verfettete Areale bei diffuser Leberverfettung. Typisch für diese Herde ist, daß sich im gesamten Verlauf der sequentiellen Computertomographie der Kontrast zwischen diesen Bereichen und der übrigen Leber zu keinem Zeitpunkt ändert (Abb. 10).

Unregelmäßige Leberverfettungen können auch landkartenartig ausgeprägt sein und zur Verwechslung mit Lebertumoren Anlaß geben. Während der gesamten sequentiellen Serie zeigt sich dann ein gleichbleibender Kontrast zwischen den hypodensen Arealen und der übrigen Leber. Zeit-Dichte-Differenz-Kurven über normalem Lebergewebe und deutlich verfettetem Leberparenchym zeigen einen annähernd identischen Verlauf.

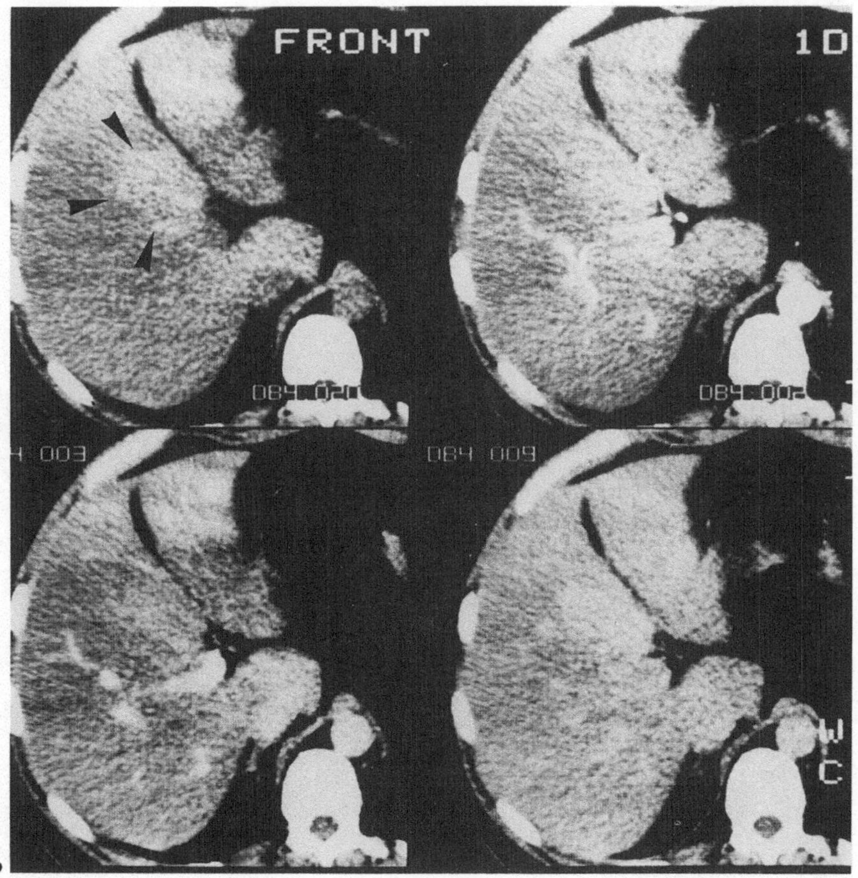

b

Abb. 10 b. Im Verlauf der sequentiellen CT-Serie zeigt der hyperdense Herd nahe des Leberhilus einen unveränderten Kontrast zum Lebergewebe

Ist der hypodense Bereich jedoch durch ein hepatozelluläres Karzinom bedingt, hebt sich nach bolusartiger Kontrastmittelinjektion ein unregelmäßig hypervaskularisierter Tumor vom Leberparenchym ab. Die ZDD-Kurve über dem Tumor hat ein ausgeprägtes arterielles Maximum von nicht mehr als 30 HU, während die Leberparenchymkurve wesentlich langsamer ansteigt.

Bei *Leberzirrhosen und chronisch aggressiven Hepatitiden* können ausgeprägte Strukturunregelmäßigkeiten des Parenchyms zu differentialdiagnostischen Problemen führen (Abb. 11). In der sonographischen Untersuchung eines Patienten mit chronisch aggressiver Hepatitis zeigten sich multiple echoreiche Herde, die hypodensen Herden in der nativen Computertomographie entsprachen. Während der sequentiellen Serie ändert sich der Kontrast zwischen den Läsionen und dem umgebenden Leberparenchym jedoch nicht. Aufgrund dieses Phänomens kann vermutet werden, daß es sich nicht um maligne Herde handelt, sondern um fokal verfettete Leberareale. Ganz ähnliche Befunde ergaben sich auch bei Patienten mit Leberzirrhose.

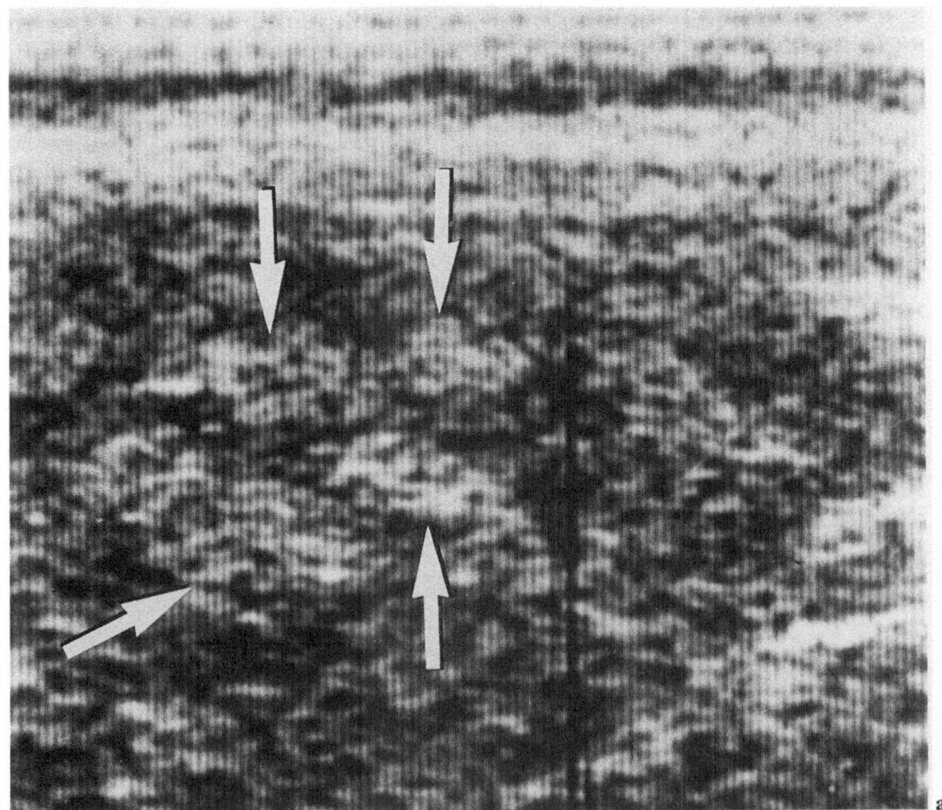

Abb. 11. Chronisch-aggressive Hepatitis. **a** sonographischer Längsschnitt über dem rechten Leberlappen: multiple, diffus verteilte echoreiche Areale im Leberparenchym

Schlußfolgerungen

Metastasen, Zysten, Leberinfarkte und fetthaltige Raumforderungen der Leber können durch die native CT oft ausreichend beurteilt werden. Zur vollständigen Erfassung von Lebermetastasen, insbesondere bei der Planung von chirurgischen Eingriffen, sollte eine schnelle Durchuntersuchung der Leber nach rascher Infusion von Kontrastmittel mit einem Jodgehalt von ca. 50 g durchgeführt werden. Die Nativuntersuchung erübrigt sich dadurch nicht, weil insbesondere hypervaskularisierte Metastasen maskiert werden können. Probleme ergeben sich insbesondere bei der Differenzierung von unregelmäßigen Verfettungen und malignen Herden der Leber. Die exakteste, aber auch invasivste Methode zur Metastasendiagnostik ist die computertomographische Arteriographie (CTA).

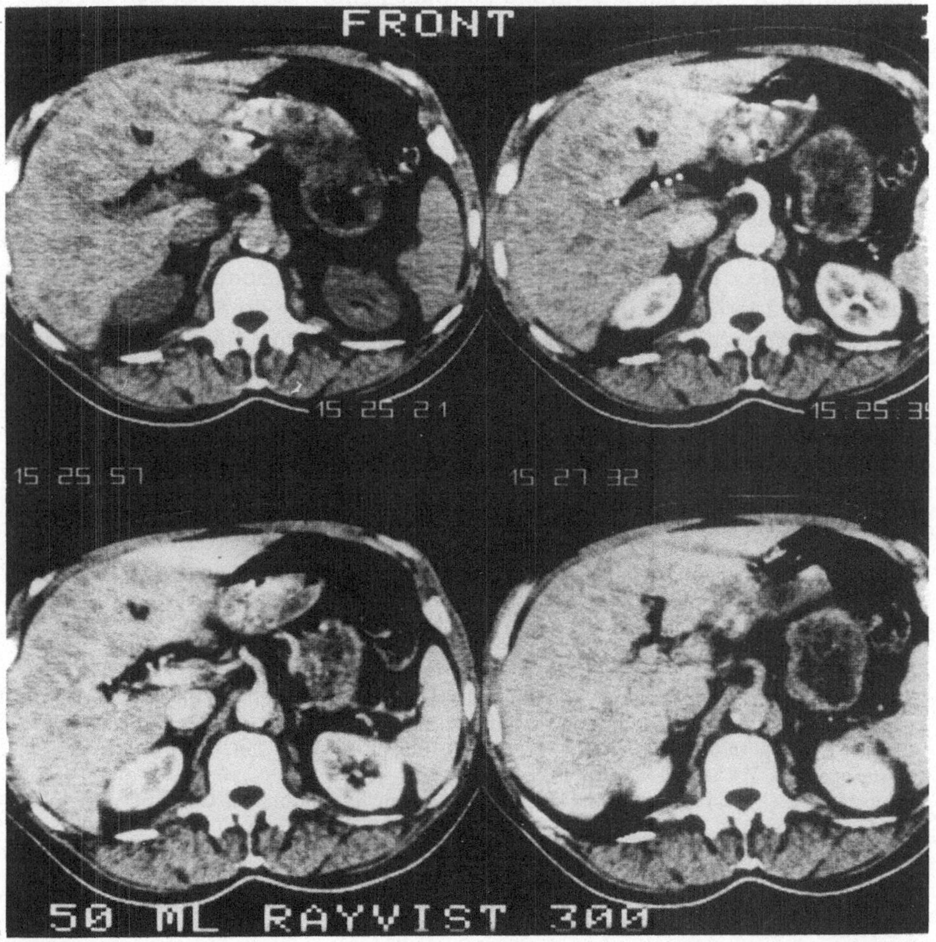

b

Abb. 11. b Derselbe Pat. wie 11 a. Sequentielle CT: nativ *(links oben)* ist die Leber von multiplen, hypodensen Herden durchsetzt, deren Kontrast zum übrigen Lebergewebe sich im Verlauf der Serie kaum ändert

Die dynamische sequentielle CT ist eine große Hilfe zur Differenzierung intrahepatischer Raumforderungen. Für die Diagnose eines Hämangioms sind frühe Dichtesteigerungen von vorwiegend peripheren punktförmigen Arealen, die langsam größer werden und konfluieren, essentiell. Ein spätes „Auffüllen" der Herde ist nicht beweisend, da sich dieses Phänomen bei einer Reihe von Metastasen und auch bei einer leukämischen Infiltration der Leber fand. Herde von weniger als 2 cm Durchmesser sind für eine sequentielle CT-Untersuchung oft ungeeignet.

Beim hepatozellulären Karzinom sind irregulär hypervaskularisierte Tumoren charakteristisch. Aber Adenome, fokalnoduläre Hyperplasien, hypervaskuläre Metastasen und Non-Hodgkin-Lymphome können ähnliche Formen der Dichtesteigerung zeigen und vor allem gegenüber homogen anreichernden Tumoren nicht sicher abzugrenzen sein. Falls keine eindeutige Diagnose gestellt werden kann, muß eine histologische Sicherung erfolgen.

Bei diffusen Leberparenchymveränderungen sind Lebermetastasen oft isodens oder hypodens zum Lebergewebe.

Pseudotumoren finden sich vor allem in der Nähe der Gallenblase. Landkartenartige Dichteminderungen können mit Lebertumoren verwechselt werden.

Fokale rundliche hypodense Herde, die zur Verwechslung mit multiplen Metastasen Anlaß geben, finden sich vor allem bei Leberzirrhose und z.T. bei aggressiven Hepatitiden.

Mit Hilfe der sequentiellen CT können bei diffusen Leberparenchymveränderungen unregelmäßige Verfettungen gegenüber Lebertumoren und Metastasen abgegrenzt werden. Die malignen Herde heben sich in der sequentiellen Serie entweder in der arteriellen, der portalvenösen oder der Spätphase gegenüber dem Leberparenchym ab. Pseudotumoren, seien sie durch eine fokale Verfettung oder aber durch einen weniger verfetteten Bereich bei homogener Steatosishepatitis bedingt, zeigen in der gesamten sequentiellen Serie einen identischen Kontrast zum Lebergewebe.

Zusätzlich kann eine quantitative Auswertung der sequentiellen CT Aufschluß über das Vorliegen einer portalen Hypertension geben.

Literatur

Alpern MB, Lawson TL, Foley WD, Perlman SJ, Reif LJ, Arevalos E, Rimm AA (1986) Focal Hepatic Masses and Fatty Infiltration by Enhanced Dynamic CT. Radiology 158: 45-49

Bressler EL, Alpern MB, Glazer GM, Francis IR, Ensminger WD (1987) Hypervascular Hepatic Metastases: CT Evaluation Radiology 162: 49-51

Burgener FA, Hamlin DJ (1981) Contrast Enhancement in Abdominal CT: Bolus vs. Infusion. AJR 137: 351-358

Burgener FA, Hamlin DJ (1983) Contrast Enhancement of Hepatic Tumors in CT: Comparison Between Bolus and Infusion Techniques. AJR 140: 291-295

Federle M-P, Filly RA, Moss AA (1981) Cystic Hepatic Neoplasms: Compementary Role of CT and Sonography. AJR 136: 345

Foley WD, Berland LL, Lawson TL, Smith DF, Thorsen MK (1983) Contrast enhancement technique for dynamic hepatic computed tomographic scanning. Radiology 147: 797-803

Freeny PC, Marks WM (1986) Patterns of Contrast Enhancement of Benign and Malignant Hepatic Neoplasms during Bolus Dynamic and Delayed CT. Radiology 160: 613

Itai Y, Araki T, Furui S, Tasaka A (1981) Differential Diagnosis of Hepatic Masses on Computed Tomography, with Particular Reference to Hepatocellular Carcinoma. J Comp Ass Tomogr 5: 834-842

Itai Y, Ohotomo K, Kokubo T, Yamauchi T, Minami M, Yashiro N, Araki T (1986) CT of Hepatic Masses: Significance of Prolonged and Delayed Enhancement. AJR 146: 729-733

Kawashima A, Suehiro S, Murayama S, Russell WJ (1986) Focal Fatty Infiltration of the Liver Mimicking a Tumor: Sonographic and CT Features. Journal of Computer Assisted Tomography 10: 329-331

Kober B, Gamroth A, Hermann HJ, zum Winkel K, Mende U, Kimmig B (1983) Angio-CT: Eine Erweiterung der Diagnostik maligner Leberprozesse. Fortschr Röntgenstr 139: 260-266

Kurtz B (1986) Dynamische CT bei Lymphommanifestationen von Leber und Milz. Fortschr Röntgenstr 144: 149-153

Kurtz B, Pirschel J (1986) Dynamische Computertomographie in der Lymphomdiagnostik von Leber und Milz. In: Pirschel J, Hübener KH (Hrsg) Radiologische Diagnostik und Strahlentherapie maligner Lymphome. Ergänzungsband 125 Fortschr Röntgenstr Thieme, Stuttgart

Kurtz B (1985) Schnelle sequentielle Computertomographie von diffusen und fokalen Lebererkrankungen. Habilitationsschrift

Kurtz B, Plauth M, Metzger H (1986) Bedeutung der schnellen sequentiellen Computertomographie für die Diagnostik der Leberzirrhose. Fortschr Röntgenstr 144: 46-51

Lundstedt CH, Ekberg A, Lunderquist KG, Tranberg (1987) Site and number of liver tumors recorded at angiography and computed tomography compared with the findings at laparatomy and of resected liver specimens. Acta Radiologica 153-160

Mathieu D, Bruneton JN, Drouillard J, Pointreau CC, Vasile N (1986) Hepatic Adenomas and Focal Nodular Hyperplasia: Dynamic CT Study Radiology 160: 53-58

Mulhern CB, Arger PH, Coleman BF, Stein GN (1979) Nonuniform attenuation in computed tomography study of the cirrhotic liver. Radiology 132: 399-402

Welch TJ, Sheedy PF, Johnson MC, Stephens DH, Carboneau J, Brown ML, May GR, Adson MA, McGrill DB (1985) Focal Nodular Hyperplasia and Hepatic Adenoma: Comparison of Angiography, CT, US, and Scintigraphy. Radiology 156: 593-595

White EM, Simeone JF, Mueller PR, Grant EG, Choyke PL, Zeman RK (1987) Focal periportal sparing in hepatic fatty infiltration: A cause of hepatic pseudomass on US. Radiology 162: 57-59

Yates KC, Steight RA (1986) Focal Fatty Infiltration of the Liver Simulating Metastatic Disease. Radiology 159: 83-84

Leberdiagnostik II: Aktueller Stand und Perspektiven der Kernspintomographie

B. HAMM

Einleitung

Der Stellenwert der Kernspintomographie in der Diagnostik des Oberbauches ist noch nicht ausreichend definiert. Die Leber erweist sich in erster Linie wegen der Atemartefakte als problematisch für kernspintomographische Untersuchungen, auch muß sich die MR-Tomographie mit der inzwischen technisch ausgereiften Computertomographie vergleichen lassen. Die verschiedenen signalbestimmenden Parameter bilden im Zusammenhang mit der enormen technischen Flexibilität der Kernspintomographie (Schichtebene, T1- und T2-Gewichtung etc.) jedoch die Grundlagen für neue wissenschaftliche und klinische Erkenntnisse in der bildgebenden Diagnostik der Leber.

Untersuchungstechnische Aspekte

Unter den zahlreichen Faktoren, welche die klinische Anwendung der Kernspintomographie beeinflussen, sind die Gewebekontraste, die Bewegungsartefakte, die Magnetfeldstärke, die Ortsauflösung und die Multislicetechnik besonders zu berücksichtigen.

Die Kontraste zwischen den einzelnen Gewebsanteilen können in der Kernspintomographie durch die Wahl der Pulssequenzen mit entsprechender T1- und T2-Gewichtung in großen Bereichen variiert werden. So bieten beispielsweise maligne Lebertumoren bei T2-betonter Meßsequenz ein höheres Signal und in T1-betonter Meßsequenz ein geringeres Signal als gesundes Lebergewebe (BUONOCORE et al. 1981; MOSS et al. 1984; HAMM et al. 1986). Der Kontrast zwischen gesundem und tumorösem Lebergewebe korreliert mit der Stärke einer T1- oder T2-Gewichtung, limitierende Faktoren sind jedoch die Abnahme der Signalintensität mit Reduktion des Signal-Rausch-Verhältnisses als auch die Bewegungsartefakte. Neu entwickelte Spinechosequenzen mit kurzen Pulswiederholungszeiten (TR) und kurzen Echozeiten (TE) beinhalten eine gute T1-Gewichtung und ermöglichen gleichzeitig die Verringerung der Bewegungsartefakte durch zahlreiche Bildmittelungen. Das Ergebnis ist eine Optimierung des Signal-Rausch-Verhältnisses und ein signifikant besserer Kontrast im Vergleich zur T2-gewichteten Spinechosequenz oder T1-gewichteten Inversion-recovery-Sequenz (Abb. 1) (STARK et al. 1986).

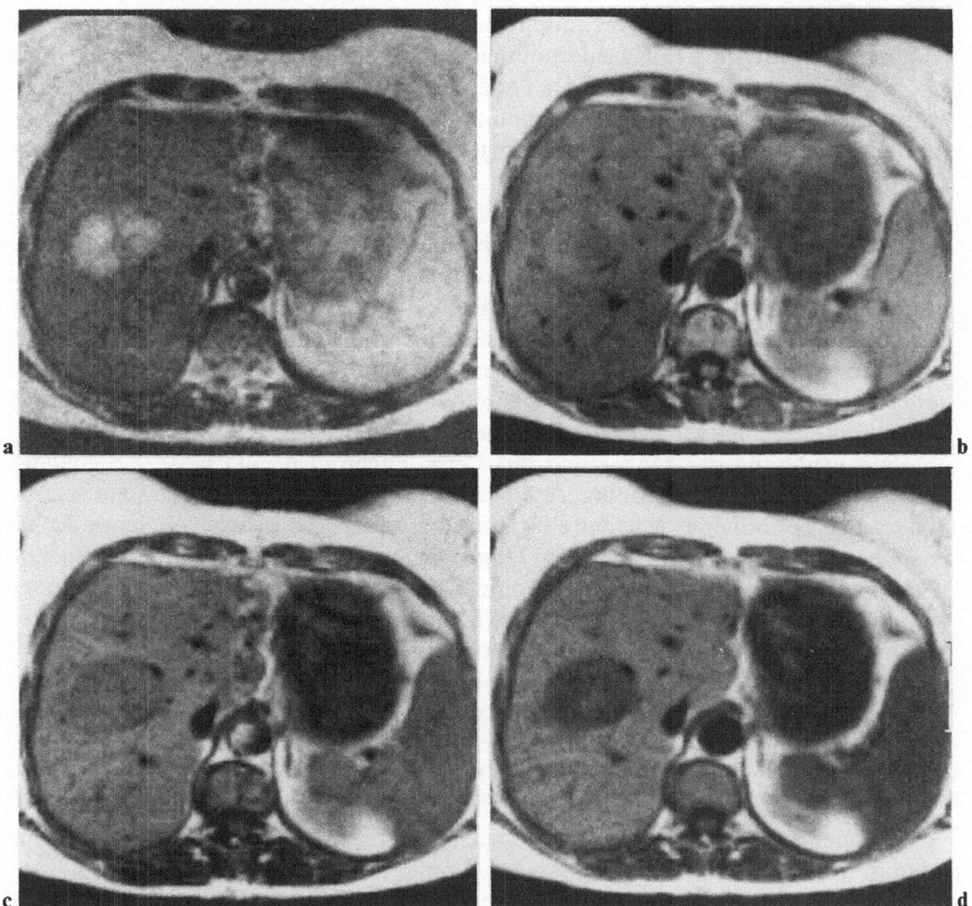

Abb. 1 a–d. Hämangiosarkom des rechten Leberlappens. Vergleich von Kontrast und räumlicher Auflösung der verschiedenen Spinechosequenzen. Untersuchung bei 0,5 Tesla. (Neben der Pulssequenz werden auch die jeweiligen Bildmittelungen als letzte Ziffer in der Klammer angegeben.) **a** T2-betont (SE 1600/105/2); **b** protonendichtebetont (SE 1600/35/2); **c** T1-betont (SE 400/35/2); **d** T1-betont (SE 200/20/4)

Ursache zahlreicher Bewegungsartefakte durch Atmung, Gefäß- und Herzpulsation sowie Darmmotilität sind die langen Meßzeiten von mehreren Minuten mit dem entsprechenden Resultat aus Datenakquisition und Rekonstruktion durch die 2D-Fourier-Transformation. Während der jeweiligen Meßzeit werden einzelne statische Bilder periodisch aufgezeichnet, so daß bewegte Strukturen die Bildrekonstruktion in Richtung des Phasenkodiergradienten beeinträchtigen, unabhängig von der Schichtebene und der Richtung der Bewegung. Das Ausmaß der Bewegungsartefakte korreliert mit der Atemfrequenz und der Atemtiefe des Patienten sowie der Pulswiederholungszeit der gewählten Meßsequenz. EKG- und Atemtriggerung können aufgrund einer synchronisierten Datenakquisition während der Bewegungsabläufe zu einer Verbesserung der anatomischen Auflösung führen

(EHMAN et al. 1984). Die technisch einfach durchzuführende EKG-Triggerung limitiert allerdings die Pulswiederholungszeit auf ein Maximum von ca. 500 ms (in Abhängigkeit zur Pulsfrequenz des Patienten) und schließt somit T2-betonte Messungen aus. Die Atemtriggerung erlaubt eine freie Wahl von Pulswiederholungszeit (TR) und Echozeit (TE), begrenzt jedoch die Datenakquisition auf einen zu wählenden Abschnitt des Respirationszyklus. Hierdurch werden die Untersuchungszeiten auf das 2- bis 4fache verlängert. Eine Reduktion der Bewegungsartefakte kann patientenunabhängig durch eine Verkürzung der Pulswiederholungszeit und Erhöhung der Bildmittelungen erreicht werden. Eine weitere Möglichkeit zur Eliminierung der Atemartefakte bieten die sogenannten „schnellen Pulssequenzen" (z. B. FLASH) mit Akquisitionszeiten von wenigen Sekunden (FRAHM et al. 1986). MR-Bilder können mit diesen Pulssequenzen während Atemstillstand aufgenommen werden, sind jedoch durch einen begrenzten Kontrastumfang und ein geringes Signal-Rausch-Verhältnis gekennzeichnet (Abb. 2).

Eine Erhöhung der Magnetfeldstärke ermöglicht zwar eine bessere Signalausbeute, führt jedoch gleichzeitig zu einer stärkeren Betonung der Bewegungsartefakte. Der bei höheren Magnetfeldstärken besonders ins Gewicht fallende Effekt der chemischen Verschiebungen erzeugt darüber hinaus Konturunschärfen und Konturdoppelungen, da die in Fett und Wasser chemisch gebundenen Protonen sowohl in der Meßebene als auch senkrecht zur Meßebene um einen definierten Betrag versetzt abgebildet werden (BABCOCK et al. 1985).

Die Ortsauflösung kernspintomographischer Bilder des Oberbauches unterliegt somit zahlreichen Einzelfaktoren. Eine weitere Möglichkeit, die Ortsauflösung zu verbessern, findet sich in der Anwendung von Oberflächenspulen. Diese werden in der Nähe des zu untersuchenden Organs plaziert und führen durch bessere Signalgewinnung zu einer Optimierung des Signal-Rausch-Verhältnisses. Oberflächenspulen sind jedoch nur zur Untersuchung kleiner Volumina geeignet und finden in der Diagnostik des Oberbauches kaum Anwendung.

Die freie Wahl der Schichtebene, ein wesentlicher Vorteil der Kernspintomographie gegenüber der Computertomographie ist in der Leberdiagnostik nur bei speziellen Fragestellungen von Vorteil (z. B. Operationsplanung, Einbeziehung der Vena cava in einen pathologischen Prozeß). Im Gegensatz zur transversalen Aufnahme führt die atembedingte Bewegung von Diaphragma und Oberbauchorganen bei koronaler und sagittaler Schichtebene zu einer zusätzlichen Unschärfe der Konturen.

Eine rationelle Gestaltung der MR-Untersuchung wird durch die Multislice-Technik in Form einer gleichzeitigen Bildakquisition mehrerer benachbarter Schichten ermöglicht. In konventionellen Pulssequenzen (Spin-echo, Inversion-recovery) wird die Zahl der Schichten pro Pulssequenz durch das Verhältnis von TR zu TE und einer gerätetypischen Konstanten bestimmt. Hierdurch erhält man bei identischer TE in T2-betonter Pulssequenz mit langer TR mehr Bilder als in T1-betonter Pulssequenz mit kurzer TR. Die technische Entwicklung in der Kernspintomographie ermöglicht inzwischen die Kombination aus Gradientenechosequenz (FLASH) und Multislicetechnik auch bei kurzer TR und kurzer TE. Die gesamte Leber kann mit diesen Pulssequenzen in einem Untersuchungsgang abgebildet werden. Neben der vollständigen Erfassung des Organs bieten diese Pulssequenzen einen sehr guten T1-gewichteten Kontrast (kurze TR, kurze TE) und eine

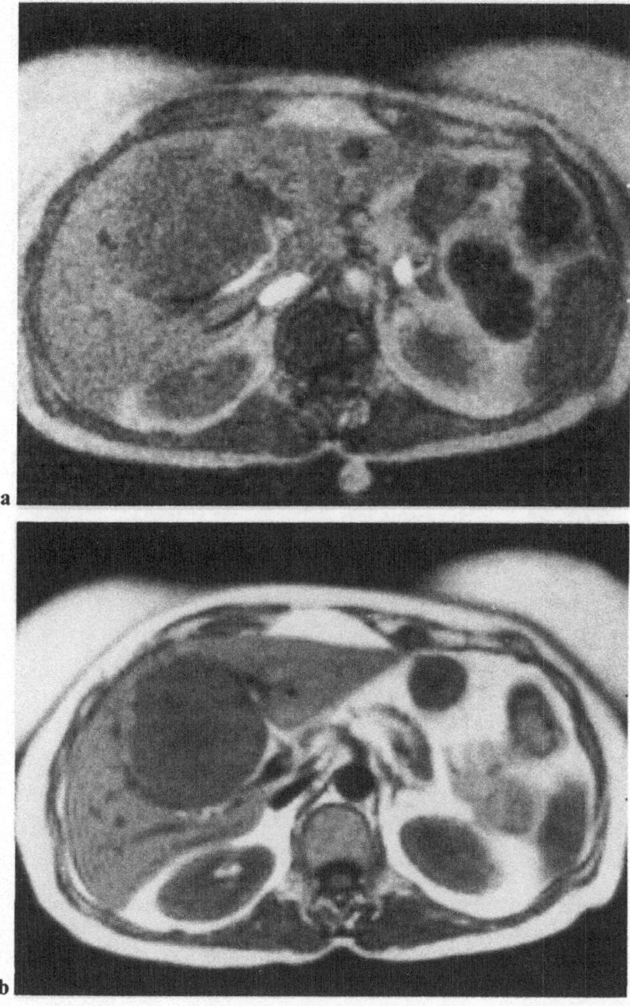

Abb. 2a, b. Lebermetastase eines Kolonkarzinoms. Vergleich einer Gradientenechosequenz (GE) mit einer Aufnahmezeit von 10,2 s und einer Spinechosequenz (SE) mit einer Aufnahmezeit von 3,41 min. Untersuchung bei 0,5 Tesla. **a** T1-betont (GE 40/16/1), Pulswinkel 40°; **b** T1-betont (SE 200/20/4)

hervorragende räumliche Auflösung durch zahlreiche Bildmittelungen, wobei die Gesamtmeßzeit deutlich unter 10 min liegt (Abb. 3). Für eine ausreichende Charakterisierung pathologischer Leberbefunde ist dennoch eine Untersuchung mit T1- und T2-betonter Messung zu fordern.

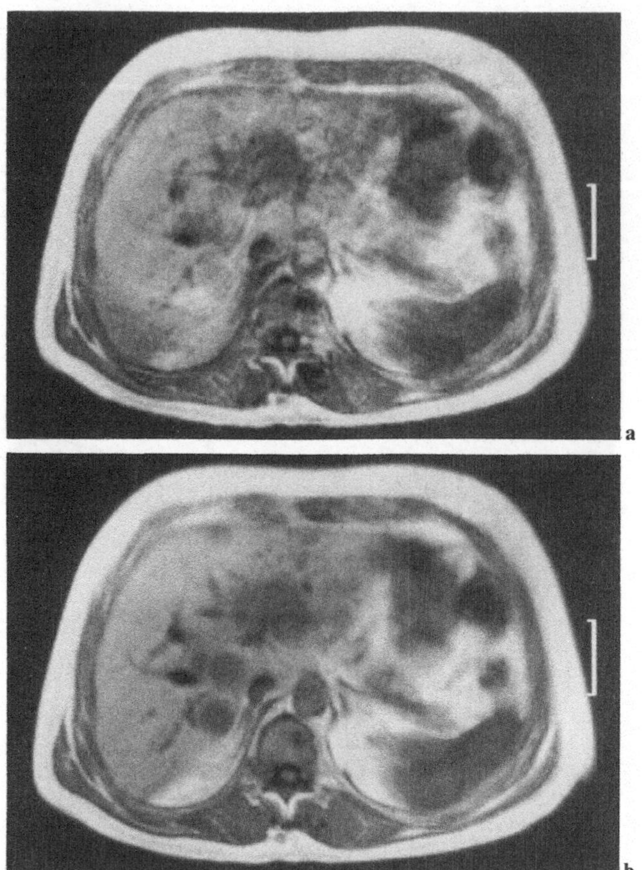

Abb. 3 a, b. Lebermetastasen eines Rektumkarzinoms. Erhebliche Reduzierung der Bewegungsartefakte durch 8fache Bildmittelung. Der hohe Kontrast dieser T1-betonten Pulssequenz kann erst durch die zahlreichen Bildmittelungen und der daraus resultierenden guten Ortsauflösungen genutzt werden. Untersuchung bei 0,5 Tesla. **a** T1-betont (GE 310/14/1); **b** T1-betont (GE 310/14/8)

Morphologische Grundlagen

Die gesunde Leber zeigt im Kernspintomogramm eine homogene Signalgebung, wobei die Signalintensität durch die T1- bzw. T2-Gewichtung der Meßsequenz bestimmt wird. Unterbrochen wird die Homogenität der Leber durch die signalarmen Gefäße. Normallumige Gallengänge lassen sich weder in T1- noch in T2-betonten Bildern abgrenzen. Die Konturen des Organs sind ventral, lateral und dorsal sehr gut zu beurteilen. Gelegentlich kann der linke Leberlappen und der Lobus caudatus in einzelnen Meßsequenzen gegen isointense Darmanteile nicht vollständig abgegrenzt werden. In koronaler und sagittaler Schnittführung ist eine Konturunschärfe insbesondere der Leberkuppe zu berücksichtigen. Die Leber hat verhältnismäßig kurze T1- und T2-Relaxationszeiten (T1: ca. 370 ms, T2: ca. 45 ms) (Ehman et al. 1985). Die Bestimmung der Relaxationszeiten anhand der bildgebenden Kernspintomographie im Gegensatz zur Spektroskopie darf aufgrund zahlreicher störender Faktoren als problematisch angesehen werden. Hierzu zählen unter anderem die Gewebsinhomogenität, ein unterschiedlicher Wassergehalt der Gewebe, metabolische Einflüsse, Atemartefakte, Blutfluß, Hintergrundrauschen und Magnetfeldinhomogenitäten.

Fokale Leberläsionen, allgemeine Vorbemerkungen

Erste kernspintomographische Untersuchungen der Leber führten Smith et al. (1981) mit einem Widerstandsmagneten durch. Verschiedene Arbeitsgruppen bestätigten in ersten Erfahrungsberichten, daß fokale Leberläsionen durch den hohen Weichteilkontrast der Kernspintomographie ohne Verwendung zusätzlicher Kontrastmittel gut zum gesunden Lebergewebe abgrenzbar sind (Doyle et al. 1982; Borkowski et al. 1983; Kressel et al. 1983; Margulis 1983). Die Hoffnung auf eine bessere Gewebecharakterisierung fokaler Leberläsionen, insbesondere eine Differenzierung maligner und benigner Raumforderungen wurde geäußert, konnte jedoch bisher nicht bestätigt werden (Haaga 1984; Baumann et al. 1985; Hamm et al. 1986). Aufgrund verlängerter T1- und T2-Relaxationszeiten sowie einer größeren Protonendichte bieten die meisten fokalen Leberläsionen im Vergleich zum gesunden Lebergewebe eine höhere Signalintensität bei T2-betonter Messung und eine geringere Signalintensität bei T1-betonter Messung. Dies trifft sowohl für solide als auch liquide Läsionen zu.

Die Größe fokaler Leberläsionen, welche ohne Atemtriggerung kernspintomographisch bisher nachweisbar waren, betrug für solide Raumforderungen 15–20 mm und für Leberzysten 8 mm (Itai et al. 1984; Hamm et al. 1986). Ebara et al. (1986) konnten in einer Untersuchung von 63 Patienten fokale Leberläsionen mit einem Durchmesser ab 2 cm in 97,5% nachweisen, die Darstellbarkeit kleiner Läsionen sank demgegenüber auf 33,3%. Die enorme Variationsmöglichkeit der Pulssequenzen wird inzwischen dazu benutzt, den Kontrast zwischen Leber und fokaler Läsion zu verbessern und gleichzeitig störende Artefakte zu reduzieren. Im Vergleich zu den konventionellen Spinechosequenzen bieten Inversion-recovery-Sequenzen einen besseren Kontrast, welcher durch eine Verkürzung der Inversionszeit (TI) noch gesteigert werden kann (Bydder et al. 1985; Henkelman et al. 1985). Die Modifikation einer Spinechosequenz ermöglicht es, Wasser- und Fettanteile einer Schicht getrennt abzubilden (Dixon 1984). Der Kontrast zwischen Leber und Tumor kann durch Subtraktion dieser Bilder im Vergleich zur konventionellen T2-betonten Spinechosequenz verbessert werden, erreicht jedoch nicht den Kontrastumfang einer Inversion-recovery-Sequenz (Lee et al. 1985; Stark et al. 1986). Stark et al. (1986) entwickelten inzwischen eine stärker T1-gewichtete Spinechosequenz durch eine Verkürzung von TR/TE und erreichten einen signifikant höheren Kontrast sowie ein besseres Signal-Rausch-Verhältnis im Vergleich zu konventionellen Spinecho- und Inversion-recovery-Sequenzen.

Der Vergleich von Computertomographie und Kernspintomographie im Nachweis fokaler Leberläsionen kann in Anbetracht kleiner Patientenkollektive und sehr unterschiedlicher Untersuchungsbedingungen und Gerätekonstellationen nur zurückhaltend angestellt werden. Fokale Leberläsionen waren bisher ab einer Größe von 2 cm aufgrund des hohen Weichteilkontrastes in gleicher Häufigkeit darstellbar wie in der Computertomographie (Moss et al. 1984; Lee et al. 1985; Hamm et al. 1986). Mit den neuen Pulssequenzen, welche durch einen hohen T1-betonten Kontrast und eine gute Ortsauflösung gekennzeichnet sind, erreicht die Kernspintomographie im Nachweis von Leberläsionen einen vergleichbaren oder höheren Stellenwert als die Computertomographie (Abb. 4). Reinig et al. (1987) bescheinigten anhand einer Studie von 20 Patienten mit bekannten Lebermetastasen der Spinechosequenz mit kurzer TR/TE eine höhere Sensitivität (95,4%) als der Computertomographie unter Infusion eines ölhaltigen Kontrastmittels (87,1%), während die T2-betonte Spinechosequenz mit 51,4% eine ähnlich

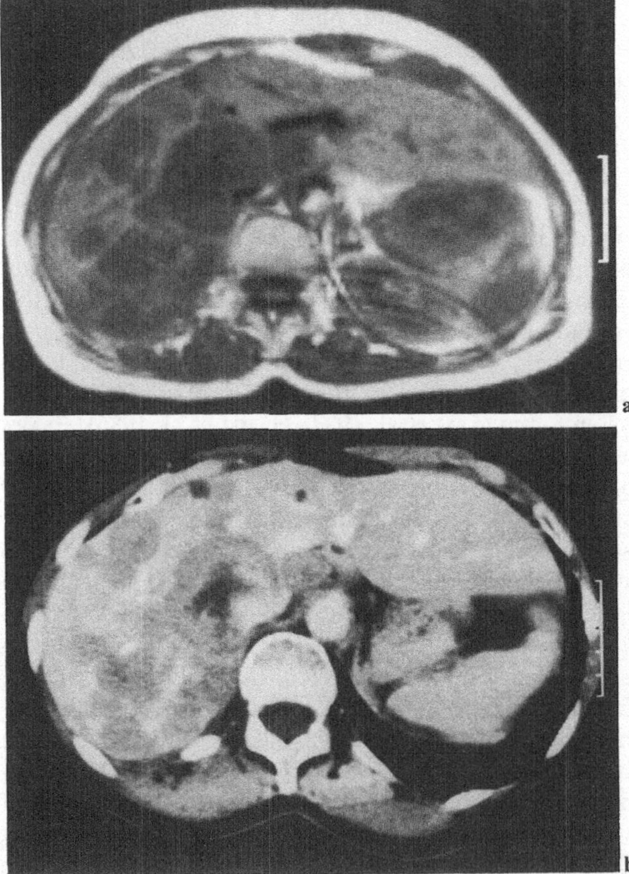

Abb. 4a, b. Multiple Lebermetastasen eines Mammakarzinoms. Identische Aussage einer kernspintomographischen Nativuntersuchung (SE 200/22/4) bei 0,5 Tesla im Vergleich zur Computertomographie unter bolusförmiger Kontrastmittelgabe. **a** Kernspintomogramm, T1-betont; **b** Computertomogramm

geringe Sensitivität besaß wie die computertomographische Nativuntersuchung (49,6%). Die Relation intrahepatischer Tumoren zu den Lebergefäßen läßt sich mit der Kernspintomographie besser demonstrieren.

Maligne Tumoren

T1- und T2-Relaxationszeiten der *hepatozellulären Karzinome* sind im Vergleich zum normalen Lebergewebe verlängert, wobei die Verlängerung der T1-Relaxationszeit annähernd mit dem Umfang einer Nekrose oder Fibrose korreliert (OHTOMO et al. 1985). In der Diagnostik hepatozellulärer Karzinome ist zwischen dem nodulären und dem diffusen Typ zu unterscheiden. Bei guter Abgrenzung nodulärer Karzinome im Kernspintomogramm (Abb. 5) kann der Nachweis eines multizentrischen hepatozellulären Karzinoms entgehen. Die diagnostisch wichtigen Tumorstrukturen wie intratumorale Septen, eine umgebende Pseudokapsel oder Tumorthromben in den Gefäßen lassen sich mit der Kernspintomographie besser als mit der Computertomographie darstellen (ITAI et al. 1986, ITOH et al. 1987). Gleiches gilt für die morphologische Relation des Tumors zu den Lebergefäßen.

Die kernspintomographische Signalgebung der *Cholangiokarzinome* ist der von hepatozellulären Karzinomen und Metastasen vergleichbar (HAMM et al. 1986). DOOMS et al. (1986) konnten bei 3 von 9 Patienten mit einem Cholangiokarzinom den Tumor aufgrund der höheren Weichteilkontraste besser als in der Computertomographie darstellen. Gleiches traf für das Tumorstaging zu, während aufgestaute intrahepatische Cholangien computertomographisch deutlicher hervortraten.

Lebermetastasen ließen sich bisher am besten mit einer T2-betonten Spinechosequenz bei Multislice-Technik als signalreiche Raumforderungen aufsuchen. Inzwischen ist jedoch einer T1-betonten Spinechosequenz oder Gradientenechosequenz mit kurzer TR/TE bei Multislice-Technik der Vorzug zu geben, hierbei besitzen die Metastasen ein deutlich geringeres Signal als das umgebende Lebergewebe (Abb. 4a). In einer Untersuchung von 50 Patienten mit Lebermetastasen fanden HEIKEN et al. (1985) eine gleichwertige Sensitivität im Tumornachweis zwischen der Kernspintomographie und der Computertomographie unter intravenöser Kontrastmittelgabe. Die Autoren empfahlen in Anbetracht der kürzeren Untersuchungszeit und geringerer Kosten weiterhin die Computertomographie für Screeninguntersuchungen einzusetzen. Dieser Feststellung stehen neue Ergebnisse von REINIG et al. (1987) entgegen, welche die Kernspintomographie als Methode der Wahl bei der Diagnose von Lebermetastasen ansehen.

Die Diagnostik einer Leberbeteiligung bei malignen Lymphomen kann durch die Kernspintomographie nicht verbessert werden, da sich die diffuse intrahepatische Manifestation maligner Zellen wie in der Computertomographie und Sonographie dem Nachweis entzieht (WEINREB et al. 1984).

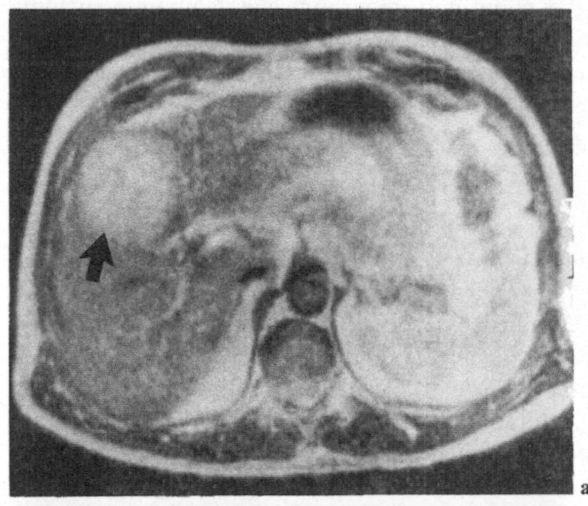

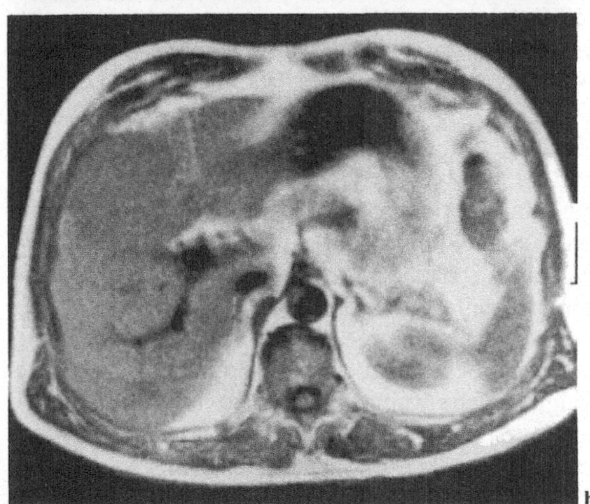

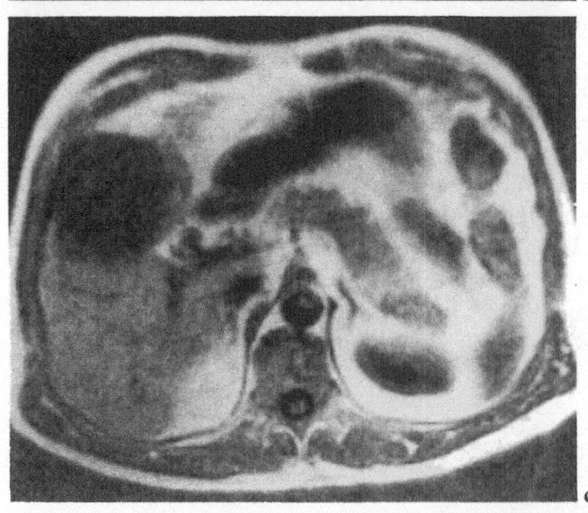

Abb. 5 a–c. Hochdifferenziertes, noduläres Leberzellkarzinom (↘) im rechten Leberlappen. Vergleich der Signalintensität von Tumor und Leber in Abhängigkeit zur Pulssequenz. Untersuchung bei 0,35 Tesla.
a T2-betont (SE 1600/70/2);
b T1-betont (SE 400/35/2);
c T1-betont (IR 1500/400/35/2)

Benigne Tumoren

Leberhämangiome besitzen eine in Abhängigkeit zur T2-Gewichtung besonders hohe Signalintensität und können somit von soliden Tumoren differenziert werden (Abb. 6). Die T2-Relaxationszeiten von Hämangiomen sind signifikant länger als die maligner Lebertumoren (Ohtomo et al. 1985). Unter Berücksichtigung des hohen Kontrastes zwischen Tumor und Leber sowie morphologischer Kriterien kann mit der Kernspintomographie eine Treffsicherheit von 90% in der Diagnostik von Hämangiomen erreicht werden (Stark et al. 1985). Zysten, welche in T2-betonter Pulssequenz ebenfalls ein hohes Signal aufweisen, lassen sich durch

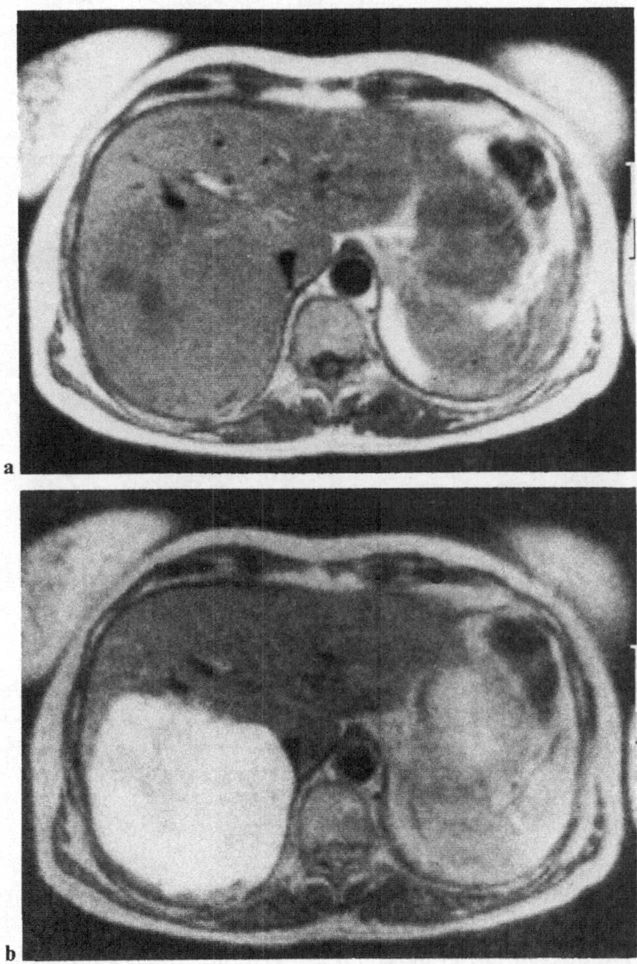

Abb. 6 a, b. Großes Leberhämangiom im rechten Leberlappen. Untersuchung bei 0,5 Tesla. **a** T1-betont (SE 400/35/2); nahezu isointense Raumforderung mit Verdrängung der Lebergefäße; **b** T2-betont (SE 1600/70/2); charakteristisch hohe Signalintensität des Hämangioms

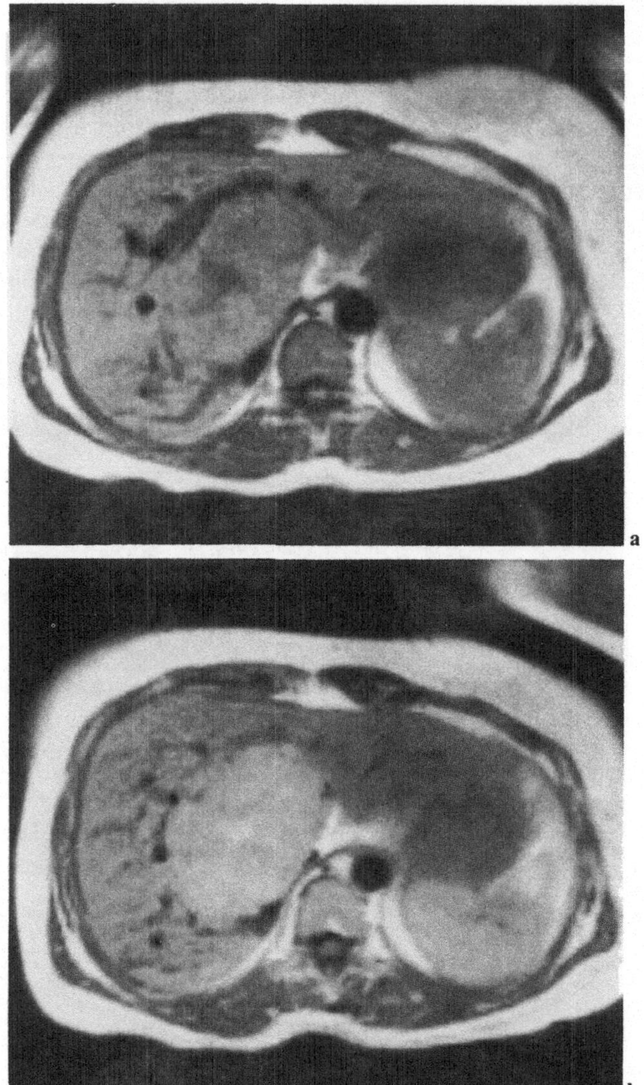

Abb. 7 a, b. Fokalnoduläre Hyperplasie der Leber. Untersuchung bei 0,5 Tesla. **a** T1-betont (SE 400/35/2), isointense Raumforderung mit zentraler Fibrose; **b** T1-betont (SE 400/35/2); deutlicher Signalanstieg der fokalnodulären Hyperplasie nach intravenöser Gabe von 0,2 mmol Gadolinium-DTPA/kg

ihre Signalarmut in mäßig T1-betonter Spinechosequenz vom Hämangiom differenzieren. Inversion-recovery-Sequenzen können zur Differenzierung zwischen Hämangiom und malignem Lebertumor nicht beitragen. Aufgrund der charakteristischen Signalgebung mit hoher Signalintensität im T2-betonten Bild sind kleine Hämangiome ab 10 mm Größe kernspintomographisch besser als im Sonogramm und Computertomogramm zu diagnostizieren. Die Kernspintomographie kann somit in der differentialdiagnostischen Abklärung hämangiomverdächtiger Tumoren eine entscheidende Rolle spielen. GLAZER et al. (1985) zeigten jedoch, daß die beschriebene Signalgebung für das Hämangiom nicht spezifisch ist, da in Einzelfällen auch andere Lebertumoren wie ein Hämangiom imponieren. Gegenüber einer Kalkulation der T1- und T2-Relaxationszeit für die Diagnose von Hämangiomen bevorzugen GLAZER et al. (1985) die Berechnung der Signalintensität von Tumor zu Lebergewebe und erhielten für Hämangiome stets einen Quotienten über 1,4.

Kernspintomographische Untersuchungen der *fokalnodulären Hyperplasie* liegen derzeit nur in geringer Zahl vor. Diese Tumoren besitzen in allen Pulssequenzen eine ähnliche Signalintensität wie das übrige Lebergewebe. Sie zeigen bei starker T1-Gewichtung lediglich einen geringen Signalverlust und bei T2-Betonung einen geringen Signalanstieg. Als morphologisches Charakteristikum ist die typische zentrale Fibrose hervorzuheben (Abb. 7).

Nichttumoröse fokale Leberläsionen

Flüssigkeiten besitzen erheblich längere Relaxationszeiten als gesundes Lebergewebe. Die Relaxationszeiten richten sich nach der Zusammensetzung der Flüssigkeiten (wässerig, serös, hämorrhagisch). *Leberzysten* lassen sich kernspintomographisch sowohl im T1- als auch im T2-betonten Bild gut abgrenzen, wobei in einer T1-betonten Spinechosequenz auch kleinere Zysten durch die bessere räumliche Auflösung zur Darstellung kommen. Der diagnostisch wertvolle Nachweis von Verkalkungen bei Echinococcus cysticus ist kernspintomographisch durch die fehlende Signalgebung des Kalks schwierig.

Intrahepatische *Abszesse* imponieren bei guter Abgrenzbarkeit entzündlichen und gesunden Parenchyms kernspintomographisch bei mäßiger T2-Betonung wie solide Tumoren. Der liquide Abszeßanteil läßt sich erst bei T1- oder stärkerer T2-Betonung differenzieren.

Diffuse Leberparenchymerkrankungen

Diffuse Leberparenchymerkrankungen wie Verfettung, Zirrhose und Hepatitis sind in der kernspintomographischen Diagnostik ungleich schwieriger zu beurteilen, als umschriebene fokale Leberläsionen. In-vivo-Relaxationszeitbestimmungen mit der Kernspintomographie sind nur bedingt mit spektroskopisch gewonnenen Relaxationszeiten zu vergleichen. Außerdem lassen sich die gemessenen Relaxationszeiten und Signalintensitäten verschiedener Kernspintomographieeinheiten nicht miteinander vergleichen. Spektroskopische Untersuchungen der T2-Relaxationszeiten menschlicher Biopsien bestätigen zwar die Verlängerung der Relaxationszeit maligner Lebertumoren im Vergleich zu gesundem Lebergewebe, zeigen jedoch auch eine Überlappung der T2-Relaxationszeit von tumorösem, zirrhotischem und verfettetem Lebergewebe. Zudem ergibt sich keine Korrelation der

T2-Werte mit dem Grad einer Fibrosierung oder Entzündung (BERNARDINO et al. 1983).

Der Signalanteil kernspintomographischer Bilder durch Fett beträgt für gesundes Lebergewebe weniger als 10% und steigt bei *Leberverfettung* bis auf 20% an (HEIKEN et al. 1985). Der Bildkontrast konventioneller Pulssequenzen basiert vor allem auf den unterschiedlichen T1- und T2-Relaxationszeiten der Gewebe, während die unterschiedliche Resonanzfrequenz von Fett- und Wasserprotonen nicht berücksichtigt wird. In konventionellen Pulssequenzen können diffuse Leberverfettungen dem Nachweis entgehen, während umschrieben verfettete Leberareale in T2-betonter Pulssequenz durch eine höhere Signalintensität tumorösen Läsionen ähneln. Die von DIXON (1984) entwickelte Spinechosequenz unterscheidet sich von den konventionellen Pulssequenzen durch eine Signalreduktion in Geweben, welche Fett und Wasser enthalten. Damit bietet sie sich zur Erkennung einer diffusen Leberverfettung und zur kernspintomographischen Differenzierung einer Steratosis areata von tumorösen Läsionen an (LEE et al. 1984; HEIKEN et al. 1985). Hoffnungen auf eine genauere Diagnose der *Leberzirrhose* durch die Kernspintomographie im Vergleich zu Ultraschall und Computertomographie wurden geäußert (RÖDL 1985), können sich bisher jedoch nicht bestätigen. In tierexperimentellen Studien ergeben sich keine Veränderungen an T1- und T2-Relaxationszeiten durch eine 2- bis 4fach erhöhte periportale Fibrose im Vergleich zum gesunden Lebergewebe (GOLDBERG et al. 1984).

Systematische kernspintomographische Untersuchungen der *Hepatitis* beim Menschen liegen zur Zeit nicht vor. Nekrotisches Lebergewebe zeigt im Tiermodell eine signifikante Verlängerung der T1-Relaxationszeit (STARK et al. 1983).

Eine vermehrte Eisenablagerung in der Leber führt zu erheblichen Veränderungen der Relaxationszeiten der Gewebe sowohl in vitro (DOYLE et al. 1982; STARK et al. 1983) als auch in vivo (BERNARDINO et al. 1983; RUNGE et al. 1983). Das ferromagnetisch wirksame Eisen verkürzt die Relaxationszeiten. Diese Verkürzung verhält sich sowohl für T1 als auch für T2 annähernd linear zum Eisengehalt der Leber, wobei der Relaxationseffekt auf T2 jedoch wesentlich größer ist (STARK et al. 1985). Eine *Hämochromatose* bzw. *Hämosiderose* läßt sich somit kernspintomographisch am besten in T2-betonter Pulssequenz durch den Verlust an Signalintensität darstellen. Obwohl geringe Mengen von Eisen (ab 1,2 mg/g Lebergewebe) bereits zu einer Reduktion der Signalintensität führen, ist die Bestimmung des Lebereisengehaltes mit der Kernspintomographie durch das geringe Signal-Rausch-Verhältnis limitiert (STARK et al. 1985). Die klinische Anwendung der Kernspintomographie zur Bestimmung des Lebereisengehaltes wird zusätzlich durch die große Variationsbreite der T1- und T2-Relaxationszeiten gesunden Lebergewebes eingeschränkt.

Einsatz von Kontrastmitteln für die kernspintomographische Leberdiagnostik

Als Substanzen, die die Signalintensität der entsprechenden Gewebe verändern können, werden in erster Linie paramagnetische Verbindungen diskutiert. Paramagnetische Kontrastmittel selbst erzeugen kein Signal; ihre Wirkung beruht indirekt auf einer Veränderung der Signale durch die Wasserstoffprotonen, die sich in unmittelbarer Umgebung des Kontrastmittels befinden. Paramagnetische Kontrastmittel verringern die Relaxationszeiten T1 und T2 der Wasserstoffatomkerne. Gadolinium-DTPA ist das erste paramagnetische Kontrastmittel, welches für klinische Untersuchungen am Menschen zugelassen wurde.

Innerhalb des gesunden Lebergewebes führt eine zusätzliche Reduktion der ohnehin kurzen Relaxationszeiten durch Gadolinium-DTPA nur zu einer geringen

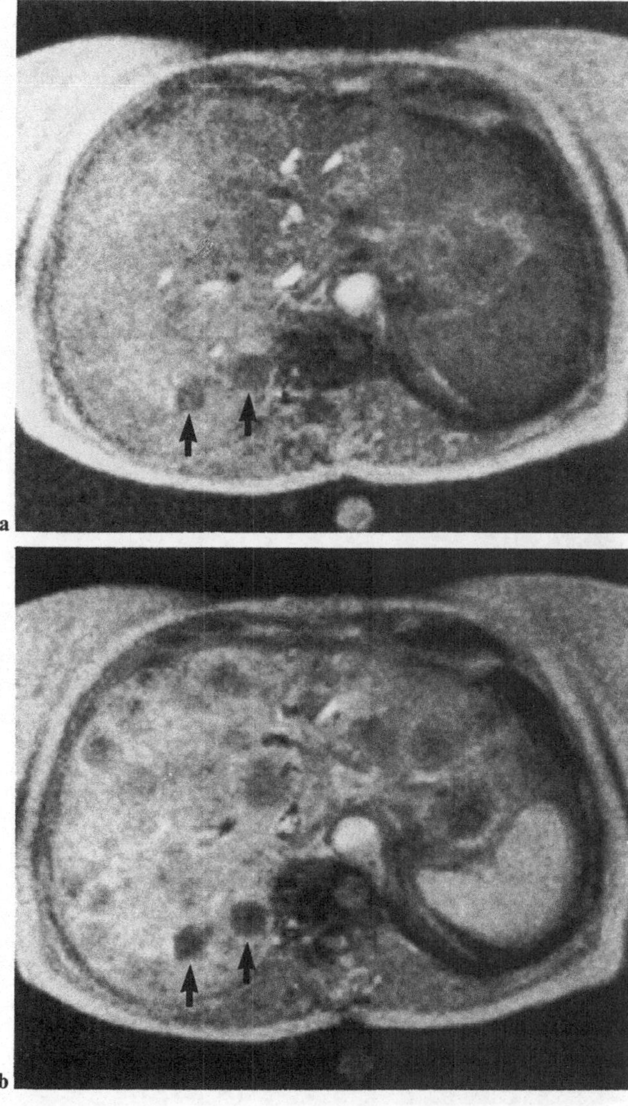

Abb. 8 a, b. Multiple hypovaskularisierte Lebermetastasen eines Kolonkarzinoms sowie 2 dysontogenetische Zysten (↘). Untersuchung mit einer T1-betonten Gradientenechosequenz (GE 40/16/1) bei 10,2 s Akquisitionszeit/Aufnahme. **a** Nativuntersuchung; **b** Kontrastmitteluntersuchung; 1 min nach bolusförmiger Injektion von 0,2 mmol Gadolinium-DTPA/kg

Änderung der Signalintensität. Intrahepatische Läsionen besitzen deutlich längere Relaxationszeiten und größere Extrazellulärräume (Verteilungsvolumen für das Kontrastmittel), so daß die Signalintensität dieser Tumoren durch Gadolinium-DTPA wesentlich stärker zu beeinflussen ist als die der Leber.

Gadolinium-DTPA bewirkt eine Kontrastoptimierung zwischen Tumor und Leber in mäßig T1-betonten Pulssequenzen durch den Signalanstieg des zuvor isointensen Tumors (HAMM et al. 1986). Die Kontraste der neuen Pulssequenzen mit kurzer TR/TE sind in einer Nativuntersuchung jedoch signifikant höher als nach intravenöser Applikation von Gadolinium-DTPA, da die Signalintensität des hypointensen Tumors durch die T1-verkürzende Wirkung des Kontrastmittels angehoben wird und somit eine Kontrastreduzierung erfolgt. Andererseits läßt sich der Bildkontrast bei „schnellen Pulssequenzen" mit Meßzeiten von wenigen Sekunden durch die Gabe von Gadolinium-DTPA in den ersten 2–3 min nach Applikation verbessern (Abb. 8) (HAMM et al. 1987). Durch die Kombination von

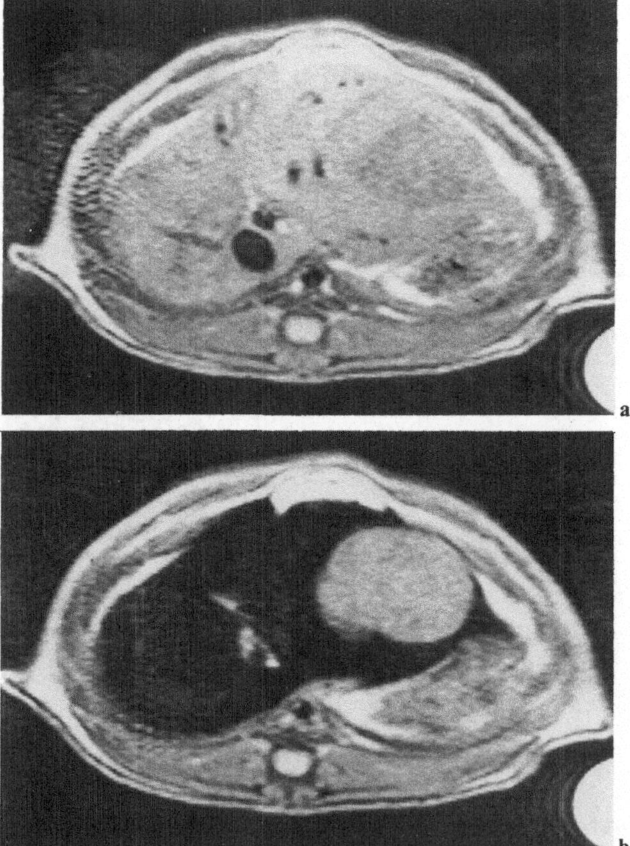

Abb. 9 a, b. Experimentell erzeugter Lebertumor der Ratte. Untersuchung bei 2,0 Tesla. **a** Nativuntersuchung (SE 600/30/4); **b** Kontrastmitteluntersuchung (SE 600/30/4); eindeutige Abgrenzung des Tumors gegenüber dem signalarmen gesunden Lebergewebe nach Injektion von 50 μmol Magnetit/kg

schnellen Pulssequenzen und einer intravenösen Gabe von Gadolinium-DTPA können erstmals die Perfusionsverhältnisse intrahepatischer Tumoren kernspintomographisch dargestellt werden.

Großes Interesse finden Eisenpartikel (Magnetite) als neue Kontrastmittel für die Kernspintomographie. Diese Eisenpartikel werden nach intravenöser Applikation im retikuloendothelialen System aufgenommen und verursachen einen drastischen Signalverlust von Leber und Milz. Dieser Signalverlust des gesunden Lebergewebes führt zu einer eindeutigen Demarkierung intrahepatischen Fremdgewebes (Abb. 9).

Ausblick

Durch die technische Entwicklung der letzten Jahre hat die Kernspintomographie auch in der Oberbauchdiagnostik wesentliche Fortschritte gezeigt. Im Nachweis von fokalen Leberläsionen besitzt die Kernspintomographie zur Zeit einen vergleichbaren Stellenwert zur Computertomographie; durch die gute Kontrastauflösung darf in Zukunft jedoch eine höhere Sensitivität erwartet werden.

Unter rationellen Gesichtspunkten sollte die Leber zuerst mit einer T1-betonten Pulssequenz bei kurzer TR/TE und zahlreichen Bildmittelungen in Multislicetechnik untersucht werden. Nach Erfassung eines pathologischen Befundes bietet sich anschließend eine T2-betonte Pulssequenz zur weiteren Gewebecharakterisierung an. Das Hämangiom, der häufigste benigne Lebertumor, ist ungeachtet seiner Größe durch die Kernspintomographie nichtinvasiv und sicher zu diagnostizieren.

Die Sonographie wird aufgrund der hohen Gerätedichte, der damit verbundenen schnellen Verfügbarkeit und der geringen Kosten ihren Stellenwert bei Screeninguntersuchungen behaupten. Auch erfolgt der Nachweis von zystischen Läsionen und die Beurteilung der Gallengänge mit der Sonographie schneller und kostengünstiger als mit der Computertomographie oder Kernspintomographie.

Die Anwendung von Gadolinium-DTPA als paramagnetischem Kontrastmittel bietet sich zur Darstellung der Perfusionsverhältnisse von Lebertumoren an. Magnetite, welche derzeit tierexperimentell geprüft werden, eröffnen möglicherweise eine neue Ära der kernspintomographischen Leberdiagnostik.

Literatur

Babcock EE, Bratemann L, Weinreb JC, Horner SD, Nunnally RL (1985) Edge artifacts in MR images: Chemical shift effect. J Comput Assist Tomogr 9: 252-257

Baumann R, Grodd W, Kurtz B (1985) Kernspintomographische Untersuchungen bei Erkrankungen der Leber. Fortschr Roentgenstr 142: 494-504

Bernardino ME, Small W, Goldstein J, Sewell CW, Sones PJ, Gedgaudas-Mc Clees K, Galambos JT, Wenger J, Casarella WJ (1983) Multiple NMR T2 relaxation values in human liver tissue. Amer J Roentgenol 141: 1203-1208

Borkowski GP, Buonocore E, George CR, Go RT, O'Donovan PB, Meaney TF (1983) Nuclear magnetic resonance (NMR) imaging in the evaluation of the liver: a preliminary experience. J Comput Assist Tomogr 7: 768-774

Buonocore E, Borkowski GP, Pavlicek W, Ngo F (1983) NMR imaging of the abdomen: technical considerations. Amer J Roentgenol 141: 1171-1178

Bydder GM, Steiner RE, Blumgart LH, Khenia S, Young IR (1985) MR imaging of the liver using short T1 inversion recovery sequences. J Comput Assist Tomogr 9: 1084-1089

Dixon WT (1984) Simple Proton Spectroscopic Imaging. Radiology 153: 189-194

Dooms GC, Kerlan jr RK, Hricak H, Wall SD, Margulis AR (1986) Cholangiocarcinoma: imaging by MR. Radiology 159: 89-94

Doyle FH, Pennock JM, Banks LM, McDonnell MJ, Bydder GM, Steiner RE, Young IR, Clarke GJ, Pasmore T, Gilderdale DJ (1982) Nuclear magnetic resonance imaging of the liver: initial experience. Amer J Roentgenol 138: 193-200

Ebara M, Ohto M, Watanabe Y, Kimura K, Saisho H, Tsuchiya Y, Okuda K, Arimizu N, Kondo F, Ikehira H (1986) Diagnosis of small hepatocellular carcinoma: correlation of MR imaging and tumor histologic studies. Readiology 159: 371-377

Edelman R, Hahn PF, Buxton R, Wittenberg J, Ferrucci JT, Saini S, Brady TJ (1986) Rapid MR imaging with suspended respiration: Clinical application in the liver. Radiology 161: 125-131

Ehman RL, McNamara MT, Pollack M (1984) Magnetic resonace imaging with respiratory gating: Techniques and advantages. Amer J Roentgenol 143: 1175-1182

Ehman RL, Kjos BO, Hricak H (1985) Relative intensity of abdominal organs im MR images. J Comput Assist Tomogr 9: 315-319

Frahm J, Haase A, Matthaei D (1986) Rapid three-dimensional MR imaging using the FLASH technique. J Comput Assist Tomogr 10: 363-368

Glazer GM, Aisen AM, Francis IR, Gyves JW, Lande I, Adler DD (1985) Hepatic cavernous hemangioma: magnetic resonance imaging. Radiology 155: 417-420

Glazer GM, Aisen AM, Francis IR, Gross BH, Gyves JW, Ensminger WD (1986) Evaluation of focal hepatic masses: a comparative study of MRI and CT. Gastrointest Radiol 11: 263-268

Goldberg HI, Moss AA, Stark DD, McKerrow J, Engelstad B, Brito A (1984) Hepatic Cirrhosis: magnetic resonance imaging. Radiology 153: 737-739

Haaga JR (1984) Magnetic resonace imaging of the liver. Radiol Clin North Am 22: 879-890

Hamm B, Römer T, Friedrich M, Felix R, Wolf KJ (1986) Magnetische Resonanztomographie fokaler Leberläsionen im Vergleich zur Computertomographie und Sonographie. Fortschr Röntgenstr 144: 278-286

Hamm B, Römer T, Felix R, Wolf KJ (1986) Magnetische Resonanztomographie fokaler Leberläsionen unter Verwendung des paramagnetischen Kontrastmittels Gadolinium-DTPA. Erste Klinische Ergebnisse. Fortschr Röntgenstr: 684-691

Hamm B, Wolf K-J, Felix R (1987) Conventional and rapid MR imaging of the liver with Gd-DTPA. Radiology 164: 313-320

Heiken JP, Lee JK, Dixon WT (1985) Fatty infiltration of the liver: evaluation by proton spectroscopic imaging. Radiology 157: 707-710

Heiken JP, Lee JK, Glazer HS, Ling D (1985) Hepatic metastases studied with MR and CT. Radiology 156: 423-427

Henkelman RM, Poon PY, Bronskill MJ, Ege GN (1985) Optimized MR image contrast for liver metastases. Society of Magnetic Resonance in Medicine, Fourth Annual Meeting, London, 19.-23.8. 1985, book of abstracts, 311-312

Itai Y, Ohtomo K, Furui S, Yoshikawa K, Yashiro N, Iio M (1984) Magnetic resonance of liver tumors: a preliminary report. Radiat Med 2: 131-135

Itai Y, Ohtomo K, Furui S, Minami M, Yoshikawa K, Yahiro N (1986) MR imaging of hepatocellular carcinoma. J Comput Assist Tomogr 10: 963-968

Itoh K, Nishimura K, Togashi K, Fujisawa I, Noma S, Minami S, Sagoh T, Nakono Y, Itoh H, Mori K, Ozawa K, Torizuka K (1987) Hepatocellular carcinoma: MR imaging. Radiology 164: 21-25

Kressel HY, Axel L, Thickman D, Alavi A, Pollack H, Arger P, Edelstein W, Bottomley P, Redington R, Baum S (1983) NMR Imaging of the abdomen at 0.12 T: Initial clinical experience with a resistive magnet. Amer J Roentgenol 141: 1179-1186

Lee JK, Dixon WT, Ling D, Levitt RG, Murphy Jr WA (1984) Fatty infiltration of the liver: demonstration by proton spectroscopic imaging. Preliminary observations. Radiology 153: 195-201

Lee JK, Heiken JP, Dixon WT (1985) Detection of hepatic metastases by proton spectroscopic imaging. Work in progress. Radiology 156: 429-433

Margulis AR, Moss AA, Crooks LE, Kaufmann L (1983) Nuclear magnetic resonance in the diagnosis of tumors of the liver. Seminars in Roentgenology 18: 123-126

Moss AA, Goldberg HI, Stark DD, Davis PL, Margulis AR, Kaufmann L, Crooks LE (1984) Hepatic tumors: magnetic resonance and CT appearance. Radiology 150: 141-147

Ohtomo K, Itai Y, Furui S, Yoshikawa K, Yashiro N, Iio M (1985) Magnetic resonance imaging (MRI) of primary liver cancer-MRI-pathologic correlation. Rad Med 3: 38-41

Ohtomo K, Itai Y, Furui S, Yashiro N, Yoshikawa K, Iio M (1985) Hepatic tumors: Differentiation by transverse relaxation time (T2) of magnetic resonance imaging. Radiology 155: 421-423

Reinig JW, Dwyer AJ, Miller DL, White M, Frank JA, Surgarbaker PH, Chang AE, Doppman JL (1987) Liver metastasis detection: Comparative sensitivities of MR imaging an CT scanning. Radiology 162: 43-47

Rödl W (1985) Differentialdiagnose von Lebererkrankungen im Kernspintomogramm. Fortschr Röntgenstr 142: 505-510

Runge VM, Clanton JA, Smith FW, Hutchison J, Mallard J, Partain CL, James Jr AE (1983) Nuclear magnetic resonance of iron and copper disease states. Amer J Roentgenol 141: 943-948

Smith FW, Mallard JR, Reid A (1981) Nuclear magnetic resonance tomographic imaging in liver disease. Lancet 2: 963-966

Stark DD, Bass NM, Moss AA, Bacon BR, McKerrow JH, Cann CE, Brito A, Goldberg HI (1983) Nuclear magnetic resonance imaging of experimentally induced liver disease. Radiology 148: 743-751

Stark DD, Moseley ME, Bacon BR (1985) Magnetic resonance imaging and spectroscopy of hepatic iron overload. Radiology 154: 137-142

Stark DD, Felder RC, Wittenberg J, Saini S, Butch RJ, White ME, Edelman RR (1985) Magnetic resonance imaging of cavernous hemangioma of the liver: Tissue-specific characterization. Amer J Roentgenol 145: 213-222

Stark DD, Wittenberg J, Edelman RR, Middleton MS, Saini S, Butch RJ, Brady TJ, Ferrucci JT (1986) Detection of hepatic metastases: Analysis of pulse sequence performance in MR imaging. Radiology 159: 365-370

Stark DD, Wittenberg J, Middleton MS, Ferrucci Jr JT (1986) Liver metastases: detection by phase-contrast MR imaging. Radiology 158: 327-332

Weinreb JC, Brateman L, Maravilla KR (1984) Magnetic resonance imaging of hepatic lymphoma. Amer J Roentgenol 143: 1211-1214

Pankreasdiagnostik I: Dynamische CT-Studien

M. LÜNING und R. KURSAWE

Einleitung

Seit Einführung der Computertomographie (CT) gehört das Pankreas zu den ausgesprochenen „Erfolgsorganen“ dieses diagnostischen Gebietes. Allerdings wurde erst nach Einsatz der ergänzenden Untersuchung mit intravenöser Kontrastmittelapplikation offensichtlich, welche realen Möglichkeiten für die verschiedenen Pankreaserkrankungen gegeben sind. Während die Nativdiagnostik auf die Betrachtung von Lage, Größe, Kontur, Konfiguration und Densität des Organes sowie seiner Umgebung beschränkt ist, erlaubt die Kontrastmittelstudie eine Beurteilung auch der das Pankreas versorgenden bzw. ihm benachbarten Blutgefäße sowie der Durchblutungsverhältnisse des parenchymatösen Organs selbst.

Bei einer Einschätzung des Stellenwertes der dynamischen CT für die Diagnostik von Pankreaserkrankungen muß man feststellen, daß sich die Einsatzgebiete, die man bereits auf dem Internationalen Workskop „Contrast Media in Computed Tomography“, in Berlin 1981 annahm, im wesentlichen bestätigt haben. Allerdings sind wir heute in der Lage, den Wert des Verfahrens mit an größeren Patientengruppen gewonnenen Daten zu belegen und den Vergleich mit Ergebnissen anderer bildgebender Verfahren vorzunehmen.

Auf die Darstellung der theoretischen Grundlagen der dynamischen CT des Pankreas muß in diesem Rahmen verzichtet werden, sie findet sich u.a. bei KORMANO (1981).

Untersuchungsmethodik

Entsprechend der unterschiedlichen Fragestellungen werden verschiedenste Modifikationen für die Kontrastmittelapplikationsmodalitäten zur dynamischen CT angewandt. Darüber hinaus existieren auch abweichende Auffassungen über die zu bevorzugende Kontrastmitteldosis und -injektionsgeschwindigkeit bzw. über die Anzahl der zu verabreichenden Bolusapplikationen.

Generell wird jedoch nach der lückenlosen Nativdarstellung des Pankreas in Höhe des vermuteten Hauptbefundes zur dynamischen CT eingestellt. Über eine Kubitalvene erfolgt in einer Dosierung von 1-1,5 ml/kg Körpergewicht die Applikation des 65%igen nierengängigen Kontrastmittels mit einem Flow von 6-10 ml/s per Hand oder mittels Hochdruckinjektors. Die Aufnahmeserie beginnt etwa 10-13 s nach Injektionsbeginn und erfolgt mit etwa 8-10 Aufnahmen bis zur 2. min fortlaufend. Bei der akuten Pankreatitis empfiehlt sich die anschließende Darstellung der übrigen Pankreasabschnitte durch eine nachfolgende Kontrastmittelinfusion (Flow 1-2 ml/s) unter lückenloser Schnittführung durch das gesamte Organ. Um ein verlängertes Kontrastenhancement des Pankreas zu erzielen, empfehlen Rossi et al. (1985) insbesondere zur Diagnostik von aktiven endokrinen Tumoren die multiple Bolustechnik mit einer in 4 oder 5 Raten (je 30-45 ml) geteilten Gesamtdosis und der Anfertigung von Scans zwischen den einzelnen Injektionen und nach Injektionsende.

Die Messung der Aufnahmen von Nativ- und Kontrastmittelstudien läßt einen schnellen Anstieg der Dichtewerte des normal perfundierten Pankreasparenchym um 20-30 HE mit einem Maximum von etwa 15-20 s nach Injektionsbeginn registrieren (Abb. 1; Kursawe et al. 1987).

Die Kontrastanhebung durchbluteter Gefäße und perfundierten Pankreasparenchyms wird im wesentlichen für folgende Anwendungsgebiete genutzt:

1. Schweregradbestimmung der akuten Pankreatitis,
2. Nachweis und Ausdehnungsbestimmung des Pankreaskarzinom,
3. Differentialdiagnostik von benignen und malignen Pankreasraumforderungen,
4. Diagnostik der aktiven und inaktiven endokrinen Pankreastumoren.

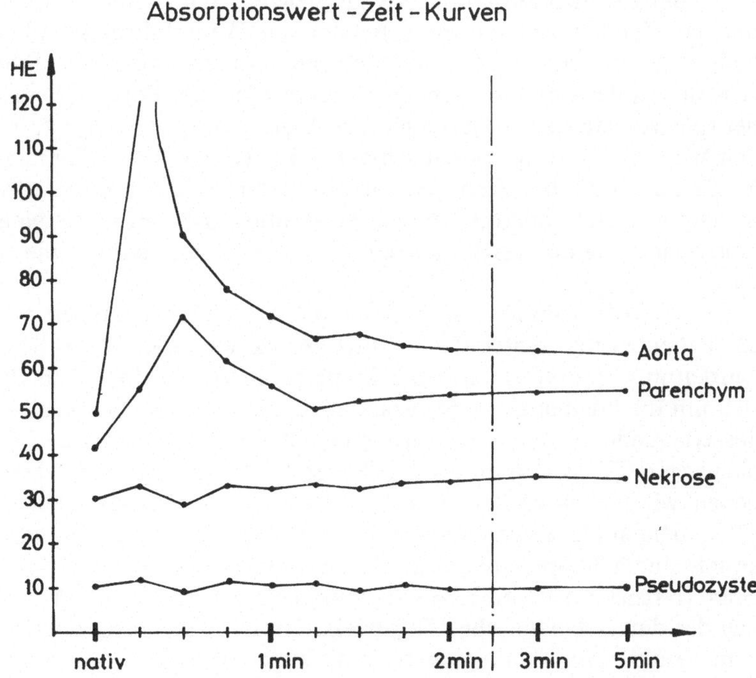

Abb. 1. Zeit-Dichte-Kurven; absolute Densitätswerte von 100 Patienten mit akuter Pankreatitis (aus Kursawe et al. 1987)

Akute Pankreatitis

Ätiologische, klinische und laborchemische Daten reichen nicht für eine verläßliche Diagnostik des Schweregrades einer akuten Pankreatitis (bzw. der chronisch-rezidivierenden Pankreatitis!) aus. Auch bei Berücksichtigung der von RANSON 1976 vorgestellten prognostischen Zeichen ist ein sicherer Hinweis für das therapeutische Vorgehen oft nicht gegeben. Die CT stellt generell eine wesentliche Hilfe für diesen Entscheidungsprozeß dar. Dabei gelten als wesentlichste Indikatoren eines dramatischen Verlaufes der Nachweis von abgekapselten infizierten Flüssigkeitsansammlungen bzw. Abszeßbildungen sowie von nekrotischen Arealen des Pankreasparenchyms. Gerade diese Informationen sind mit der dynamischen CT zu erhalten. Durch intravenöse Kontrastmittelapplikation kommt es zu einer Kontrastanhebung des perfundierten Pankreasparenchyms, womit einerseits eine bessere Abgrenzung des Organs gegen seine Umgebung (Nachweis der wahren Konturen gegenüber Ödem bzw. Infiltration), andererseits eine Unterscheidung normal durchbluteten, d.h. erhaltenen, gegen nekrotisches Pankreasparenchym ermöglicht wird. Die Erkennung, Anwendung und Werteinschätzung dieses letztgenannten diagnostischen Effektes für die Stadieneinteilung der akuten Pankreatitis erfolgte bereits 1981 von MÖDDER et al. und wurde später von CLAUSSEN u. LOCHNER (1983b), LÜNING (1983), KIVISAARI et al. (1983) und KURSAWE et al. (1987) anhand umfangreicherer Ergebnisse untermauert.

KIVISAARI et al. (1984) unterschieden nur 2 Kategorien des Pankreasenhancement. Bei 20 Patienten fanden sie zu gleichen Teilen eine Gruppe mit normalem bzw. gesteigertem Enhancement, bei der eine Weiterführung der konservativen Behandlung ausreichte, eine andere Gruppe mit reduziertem bzw. fehlendem Enhancement, bei der sich hämorrhagisch-nekrotisierende Formen herausstellten. In einer späteren Studie betont die gleiche Arbeitsgruppe (SCHRÖDER et al. 1985) dann den Wert von 7 extrapankreatischen CT-Kriterien (Ödem, Pleuraerguß, peritoneales Exsudat u.a.). Bei Vorliegen von mindestens 4 dieser Kriterien vermuten sie eine hämorrhagisch-nekrotisierende Pankreatitis und setzen die dynamische CT zur Untermauerung des Verdachtes ein, die dann eine Laparoskopie zur Konsequenz hat.

Unsere Arbeitsgruppe analysierte die CT-Untersuchungen von 3 Jahren bei 230 Patienten mit akuter Pankreatitis (KURSAWE et al. 1987). Die CT-Diagnosen wurden in 4 Hauptformen der Erkrankungen eingeordnet (Tabelle 1). Es handelt sich um die ödematöse, serös-exsudative, hämorrhagisch-nekrotisierende und die abszedierende Form der akuten Pankreatitis. Die diagnostischen Kriterien der dynamischen CT bei den unterschiedlichen Erkrankungsformen entsprechen in etwa denen, wie sie von CLAUSSEN u. LOCHNER (1983a, b) beschrieben wurden. 165 der 230 Patienten (72%) waren einer dynamischen CT unterzogen worden. Insgesamt konnte durch 88 operativ gesicherte Befunde eine Schweregradunterscheidung mit einer Treffsicherheit von 83% vorgenommen werden (Abb. 2-4). Wenn ausschließlich der durch dynamische CT korrekt erbrachte Nekrosenachweis berücksichtigt wird, resultiert für die therapeutisch wichtige Differenzierung von nekrotisierender und abszedierender gegen die serös-exsudative Pankreatitis (konservative Therapie) eine Treffsicherheit von 96,6%. Die Abgrenzung von hämorrhagisch-nekroti-

Tabelle 1. Formenzuordnung bei akuter Pankreatitis durch dynamische Computertomographie (n = 230)

Pankreatitisform	Patienten	
	(n)	(%)
ödematös	11	4,8
serös-exsudativ	54	23,5
hämorrhagisch-nekrotisierend	101	43,9
abszedierend	36	15,7
(postakut hämorrhagisch-nekrotisierend)	28	12,2
gesamt	230	100

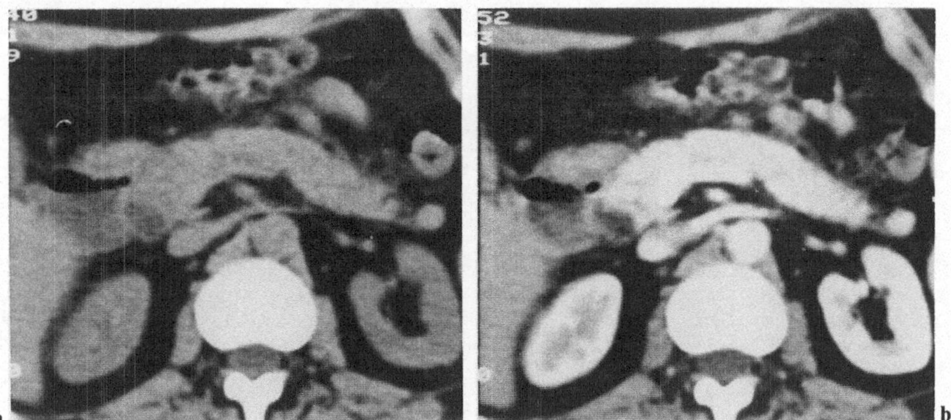

Abb. 2a, b. Ödematöse Form einer akuten Pankreatitis. **a** Präkontrast, leicht vergrößertes Organ. **b** Postkontrast mit starkem homogenen Enhancement

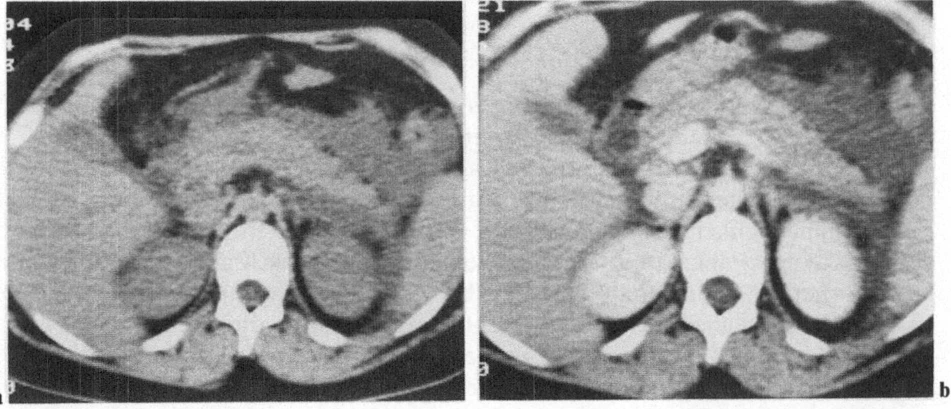

Abb. 3a, b. Serös-exsudative Form einer akuten Pankreatitis. **a** Präkontrast; das Pankreas „schwimmt" im Exsudat. **b** Postkontrast (Kontrastmittelinfusion); homogenes Enhancement des durchbluteten Organs

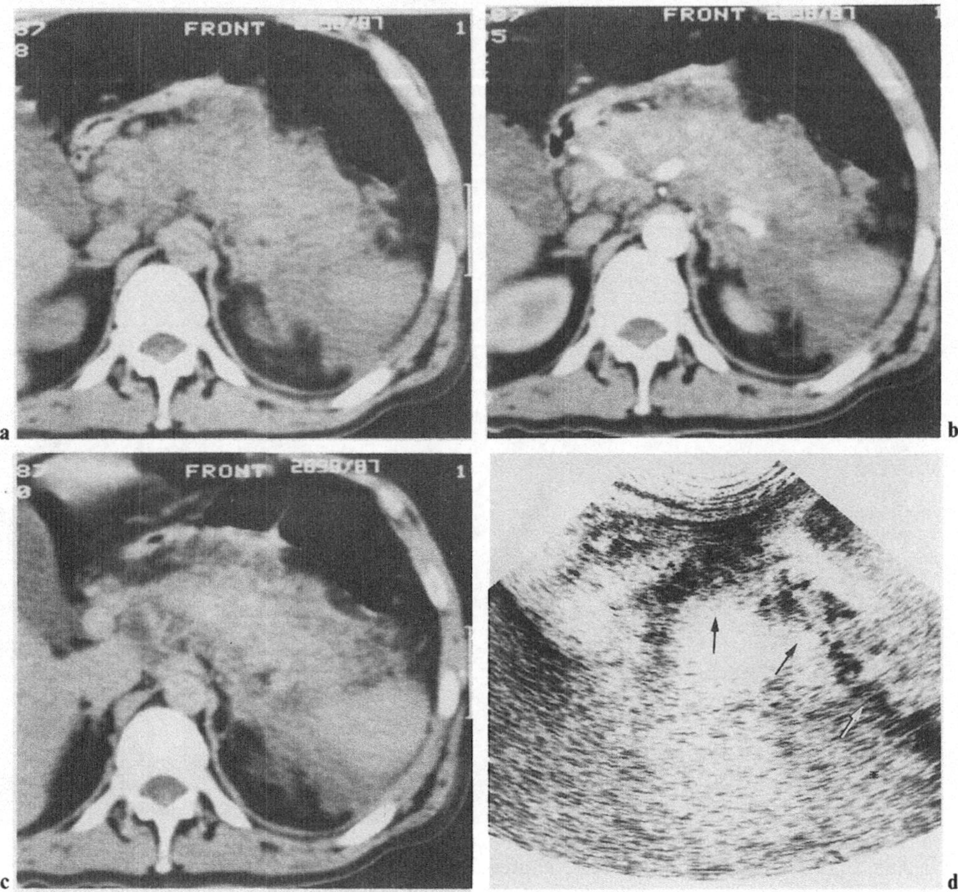

Abb. 4. a–d Nach dem CT-Bild ausgeprägte nekrotisierende Form einer akuten Pankreatitis mit geringgradigem Enhancement um 10 HE. **d** Sonographisch schwere chronische Pankreatitis (→) mit akutem Schub. Bei der Operation fanden sich nur geringgradige periphere Nekrosen bei chronischer Pankreatitis

sierender gegen die abszedierende Form stellt allerdings das diagnostische Problem auch für die dynamische CT dar.

Letztlich soll über ein für uns neues diagnostisches Phänomen berichtet werden, eine seltene (definitiv durch histologische Untersuchungen bewiesene) Fehldiagnosenmöglichkeit der dynamischen CT. Bei 3 Patienten mit klinisch eindrucksvoller akuter Pankreatitis (Annahme einer hämorrhagisch-nekrotisierenden Form) fand sich der Verdacht auf subtotale bis totale Nekrose durch ausbleibendes bzw. nur sehr schwaches (etwa 10 HE) Enhancement durch die dynamische CT bestätigt (Abb. 4). Bei der Operation fanden sich ausgeprägte peripankreatische Exsudate, aber keine nennenswerten Nekrosen. Bei 2 dieser Patienten war eine Sonographie durchgeführt worden, bei der keine Nekrosen, nur stärkere Exsudationen und ausgeprägte fibrotische Veränderungen wie bei schwerer chronischer Pankreatitis nachgewiesen wurden. So müssen die computertomographischen Befunde als Zeichen akuter Schübe einer sklerosierenden Form der chronischen Pankreatitis gedeutet werden, bei denen eine deutliche Minderdurchblutung des Pankreas gut bekannt ist (CLAUSSEN u. LOCHNER 1983b).

Vergleichende Werteinschätzung bildgebender Verfahren, Trends

Die CT gilt gegenwärtig für die Diagnostik der akuten Pankreatitis als Methode der Wahl. Sonographisch gelingt relativ sicher die Abgrenzung der ödematösen Form. Nekrotische Areale bei der hämorrhagisch-nekrotisierenden Form sind bei weitem nicht so verläßlich nachweisbar (BLOCK et al. 1985, JEFFREY et al. 1986). Störende Luftansammlungen infolge reflektorischer Darmparalyse verhindern häufig eine diagnostische Befunderhebung, große Operationsflächen stehen posttherapeutischen Verlaufsbeobachtungen entgegen. Von der MRT kann gegenwärtig wegen erheblicher Bewegungsartefakte und der begrenzten räumlichen Auflösung kein Informationsgewinn erwartet werden (STARK et al. 1986).

Eine Änderung der diagnostischen Strategie mit dynamischer CT als wichtigstem Verfahren für die Diagnostik der akuten Pankreatitis ist zumindest für die nächsten Jahre nicht zu erwarten.

Pankreaskarzinom

Als Hauptprobleme der bildgebenden Diagnostik beim Pankreaskarzinom gelten generell die Nichterfaßbarkeit kleiner Karzinome (unter 2–3 cm), die Schwierigkeit der differentialdiagnostischen Abgrenzung gegen die hypertrophische chronische Pankreatitis sowie die Abklärung der Operabilität der Malignome. Mit CT-Nativuntersuchungen konnte eine wesentliche Verbesserung der Situation nicht erzielt werden, kleine Tumoren entgehen wegen fehlender Kontur- bzw. Densitätsveränderungen meist dem Nachweis. Lediglich bei Existenz von nekrotischen Zonen und von Zystadenokarzinomen sind hypodense Areale nachweisbar. Der solide Pankreastumor allein läßt oft keinen Dignitätsentscheid zu. Lediglich Infiltrationen in die peripankreatische Umgebung sowie metastatische Absiedlungen können Inoperabilität beweisen. Von MARCHAL et al. (1979) stammt die Mitteilung, daß es durch intravenöse Boluskontrastmittelapplikation gelingt, die angiographisch als hypovaskulär imponierenden duktalen Neoplasien entsprechend auch als Gebiete niedriger Densitätswerte infolge Minderperfusion gegen nicht betroffenes Parenchym anzuheben und damit zu demaskieren.

Wir analysierten die Kriterien dynamischer CT-Serien von 51 Patienten mit histologisch gesicherten Pankreaskarzinomen und verglichen sie mit den in gleicher Methodik erarbeiteten Kriterien von 84 Patienten mit durch chronische Pankreatitis (34 mal) verursachten Raumforderungen des Pankreas. In 92% war das Pankreaskarzinom korrekt diagnostiziert worden. Bei der chronischen Pankreatitis konnten wir dagegen nur in 55% eine korrekte Zuordnung vornehmen, in 38% wurde eine Raumforderung nachgewiesen, ohne daß der Dignitätsentscheid getroffen werden konnte. Die Karzinome wiesen lediglich bei 6 Patienten (11,8%)

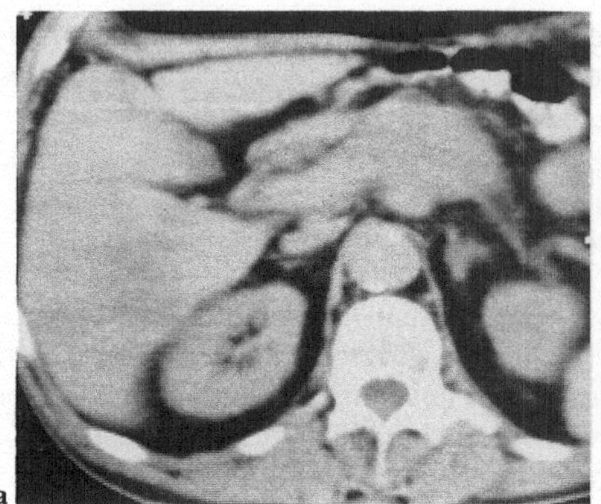

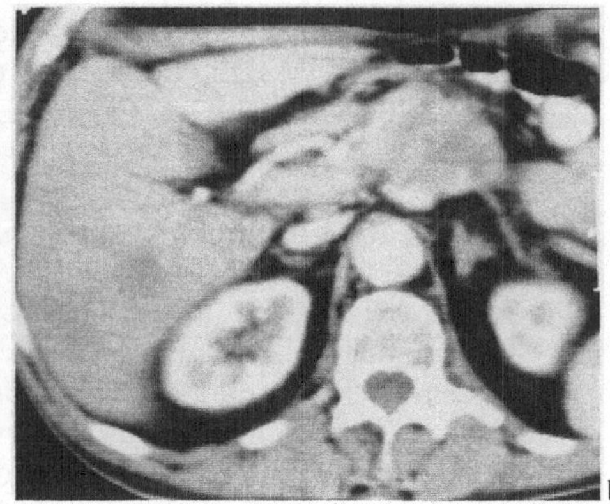

a b

Abb. 5a, b. Kleines Pankreaskopfkarzinom. „Demaskierung" eines auf der Nativaufnahme (**a**) nicht erkennbaren hypodensen Areals nach Kontrastmittelapplikation (**b**)

Hypodensitäten im Tumorbereich sowohl auf Prä- als auch auf Postkontrastaufnahmen auf. Eindeutig und ausschließlich auf Postkontrastbildern imponierten die Hypodensitäten wie demaskiert (Abb. 5) bei 23 Tumoren *(45,1%)* und 12mal (23,5%) waren sie auf Postkontrastbildern eindeutiger nachweisbar.

11 der 51 Karzinome (21,6%) wurden bei einem Maximaldurchmesser von weniger als 3 cm als kleine Tumoren kategorisiert. 8 von ihnen *(72,7%)* wiesen erst auf Postkontrastbildern hypodense Areale auf, die nahezu ausnahmslos zur Diagnose Malignom geführt hatten. Bei 16 der 34 mit dynamischer CT untersuchten Patienten (47,1%), die eine hypertrophische chronische Pankreatitis aufwiesen, wurden hypodense Areale bereits auf den Präkontrastbildern diagnostiziert. Nur bei einem (!) Patienten fanden sie sich ausschließlich auf den Postkontrastbildern.

Diese Daten lassen annehmen, daß der „Demaskierung" von Hypodensitäten in Pankreasraumforderungen durch dynamische CT sowohl für die Erkennung kleiner Pankreasmalignome als auch für die Differentialdiagnostik Malignom gegen Raumforderung bei chronischer Pankreatitis besondere Bedeutung zukommt. Freeny et al. (1986) gaben eine mittels dynamischer CT erzielte Treffsicherheit bei Pankreaskarzinomen (154 Fälle) von 98,7% an. Zu ebenso optimistischen Einschätzungen kommen Shimamoto et al. (1987).

Durch die Bolusapplikation des KM gelingt es, bei subtiler Untersuchungstechnik gleichzeitig exaktere Informationen über eine eventuelle Einbeziehung benachbarter Gefäßstrukturen zu gewinnen. Mit Treffsicherheitswerten von über 90% werden Invasionen der Portal-, Mesenterial- und Milzvenen sowie der entsprechenden Arterien durch dynamische CT diagnostiziert (Shimamoto et al. 1987). Lediglich die Beurteilung der A. gastroduodenalis gelingt meist nicht mit ausreichender Sicherheit; sie nimmt andererseits allerdings auch keinen Einfluß auf die Frage der Resektabilität des Malignoms (Jafri et al. 1984).

Vergleichende Werteinschätzung bildgebender Verfahren, Trends

Durch zunehmende Erfahrungen der Untersucher und den Einsatz hochauflösender Untersuchungsgeräte hat sich in den letzten Jahren eine wesentliche Verbesserung der Treffsicherheitsergebnisse bei der sonographischen Diagnostik von Raumforderungen des Pankreas erzielen lassen. So berichten beispielsweise GEBEL et al. (1985) auf der Basis eines aussagekräftigen Untersuchungsgutes von Patienten mit duktalen Karzinomen über eine Sensitivität von 92% bei einer technischen Versagerquote von nur 1,3%.

Derartige Ergebnisse und das Wissen, daß Infiltrationen in die peripankreatische Umgebung (inklusive Gefäße) und metastatische Absiedlungen auch sonographisch diagnostiziert werden können, lassen einen zukünftig vermehrten initialen und auch alleinigen Einsatz der Sonographie erwarten.

Da die Frage nach Resektabilität von Pankreaskarzinomen computertomographisch zumindest mit etwa gleich großer Sicherheit wie mit Angiographie zu beantworten ist (JAFRI et al. 1984, FREENY et al. 1986), kann auf dieses invasive Verfahren in der Regel verzichtet werden.

Mit MRT sind gegenwärtig nur größere solide Tumoren zu diagnostizieren. Die Steigerung der räumlichen Auflösung durch Einsatz von Oberflächenspulen auch für das Pankreas könnte eine deutliche Verbesserung der Diagnostik von kleinen Malignomen sowie deren Frühzeichen einer peripankreatischen Invasion erzielen lassen (SIMEONE et al. 1985). Zukünftig wird eine Reduktion der Anwendung von ERP zugunsten der Sonographie erfolgen. Sonographie und dynamische CT, ergänzt durch den Einsatz von Biopsien bzw. von MRT könnten Schwerpunkte des diagnostischen Programms bei Pankreasmalignomen darstellen.

Tumoren des Inselzellapparates

Erste computertomographische Resultate (Nativ-CT) der Diagnostik von Inselzelltumoren des Pankreas enttäuschten, da die vorwiegend kleinen Raumforderungen gleiche diagnostische Probleme bieten wie die kleinen duktalen Karzinome. Mittels dynamischer CT sind jedoch infolge ihrer Hypervaskularisation zumindest Insulinome, aber auch Gastrinome als deutlich hyperdense Gebilde (Abb. 6) mit einer Treffsicherheit von über 75% (Insulinome) bzw. 60% (Gastrinome) zu erfassen (ROSSI et al. 1985).

Eine Dignitätsbestimmung läßt sich meist nur durch Ausschluß bzw. Nachweis von metastatischen Absiedlungen vornehmen. Die dynamische CT spielt keine unmittelbare Rolle für diese Fragestellungen. Über die Exaktheit der Diagnostik der anderen hormonaktiven Pankreastumoren existieren wegen ihres seltenen Auftretens noch keine verläßlichen Angaben.

Vergleichende Werteinschätzung bildgebender Verfahren, Trends

Mit Ultraschalltomographie sind analog zu den duktalen Karzinomen auch Inselzelltumoren nachweisbar. Aus größeren Untersuchungszahlen resultierende Treff-

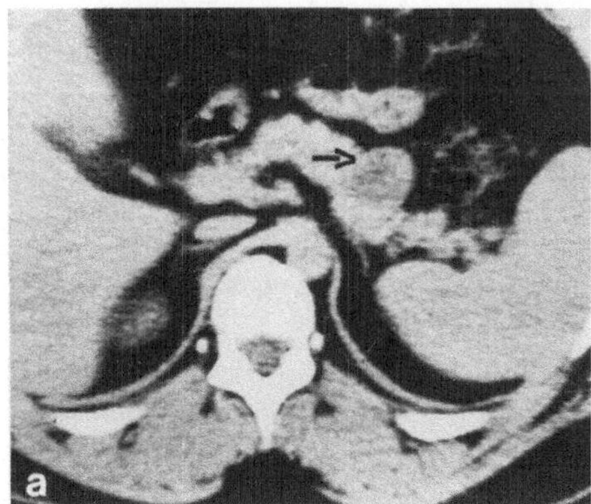

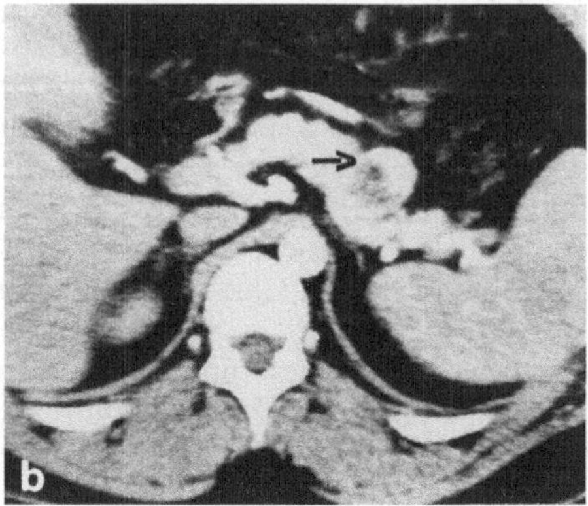

Abb. 6a, b. Histologisch gesichertes Inselzellkarzinom. **a** Auf dem Präkontrastbild hypodense Raumforderung im Schwanzbereich (⟶) **b** Partielle Hyperdensität in der arteriellen Phase (⟶)

sicherheitsergebnisse liegen noch nicht vor. Die Resultate dürften bei erfahrenen Untersuchern zumindest nicht wesentlich schlechter sein als die durch Angiographie und CT erzielten Ergebnisse (Galiber et al. 1986).

Ein schrittweises Einsetzen von Sonographie, CT und erst dann von Angiographie bzw. von mehr verläßlicher selektiver Venenblutentnahme bei negativem oder unklarem Vorbefund erscheint empfehlenswert. Möglicherweise wird man auf den Einsatz invasiver präoperativer Verfahren zugunsten der Kombination von Ultraschalltomographie und CT mit intraoperativer sonographischer Diagnostik vollständig verzichten können.

Literatur

Block S, Maier W, Claussen C, Nüchler M, Malfertheimer P, Berger HG (1985) Diagnostik der nekrotisierenden Pankreatitis. Dtsch Med Wochenschr 110: 826-832

Claussen C, Lochner B (1983a) Pankreaskarzinomdiagnostik durch Einsatz der dynamischen Computertomographie (Serien-CT). Fortschr Röntgenstr 139: 389-393

Claussen C, Lochner B (1983b) Dynamische Computertomographie, Grundlagen und klinische Anwendung. Springer, Berlin Heidelberg New York

Freeny PC, Ryan JA, Traverso LW, Hofer BO (1986) Pancreatic ductal adenocarcinoma: Diagnosis, staging and results of treatment. RSNA Chicago, Radiology S 144

Galiber AK, Reading CC, Charboneau JW, Sheedy PF et al. (1986) Pancreatic insulinoma localization: A comparison of preoperative und intraoperative US with angiography, CT and MR imaging. RSNA Chicago, Radiology S 144

Gamroth A, Hirning T, Rosenthal R (1986) Pankreaspseudoaneurysma und Aneurysma spurium der Arteria lienalis - Diagnostik durch Angio-CT und Ultraschall. Radiologe 26: 73-75

Gebel M, Stiehl M, Freise J (1985) Wert der sonographischen Pankreasgangdarstellung für die Diagnose der chronischen Pankreatitis und des Pankreaskarzinoms im Vergleich zu ERP. Ultraschall 6: 127-130

Jafri SZH, Aisen AM, Glazer GM, Weiss CA (1984) Comparison of CT and angiography in assessing resectability of pancreatic carcinoma. AJR 142: 525-528

Jeffrey RB, Laing FC, Wing VW (1986) Extrapancreatic spread of acute pancreatitis: New observations with real-time US. Radiology 159: 707-711

Kivisaari L, Somer K, Standertskjöld-Nordenstam C-G, Schröder T, Kivilaakso E, Lempinen M (1983) Early detection of acute fulminant pancreatitis by contrast enhanced computed tomography. Scand J Gastroenterol 18: 39-41

Kivisaari L, Somer K, Standertskjöld-Nordenstam C-G, Schröder T, Kivilaakso E, Lempinen M (1984) A new method for the diagnosis of acute hemorrhagic-necrotizing pancreatitis using contrast enhanced CT. Gastrointest Radiol 9: 27-30

Kormano MJ (1981) Kinetics of contrast media after bolus injection and infusion. In: Felix R, Kazner E, Wegener DH (Hrsg) Contrast Media in Computed Tomography. Intern Congress Series 561 Excerpta Medica, Amsterdam Oxford Princeton, S 38-45

Kursawe R, Lüning M, Wolf H, Mai A (1987) Ergebnisse der computertomographischen Diagnostik zur Differenzierung des Schweregrades der akuten Pankreatitis. Fortschr Röntgenstr 146: 27-33

Lüning M (1983) Stellenwert der Computertomographie für die Diagnostik von Gallenwegs- und Pankreaserkrankungen. Ber Ges Inn Med 38: 171-173

Marchal G, Baert AL, Wilms G (1979) Intravenous pancreaticography in computed tomography. J Comput Assist Tomogr 3: 727-732

Mödder K, Friedmann G, Rosenberger J (1981) Wert der Angio-CT für Stadieneinteilung, Verlaufsbeobachtung und Therapie bei akuter Pankreatitis. Fortschr Röntgenstr 134: 22-27

Ranson JH, Rifkind KM, Turner JW (1976) Prognostic signs and nonoperative peritoneal lavage in acute pancreatitis. Surg Gynecol Obstet 143: 209-219

Rossi P, Baert A, Passariello R, Simonetti G, Pavone P, Tempesta P (1985) CT of functioning tumors of the pancreas. Amer J Roentgenol 144: 57-60

Schröder T, Kivisaari L, Somer K, Standertskjöld-Nordenstam C-G, Kivilaakso E, Lempinen M (1985) Significance of extrapancreatic findings in computed tomography (CT) of acute pancreatitis. Radiology 386: 1-3

Shimamoto K, Ishigushi T, Sakuma S (1987) CT evaluation of pancreatic cancer. Analysis of resected tumors. Europ J Radiol 7: 37-41

Simeone JF, Edelman RR, Stark DD, Wittenberg J, White EM, Butch RJ, Mueller PR, Brady TJ, Ferrucci JT (1985) Surface coil MR imaging of abdominal viscera. Part III. The pancreas. S 437-441

Stark DD, Moss AA, Goldberg HI (1986) Nuclear magnetic resonance of the liver, spleen and pancreas. Cardiovasc Intervent Radiol 8: 329-341

Pankreasdiagnostik II: Aktueller Stand der CT und Wertung bildgebender Verfahren

E. GMELIN, CH. OLLROGGE und H. TRÖTSCHEL

Einleitung

Unter den zahlreichen bildgebenden Verfahren, die einen Beitrag zur Pankreasdiagnostik leisten können (s. folgende Übersicht) sind die endoskopische retrograde Cholangiopankreatikographie (ERCP) und die beiden Schnittbildtechniken Sonographie und Computertomographie derzeit die effektivsten und am häufigsten eingesetzten Methoden.

Bildgebende Diagnostik bei Pankreaserkrankungen

1. Abdomenübersichtsaufnahme
2. Magen-Darm-Passage (hypotone Duodenographie)
3. Cholangiographie
4. Angiographie
5. **Endoskopisch retrograde Pankreatikographie**
6. **Sonographie**
7. **Computertomographie**
8. Kernspintomographie

Diese 3 Verfahren ergänzen sich nicht nur, sie konkurrieren auch miteinander, so daß ihr Einsatz in jedem individuellen Fall abgewogen werden muß. Der Einsatz speziell der Computertomographie wird dabei nicht unwesentlich von den diagnostischen Ergebnissen mit den beiden anderen Verfahren abhängen und ihre Treffsicherheit wird sich vor allem an der des Ultraschalls und der ERCP messen lassen müssen.

Die grundsätzlichen Vor- und Nachteile von CT, Ultraschall und ERCP sind in Tabelle 1 zusammengefaßt.

Normales Pankreas

Für das nicht erkrankte Pankreas sind Normgrößen ermittelt worden (FRIJA et al. 1986). Danach beträgt der Durchmesser des normalen Pankreaskopfes 25 + 5 mm, der des Pankreaskorpus 20 + 5 mm und der des Pankreasschwanzes 15 + 5 mm. Speziell für die Computertomographie geeignet ist die Bezugsgröße Wirbelkörperdurchmesser. Der normale Pankreaskopf mißt ca. einen, Korpus und Schwanz jeweils ⅔ Wirbelkörperdurchmesser. Schon die unvollständige Übereinstimmung der jeweiligen Meßgrößen zeigt, daß es sich hierbei nur um einen sehr groben Pa-

Tabelle 1. Vorteile und Nachteile von Sonographie, Computertomographie und ERCP in der Pankreasdiagnostik

	Sonographie	Computertomographie	ERCP
Vorteile	Niedrigere Kosten als ERCP und CT Hervorragende Ergebnisse bei schlanken oder kachektischen Patienten Geringe Belästigung des Patienten durch Untersuchung Keine untersuchungsbedingten Komplikationen Keine ionisierenden Strahlen Zusätzliche Befundzuordnung durch Längs- und Schrägschnitte	Präzisere Darstellung des Organumfanges und seiner Randkontur als Ultraschall Geringe Belästigung des Patienten durch die Untersuchung Gute Bildqualität bei adipösen Patienten Keine Beeinträchtigung der Bildqualität durch Luftüberlagerung	Präzise Organdefinition Exakte Zuordnung intrakanalikulärer Veränderungen Feindiagnostik der Gallenwege Niedrigere Kosten als CT Darstellung des pankreatikobiliären Systems in 2 Ebenen
Nachteile	Untersuchung gelingt bei Luftüberlagerung nicht Schlechte Bildqualität bei adipösen Patienten Gelegentlich schwierige Organzuordnung pathologischer Befunde	Hohe Kosten Schlechte Bildqualität bei schlanken und kachektischen Patienten Verwendung ionisierender Strahlen Geringe Präzision rechnerisch hergestellter Längsschnitte Komplikationen durch intravenöse Kontrastmittelinjektion	Verwendung ionisierender Strahlen „Höhere" Komplikationsrate als Ultraschall und CT (pankreatitischer Schub, Keimverschleppung!) Erhebliche Belästigung des Patienten durch die Untersuchung Keine Beurteilung der Umgebung Untersuchung gelingt nicht in bis zu 15% Geringe Aussagemöglichkeit über Ausdehnung eines krankhaften Prozesses

rameter handelt, wobei noch berücksichtigt werden muß, daß das Pankreas mit zunehmendem Alter atrophiert (Heuck et al. 1985). Die Dichte des Pankreasparenchyms im Computertomogramm beträgt 40-60 HE mit einem deutlichen Dichteanstieg auf ca. 80 HE nach i.v. Kontrastmittelgabe.

Der Durchmesser des Pankreasganges beträgt an der weitesten Stelle ca. 4+2 mm (Anacker et al. 1977), er nimmt mit dem Alter zu. Die Spezifität (richtige Diagnose normales Pankreas) liegt für die Sonographie bei 75%, für die Computertomographie bei 90% und für die ERCP bei 95% (Abb.1).

Entwicklungsgeschichtlich bedingte Pankreasanomalien

Hier sind vor allem das Pankreas divisum und das Pankreas anulare zu erwähnen. Beim Pankreas divisum (Abb.2a) liegt eine unvollständige Verschmelzung der ventralen und dorsalen Pankreasanlage vor, der Duktus Santorini besitzt keinen

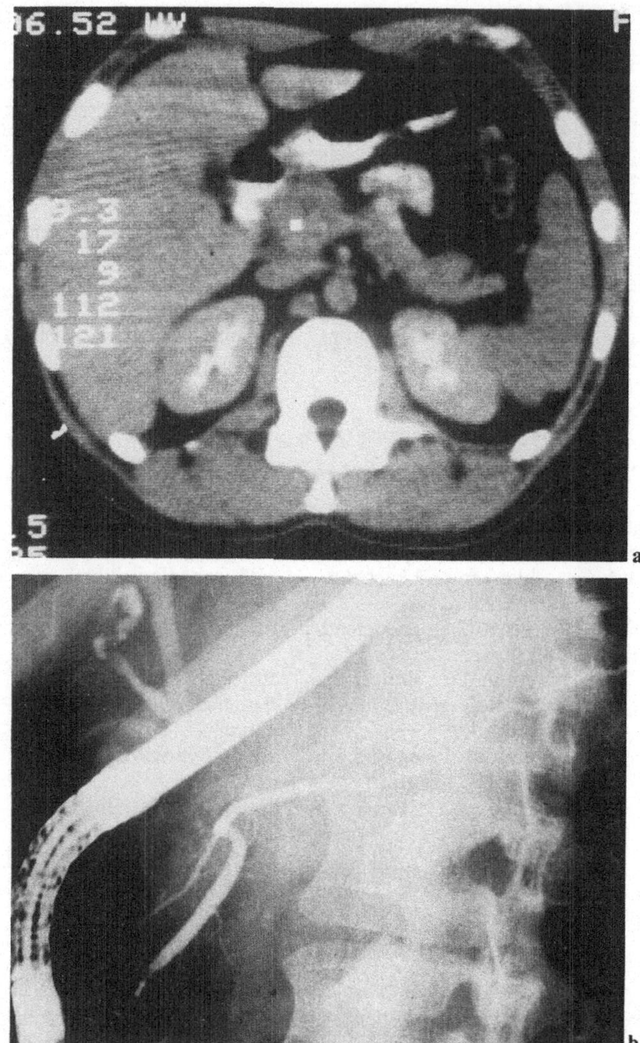

Abb. 1a, b. 25jähriger Patient. Uncharakteristisches Beschwerdebild. Sonographisch und computertomographisch Pankreaskopftumor (**a**). ERCP: Unauffälliges Pankreasgangsystem mit erhaltenem Duktus Santorini (**b**). Intraoperativ: Pankreas normal

Anschluß an den Duktus Wirsungianus. Die Anomalie, die mit einer Häufigkeit von 1-10% beobachtet wird (May u. Gardiner 1987) soll eine Pankreatitis begünstigen, da durch den kaliberschwächeren Duktus Santorini ein verlangsamter Abfluß des Pankreassekretes erfolgt. Die Diagnose ist nur mit der ERCP möglich, wobei allerdings die Kanülierung der Papilla minor häufig nicht gelingt.

Zur Diagnose Pankreas anulare kann die CT dann etwas beitragen, wenn bei ausreichender Kontrastierung des Duodenallumens (orale Kontrastmittelgabe!) lateral des Duodenums Pankreasgewebe erkennbar ist. Die sichere Diagnose die-

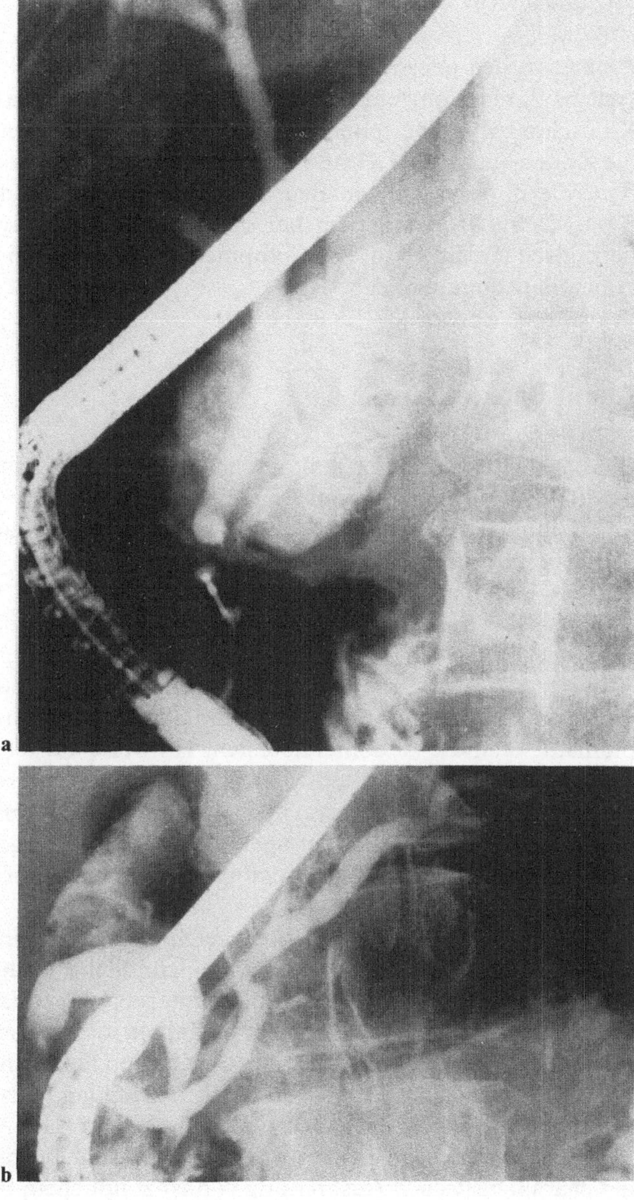

Abb. 2a, b. ERP. Pankreas divisum (**a**) und Pankreas anulare (**b**)

ser Anomalie liefert die ERCP mit der Darstellung einer Gangstruktur, welche das Duodenum (Endoskop) ring- oder halbkreisförmig umgibt (Abb. 2b). Beim Pankreas anulare wird eine unvollständige embryonale Drehung der ventralen Pankreaslage um das Duodenum angenommen. Klinisch kann eine duodenale Passagebehinderung mit exzentrischer Stenosierung vor allem der lateralen Duodenalwand bei der hypotonen Duodenographie auftreten.

Angeborene Pankreaszysten

Pankreaszysten gehen vermutlich auf eine lokale Fehlbildung des Pankreasgangsystems zurück, obwohl die Zysten nicht mit dem Gangsystem kommunizieren. Klinische Symptome treten bei den meist jugendlichen Patienten erst auf, wenn die Zyste eine gewisse Größe erreicht hat. Die Diagnose erfolgt mit der Sonographie, die in der wichtigen Beurteilung der Zystenwandverhältnisse, glatt bei der Zyste, Detritus oder Septen bei der Pseudozyste, polypoide Vegetationen beim muzinösen Zystadenom, der Computertomographie bei den meist schlanken, fettarmen Patienten überlegen ist.

Akute Pankreatitis

Ein konstanter pathomorphologischer Befund der beginnenden akuten Pankreatitis ist die peripankreatische Fettnekrose (Abb. 3 a), wogegen die ödematöse Schwellung des Organs nur in Einzelfällen zu beobachten ist (Klöppel et al. 1986). Erst bei der ausgeprägten Form treten neben den Fettnekrosen auch Nekrosen des Pankreasparenchyms auf, die sich später in Pseudozysten umwandeln können. Abszesse und Phlegmonen entstehen durch bakterielle Infektionen des nekrotischen Gewebes, Hämorrhagien durch Andauung von Gefäßwänden.

In der Regel wird die akute Pankreatitis klinisch und laborchemisch (Amylase im Serum und Urin erhöht, Lipasämie) diagnostiziert. In Fällen mit unklarer Symptomatik kann die Abdomenübersicht Hinweise auf die Erkrankung geben, wenn die Distanz des luftgefüllten Magens und Kolons vergrößert ist, das Kolon transversum durch Exsudatansammlung in der Bursa omentalis von kranial komprimiert und kaudalwärts verlagert (Colon cut off sign) oder isolierte meteoristisch steilgestellte Dünndarmschlingen (Sentinel loop sign, bis 50%) auftreten (Abb. 3 b).

Allerdings weisen diese Röntgenzeichen, deren Korrelat Flüssigkeitsansammlungen in der Bursa omentalis bzw. entzündliche Infiltrationen des Peritoneums sind, auf ausgeprägtere Formen der akuten Pankreatitis hin. Obwohl die CT derzeit das zuverlässigste Bildgebungsverfahren bei akuter Pankreatitis darstellt, in Einzelfällen ist bei uncharakteristischer Laborchemie und Klinik die Erkrankung nur durch CT nachweisbar, kann sich bei milden Entzündungsformen in bis zu 28% der Fälle im CT ein Normalbefund ergeben (Hill et al. 1987).

Die Bedeutung der CT liegt vor allem im sehr präzisen und frühen Nachweis der charakteristischen Ausbreitung von entzündlichem Exsudat bzw. von Nekrosestraßen entlang der pararenalen Faszien, häufiger links als rechts (White et al. 1986) und der Faszia Gerota. Auch die prognostisch als ungünstig anzusehende entzündliche Infiltration des Mesenteriums/Mesokolons, die entzündliche Raumforderung grenzt unmittelbar an den luftgefüllten oder oral kontrastierten Darm, läßt sich nur mit der CT nachweisen (Jeffrey et al. 1983 a). Dies gilt auch für Parenchymnekrosen, Abszedierungen mit oder ohne Einschlüsse von Gasbläschen bei Befall mit gasbildenden Erregern oder parapankreatischen Phlegmonen, wobei die intravenöse Kontrastmittelapplikation zum Nachweis von noch perfundiertem

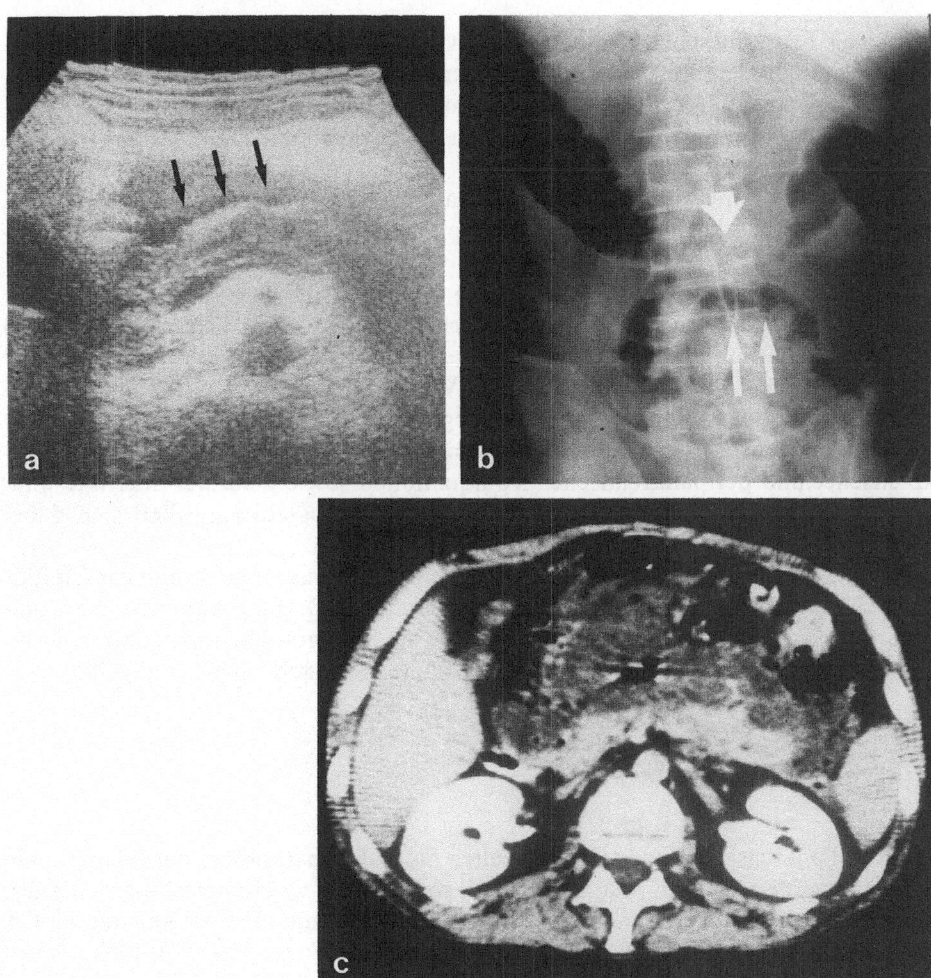

Abb. 3a–c. Akute Pankreatitis. **a** Initiale Form mit geringen Kolliquationen parapankreatischen Fettes *(Pfeile)* ohne Organschwellung in der Sonographie. **b** Abdomenübersicht, Colon-cut-off *(großer Pfeil)*, Sentinel loop *(kleinere Pfeile)*. **c** Bolus-CT, Nekrosen, Luftansammlung bei Abszedierung

vitalem Pankreasgewebe, Abszeßkapseln und reich vaskularisiertem Granulationsgewebe hilfreich ist (Abb. 3c).

Bei hämorrhagischen Pankreatitisformen, bei welchen sich in Einzelfällen die Kernspintomographie als sensibler erwiesen hat (NEUERBURG 1987), zeigt das Nativ-CT im hämorrhagischen Bezirk erhöhte Dichtewerte von 60–70 HE. Der Einsatz der Sonographie bei akuter Pankreatitis erfolgt vorwiegend zur Verlaufskontrolle der mit der Erkrankung einhergehenden verschiedenen Arten größerer Flüssigkeitsansammlungen.

Die ERCP galt bis vor kurzem bei akuter Pankreatitis als kontraindiziert. Inzwischen wird sie aber zunehmend eingesetzt; erstens bei biliärer Pankreatitis zum

Nachweis bzw. Ausschluß präpapillärer Konkremente, (ggf. erfolgt dann in gleicher Sitzung die Papillotomie und Steinextraktion) und zweitens bei nekrotisierender Pankreatitis nach erfolgloser konservativer Therapie und Normalisierung der Serumamylase präoperativ zum gezielten Nachweis von Pankreasfisteln (GEBHARDT, 1986).

Gallenblasenkonkremente sind mit Ultraschall besser als mit CT nachzuweisen, aber beide Methoden versagen bei präpapillären Konkrementen und Pankreasfisteln.

Bis auf milde Verlaufsformen besitzt die CT bei der Diagnostik der akuten Pankreatitis eine hohe Sensitivität von deutlich über 90%; diese Treffsicherheit wird von der Sonographie nicht erreicht. Es wurden Versuche unternommen, anhand der computertomographischen Befunde Vorhersagen über den Verlauf der Erkrankung besonders hinsichtlich einer prognostisch ungünstigen Abszedierung zu treffen. Ein statistisch signifikanter Zusammenhang zwischen dem Ausmaß pankreatischer und peripankreatischer Kolliquationen sowie pleuraler oder intestinaler Flüssigkeitsansammlungen und einer späteren Abszedierung ließ sich dabei aber nicht nachweisen (VERNACCHIA et al. 1987).

Ist eine Abszedierung eingetreten, eignet sich als Steuerungstechnik zur Einführung einer Aspirationskanüle oder eines perkutanen Drainagekatheters die Computertomographie in vielen Fällen besser als die Sonographie, insbesondere wenn der Punktion Darmschlingen im Wege stehen (VAN SONNENBERG et al. 1985).

Pankreaspseudozysten

Obwohl Pankreaspseudozysten nicht selten als Zufallsbefund bei der Sonographie entdeckt werden, ist nicht der Ultraschall, sondern die Computertomographie das Verfahren der Wahl zum Nachweis dieser Raumforderung. Die Sensitivität der CT liegt bei etwa 90%, die der Sonographie bei ca. 80% (WILLIFORD et al. 1983). Sonographisch schwer einsehbare Regionen, in denen Pseudozysten lokalisiert sein können, wie die Bursa omentalis, der linke Oberbauch, das Retroperitoneum oder Mediastinum sind computertomographisch hervorragend beurteilbar; allerdings müssen die Pseudozysten einen Durchmesser von mindestens 1 cm besitzen.

Die ERCP kann noch kleinere Pseudozysten nachweisen. Da jedoch nur ca. 50% der Pseudozysten mit dem Pankreasgangsystem kommunizieren, ist die Sensitivität der ERCP entsprechend niedrig. Eine Indikation zur ERCP mit dem Nachweis einer solchen Verbindung ergibt sich vor der Entscheidung, ob eine persistierende Pseudozyste abpunktiert werden kann oder ob über längere Zeit perkutan drainiert werden muß (VAN SONNENBERG et al. 1985).

Die Kernspintomographie ist der CT vor allem im Nachweis kleiner Pseudozysten unterlegen, die Abgrenzung zur Umgebung schlechter erkennbar (STARK et al. 1986, TSCHOLAKOFF et al. 1987).

Chronische Pankreatitis

Nach dem Protokoll der Marseiller Konferenz (1984) finden sich bei der chronischen Pankreatitis folgende Veränderungen: Irreguläre und lobuläre Vernarbungen des Parenchyms, Strikturen und Erweiterung des Pankreasganges, Stenosen der Seitenäste vornehmlich im Bereich der Einmündung in den Hauptgang mit vorgeschalteter Dilatation, verkalkte oder nicht verkalkte Proteinpräzipitate innerhalb des Gangsystems häufig mit Epithelalterationen, fokale Gewebsnekrosen und Pseudozysten (Klöppel 1986). Das charakteristischste Merkmal der chronischen Pankreatitis bei alkoholisch bedingter Form sind grobschollige Verkalkungen die in 60% der Fälle auftreten, 90% der verkalkten Pankreatitiden sind durch Alkohol bedingt (May u. Gardiner 1987). Diese Verkalkungen sind in der Regel bereits auf Pankreaszielaufnahmen zu erkennen, so daß die diesbezüglich empfindlichere CT nur in Ausnahmefällen herangezogen werden muß. Die Problematik für die Schnittbildverfahren CT und Sonographie bei chronischer Pankreatitis ohne Verkalkungen ergibt sich aus der Tatsache, daß hierbei in über 10% der Fälle überhaupt keine krankhaften Veränderungen erkennbar sind (Alpern et al. 1985). Unspezifische fokale oder diffuse Vergrößerungen sind in 40% der Fälle anzutreffen, in der Regel jedoch nicht von einem Karzinom zu unterscheiden. Dasselbe gilt für die sonographisch oder computertomographisch nachgewiesene Ektasie des Pankreasganges, die in etwa 20% der Fälle anzutreffen ist. Hier helfen auch klinische Untersuchungen der exokrinen Pankreasfunktion nicht weiter, da deren Ergebnis nicht mit den morphologischen Parenchymveränderungen korrelieren muß (DiMagno 1986).

Die ERCP, mit welcher sich die charakteristischen Veränderungen des Pankreasganges und seiner Seitenäste, Ektasien und Stenosen, Kontrastaussparungen durch Eiweißpräzipitate oder Steine und die narbig bedingte Röhrenstenose des Gallenganges präzise nachweisen lassen, ist daher in vielen Fällen unklarer Sonographie- und CT-Befunde nicht nur zur Diagnosesicherung erforderlich, sondern auch vor geplanter Pankreatikojejunostomie (Abb. 4a, b).

Bei eigenen 28 Patienten mit gesicherter chronischer Pankreatitis, bei denen Pankreaszielaufnahmen hergestellt sowie Sonographie, CT und ERCP durchgeführt wurden, waren die vor allem durch ERCP nachweisbaren Stenosen und Ektasien von Pankreas- und Gallengangsystem der häufigste Befund in 27 der 28 Fälle.

Die zweithäufigste Veränderung waren solide oder pseudozystische Raumforderungen, die sich computertomographisch 19mal, sonographisch 16mal nachweisen ließen. Die Sonographie versagte bei der chronisch-atrophischen Pankreatitis, mittels CT war der Befund zu erheben. Die Sensitivität der CT bei chronischer Pankreatitis liegt bei ca. 80%, die der Sonographie bei 60–70%, die der ERCP jedoch bei über 90% (Swobodnik et al. 1983).

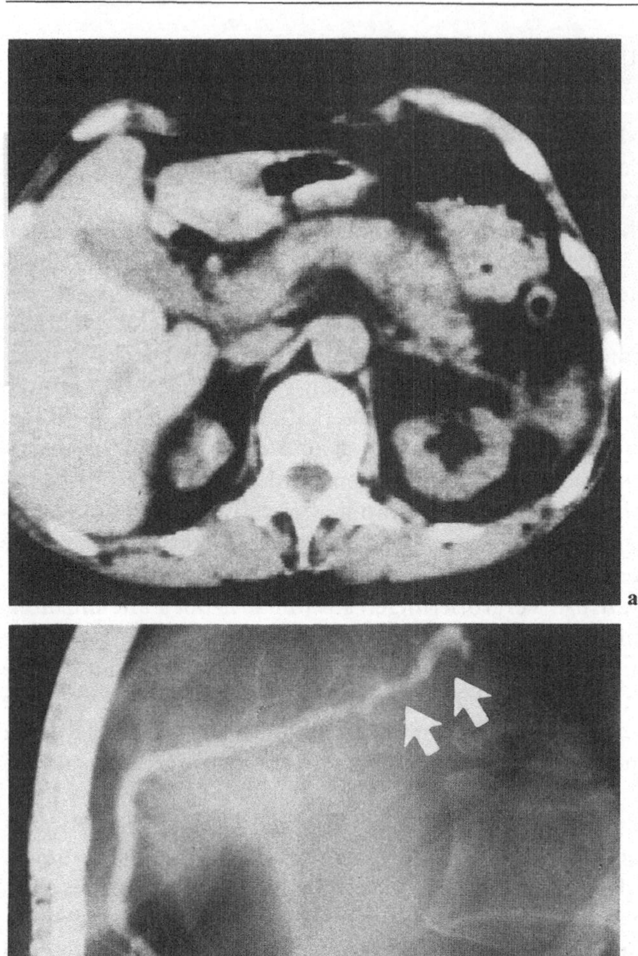

Abb. 4a, b. Chronische Pankreatitis. Im CT (**a**) Auftreibung von Pankreaskorpus und -schwanz. Faszia Gerota verdickt. Umschriebene unregelmäßige Gangektasie in der ERCP (**b**, *Pfeile*), demnach kein Tumor.

Zystische Pankreasfibrose, Shwachman-Syndrom

Während bei der zystischen Pankreasfibrose neben Fibrosierungen auch Zysten und Kalzifikationen vorhanden sein können (DANEMAN et al. 1983) ist das Kardinalsymptom der beiden Erkrankungen die fettige Umwandlung des ganzen Pan-

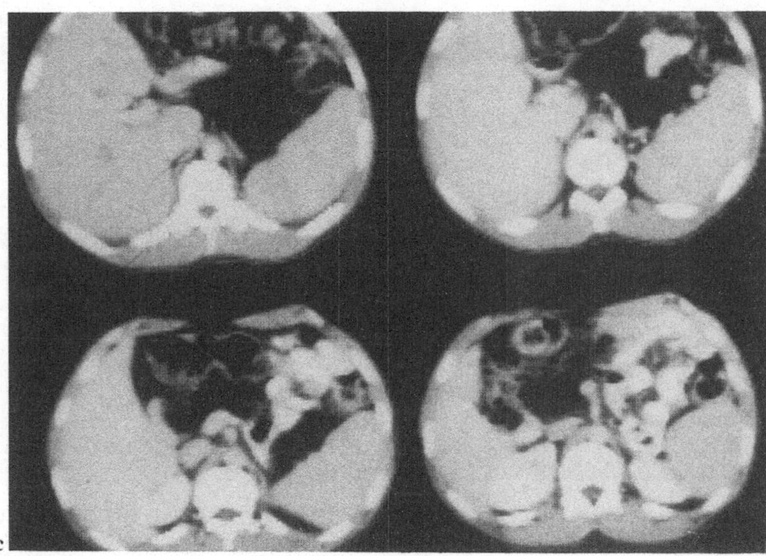

Abb. 4c. Mukoviszidose, im CT voluminöses Pankreas durch Fett ersetzt

kreas (HIBON u. FILIATRAULT 1985). Sonographisch zeigt sich in diesen Fällen als unspezifisches Substrat ein echoreiches Pankreas. Dagegen bietet die Computertomographie die geradezu ideale Möglichkeit einer einwandfreien Gewebsdifferenzierung (Abb. 4c). Allerdings hat sich in bisher beschriebenen Einzelfällen die Kernspintomographie als diagnostisch noch präziser erwiesen (TSCHOLAKOFF et al. 1987), so daß diese Methode auch unter dem Gesichtspunkt der Strahlenhygiene bei den jugendlichen Patienten in Zukunft das Verfahren der Wahl sein dürfte.

Pankreaskarzinom, periampulläres Karzinom

Das Pankreaskarzinom ist der vierthäufigste bösartige Tumor nach dem der Lunge, des Kolons und der Mamma, seine Inzidenz steigt. Ausgangsort ist in ca. 90% das Gangepithel (KLÖPPEL 1986), häufigster Sitz der Pankreaskopf (ca. 75%). Während sich beim eigentlichen Pankreaskarzinom eine außerordentlich ungünstige Prognose mit einer 5-Jahres-Überlebensrate von weniger als 10% ergibt, zeigt das in der Regel noch kleine, früh symptomatische periampulläre Karzinom 5-Jahres-Überlebensraten von ca. 40%.

Die Erwartung, mit der Sonographie und Computertomographie eine Diagnose des frühen asymptomatischen operablen Pankreaskarzinoms stellen zu können, hat sich nicht erfüllt. Das grundlegende Dilemma der beiden Schnittbildverfahren (dasselbe ist auch für die Kernspintomographie zu erwarten) liegt darin, daß die wesentlichen diagnostischen Kriterien in umschriebenen Volumenzunahmen, peripankreatischen Infiltrationen (Abb. 5a) und vom Normalen abweichendem

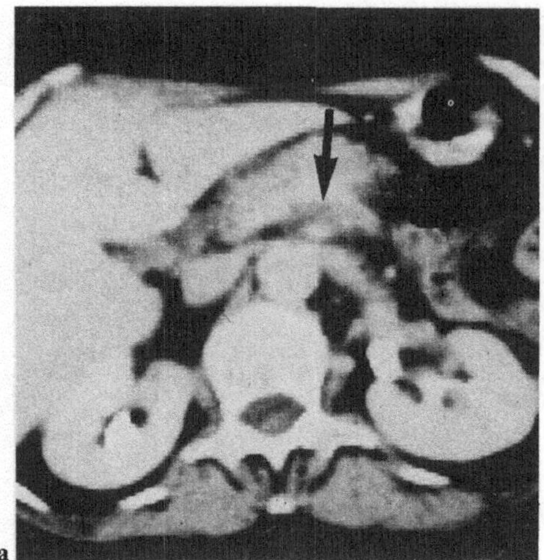

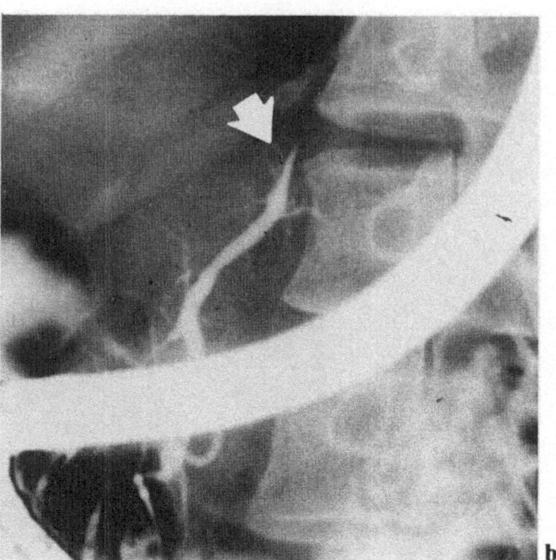

Abb. 5 a, b. Pankreaskorpuskarzinom. Im Bolus-CT (**a**) Pankreaskorpus verdickt, jedoch unauffällig hinsichtlich der Kontrastmitteldynamik. Infiltration der paravasalen Fettscheide *(Pfeil)*. Die ERP (**b**) zeigt das typische sogenannte „Tapering", den konisch zulaufenden Gangverschluß *(Pfeil)*

Echo-, Dichte- bzw. Kontrastierungsmuster bestehen, Veränderungen, die bei entzündlichen Veränderungen, vor allem der chronischen segmentalen Pankreatitis ebenfalls angetroffen werden (METZGER 1986).

Nach KOLMANNSKOG et al. (1982a) ist daher nur eine mit Lebermetastasen einhergehende pankreatische Raumforderung für die Diagnose Karzinom beweisend. Ob eine für die Sonographie in der Zusammenstellung von LUTZ (1986) angegebene Sensitivität von bis zu 94% realistisch ist, mag dahingestellt bleiben. Die Sonographie als ubiquitär verfügbares Diagnoseverfahren kann aber mit geringem Mehraufwand die Feinnadelzytologie oder -biopsie ermöglichen, bei positivem Ergebnis kann bei inoperablen Patienten die Diagnostik dann als abgeschlossen betrachtet werden.

Da die Computertomographie, wie auch die Sonographie (BONDESTAM 1983) bei kleinen Karzinomen mit einem Durchmesser von weniger als 2-3 cm besonders häufig versagt, wird zur besseren Sichtbarmachung solcher Tumoren die dynamische Computertomographie empfohlen (LAMMER et al. 1984, HOSOKI 1983). Kleine Tumoren, die gegenüber dem normalen Pankreasgewebe weniger Kontrastmittel aufnehmen, lassen sich so besser identifizieren, eine Infiltration vor allem der V. lienalis, V. mesenterica, V. portae nachweisen.

In etwa 8-13% der Fälle mit Pankreaskarzinom treten extra- oder intrapankreatische Zysten, meistens Retentionszysten, auf, die auch bei gleichzeitig bestehender Pankreasraumforderung die Diagnose sowohl in der Sonographie als auch Computertomographie in die falsche Richtung chronische Pankreatitis mit Pseudocyste lenken (ITAI et al. 1982).

Große peripankreatische Lymphome sind einerseits häufig weder sonographisch noch computertomographisch von einem Pankreaskarzinom zu unterscheiden (FRICK et al. 1982), meist wird aber andererseits das Ausmaß der regionalen

Lymphknotenmetastasierung beim Karzinom im CT unterschätzt (FRIJA et al. 1986). Die Differenzierung Lymphom: Pankreastumor gelingt computertomographisch nur in 44%, sonographisch in 54% (ZEMAN et al. 1985). Da ca. 30% der Lymphompatienten einen Stauungsikterus entwickeln, gibt auch dieses Symptom keinen weiteren Aufschluß.

Beim Pankreaskarzinom bleibt unter den bildgebenden Diagnoseverfahren auch unter dem Gesichtspunkt der duktalen Tumorentstehung die ERCP die Methode der Wahl, ergänzt durch die perkutan transhepatische Cholangiographie, ggf. gefolgt von der perkutanen Cholangiodrainage, wenn die Gallengangsdarstellung und -drainage auf endoskopischem Weg nicht gelingt. Charakteristisch sind neben einfachen Gangverschlüssen vor allem der konisch zulaufende Verschluß des Pankreasganges (Tapering) (Abb. 5b) und gleichzeitig auftretende exzentrische, irreguläre, kurzstreckige Stenosen von Pankreas- und Gallengang (double duct sign) speziell beim Pankreaskopfkarzinom. Unpräzise ist die ERCP jedoch in der Beurteilung einer duktalen Tumorausbreitung, auf welche zumindest ein Teil der postoperativen Karzinomrezidive zurückgeführt werden muß (KLÖPPEL 1986).

Eine Schlüsselstellung kommt der ERCP beim kleinen periampullären Karzinom zu (GMELIN u. WEISS 1981), da hierbei bereits bei der Papilleninspektion ein polypoider oder ulzerierender Tumor sichtbar wird mit Kontaktblutung unmittelbar nach Berührung mit dem Endoskop oder der Kanülierungssonde. Die retrograde Kontrastierung der Gangsysteme gelingt dabei zwar häufig nicht, aber es kann endoskopisch Biopsiematerial entnommen und die Diagnose histologisch gesichert werden.

Bei erfolgreicher Kontrastierung ergeben sich häufig uncharakteristische Befunde mit schwieriger Differenzierung von gut- und bösartig bedingter Papillenstenose. Auch eine sorgfältige Analyse der Papillenmotorik liefert keine malignomspezifischen Kriterien.

Der generelle Nachteil der ERCP besteht in der Beschränkung der diagnostischen Bildgebung auf die Gangsysteme, parenchymatöse Veränderungen werden sonographisch, besser jedoch computertomographisch dargestellt, so daß die Verfahren sich ergänzen. Eine weitere Präzisierung der Karzinomdiagnostik ist daher mit dem kombinierten Einsatz von Computertomographie und ERCP erreichbar (MOSS et al. 1980, GMELIN et al. 1982).

Zur Abklärung der Tumorresektabilität können mit einem dynamischen oder Bolus-CT mit kurzen Schnittabständen von 4 mm bereits zuverlässige Hinweise auf eine Infiltration der großen Oberbauchgefäße gewonnen werden (Abb. 5a) (JAFRI et al. 1984). Noch sensibler als die CT erweist sich die Kernspintomographie zum Nachweis vaskulärer Veränderungen, vor allem des portalen Venensystem (STARK et al. 1986).

Die Angiographie ist präoperativ dennoch erforderlich zum Nachweis anatomischer Varianten der Oberbaucharterien, vor allem einer akzessorischen A. hepatica (Vascular mapping).

Für die Diagnostik des Primärtumors bietet die Kernspintomographie keine Vorteile (HAAGA 1984), dagegen ist sie beim Tumorrezidiv aussagekräftiger, wenn die computertomographische Bildgebung durch Metallartefakte (OP-Clips) beeinträchtigt wird.

Mit der Treffsicherheit verschiedener bildgebender Diagnoseverfahren bei Pan-

Tabelle 2. Sensitivität von US, CT und ERCP beim Pankreaskarzinom

	n	US	CT	ERCP/PTC
Klapdor et al. (1980)	18	66	60	89
Lackner et al. (1980)	41	85	83	-
Kolmannskog et al. (1982a)	56	-	10-76	76-93
Rohmer et al. (1982)	39	77	82	-
Hessel et al. (1982)	52	56	84	-
Frederic et al. (1983)	16	73	-	95
Eigene Resultate (1987)	42	60	67	83-95

kreaskarzinomen haben sich zahlreiche Autoren in der Literatur beschäftigt (DiMagno et al. 1977; Fitzgerald et al. 1978; Lackner et al. 1980; Klapdor et al. 1980; Suzuki et al. 1980; Gmelin et al. 1981; Hessel et al. 1982, Rohmer et al. 1982, Kolmannskog et al. 1981, Janus et al. 1982, Frederic et al. 1983, Swobodnik et al. 1983, Yankaskas et al. 1985). Alle Autoren, welche die ERCP intraindividuell mit der Sonographie und der Computertomographie vergleichen konnten, ermittelten für die ERCP die größte Sensitivität von ca. 90%, während die Präzision von Sonographie und Computertomographie uneinheitlich beurteilt wurde (Tab. 2). Aufgrund eigener Erfahrungen empfehlen wir die Sonographie als Suchmethode, führen bei genereller Operabilität zur Befundpräzisierung die Computertomographie durch. Die ERCP und PTC, evtl. ergänzt durch die PTCD, erfolgt nicht nur bei weiterhin unklaren Fällen, sondern auch präoperativ zur Darstellung vor allem der Gallengangsverhältnisse, ebenso wie die Angiographie zum Vascular mapping.

Zystische Pankreasneoplasmen

Nach der Klassifikation von Compagno u. Oertel (zitiert nach Friedman et al. 1983) werden bei den zystischen Pankreastumoren 2 Gruppen unterschieden:

1. das gutartige mikrozystische Adenom mit zahlreichen Zysten von 0,1-2 cm Durchmesser,
2. der maligne oder potentiell maligne muzinös großzystische Typ mit einer oder mehreren Zysten größer als 2 cm und intrazystischen wandständigen papillomatösen Vegetationen.

In der Diagnose der meist großen Raumforderungen spielt die ERCP keine wesentliche Rolle. Bei mikrozystischen Adenomen zeigt die CT neben einer pathognomonischen zentralen Verkalkung (Vilgrain et al. 1987) auch die Hypervaskularisation der soliden oder septenartigen Tumoranteile nach intravenöser Kontrastmittelapplikation. Beim hypovaskularisierten muzinösen großzystischen Tumor, der häufig als Pseudozyste diagnostiziert wird, gelingt der Nachweis der wandständigen Papillome - Ausgangsort der malignen Entartung - besser mit der Sonographie, die Zuordnung des Befundes zum Pankreas besser mit der Computertomographie (Abb. 6).

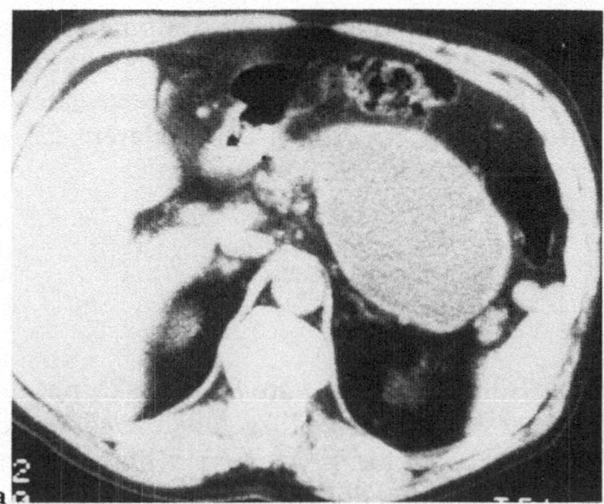
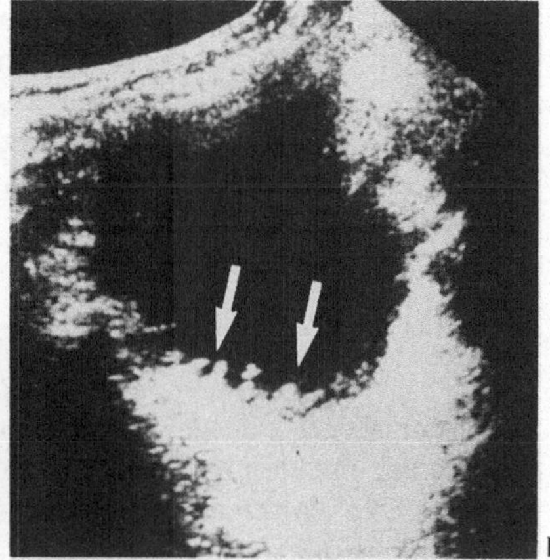

Abb. 6a, b. Großzystisches muzinöses Adenom des Pankreas im CT (**a**) und Sonogramm (**b**). Die wandständigen papillomatösen Vegetationen, Ort der Epithelmetaplasie, im Ultraschall besser sichtbar *(Pfeile)*

Inselzelltumoren

Insulinome lassen sich sonographisch nur in etwa 50% der Fälle als echoarmes fokales Areal nachweisen (May u. Gardiner 1987). Die Sonographie erweist sich aber intraoperativ als ein nützliches Verfahren zur Tumorlokalisation (Smith et al. 1985), es können Tumoren mit einer Größe von 2–5 mm nachgewiesen werden. Die Computertomographie hat im Nachweis der in der Regel kleinen aber stark vaskularisierten Tumoren mit der Angiographie fast gleichgezogen, vorausgesetzt die Untersuchung wird als Bolus-CT mit der Applikation von mindestens 100 ml Kontrastmittel durchgeführt (Kolmannskog et al. 1982b, Rossi et al. 1985). Nur bei negativem CT-Befund ist die Angiographie indiziert.

Intrapankreatische Metastasen

Pankreasmetastasen sind ein seltener Befund, sie werden bei Malignomen der Mamma, der Lunge, des Magens und Kolons, der Nieren und beim Melanom angetroffen. Sonographisch sind echoarme Tumoren nachweisbar, die höhere diagnostische Präzision der Computertomographie wird durch die Möglichkeiten mit der intravenösen Kontrastmittelapplikation erreicht. Die ERCP ist überflüssig.

Traumatische Pankreasveränderungen

In der Diagnose traumatischer Pankreasveränderungen ist zunächst die Computertomographie das Verfahren der Wahl mit dem Nachweis von Kontusionen, Lazerationen und Frakturen im Initialstadium. Posttraumatische Pseudozysten können auch sonographisch nachgewiesen werden. Ein häufiger computertomographischer Befund ist die Verdickung der linken prärenalen Faszie (JEFFREY et al. 1983b). Eine Indikation zur ERCP bei frischem Trauma zum Nachweis einer Lazeration des Pankreasganges mit Fistelbildung ergibt sich bei unklarem CT-Befund sowie später zum Nachweis posttraumatischer Strikturen.

Pankreastransplantat

In der Regel erfolgt die segmentale Transplantation von Pankreaskorpus und Schwanz mit den im Pankreasschwanzbereich ligierten Milzgefäßen nach Embolisation des Pankreasganges. Anastomosiert wird an die A. und V. iliaca externa. Zur Kontrolle postoperativer vaskulärer Komplikationen dient die Angiographie (arterielle DSA) (Abb. 7). Nekrosen oder Pseudozysten können erst ab einer Größe von ca. 3 cm sonographisch dargestellt werden, so daß sich auch aufgrund der häufig überlagernden Dünndarmschlingen die Computertomographie als notwendig erweist (Abb. 7b). Die durch den Untergang des exokrinen Pankreas bedingte Parenchymatrophie des Transplantates läßt sich nach unseren bisherigen Erfahrungen bei 6 Patienten nur im Computertomogramm erkennnen.

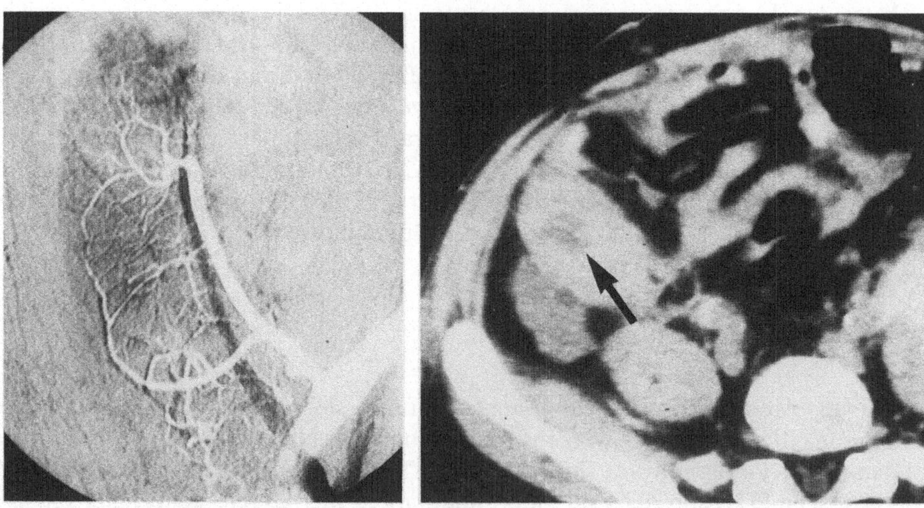

Abb. 7a, b. Pankreastransplantat. **a** Angiographie (DSA, Zweiphasendarstellung) zum Nachweis bzw. Ausschluß postoperativer vaskulärer Komplikationen. **b** CT 3 Wochen nach Transplantation. Umschriebene Parenchymnekrose *(Pfeil)* und parapankreatische Kolliquationsnekrose zwischen Pankreas und Darmbein

Zusammenfassung

Ohne Frage hat die Computertomographie in der Pankreasdiagnostik einen hohen Stellenwert, dies gilt vor allem für die akute Pankreatitis, obwohl sie herkömmliche Verfahren wie die ERCP und die Angiographie nicht ersetzen kann. Ein gravierender Nachteil des Verfahrens liegt in der mangelhaften Erkennbarkeit kleiner Details, weshalb Karzinome geringer Größe dem Nachweis entgehen können. Die Computertomographie ist im Gegensatz zur Kernspintomographie auf den Gebrauch ionisierender Strahlen angewiesen, sie wird jedoch für die nächsten Jahre den Maßstab für die diagnostische Treffsicherheit der Kernspintomographie bei Pankreaserkrankungen darstellen.

Literatur

Alpern MB, Sandler MA, Kellman GM, Madrazo BL (1985) Chronic pancreatitis: Ultrasonic features. Radiology 155: 215-219

Anacker H, Weiss HD, Kramann B (1977) Endoscopic retrograde pancreaticocholangiography (ERCP). Springer, Berlin Heidelberg New York

Bondestam S (1983) Sonographic pitfalls in the diagnosis of pancreatic neoplasms. Diagnostic Imaging 52: 224-229

Daneman A, Gaskin K, Martin DJ, Cutz E (1983) Pancreatic changes in cystic fibrosis: CT and sonographic appearances. AJR 141: 653-655

DiMagno EP, Malagelada JR, Taylor WF, Go VLW (1977) A prospective comparison of current diagnostic tests for pancreatic cancer. N Engl J Med 297: 737-742

DiMagno EP (1986) Ultrasound, computed tomography and endoscopic retrograde pancreatography in the diagnosis of chronic pancreatitis: A comparative evaluation. In: Malfertheimer P, Ditschuneit H (Hrsg) Diagnostic procedures in pancreatic disease. Springer, Berlin Heidelberg New York, S. 185-191

Frederic N, Deltenre M, d'Hondt M, de Reuck M, Hermanus A, Potvliege R (1983) Comparative study of ultrasound and ERCP in the diagnosis of hepatic, biliary and pancreatic disease: A prospective study based on a continuous series of 424 patients. Europ J Radiol 3: 208-211

Fitzgerald PJ, Fortner JG, Watson RC, Schwartz MK, Sherlock P, Benua RS, Cubilla AL, Schottenfeld D, Miller D, Winawer SJ, Lightdale CJ, Leidner SD, Nisselbaum JS, Menendez-Botet CJ, Poleski MH (1978) The value of diagnostic aids in detecting pancreas cancer. Cancer 41: 868-879

Frick PM, Feinberg SB, Goodale RL (1982) The value of endoscopic retrograde cholangiopancreaticography in patients with suspected carcinoma of the pancreas and indeterminate computed tomographic results. Surg Gynecol Obstet 155: 177-182

Friedman AC, Lichtenstein JE, Dachman AH (1983) Cystic neoplasms of the pancreas. Radiology 149: 45-50

Fria J, Larde D, Mathieu D, Laval-Jeantet M (1986) Aspects tomodensitométriques dans les affections pancréatiques. Ann Radiol 29: 618-625

Gebhardt C (1986) Preoperative endoscopic retrograde pancreaticography in acute pancreatitis. In: Malfertheimer P, Ditschuneit H (Hrsg) Diagnostic procedures in pancreatic disease. Springer, Berlin Heidelberg New York, S 49-53

Gmelin E, Weiss HD (1981) Tumors in the region of the papilla of vater. Europ J Radiol 1: 301-306

Gmelin E, Weiss HD, Fuchs HD, Reiser M (1981) Vergleich der diagnostischen Treffsicherheit von Ultraschall, Computertomographie und ERCP bei der chronischen Pankreatitis und beim Pankreaskarzinom. Fortschr Röntgenstr 134: 136-141

Gmelin E, Weiss HD, Reiser M (1982) Computertomographie des Oberbauches bei Kontrastierung des Gallen- und Pankreasgangsystems nach ERCP: Pankreaskopfkarzinom. Computertomographie Sonographie 2: 167-170

Haaga JR (1984) Magnetic resonance imaging of the pancreas. Radiol Clin North Am 22: 869-877

Hessel SJ, Siegelman SS, NcNeil BJ, Sanders R, Adams DF, Alderson PO, Finberg HJ, Abrams HL (1982) A prospective evaluation of computed tomography and ultrasound of the pancreas. Radiology 143: 129-133

Heuck A, Feuerbach S, Reiser M, Anacker H (1985) Computertomographische Morphometrie des normalen Pankreas bei Erwachsenen. Fortschr Röntgenstr 142: 519-523

Hosoki T (1983) Dynamic CT of pancreatic tumors. AJR 140: 959-965

Hibon D, Filiatrault D (1985) Le syndrome de shwachman. Ann Radiol 28: 469-473

Hill MC, Barkin J, Isikoff MB, Silverstein W, Kalser M (1982) Acute pancreatitis: Clinical versus CT findings. AJR 139: 263-269

Itai Y, Moss AA, Goldberg HI (1982) Pancreatic cysts caused by carcinoma of the pancreas: A pitfall in the diagnosis of pancreatic carcinoma. J Comp Assist Tomogr 6: 772-776

Jafri SZ, Aisen AM, Glazer GM, Weiss CA (1984) Comparison of CT and angiography in assessing resectability of pancreatic carcinoma. AJR 142: 525-529

Janus C, Hertz I, Horner N, Waye J (1982) Diagnostic retrospective in pancreaticobiliary imaging: Ultrasound and ERCP. Gastrointest Radiol 7: 363-365

Jeffrey RB, Federle MP, Laing FC (1983a) Computed tomography of mesenteric involvement in fulminant pancreatitis. Radiology 147: 185-188

Jeffrey RB, Federle MP, Crass RA (1983b) Computed tomography of pancreatic trauma. Radiology 147: 491-494

Klapdor R, Grabbe E, Hagemann J, Soehendra N, Klöppel G (1980) Primärdiagnostik und Stadieneinteilung des Pankreaskarzinoms. Münch med Wschr 122: 343-344

Klöppel G (1986) Pathomorphology of chronic pancreatitis. In: Malfertheimer P, Ditschuneit H (Hrsg) Diagnostic procedures in pancreatic disease. Springer, Berlin Heidelberg New York, S 135-139

Klöppel G (1986) Pathomorphology of pancreatic cancer. In: Malfertheimer P, Ditschuneit H (Hrsg) Diagnostic procedures in pancreatic disease. Springer, Berlin Heidelberg New York, S 277-284

Klöppel G, Adler G, Kern HF (1986) Pathomorphology of acute pancreatitis in relation to its clinical course and pathogenesis. In: Malfertheimer P, Ditschuneit H (Hrsg) Diagnostic procedures in pancreatic disease. Springer, Berlin Heidelberg New York, S 11-18

Kolmannskog F, Schrumpf E, Bergan A, Larsen S (1981) Diagnostic value of computer tomography in chronic pancreatitis. Acta Radiol Diagnosis 22: 649-656

Kolmannskog F, Schrumpf E, Bergan A, Larsen S (1982a) Diagnostic value of computed tomography in pancreatic carcinoma. Acta Radiol Diagnosis 23: 131-141

Kolmannskog F, Schrumpf E, Valenes K (1982b) Computed tomography and angiography in pancreatic apudomas and cystadenomas. Acta Radiol Diagnosis 23: 365-372

Lackner K, Frommhold H, Grauthoff H, Mödder U, Heuser L, Braun G, Buurman R, Scherer K (1980) Wertigkeit der Computertomographie und der Sonographie innerhalb der Panreasdiagnostik. Fortschr Röntgenstr 132: 509-513

Lammer J, Tölly E, Hörmann M, Zalaudek G (1984) Pankreaskarzinom: Staging mittels dynamischer CT. Digit Bilddiagn 4: 121-126

Lutz H (1986) Ultraschalldiagnostik von Pankreaskarzinomen. In: Berger HG, Bittner R (Hrsg) Das Pankreaskarzinom. Springer, Berlin Heidelberg New York, S 168-171

May G, Gardiner R (1987) Clinical imaging of the pancreas. Raven, New York

Metzger H (1986) Die Wertigkeit der computertomographischen Diagnostik beim Pankreaskarzinom. In: Beger HG, Bittner R (Hrsg) Das Pankreaskarzinom. Springer, Berlin Heidelberg New York, S 181-192

Moss AA, Federle M, Shapiro HA, Ohto M, Goldberg H, Korobkin M, Clemett A (1980) The combined use of computed tomography and endoscopic retrograde cholangiopancreaticography in the assessment of suspected pancreatic neoplasm: A blind clinical evaluation. Radiology 134: 159-163

Neuerburg J (1987) MR-Diagnostik von Pankreaserkrankungen. Verbesserung durch Gabe von oralem Kontrastmittel. Dissertation, Institut für Röntgendiagnostik am Klinikum Rechts der Isar der Technischen Universität München

Rohmer P, Bagni A, Manzoni JM, Weill F (1982) Etude sémiologique et statistique comparative, ultrasonore et sonographique des affections pancréatiques. J Radiol 63: 535-542

Rossi P, Bart A, Passariello R, Simonetti G, Pavone P, Tempesta P (1985) CT of functioning tumors of the pancreas. AJR 144: 57-60

Smith SJ, Vogelzang RL, Donovan J, Atlas SW, Gore RM, Neiman HL (1985) Intraoperative sonography of the pancreas. AJR 144: 557-562

Stark DD, Moss AA, Goldberg H (1986) Nuclear Magnetic Resonance of the Liver, Spleen and Pancreas. Cardiovasc Intervent Radiol 8: 329-341

Suzuki T, Manabe T, Tani T, Tobe T (1980) Angiography and pancreatoductography in resectable carcinoma of the pancreas. Acta Radiol Diagn 21: 587-591

Swobodnik W, Meyer W, Brecht-Kraus D, Wechsler JG, Geiger S, Malfertheimer P, Junge U, Ditschuneit H (1983) Ultrasound, computed tomography and endoscopic retrograde cholangiopancreatography in the morphologic diagnosis of pancreatic disease. Klin Wochenschr 61: 291-296

Tscholakoff D, Hricak H, Thoeni R, Winkler ML, Margulius AR (1987) MR imaging in the diagnosis of pancreatic disease. AJR 148: 703-709

Van Sonnenberg E, Wittich GR, Casola G, Stauffer AE, Polansky AD, Coons HG, Cabrera OA, Gerver PS (1985) Complicated pancreatic inflammatory disease: Diagnostic and therapeutic role of interventional radiology. Radiology 155: 335-340

Vernacchia FS, Jeffrey RB, Federle MP, Grendell JH, Laing FC, Wing VW, Wall SD (1987) Pancreatic abscess: Predictive value of early abdominal CT. Radiology 162: 435-438

Vilgrain V, Menu Y, Lorhhelin JM, Nahum H (1987) Cystadénomes pancréatiques. J Radiol 68: 455-463

White EM, Wittenberg J, Mueller PR, Simeone JF, Butch RJ, Warshaw AL, Neff CC, Nardi GL, Ferrucci JT (1986a) Pancreatic acinar cell carcinoma with subcutaneous and intraosseus fat necrosis. Radiology 158: 67-68

White EM, Wittenberg J, Mueller PR, Simeone JF, Butch RJ, Warshaw AL, Neff CC, Nardi GL, Ferrucci JT (1986b) Pancreatic necrosis: CT manifestations. Radiology 158: 343-346

Williford ME, Foster WL, Halvorsen RA, Thompson WM (1983) Pancreatic pseudocyst: Comparative evaluation by sonography and computed tomography. AJR 140: 53-57

Yankaskas BC, Staab EV, Rudnick SA, Flechter RH (1985) The radiologic diagnosis of pancreatic cancer. Invest Radiol 20: 73-78

Zeman RK, Schiebler M, Clark LJ, Jaffe MH, Paushter DM, Grant EG, Choyke PL (1985) The clinical and imaging spectrum of pancreaticoduodenal lymph node enlargement. AJR 144: 1223-1227

Dünn- und Dickdarmerkrankungen

E. GRABBE

Einleitung

In der radiologischen Diagnostik intestinaler Erkrankungen dominieren neben der Endoskopie unverändert die Nativaufnahme des Abdomens, der Kolonkontrasteinlauf in Doppelkontrasttechnik und die Dünndarmpassage nach SELLINK (KELVIN et al. 1987, MAGLINTE et al. 1987). Sie sind den modernen Schnittbildverfahren wie Sonographie (US), Computertomographie (CT) und Kernspintomographie (MRT) im Hinblick auf Effizienz und Ortsauflösung, insbesondere im Nachweis von Schleimhautläsionen auch heute weit überlegen. Allerdings erstreckt sich die diagnostische Dimension der CT weniger auf den intra- als vielmehr auf den *extraluminalen* und *mesenterialen* Raum und somit auf die *Ausdehnung* von endoskopisch oder radiologisch nachgewiesenen Erkrankungen. Hinzu kommt die Möglichkeit, primär außerhalb des Darmes lokalisierte pathologische Prozesse direkt und überlagerungsfrei zu erfassen. Darüber hinaus wird bei unklarer abdomineller Symptomatik die CT neben dem US zunehmend als orientierendes Screeningverfahren eingesetzt, wobei am Dünn- und Dickdarm entscheidende, die weitere Diagnostik beeinflussende Zufallsbefunde erhoben werden können.

Unabhängig von dieser zweifelsohne faszinierenden Dimension, die durch die Endoskopie und konventionelle Radiologie nicht zu gewinnen ist, muß man die CT jedoch aus Gründen der Effektivität auf solche Fälle beschränken, bei denen die exakte Kenntnis über das Ausmaß einer zuvor gesicherten intestinalen Erkrankung das weitere diagnostische und therapeutische Vorgehen maßgeblich beeinflussen kann. Dieser kritische Hinweis zum sinnvollen Einsatz der CT ist gerade bei Dünn- und Dickdarmerkrankungen zwingend erforderlich, wenn man den Wert der Methode nicht in Frage stellen will.

Entzündungen

Bei entzündlichen Dünn- und Dickdarmerkrankungen spielt die CT eine untergeordnete Rolle. Dies trifft auch für den *Morbus Crohn* und die *Colitis ulcerosa* zu. Gilt die Frühdiagnose durch Klinik und Endoskopie mit Biopsie und/oder konventionelle Radiologie als gesichert, sind weiterführende Untersuchungen mit anderen bildgebenden Verfahren überflüssig. Bei gesichertem Morbus Crohn und neuerlichem Krankheitsschub mit Fieber und Druckschmerz im Abdomen kann jedoch die CT den entscheidenden Hinweis auf komplizierende Begleiterkrankungen wie z. B. einen ileokolischen oder retroperitonealen Abszeß geben, der sich ggf. zur Punktion oder zur perkutanen Drainage anbietet (Casola et al. 1987, Fishman et al. 1987, Safrit et al. 1987, Wittich et al. 1987). Nach den Angaben in der Literatur lassen sich beim Morbus Crohn folgende typische Befunde in der CT erheben (Goldberg et al. 1983, Mauro und Koehler 1983, Gore et al. 1984, Yeh u. Rabinowitz 1983) (Abb. 1):

- Umschriebene Stenosierung des Darmlumens,
- Massive Darmwandverdickung von mehr als 1 cm,
- Bindegewebige Proliferation im Mesenterium,

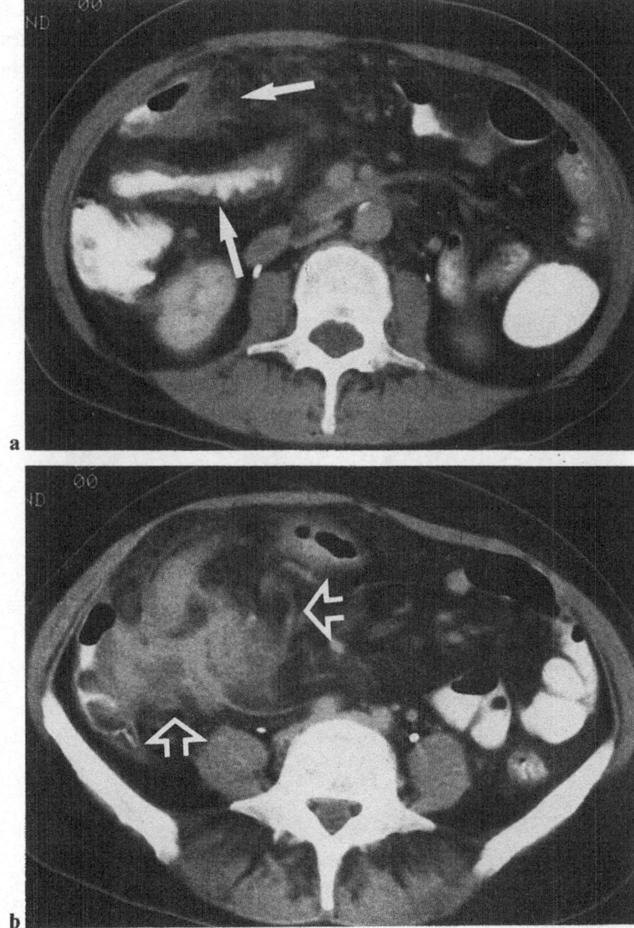

Abb. 1. **a** M. Crohn mit Einengung des Lumens und Verdickung der Darmwand im Lagebereich des terminalen Ileums (→). **b** Entzündlicher Konglomerattumor in Höhe der Ileozökalregion (⇨). (Mit freundlicher Genehmigung: Abtlg. Röntgen, St. Gertrauden-Krhs. Berlin, Chefarzt Dr. Albrecht)

- Lymphadenopathien,
- Parakolische Abszesse und
- Enteroenterale, enterokutane oder perianale Fisteln.

Diese Befunde sind zwar recht charakteristisch, aber nach den eigenen Erfahrungen und den Angaben in der Literatur nicht spezifisch. Ähnliche morphologische Befunde werden im Ileozökalbereich auch bei einem perityphlitischen Abszeß nach Appendizitis, bei der Ileozökaltuberkulose, bei lymphatischen Systemerkrankungen, speziell dem Non-Hodgkin-Lymphom, sowie bei Karzinomen des Zökums beobachtet (Gore et al. 1984, Adams et al. 1985, Jeffrey et al. 1987). Wie problematisch es sein kann, auf primärdiagnostische Verfahren wie Koloskopie und/oder Kolonkontrasteinlauf in der Ära der CT zu verzichten, veranschaulicht Abb. 2. Demgegenüber sind umschriebene, glatt begrenzte, zystisch-ovaläre Tumoren am Zökumpol im Lagebereich der Appendix leicht als Mukozelen zu identifizieren (Abb. 3). Typisch für den Morbus Crohn und wertvoll für die Differentialdiagnose ist der Nachweis von Fisteln, die in ihrem Verlauf und ihrer Ausdehnung

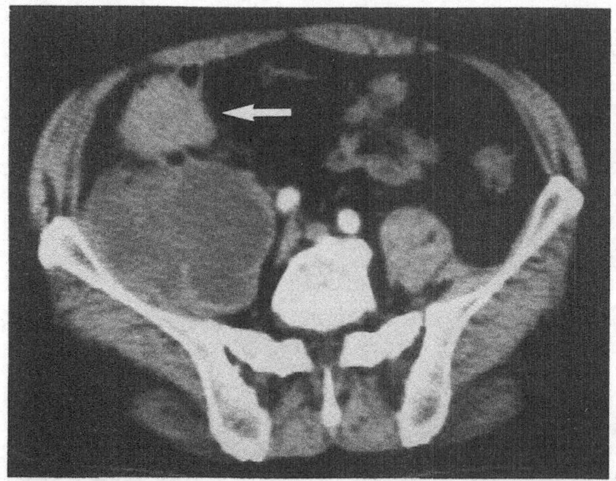

a

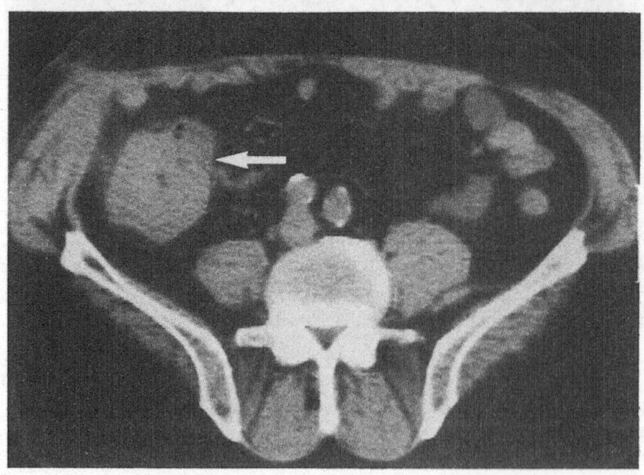

b

Abb. 2 a, b. Retroperitonealer Abszeß als Folge eines perforierten Zökumkarzinoms (→) vor (**a**) und nach (**b**) Abszeßdrainage

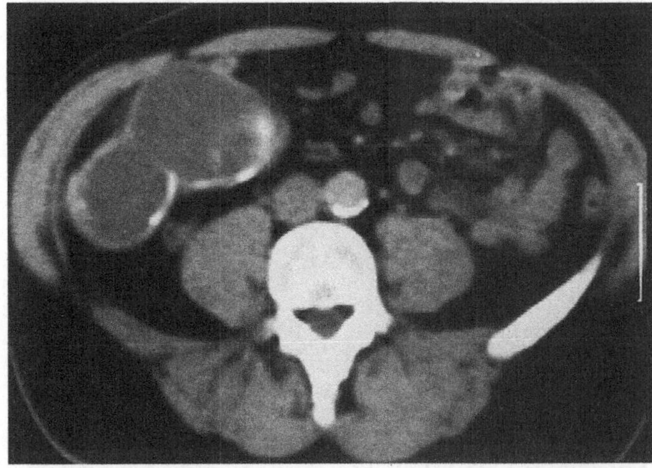

Abb. 3. Mukozele am Zökumpol mit zystischer Binnenstruktur und randständiger Verkalkung

normalerweise durch die konventionelle Röntgendiagnostik einschließlich der Fistulographie dokumentiert werden. Es ist jedoch zu berücksichtigen, daß man computertomographisch auch solche Fisteln und Abszesse erfassen kann, die zunächst noch klinisch stumm oder infolge einer starken Schmerzsymptomatik nicht oder nur unvollständig kontrastierbar sind. Weiterhin bietet die CT die Möglichkeit, verzweigte Fistelgangsysteme überlagerungsfrei darzustellen und ihre topographische Lokalisation exakt zu bestimmen. Dies kann insbesondere für die Differenzierung von sog. hohen oder tiefen perianalen Fisteln in Relation zum M. sphincter ani bedeutsam sein und die chirurgische Intervention maßgeblich beeinflussen.

Die häufigste entzündliche Dickdarmerkrankung im höheren Alter ist die *Divertikulitis* im Bereich des Colon sigmoideum. Die im Kolonkontrasteinlauf zu erhebenden Befunde wie sanduhrförmige Stenosierung des Lumens in Verbindung mit Schleimhautalterationen und entzündlich veränderten Divertikeln sind grundsätzlich auch durch die CT erhältlich (Abb. 4). Hinzu kommt wiederum die Möglichkeit, durch die CT die perikolische Ausdehnung der Erkrankung in Form von entzündlichen Infiltrationen und Abszessen zu erfassen, die nach den Angaben in der Literatur im Kolonkontrasteinlauf in bis zu 41% der Fälle unterschätzt wird (Liebermann et al. 1983, Mauro u. Koehler 1983, Hulnick et al. 1984). Nicht von ungefähr spricht man auch von der sog. Peridivertikulitis, um die extraluminale Komponente der Erkrankung zu betonen. Auch in diesen Fällen kann man dem Kliniker die Diagnosesicherung durch Punktion sowie die Entlastung durch eine perkutane Abszeßdrainage in Ergänzung oder als Alternative zu chirurgischen Maßnahmen anbieten (Mueller et al. 1987, Wittich et al. 1987). Im übrigen ist die CT zur Differentialdiagnose der verschiedenen Formen der Kolitiden ungeeignet. Dies gilt auch für die Colitis ulcerosa, wenngleich das Ausmaß der entzündlichen Destruktion der Darmwand bei toxischem Megacolon recht eindrucksvoll dokumentiert werden kann (Gore et al. 1984).

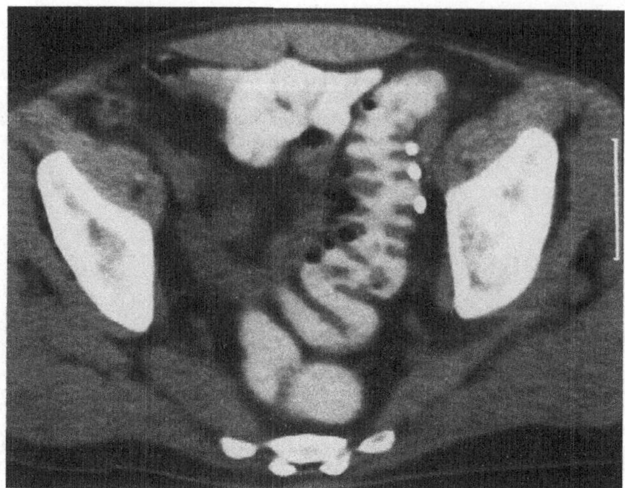

Abb. 4. Divertikulitis am Colon sigmoideum mit Stenosierung des Lumens, Darmwandverdikkung und entzündlich veränderten Wandausstülpungen

Tumoren

Der maligne *Dünndarmtumor* ist mit ca. 1,5% aller Darmtumoren relativ selten. In abnehmender Häufigkeit werden Adenokarzinome, Lymphome, Leiomyosarkome und Karzinoide angetroffen. Im Sektionsgut überwiegen die Metastasen, z. B. beim Melanom. Hinzu kommen gutartige Tumoren wie Leiomyome, Fibrome, Neurinome, Lipome und mesenteriale Zysten. Sie verursachen im Röntgenbild in Abhängigkeit von Lokalisation und Wachstumsgrad Füllungsdefekte, Schleimhautläsionen, Wandimpressionen oder Darmverlagerungen. In der CT imponieren sie als umschriebene, nicht kontrastierbare, der Darmwand anliegende raumfordernde Prozesse (MAURO u. KOEHLER 1983, COSCINA et al. 1986) (Abb. 5). Solche morphologischen Befunde sind jedoch für die Differentialdiagnose von Dünndarmtumoren ungeeignet. Auch zur Frage der Dignität leistet die CT keinen entscheidenden Beitrag. Kriterien wie Größe, Tumorstruktur oder Dichteverhalten nach Kontrastmittelapplikation sind letztlich unspezifische Befunde (MEGIBOW et al. 1985). Bei monströsen Tumorbefunden, speziell beim Leiomyosarkom oder Histiozytom, bleiben im CT und erst recht im US weitere wichtige Fragen offen, z. B. der Ursprung des Tumors, seine Blutversorgung und seine Beziehung zur Umgebung, so daß zur Therapieplanung vielfach die gesamte Palette der konventionellen Röntgendiagnostik einschließlich der Angiographie additiv eingesetzt werden muß. Karzinoide sind in der gutartigen Form gewöhnlich auf die Darmwand beschränkt und insofern im CT nicht sicher identifizierbar. Der Nachweis eines computertomographisch faßbaren Primärtumors sowie die zusätzliche Dokumentation von mesenterialen Metastasen in Verbindung mit ausgeprägten strahlenförmigen Bindegewebsproliferationen im Mesenterium gilt jedoch als außerordentlich charakteristisch und sichert in Verbindung mit der Klinik und

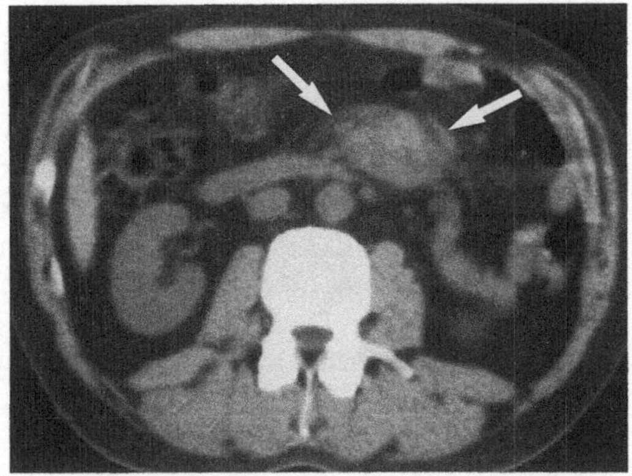

Abb. 5. Leiomyom des Dünndarms in Form einer uncharakteristischen, der Darmwand anliegenden Raumforderung (→)

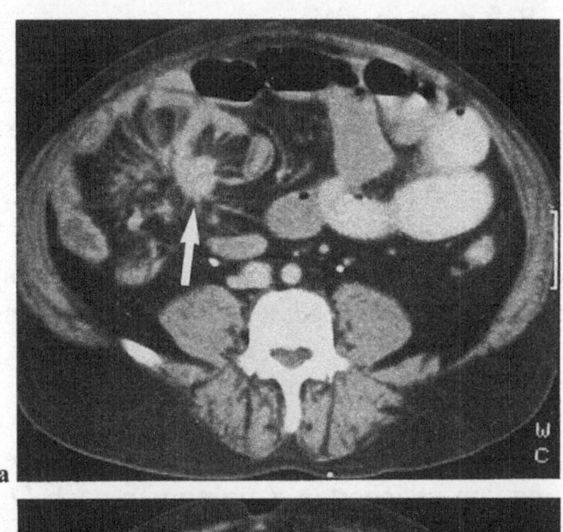

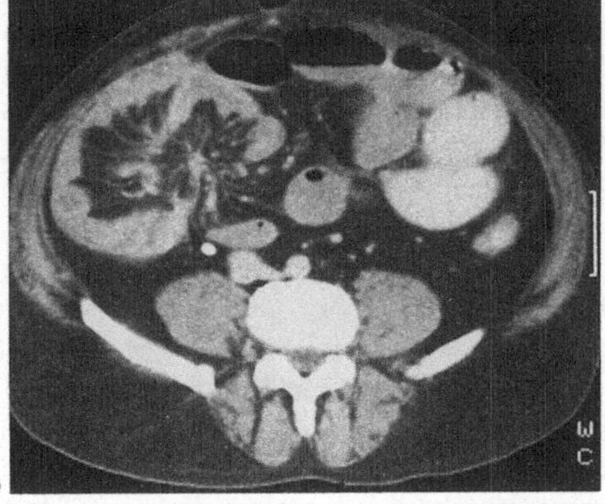

Abb. 6a, b. Karzinoidtumor im Mesenterium (→) (**a**) mit strahlenförmiger Infiltration einer Dünndarmschlinge (**b**). (Aus: Bonatti u. Ortore 1987)

dem erhöhten 5-HIDS-Spiegel im Harn die endgültige Diagnose eines maligne entarteten Karzinoidtumors (Bonatti u. Ortore 1987) (Abb. 6).

Zysten und Lipome im Mesenterium sind unter den gutartigen Tumoren aufgrund ihrer charakteristischen Dichte im CT leicht identifizierbar (Ormson et al. 1985). Neben dem klassischen, abgekapselten Lipom besteht offenbar eine weitere

Subintensität: die *diffus infiltrierende Lipomatosis* (WALIGORE et al. 1981, GRABBE et al. 1984). Aufgrund ihres exzessiven Wachstums, der Ummauerung von Gefäßen und Nerven, der Ausdehnung in benachbarte Kompartimente und der hieraus resultierenden inkompletten Tumorresektion imponiert diese primär benigne Geschwulstform als Erkrankung mit langfristig dubiöser Prognose, auch wenn die histologische Untersuchung jeweils ein Lipom diagnostiziert. Hinzu kommt die mögliche spätere Entartung dieser Tumorform in ein hochdifferenziertes Liposarkom, das durch computertomographische Verlaufskontrollen mit dem Nachweis einer umschriebenen Dichteanhebung leicht erfaßt werden kann.

In einer vergleichenden Studie von konventioneller Radiologie und CT bei 58 gastrointestinalen Tumoren wurde der Wert dieses Schnittbildverfahrens wie folgt ermittelt (COSCINA et al. 1986):

1. Die CT unterstützte die Diagnose bei unklaren oder suspekten radiologischen Befunden in 29%;
2. die CT präzisierte die Ausdehnung von raumfordernden Prozessen in 36%;
3. die CT änderte das therapeutische Konzept in 33%;
4. die CT lieferte insofern entscheidende diagnostische Zusatzinformationen in 66%;
5. die CT führte jedoch nur in 14% zu einer Korrektur der Differentialdiagnose.

Zur Diagnostik des *kolorektalen Karzinoms* sind die modernen Schnittbildverfahren weiterhin ungeeignet. Als Zufallsbefunde gelten das sog. Kokardenphänomen im US bzw. die weichteildichte, nicht kontrastierbare Raumforderung im Lagebereich des Kolons in der CT. Es ist selbstverständlich, daß solche Befunde der weiteren diagnostischen Abklärung durch die etablierten Verfahren Koloskopie und/ oder Kolonkontrasteinlauf bedürfen. Aber auch die präoperative Stadieneinteilung von gesicherten Karzinomen nach DUKES ist nach den eigenen Erfahrungen und den Angaben in der Literatur wenig sinnvoll, da das N-Staging mit beiden Methoden weiterhin unzureichend ist (GRABBE et al. 1983, THOMPSON et al. 1986). Eine Ausnahme stellt lediglich das fortgeschrittene rektosigmoidale Karzinom am Rande der Operabilität dar, das in seiner Lagebeziehung zu den Hüllfaszien präzisiert werden kann (Abb. 7). Hierauf basiert dann im Einzelfall die Entscheidung zur hochdosierten Vorbestrahlung mit 40–50 Gy mit dem Ziel, den primär inoperablen Tumor doch noch einer radikalen Resektion zuführen zu können. Diese Frage kann bei tiefer gelegenen, nicht stenosierend wachsenden Tumoren auch durch die transrektale Sonographie beantwortet werden. In der Beurteilung der Tiefenausdehnung von Karzinomen, die noch auf die Darmwand beschränkt sind, ist diese Methode in der Hand des Geübten der CT vermutlich überlegen (RIFKIN u. MARKS 1985). Demgegenüber liefert die MRT im Vergleich zur CT offenbar keine entscheidenden Vorteile beim T-Staging von Rektumtumoren (BUTCH et al. 1986).

In der Nachsorge von Patienten mit vermeintlich kurativ resezierten Kolonkarzinomen ist der Stellenwert der CT heute unumstritten und durch zahlreiche Publikationen gut dokumentiert: Nach Kontinenzresektion dient die CT der Suche nach dem lokoregionären Rezidiv. Hierbei sind zwei unterschiedliche Formen zu berücksichtigen:

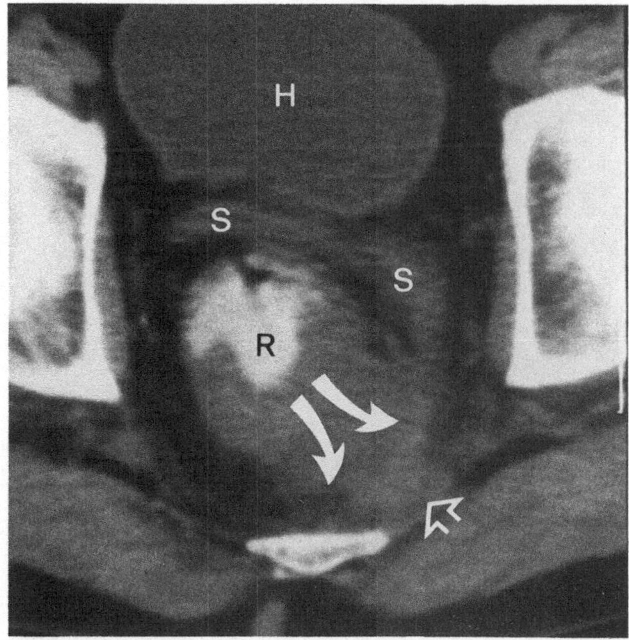

Abb. 7. Fortgeschrittenes inkurables Rektumkarzinom mit breiter Tumorinfiltration (↷) über die Hüllfaszien hinaus bis zur Beckenwand (⇨). *H* Harnblase, *S* Samenblase, *R* Rektum

1. das Nahtlinienrezidiv, das typischerweise außerhalb der Anastomose entsteht und erst sekundär in das Darmlumen einbricht (Abb. 8) und
2. das parakolische Rezidiv außerhalb der Darmwand, das durch regionäre, lympho- oder hämatogene Metastasierung entsteht.

Nach abdominoperinealer Rektumamputation ist die Suche nach dem Lokalrezidiv in der Dammregion und in der präsakralen Höhle auf der Basis eines Ausgangsbefundes 3 Monate post op. eine zwischenzeitlich hinreichend etablierte Indikation zur CT, die ggf. durch eine Feinnadelaspirationspunktion ergänzt werden kann (Mauro u. Koehler 1983, Grabbe u. Winkler 1985, Thompson et al. 1986).

Ob die MRT die Differenzierung zwischen Narbe und Rezidiv erleichtern wird, ist vorerst noch offen. In dem eigenen kleinen Krankengut von 21 Patienten konnten bisher keine gravierenden, therapierelevanten Vorteile registriert werden. Unsere ersten vorläufigen Ergebnisse unterscheiden sich insofern von den Ergebnissen und Aussagen anderer Arbeitsgruppen (Küper et al. 1985, Krestin 1987, persönliche Mitteilung). Probleme in der Beurteilung ergeben sich insbesondere bei der mangelhaften Abgrenzung von den zur Zeit noch nicht kontrastierbaren Darmschlingen in der Amputationshöhle, bei den Bildartefakten infolge von Bewegung und Darmperistaltik sowie bei der nicht immer nachweisbaren Signalerhöhung des Rezidivs in der T2-gewichteten Aufnahme. Hinzu kommt die Notwendigkeit, den suspekten Befund in der MRT durch eine CT-gezielte Punktion sichern zu müssen, so daß auch in diesen Fällen die etablierte Methode noch nicht entbehrlich ist.

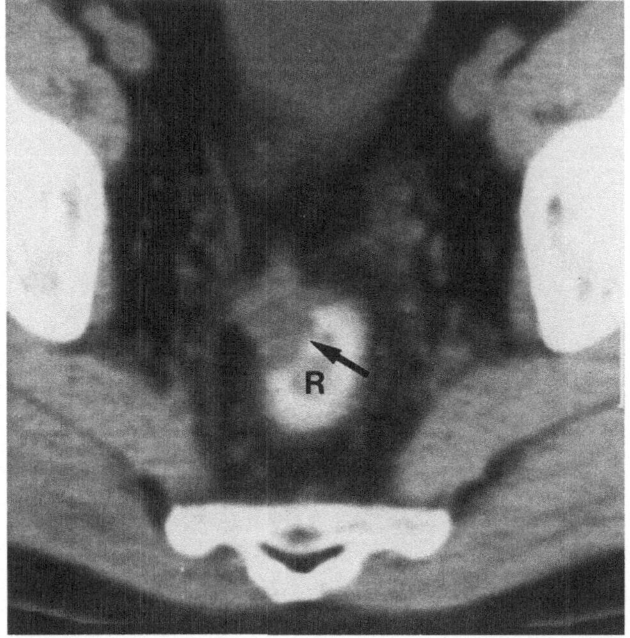

Abb. 8. Anastomosenrezidiv nach Kontinenzresektion mit der Tumorhauptmasse außerhalb des Darmlumens (→). R verbliebener Rektumrest

Verschiedenes

Abschließend sollen auch solche Dünn- und Dickdarmerkrankungen Erwähnung finden, die normalerweise computertomographische Zufallsbefunde darstellen. Hierbei werden zum Teil recht charakteristische Befunde erhoben, die der Radiologe kennen sollte, wenn die CT aufgrund einer uncharakteristischen abdominellen Symptomatik vor anderen bildgebenden Verfahren eingesetzt wird. Hierzu zählen:

- die *Hernie,* die bei adipösen Patienten palpatorisch übersehen oder als Tumor fehlinterpretiert werden kann (Mauro u. Koehler 1985),
- die *Darmwandblutung* mit dem Nachweis von Zonen erhöhter Dichte in der Darmwand bei Blutgerinnungsstörungen oder Traumen (Plojoux et al. 1982),
- der *Infarkt* mit dem Nachweis von dilatierten, flüssigkeitsgefüllten Schlingen, Wandverschwellungen, linearen oder punktförmigen Gasansammlungen in der Darmwand und in der V. portae sowie von größeren Thromben im Stamm der A. mesenterica superior (Federle et al. 1984) und
- der *Ileus,* verursacht durch Strangulation, Volvulus oder Invagination.

Der Darmverschluß durch Strangulation infolge von Adhäsionen führt initial zur umschriebenen Dilatation einer flüssigkeitsgefüllten Darmschlinge („coffeebean-

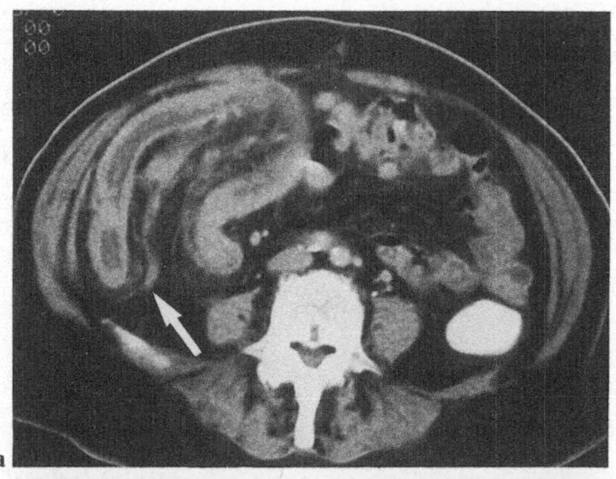

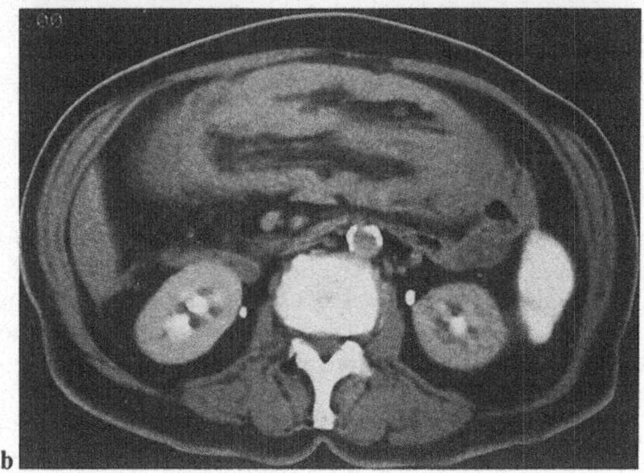

Abb. 9. **a** Invagination bis zum Querkolon bei Kolonkarzinom mit Sitz in Höhe der Bauhin'schen Klappe (→). **b** Durch Einbeziehung des mesenterialen Fetts typische Schichtungsphänomene im Kolon transversum („doughnut sign"). (Mit freundlicher Genehmigung: Abtlg. Röntgen, St. Gertrauden-Krhs. Berlin, Chefarzt Dr. Albrecht)

sign") (Balthazar et al. 1985). Für den Volvulus bei Malrotation ist der zusammengeschnürte Darmanteil mit dem Mesenterialansatz inkl. der A. mesenterica superior ein typischer Befund („whirl-sign") (Fisher 1981, Shaff et al. 1985). Bei der Invagination, die beim Erwachsenen am häufigsten in der ileozökalen Region auftritt und meist durch Tumoren verursacht wird, fällt das dilatierte Colon ascendens auf, in das sich das terminale Ileum samt mesenterialem Fett und Tumor eingestülpt hat (Abb. 9). Hieraus resultiert je nach Schnittführung der CT durch das Invaginat eine Targetläsion, ein nierenähnlicher Befund oder das Bild eines Krapfens („Berliner", „doughnut sign") (Lo et al. 1981, Curcio et al. 1982).

Zusammenfassung

In der Primärdiagnostik von Dünn- und Dickdarmerkrankungen ist der Stellenwert von endoskopischen und/oder konventionellen radiologischen Untersuchungen unverändert hoch. Diese Aussage entbindet den Radiologen jedoch nicht von einer sorgfältigen Analyse des Intraperitonealraumes, wenn die CT im Rahmen des Screening vor den oben genannten Methoden zum Einsatz kommt. Die eigentliche diagnostische Dimension der CT ist der extraluminale und mesenteriale Raum und damit die Ausdehnung von entzündlichen oder tumorösen Prozessen des Intestinaltraktes. Für diese Fragestellung wird die Aussagekraft der CT im Vergleich zu US und MRT auch in Zukunft deutlich höher zu bewerten sein, sieht man von der transrektalen Sonographie mit limitiertem Indikationsspektrum ab. Die Indikation zur ergänzenden CT bei intestinalen Erkrankungen sollte jedoch aus Gründen der Effizienz von der jeweiligen therapeutischen Relevanz abhängig gemacht werden.

Literatur

Adams GW, Rauch RF, Kelvin FM, Silverman PM, Korobkin M (1985) CT detection of typhlitis. J Comp Assist Tomogr 9: 363-365

Balthazar EJ, Bauman JS, Megibow AJ (1985) CT diagnosis of closed loop obstruction. J Comp Assist Tomogr 9: 953-955

Bonatti GP, Ortore PG (1987) Computertomographischer Nachweis eines Dünndarmkarzinoids. Radiologe 27: 229-231

Butch RJ, Stark DD, Wittenberg J, Tepper JE, Saini S, Simeone JF, Mueller PR, Ferrucci JT Jr (1986) Staging rectal cancer by MR and CT. Am J Roentgenol 146: 1155-1160

Casola G, van Sonnenberg E, Neff CC, Saba RM, Withers C, Emarine CW (1987) Abscesses in Crohn disease: percutaneous drainage. Radiology 163: 19-22

Coscina WF, Arger PH, Levine MS, Herlinger H, Cohen S, Coleman BG, Mintz MC (1986) Gastrointestinal tract focal mass lesions: role of CT and barium evaluations. Radiology 158: 581-587

Curcio CM, Feinstein RS, Humphrey RL, Jones B, Siegelman SS (1982) Computed tomography of entero-enteric intussusception. J Comp Assist Tomogr 6: 969-974

Federle MP, Chun G, Jeffrey RB, Rayor R (1984) Computed tomographic findings in bowel infarction. Am J Roentgenol 142: 91-95

Fisher JK (1981) Computed tomographic diagnosis of volvulus in intestinal malrotation. Radiology 140: 145-146

Fishman EK, Wolf EJ, Jones B, Bayless TM, Siegelman SS (1987) CT evaluation of Crohn's disease: effect on patient management. Am J Roentgenol 148: 537-540

Goldberg HI, Gore RM, Margulis AR, Moss AA, Baker EL (1983) Computed tomography in the evaluation of Crohn disease. Am J Roentgenol 140: 277-282

Gore RM, Marn CS, Kirby DF, Vogelzang RL, Neiman HL (1984) CT findings in ulcerative, granulomatous, and indeterminate colitis. Am J Roentgenol 143: 279-284

Grabbe E, Lierse W, Winkler R (1983) The perirectal fascia: morphology and use in staging of rectal carcinoma. Radiology 149: 241-246

Grabbe E, Böcker W, Bücheler E (1984) Die diffus infiltrierende Lipomatosis. Fortschr Röntgenstr 140: 645-650

Grabbe E, Winkler R (1985) Local recurrence after sphincter-saving resection for rectal and rectosigmoid carcinoma. Radiology 155: 305-310

Hulnick DH, Megibow AJ, Balthazar EJ, Naidich DP, Bosniak MA (1984) Computed tomography in the evaluation of diverticulitis. Radiology 152: 491-495

Jeffrey RB Jr, Tolentino CS, Federle MP, Laing FC (1987) Percutaneous drainage of periappendiceal abscesses: review of 20 patients. Am J Roentgenol 149: 59-62

Kelvin FM, Maglinte DDT (1987) Colorectal carcinoma: a radiologic and clinical review. Radiology 164: 1-8

Küper K, Bautz W, Gnann H (1985) Wertigkeit der MR-Tomographie für die Diagnostik des Rektumkarzinoms und dessen Rezidiv im Vergleich zur CT. Fortschr Roentgenstr 143: 301-306

Liebermann JM, Haaga JR (1983) Computed tomography of diverticulitis. J Comp Assist Tomogr 7: 431-433

Lo G, Fisch AE, Brodey PA (1981) CT of the intussucepted excluded loop after intestinal bypass. Am J Roentgenol 137: 157-158

Maglinte DDT, Lappas JC, Kelvin FM, Rex D, Chernish SM (1987) Small bowel radiography: how, when, and why? Radiology 163: 297-305

Mauro MA, Koehler RE (1983) Alimentary tract. In: Lee JKT, Sagel SS, Stanley RJ (Hrsg) Computed body tomography. Raven, New York, S 307-340

Megibow AJ, Balthazar EJ, Hulnick DH, Naidich DP, Bosniak MA (1985) CT evaluation of gastrointestinal leiomyomas and leiomyosarcomas. Am J Roentgenol 144: 727-731

Merine D, Fishman EK, Jones B, Siegelman SS (1987) Enteroenteric intussusception: CT findings in nine patients. Am J Roentgenol 148: 1129-1132

Mueller PR, Saini S, Wittenberg J et al. (1987) Sigmoid diverticular abscesses: percutaneous drainage as an adjunct to surgical resection in 24 cases. Radiology 164: 321-325

Ormson MJ, Stephens DH, Carlson HC (1985) CT recognition of intestinal lipomatosis. Am J Roentgenol 144: 313-314

Plojoux OP, Hauser H, Wettstein P (1982) Computed tomography of intramural hematoma of the small intestine. Radiology 144: 559-561

Rifkin MD, Marks GJ (1985) Transrectal US as an adjunct in the diagnosis of rectal and extrarectal tumors. 157: 499-502

Safrit HD, Mauro MA, Jaques PF (1987) Percutaneous abscess drainage in Crohn's disease. Am J Roentgenol 148: 859-862

Shaff MI, Himmelfarb E, Sacks GA, Burks DD, Kulkarni MV (1985) The whirl sign: a CT finding in volvulus of the large bowel. J Comp Assist Tomogr 9: 410

Thompson WM, Halvorsen RA, Foster WL Jr, Roberts L, Gibbons R (1986) Preoperative and postoperative CT staging of rectosigmoid carcinoma. Am J Roentgenol 146: 703-710

Waligore MP, Stephens DH, Soule EH, McLeod RA (1981) Lipomatous tumors of the abdominal cavity: CT appearance and pathologic correlation. Am J Roentgenol 137: 539

Wittich GR, van Sonnenberg E, Karnel F, Casola G, Kumpan W, Jantsch H, Herold C, Schurawitzki H (1987) Perkutane Drainage komplizierter Abszesse und Flüssigkeitsansammlungen. Radiologe 27: 216-220

Yeh HC, Rabinowitz JG (1983) Granulomatous enterocolitis: findings by ultrasonography and computed tomography. Radiology 149: 253-259

Retroperitoneum, Niere und Nebenniere

K. J. KLOSE

Einleitung

Die im Titel dieses Buches enthaltenen Fragestellungen - Quo vadis CT? - Stand der Entwicklung - sollen im folgenden Beitrag über die Diagnostik im Retroperitoneum, der Niere und der Nebenniere in umgekehrter Reihenfolge abgehandelt werden, wobei zunächst auf die diagnostischen Aspekte der Ganzkörper-CT in den genannten Regionen einzugehen ist. Danach sollen die computertomographischen Möglichkeiten in therapeutischer Hinsicht (interventionelle Verfahren, Therapiekontrolle, Therapieplanung) kurz umrissen werden. Abschließend werden dann zukünftige Trends und Entwicklungen der Computertomographie aufgezeigt, die unter dem Stichwort computerassistierte Diagnostik zusammengefaßt werden können.

Diagnostik im Bereich des Retroperitoneum

Die Darstellung der retroperitonealen Strukturen im koronaren MR-Tomogramm (Gefäße, Lymphknoten, Nieren, Harnleiter und sonstige Weichteilstrukturen) besticht durch ihre Übersichtlichkeit (Abb. 1). Dabei darf jedoch nicht vergessen werden, daß auch mit den bisher zur Verfügung stehenden diagnostischen Methoden die anstehenden Fragen umfassend gelöst werden können.

Die *retroperitoneale Fibrose* ist in der Frühphase durch das Ausscheidungsurogramm mit der Medialisierung der Harnleiter zu vermuten und kann im Falle der Harnstauung (einseitig oder doppelseitig) durch Ultraschall bzw. CT, auch in ihrer Auswirkung auf die Vena cava inferior, diagnostiziert werden. Die MRT liefert hierbei keine wesentlichen Zusatzinformationen (HRICAK et al. 1983).

In der Lösung der Probleme der *Lymphomdiagnostik* (Differenzierung: metastatisch bzw. systemisch befallener LK/hyperplastischer LK) ist durch die MRT bislang keine Klärung in Aussicht. Die diagnostische Stufenleiter wird weiterhin nach orientierender Sonographie und/oder der zweifelsfreien Dokumentation von vergrößerten Lymphknoten im CT zur Beurteilung der Binnenstruktur einzelner Lymphknoten im Rahmen von Systemerkrankungen die Lymphographie erfordern.

Retroperitoneale Tumoren werden weiterhin mit Ultraschall und Computertomographie nachgewiesen und in ihrer Ausdehnung bzw. in ihrer Beziehung zu den umgebenden Strukturen dargestellt. Für Therapieentscheidungen (Operation,

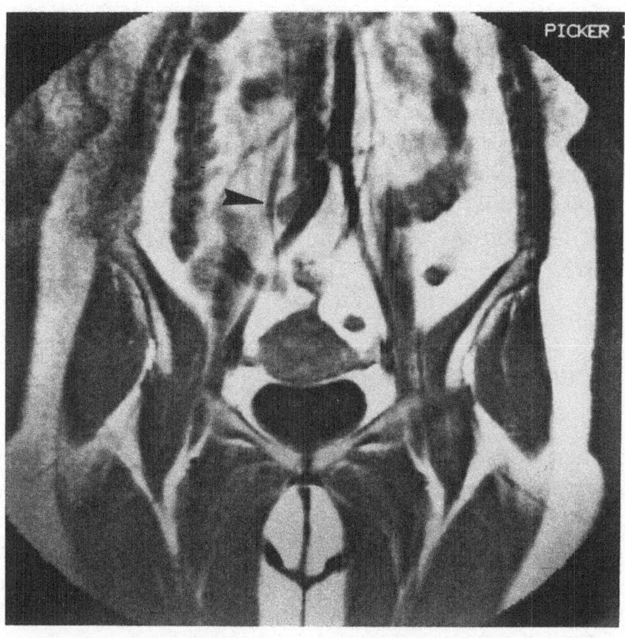

Abb. 1. Koronares MR-Tomogramm des Retroperitoneums. Lymphknotenmetastase eines Kollumkarzinoms präkaval mit Verlagerung des rechten Harnleiters *(Pfeilspitze)*

Chemotherapie, Strahlentherapie) steht mit der Möglichkeit der ultraschall- bzw. CT-gesteuerten Punktion ein Verfahren zur Verfügung, welches eine hohe Treffsicherheit in der Histologiegewinnung bietet. Versuche, MRT-gesteuerte Punktionen mit eigens hierfür konstruierten antimagnetischen Nadeln durchzuführen, erscheinen überflüssig (MUELLER et al. 1986).

Bei den *vaskulären Prozessen* ist je nach Dringlichkeit das schnellste und schlüssigste Verfahren einzusetzen. Dies wird im Falle der traumatischen Aortenruptur in aller Regel die Angiographie mit der genauen Lokalisationsmöglichkeit der Rupturstelle sein. Wegen der exakten anatomischen Aussagen gilt dies sicher auch für *disseziierende Aneurysmen,* welche auf die supraaortalen Äste übergreifen. Hierbei ist die CT allerdings in Einzelfällen heute bereits der Angiographie überlegen, insbesondere wenn das falsche Lumen sekundär thrombosiert ist (Herter et al. 1987). Wegen der koronaren Abbildungsmöglichkeit könnte in Zukunft die MRT vor elektiven Eingriffen zur Operationsplanung die CT in den Hintergrund drängen (AMPARO et al. 1985, AKINS et al. 1987).

Sonographisch lassen sich *Anomalien der Vena cava inferior* bei geeigneten Patienten zwar vermuten, die Dokumentation der Befunde wird jedoch bei therapeutischer Relevanz computertomographisch bzw. angiographisch zu dokumentieren sein. Dies gilt ganz allgemein für Veränderungen in den großen retroperitonealen Gefäßen, wo trotz konklusiver Diagnostik mit dem nichtinvasiven Verfahren für den Therapeuten (Angiologen bzw. Gefäßchirurgen) eine zweifelsfreie, klar verständliche Dokumentation für die therapeutische Entscheidung und Verlaufskontrolle erfolgen muß.

Dies gilt zum Beispiel auch für die aszendierende *Thrombose der Vena cava,* die sich naturgemäß mit Ultraschall und CT vermuten bzw. dokumentieren läßt, bei eingreifenden therapeutischen Maßnahmen (Lyse, Operation) in den meisten Fällen jedoch zusätzlich durch die einfache und schnelle Methode der Kavographie ergänzt werden wird.

Unter diesem Aspekt erscheinen die vielversprechenden Ansätze der „MRT-Angiographie" zum jetzigen Zeitpunkt, auch unter Berücksichtigung des Aufwandes, nur von akademischem Interesse (Axel u. Morton 1987, Wedeen u. Chao 1987).

Diagnostik der Nebenniere

In der Nebennierendiagnostik kann die Computertomographie heute als „golden standard" angesehen werden. Die Nebennierenphlebographie hat ihre Bedeutung verloren. Die Venensondierung dient der selektiven Blutentnahme. Die Sensitivität der Computertomographie im Aufspüren kleiner und kleinster Läsionen darf jedoch nicht zu der Annahme führen, daß die normale Morphologie einen metastatischen Befall der Nebenniere ausschließt (Pagani 1963).

Für die Differenzierung nicht hormonproduzierender *Adenome* („Inzidentalome") und *Metastasen* wurde von Reinig et al. (1985) eine hohe Treffsicherheit mit der MRT angegeben. Dies vereinfacht in Einzelfällen die Abklärung solcher Fragestellung, die bislang einer histologischen Klärung, sei es durch Punktion oder Operation bedurften.

Darüber hinaus läßt sich aus der Gruppe der Marktumoren offensichtlich das *Phäochromozytom* gut mit der MRT differenzieren (König u. Küper 1987; Krahe et al. 1987).

Einblutungen in die Nebenniere, posttraumatischer Natur oder unter Antikoagulantien-Therapie entstanden (Abb. 2), sind sowohl mit der CT als auch mit der MRT gut zu erfassen und im Verlauf zu beurteilen. Hingegen stößt der Nachweis von *verkalkten Strukturen* (Abb. 3) in der MRT methodisch auf Probleme.

Diagnostik von Nierenerkrankungen

Mißbildungen

Als Grundregel für die Diagnostik von Nierenmißbildungen kann gesagt werden, daß das Ausscheidungsurogramm die klinisch relevanten Harnleiterveränderungen (Ureter duplex/fissus, Ureter/Urethralklappen und Ureterozele) besser erfaßt als die parenchymdarstellenden Verfahren (Ultraschall, CT, MRT). Bei parenchymatösen Veränderungen der Niere, wie zum Beispiel der Hufeisenniere, kann die CT nach Kontrastmittelapplikation sinnvoll zur Differenzierung fibröser und parenchymatöser Brücken eingesetzt werden. Für gutachterliche Fragestellungen

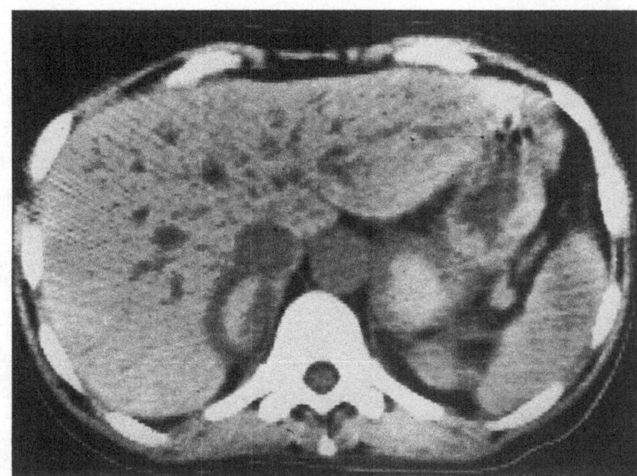

Abb. 2. Einblutung in beide Nebennieren unter Marcumar-Therapie

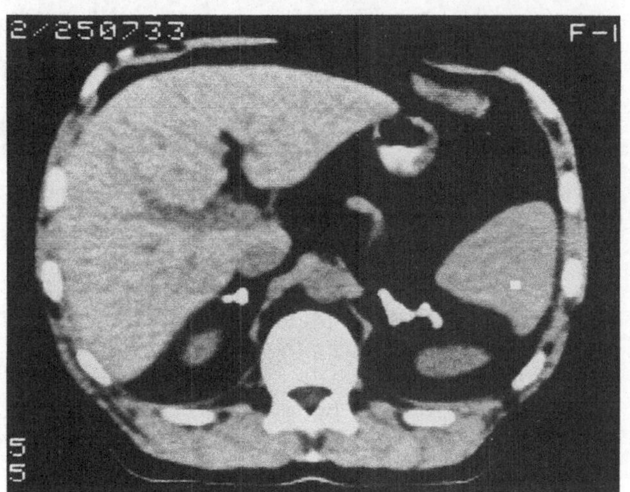

Abb. 3. Nebennierenverkalkungen beidseitig nach Tuberkulose. Durch die Verkalkungen wird die Morphologie der NN hervorgehoben

zur Differenzierung einer Nierenaplasie von einer posttraumatischen Schrumpfniere kann die CT wegen ihres hohen morphologischen Auflösungsvermögens sinnvoll herangezogen werden.

Vasopathien

Veränderungen der Nierenendstrombahn wie *Nephrosklerosen* lassen sich in Zukunft sicher nur durch histologische Beurteilung differenzieren.

Für die Nierenarterienstenose bleibt die angiographische Abklärung (in Form der i. v. DSA als Suchmethode und mit der klassischen Angiographie vor eventueller Dilatation) die Methode der Wahl. Dies gilt auch für die seltenen Erkrankun-

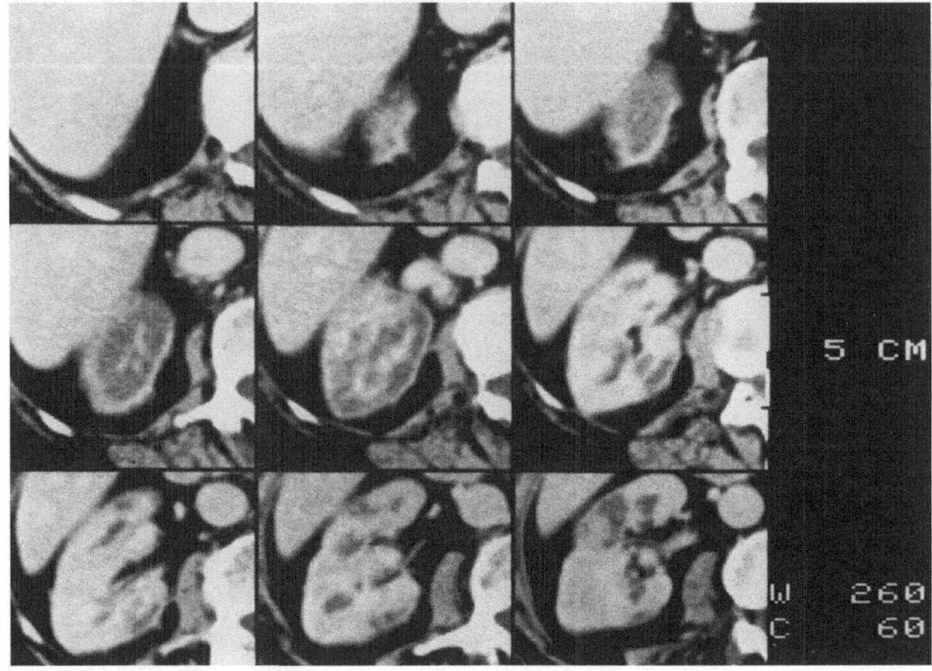

Abb. 4. Embolischer Niereninfarkt rechts im oberen Polbereich und im anterioren und posterioren Segment (Kontrastmittelbolus)

gen des *Nierenarterienaneurysmas* bzw. der *AV-Fistel* unter dem Aspekt der selektiven oder superselektiven Embolisation.

Die *Papillennekrose* als Folgezustand einer Renovasopathie läßt sich weiterhin sinnvoll mit der Ausscheidungsurographie wegen ihres hohen räumlichen Auflösungsvermögens abklären.

Arterielle *Durchblutungsstörungen* des Nierenparenchyms *embolischer Natur* (Abb. 4) lassen sich computertomographisch nach Kontrastmittelapplikation ebenso gut wie die kortikalen Nekrosen im Rahmen der disseminierten intravasalen Gerinnung (DIC-Syndrom) darstellen.

Thrombosen der Nierenvene im Hauptstamm lassen sich sonographisch und computertomographisch empfindlichst nachweisen. Die Treffsicherheit der Sonographie wird dabei durch Anwendung der Duplexsonographie (Doppler- und B-Scan-Sonographie) erhöht (Mildenberger et al. 1987). Für den computertomographischen Nachweis ist die bolusförmige Kontrastmittelapplikation Voraussetzung (Abb. 5). Methodisch bedingt besitzt auch die MRT eine hohe Sensitivität im Nachweis von Nierenvenenthrombosen (Uhlenbrock et al. 1987).

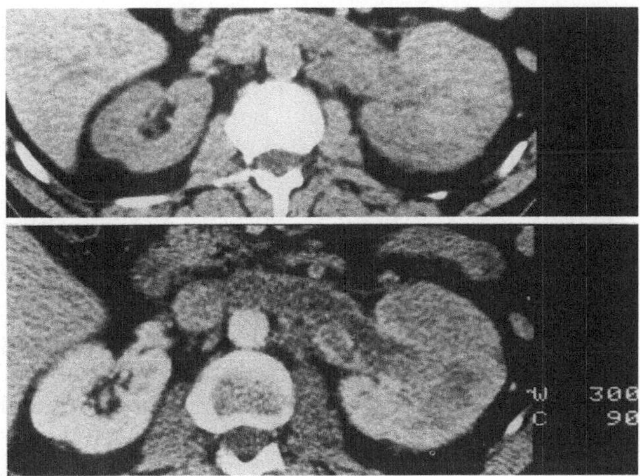

Abb. 5. Nierentumor links mit Thrombose der linken Nierenvene. Der Thrombus ragt bis in die Vena cava inferior (Kontrastmittelbolus)

Zysten

Einfache Nierenzysten bzw. adulte *Zystennieren* lassen sich bei Vorliegen klassischer Kriterien sonographisch diagnostizieren. Schwierigkeiten bestehen bei *parapelvinen Zysten* in der Abgrenzung zur Harnstauungsniere. Hier ist ebenso wie bei der *Markschwammniere* und bei Vorliegen eines *Kalixdivertikels* die Ausscheidungsurographie Darstellungsmethode der Wahl.

Auch bei Vorliegen klassischer Zystenkriterien in der Sonographie fühlen sich nur 92% der befragten Untersucher einer nationalen Umfrage in den USA in ihrer Diagnosestellung sicher, wohingegen alle befragten Untersucher sich auf den computertomographischen Befund allein voll verlassen. Zusätzlich geht aus dieser Studie hervor, daß bei Aspiration einer klaren Flüssigkeit aus einer zystischen Nierenläsion in ca. 1% ein tumoröses Grundleiden besteht (Amis et al. 1987). Für den Nachweis infizierter oder eingebluteter Nierenzysten, insbesondere im Rahmen der *polyzystischen Nierendegeneration* genügt der computertomographische Nachweis. Die MRT weist bei diesem Krankheitsbild jedoch mehr eingeblutete Zysten nach (Lavin u. Grantham 1987).

Neoplasien

Gutartige Raumforderungen der Niere sind selten. Unter ihnen lassen sich sonographisch die *Angiomyolipome* mit ihrem echoreichen Stroma gut erkennen und sind computertomographisch aufgrund ihres Fettgehaltes sicher zu diagnostizieren. Die Unterscheidung zwischen *Nierenadenom* und malignem Tumor kann im Einzelfalle nicht oder nur aufgrund der Größe getroffen werden. Dies gilt nicht für das *Onkozytom,* welches im CT charakteristische Merkmale aufweist und präoperativ vermutet, allerdings nicht sicher diagnostiziert werden kann.

Das *hypernephroide Karzinom* wird in der Regel sonographisch oder urographisch vermutet, zur Sicherung der Diagnose und Bestimmung der Tumorausdehnung ist die Computertomographie heute Standardverfahren. Die diagnostische Angiographie wurde durch die CT auf Einzelfälle reduziert. Die MRT bietet nach ersten Erfahrungsberichten (HRICAK et al. 1983, UHLENBROCK et al. 1987) im Staging des Hypernephroms keine relevanten Vorteile. Der *Wilms-Tumor* als typischer Nierentumor im Kindesalter wird hingegen weiterhin sonographisch diagnostiziert und nur in Zweifelsfällen (differentialdiagnostische Abklärung gegenüber dem Neuroblastom oder dem benignen multizystischen Nephrom) bzw. dem Nachweis des bilateralen Befalls computertomographisch untersucht. Insbesondere Verlaufskontrollen unter Chemotherapie und/oder Strahlentherapie erfolgen sonographisch. Wegen der fehlenden Strahlenbelastung wird die MRT für die Diagnostik dieses Tumorleidens eingesetzt werden. Ein echter Bedarf besteht allerdings aufgrund der hohen Treffsicherheit der beiden zuvor genannten Methoden nicht.

Nierenbeckentumoren

Benigne Tumoren des Nierenbeckens stellen eine extreme Seltenheit dar. Die Nierenbeckenkarzinome und mit ihnen die Harnleitertumoren lassen sich ab einer Größe von 5-10 mm computertomographisch nachweisen und durch das Kon-

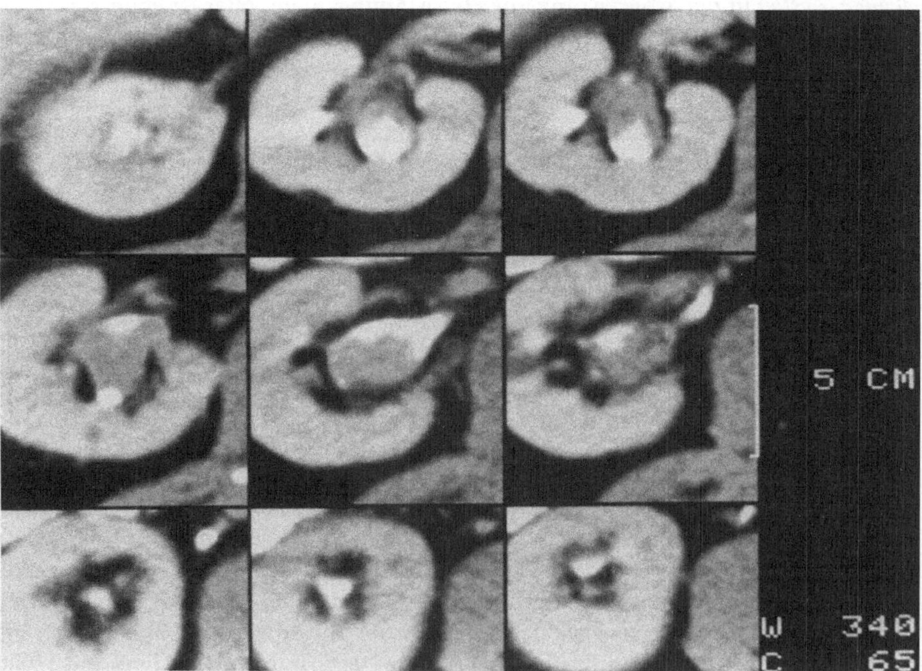

Abb. 6. Nierenbeckenkarzinom rechts nach Kontrastmittelgabe. Weitgehende Obstruktion des Nierenbeckens durch den Tumor. Exakte Ausdehnungsbestimmung möglich

trastmittelenhancement im Tumor gegenüber anderen Füllungsdefekten im Nierenhohlraumsystem (nicht schattengebende Konkremente, Blutkoagel) differenzieren (KENNEY u. STANLEY 1987). Die Diagnosesicherung erfolgt durch seitengetrennte Urinzytologieentnahme. (Abb. 6)

Seltene Tumoren

Hierzu gehören *Sarkome, Metastasen, Hämoblastosen* und *Leukoplakien.*

Unter diesen Tumoren sollen die *Metastasen* herausgestellt werden, da die Frequenz ihres Nachweises, selbst mit Computertomographie als Standardverfahren, der Häufigkeit von 4,6 bis 12,6% in autoptisch untersuchten Karzinompatienten nachhinkt (STRUNK et al. 1987). Hier gilt offensichtlich das bereits auch für die Nebenniere Gesagte, daß der morphologische Normalbefund kleine metastatische Läsionen nicht ausschließt.

Entzündungen

Ein methodischer Vorteil der MRT gegenüber der Computertomographie besteht in der *kortikomedullären Differenzierung* auch ohne Anwendung von Kontrastmittel. Dieser Vorteil ist allerdings vom Hydratationszustand der Patienten abhängig. Eine normale kortikomedulläre Differenzierung findet sich nach LEUNG et al. (1984) außer bei Normalpersonen und gut funktionierenden Transplantatnieren auch bei der akuten tubulären Nekrose.

Ein partieller oder totaler Verlust der kortikomedullären Trennung ist Hinweis auf das Vorliegen einer *Glomerulonephritis,* einem *akuten* oder *chronischen Nierenversagen,* einer *Nierenarterienstenose* oder einer *Transplantatabstoßung.* Für die Diagnostik diffuser Nierenparenchymerkrankung könnte sich durch die MRT eine Verschiebung der Methoden ergeben.

Die Diagnostik der *chronischen Pyelonephritis* mit Nachweis entsprechender Kelchdestruktionen bleibt weiterhin Domäne der Ausscheidungsurographie, während die fokalen entzündlichen Nierenveränderungen Gegenstand der Ultraschall- und CT-Diagnostik sind.

Urolithiasis

Die Abklärung der Harnsteinleiden wird durch die MRT nicht verändert. Nach wie vor gilt für das kleine Nierenkonkrement die Sonographie als ausreichend empfindliche Nachweismethode. Eine gute Indikation für den CT besteht im Nachweis von Harnleiterkonkrementen in Höhe der Massa lateralis des Kreuzbeines, da sich diese Veränderungen in der Regel der Nativdiagnostik und der Sonographie entziehen. Selbstverständlich muß die Suche nach einem solchen Konkrement in der Computertomographie ohne Gabe von Kontrastmittel erfolgen.

Obstruktive Uropathie

Bei dieser Erkrankung ist die Sonographie mit der bereits genannten Einschränkung der schwierigen Differentialdiagnose parapelvine Zysten/Harnstauungsniere die Methode der Wahl. Die Computertomographie dient der Lokalisation tiefsitzender Ursachen. Mitunter ist sie hierbei jedoch wiederum auf die Gabe von Kontrastmittel angewiesen. Mit Untersuchungsmethoden wie der RARE-MR-Urographie ist eine schnelle Darstellung der ableitenden Harnwege in koronarer Schnittführung mit der MRT möglich. Dies eröffnet insbesondere bei Patienten mit eingeschränkter Nierenfunktion neue Möglichkeiten (Friedburg et al. 1987).

Nierentrauma

Die Initialmethode zur Abklärung eines Flankentraumas mit Verdacht auf *Nierenprellung* ist die Sonographie. Sie deckt perirenale Flüssigkeitsansammlung ebenso auf wie Texturstörungen im Bereich des Nierenparenchyms. Beim Verdacht auf eine traumatische Nierenparenchymläsion sollte unter Umgehung des Ausscheidungsurogrammes die CT als nächste Methode eingesetzt werden, da hiermit nicht nur die perirenale Hämatomausdehnung exakt zu definieren ist, sondern gleichzeitig nach bolusförmiger Kontrastmittelapplikation das Ausmaß der Nierenparenchymdurchblutung und ihrer Beeinträchtigung bzw. Parenchym- und Nierenbeckenruptur exakt und übersichtlich zu diagnostizieren sind. Das Ausscheidungsurogramm ist nach Applikation des Kontrastmittels im CT entweder in Form des Topogramms oder als konventionelle Aufnahme möglich. Bei Verdacht auf Hilusgefäßläsionen, insbesondere Nierenarterienabriß bleibt die Direktangiographie die Methode der Wahl.

Therapeutische Aspekte

Im Retroperitoneum und an der Niere kommen im wesentlichen die Nephrostomie bzw. Flüssigkeitsdrainage extrarenaler Prozesse (Urinom, Abszeß) in Frage. Die Nephrostomie wird heute durch die Urologen in der Regel sonographisch gesteuert ausgeführt. Für die Drainage extrarenaler Prozesse ist zur optimalen Therapieplanung eine computertomographische Ausdehnungsbestimmung der Flüssigkeitsansammlung sinnvoll. Die Punktion und Drainage selbst kann dann sonographie- oder durchleuchtungsgesteuert durchgeführt werden.

CT-gesteuerte Blockaden des Plexus coeliacus sowie die lumbale Sympathektomie sind von ventral transabdominell oder von dorsal wegen der exakten Lokalisationsmöglichkeit und der Verteilung der applizierten Neurolytika vorteilhaft mit der CT durchzuführen.

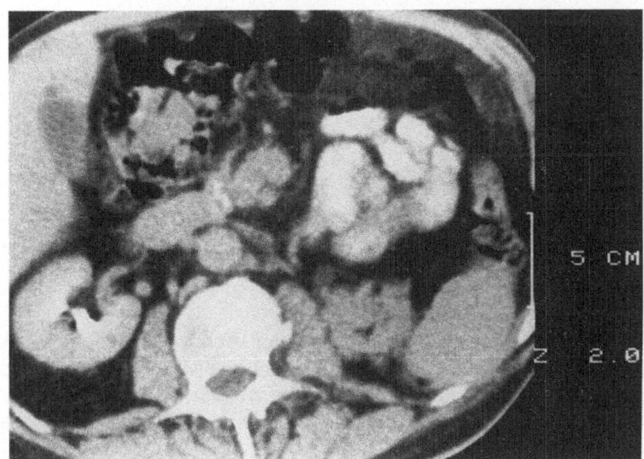

Abb. 7. Rezidivtumor in der Nierenloge nach Hypernephromexstirpation.

Therapiekontrolle

Die Bedeutung der Computertomographie als Suchmethode lokaler Rezidive nach Nephrektomie soll an dieser Stelle betont werden. Bei adäquater Patientenvorbereitung (Darmkontrastierung) ist der Nachweis lokaler Rezidive im Nierenlager selbst bei kleinen Läsionen gut möglich und sicherer zu führen als im kleinen Becken nach Rektumexstirpation (Abb. 7).

Hingegen stellt die Bestimmung der Vitalität von Restgeweben bei Tumorregression im Rahmen einer Chemo-/Strahlentherapie eine Herausforderung für die MRT dar.

Therapieplanung

Auf die Rolle der bildgebenden Verfahrens im Rahmen des Tumorstagings wurde bereits eingegangen. Die Planungsaspekte für die Strahlentherapie werden im Beitrag von K.-H. Hübener besprochen.

Computerassistierte Diagnostik

Die zukünftige Entwicklung der Computertomographie wird im wesentlichen in dreierlei Hinsicht eine Verfeinerung erfahren müssen:

1. Verbesserung der morphologischen Aussagen durch Anwendung sog. 3 D-Verfahren (Computergraphik), die sowohl zur Operationsplanung, als auch zur Volumenbestimmung von Organen oder Tumoren eingesetzt werden können.
2. Vertiefung der Interpretation und Verbesserung der Meßbedingungen für die computertomographischen Absorptionswerte (z. B. Nierenstein- oder Gallen-

steindifferenzierung, Knochendichtebestimmung) im Rahmen der Nativdiagnostik und insbesondere nach Gabe von Kontrastmittel. Hierzu liegen z. B. für die Niere bereits Untersuchungen vor (Klose et al. 1984). Auf die quantitativen Aspekte der Lungen-CT und der Hirn-CT wird im Rahmen dieses Buches eingegangen.

3. Als Fernziel und vorerst letzte Ausbaustufe der computerassistierten Diagnostik tauchen am Horizont „intelligente Systeme" auf, deren Eingang in die Bildanalyse und Bildinterpretation auch für die computertomographische Diagnostik das Bild des „digital doctor" erkennen läßt.

Danksagung. Für die Überlassung der Abb. 1 danke ich den Kollegen Dr. Halbsguth und Dr. Lochner, Praxisgemeinschaft in Frankfurt/Main. Abb. 4-7 wurden mir freundlicherweise von Herrn Dr. Quintes aus Bad Homburg zur Verfügung gestellt.

Die photographischen Arbeiten verdanke ich Herrn Fotomeister Götsch und seinen Assistentinnen. Frau Radde danke ich für das Schreiben des Manuskripts.

Literatur

1. Amparo EG, Higgins CB, Hricak H, Sollitto R (1985) Aortic dissection: Magnetic resonance imaging. Radiology 155: 399-406
2. Akins EW, Hill JA, Carmichael MJ (1987) MR imaging of blood pool signal variation with cardiac phase in aortic dissection. J Comput Assist Tomogr 11: 543-545
3. Amis ES Jr, Cronan JJ, Pfister RC (1987) Needle puncture of cystic renal masses: A survey of the society of uroradiology. AJR 148: 297-299
4. Axel L, Morton D (1987) MR flow imaging by velocity-compensated/uncompensated difference images. J Comput Assist Tomogr 11: 31-34
5. Friedburg HG, Hennig J, Frankenschmidt A (1987) RARE-MR-Urographie: Ein schnelles nicht-tomographisches Aufnahmeverfahren zur Darstellung der ableitenden Harnwege mittels magnetischer Kernresonanz. Radiologe 27: 45-47
6. Herter M, Harder Th, Leipner N, Krahe Th, Orellano L (1987) Computertomographie und Angiographie bei der Aortendissektion. Fortschr Röntgenstr 147: 124-131
7. Hricak H, Higgins CB, Williams RD (1983a) Nuclear magnetic resonance imaging in retroperitoneal fibrosis. AJR 141: 35-38
8. Hricak H, Williams RD, Moon KL Jr, Moss AA, Alpers C, Crooks LE, Kaufman L (1983b) Nuclear magnetic resonance imaging of the kidney: Renal masses. Radiology 147: 765-772
9. Kenney PJ, Stanley RJ (1987) Computed tomography of ureteral tumors. J Comput Assist Tomogr 11: 102-107
10. Klose KJ, Walz PH, Steinijans V (1984) Quantitative Bestimmung der Nierenfunktion in der Computertomographie. Biomed Techn 29: 61-62
11. König H, Küper K (1987) Möglichkeiten der kernspintomographischen Nebennierendiagnostik. Fortschr Röntgenstr 146: 425-428
12. Krahe Th, Steudel A, Dewes W, Nicolas V, Klingmüller D, Lackner K (1987) Magnetische Resonanztomographie (MRT) der Nebennieren. Fortschr Röntgenstr 146: 520-526
13. Leung AWL, Bydder GM, Steiner RE, Bryant DJ, Young IR (1984) Magnetic resonance imaging of the kidneys. AJR 143: 1215-1227
14. Levine E, Grantham JJ (1987) Perinephric hemorrhage in autosomal dominant polycystic kidney disease: CT and MR findings. J Comput Assist Tomogr 11: 108-111
15. Mildenberger P, Lotz R, Bierhoff E, Schmiedt W (1987) Tumoreinbruch in die Vena cava inferior bei Nebennierenkarzinomen. Fortschr Röntgenstr 147: 160-165
16. Mueller PR, Stark DD, Simeone JF, Saini S, Butch RJ, Edelman RR, Wittenberg J, Ferrucci JT Jr (1986) MR-guided aspiration biopsy: Needle design and clinical trials. Radiology 161: 605-609

17. Pagani JJ (1983) Normal adrenal glands in small cell lung carcinoma: CT-guided biopsy. AJR 140: 949-951
18. Reinig JW, Doppman JL, Dwyer AJ, Johnson AR, Knop RH (1985) Distinction between adrenal adenomas and metastases using MR imaging. J Comput Assist Tomogr 9: 898-901
19. Strunk H, Schweden F, Teifke A, Schunk K, Schild H (1987) Nierenmetastasen in der Computertomographie. Fortschr Röntgenstr (im Druck)
20. Uhlenbrock D, Fischer C, Rühl G, Beyer HK, Hummelsheim P (1987) Kernspintomographie und Computertomographie des malignen Hypernephroms. Fortschr Röntgenstr 146: 664-674
21. Weddeen VJ, Chao YS (1987) Rapid three-dimensional angiography with undersampled MR imaging. J Comput Assist Tomogr 11: 24-30

Becken

B. MAYR

Einleitung

Bei der Diagnostik des Beckens stehen derzeit an Schnittbildverfahren die Sonographie, die Computertomographie und die Kernspintomographie zur Verfügung. Während die Indikationsbereiche von Computertomographie und Sonographie relativ klar abgegrenzt sind und sich beide Methoden häufig ergänzen, bietet die Kernspintomographie gerade im Becken durch die Möglichkeit zur multiplanaren Schnittführung Informationen, die den Indikationsbereich der Computertomographie einschränken können. Die Beurteilung der Ausbreitung maligner Tumoren stellt den diagnostischen Schwerpunkt dieser Schnittbildverfahren im Becken dar. Im Rahmen dieses Beitrages soll deshalb auf die Stadieneinteilung von Tumoren der Prostata, der Blase, des Uterus und des Ovars eingegangen werden.

Prostatakarzinom

Das Prostatakarzinom wird in der Regel durch die klinische Untersuchung und die Feinnadelbiopsie gesichert. Allerdings wird der überwiegende Anteil der Prostatakarzinome erst im fortgeschrittenen Stadium entdeckt. Über die Prostatakapsel hinaus kann sich der Tumor in die Samenblasen, das periprostatische Fettgewebe, die Musculi levator ani und obturatorius externus, den Blasenboden und selten in das Rektum ausdehnen. Für die lokale Behandlung gilt die Abgrenzung eines auf die Prostata beschränkten Tumors gegenüber einer extraglandulären Ausbreitung als entscheidend. Sofern der Tumor noch auf die Prostata beschränkt ist, erfolgt in der Regel entweder eine Prostatektomie oder eine Spickung der Prostata, während bei einer periprostatischen Ausbreitung eine perkutane Strahlentherapie in Frage kommt.

Innerhalb der Prostata ist eine Abgrenzung des Karzinoms durch die Computertomographie nicht möglich. Auch eine Konturdeformierung läßt noch keinen Rückschluß auf ein malignes Tumorwachstum zu. Wie die Computertomographie erlaubt auch die Kernspintomographie keine Lokalisation eines intraglandulären Tumors. Auch die Applikation von Gadolinium-DTPA konnte die Tumorabgrenzung innerhalb der Prostata nicht verbessern (SCHMIDT et al. 1986). Dagegen ermöglicht die transrektale Sonographie in einer Reihe von Fällen eine Darstellung des Tumors auch im Stadium T1 und T2 (DÄHNERT et al. 1986).

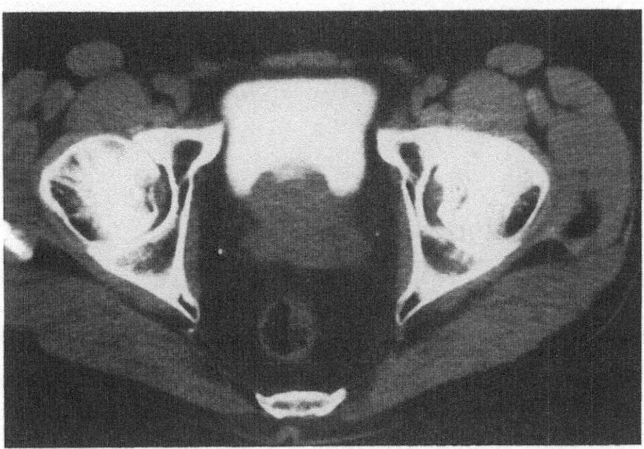

Abb. 1. Prostatakarzinom mit Befall der Samenblase und Infiltration in die Blasenwand

Die periprostatische Ausbreitung kann mit der Sonographie, der Computertomographie und der Kernspintomographie nachgewiesen werden (Abb. 1). Die Treffsicherheit der Computertomographie in der Beurteilung der lokalen Tumorausdehnung schwankt zwischen 47% (GOLIMBU et al. 1981) und 77% (MORGAN et al. 1981). Fehlbeurteilungen in der Computertomographie können entstehen durch akute oder chronische entzündliche Veränderungen periprostatisch, durch die Folgen einer Biopsie oder durch Narben nach operativen Eingriffen, durch den fehlenden Nachweis einer Samenblaseninfiltration, wenn die Konturen der Samenblasen erhalten sind und sie symmetrisch erscheinen, und durch die Schwierigkeit, eine Tumorausdehnung in den Blasenboden zu erfassen. Die Leistungsfähigkeit der transrektalen Sonographie in der Beurteilung der lokalen Tumorausdehnung entspricht der der Computertomographie, auch wenn in der Literatur direkte Vergleiche in ausreichenden Fallzahlen fehlen. Die Treffsicherheit der transrektalen Sonographie in der Beurteilung der lokalen Tumorausdehnung wird mit 65% (PONTES et al. 1985) bis 77% (FRENTZEL-BEYME 1985) angegeben. Die begrenzte Reichweite der transrektalen Sonographie schließt eine Beurteilung der pelvinen Lymphknoten aus.

Nach den bisherigen Ergebnissen ist die Kernspintomographie der Computertomographie in der Beurteilung der lokalen Tumorausdehnung überlegen. Die multiplanare Schnittführung, insbesondere die sagittale Ebene und der erhöhte Weichteilkontrast verbessern die Erfassung von Infiltrationen der Samenblasen, des Blasenbodens und des Musculus levator ani (HRICAK et al. 1987). Allerdings erscheint die Kernspintomographie der Computertomographie nur eindeutig überlegen, wenn in der Kernspintomographie T1- und T2-betonte Sequenzen in Kombination mit der transversalen und sagittalen Schnittführung verwendet werden (HRICAK et al. 1987).

Aufgrund ihrer Leistungsfähigkeit wird die Bedeutung der Kernspintomographie in der prätherapeutischen Stadieneinteilung gegenüber der Computertomographie zunehmen, insbesondere in der Differenzierung eines auf die Prostata begrenzten Tumors von einer periprostatischen Infiltration. Da jedoch der überwiegende Teil der Prostatakarzinome im fortgeschrittenen Stadium entdeckt wird, relativiert sich die Bedeutung der Kernspintomographie für die prätherapeutische Stadieneinteilung. Sofern bei fortgeschritteneren Tumorstadien die Befundkontrolle unter Therapie erforderlich ist, eignet sich die Computertomographie ausreichend zur Verlaufskontrolle.

Blasenkarzinome

Entgegen dem Prostatakarzinom verursacht das Blasenkarzinom früher klinische Symptome. Über die Hälfte der Tumoren sind zum Zeitpunkt der Diagnose noch auf die Mukosa und Submukosa beschränkt. Die Infiltrationstendenz in die Wand, insbesondere in die Muskularis, charakterisiert dabei das biologische Verhalten des Tumors. Die tumorbedingten Blasenwandveränderungen lassen sich im Rahmen einer Zystoskopie darstellen und die oberflächlichen Ausdehnungen durch die transurethrale Resektion nachweisen. Die Therapie des Blasenkarzinoms hängt wesentlich von der genauen Beurteilung der intra- und extramuralen Tumorausdehnung ab. Während bei oberflächlichen Tumoren die transurethrale Resektion ausreichend ist, erfordert ein Wachstum in die tieferen Wandschichten der Muskularis in der Regel die Zystektomie. Eine Tumorausdehnung deutlich über die Blasenwand hinaus kann in der Regel nicht kurativ operiert werden.

Computertomographisch stellen sich Blasentumoren als solide, umschriebene Blasenwandverdickungen dar (Abb. 2), die sich z. T. deutlich in das Blasenlumen vorwölben. Eine Beurteilung der intramuralen Infiltrationstiefe ist computertomographisch nicht möglich (Bauer et al. 1983). Die intravesikale Sonographie ermöglicht dagegen teilweise den Nachweis einer Infiltration in die Blasenwand. Durch die direkte Darstellung der Blasenwand im T2-betonten Bild ermöglicht auch die Kernspintomographie nach ersten Ergebnissen eine Unterscheidung, ob der Tumor in die tieferen Schichten der Muskularis eingewachsen ist oder nicht. Die „chemical shift"-Artefakte können allerdings die Beurteilung auch der Kernspintomographie erschweren (Rholl et al. 1987, Schmidt et al. 1987). Das perive-

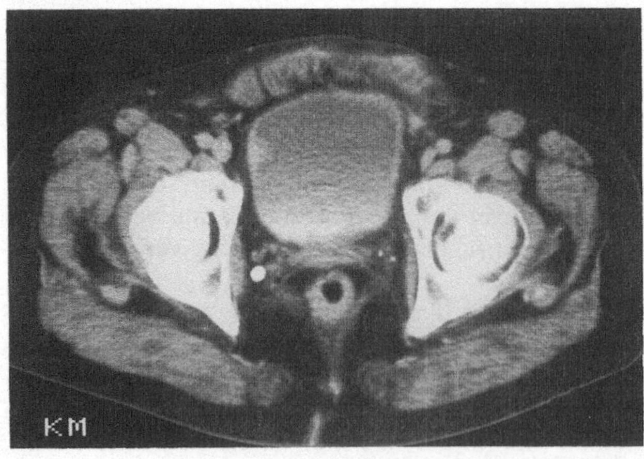

Abb. 2. Kleines Blasenkarzinom an der rechts lateralen Blasenwand

sikale Tumorwachstum kann mit allen 3 Schnittbildverfahren erfaßt werden. In der Computertomographie liegt die Treffsicherheit bei der Differenzierung zwischen einem intra- und extramuralen Tumorwachstum zwischen 70 und 80% (Bauer et al. 1983, Greiner et al. 1983). Schwierigkeiten ergeben sich in der Beurteilung von Tumoren des Blasenbodens oder des Blasendaches, wo die perivesikale Infiltration nur schwer erfaßbar wird, weiterhin beim Vorliegen perivesikaler Narbenbildungen, z. B. nach mehrfacher transurethraler Tumorresektion, und bei Infiltrationen direkt anliegender Organe wie von Darmanteilen oder des Uterus (Sager et al. 1983). In der Beurteilung des wandüberschreitenden Wachstums ist die Computertomographie der intravesikalen Sonographie gering überlegen (Greiner et al. 1983). Wegen der begrenzten Reichweite ist eine ausgedehnte Tumorinfiltration durch die intravesikale Sonographie nicht mehr erfaßbar. Nach ersten Ergebnissen ist die Kernspintomographie der Computertomographie in der Unterscheidung zwischen einem intra- und extramuralen Tumorwachstum überlegen, zumindest ebenbürtig. Solange die Tumorausdehnung in der transversalen Ebene gut erfaßbar ist, ergeben sich keine wesentlichen Unterschiede zwischen Computertomographie und Kernspintomographie (Rholl et al. 1987, Schmidt et al. 1987). Dagegen wird die Darstellung der Tumorausbreitung auf das Blasendach oder den Blasenboden in der Kernspintomographie durch die sagittale Schnittführung verbessert, ebenso teilweise die Beurteilung der Samenblasen durch die erhöhte Dichteauflösung (Abb. 3). Eine Unterscheidung zwischen Narbe und Tumorrezidiv erscheint nach ersten Ergebnissen aufgrund der unterschiedlichen Relaxationszeiten möglich.

Aufgrund der multiplanaren Schnittführung und des verbesserten Weichteilkontrastes dürfte die Kernspintomographie in der prätherapeutischen Stadieneinteilung von Blasentumoren, insbesondere von Tumoren am Blasenboden, die CT verdrängen. Sollte die Differenzierungsmöglichkeit von Narbe und Rezidiv ausreichend zuverlässig gelingen, wären auch Verlaufskontrollen nach transurethraler Resektion Domäne der Kernspintomographie.

Karzinome des Uterus

In der präoperativen Beurteilung des Tumorstadiums beim Zervix- und Korpuskarzinom spielt die klinische Untersuchung eine wichtige Rolle. Beim Zervixkarzinom entscheidet häufig der Befund in den Parametrien über ein operatives Vorgehen oder den Einsatz der Strahlentherapie. Die Tumorausdehnung auf die Parametrien wird allerdings bei der klinischen Untersuchung z. T. erheblich unter- oder überschätzt (Baltzer et al. 1984).

Beim Korpuskarzinom steht das organübergreifende Tumorwachstum in der Therapieentscheidung im Vordergrund. Die Infiltrationstiefe in die Uteruswand korreliert mit dem Lymphknotenbefall und bestimmt z. T. das strahlentherapeutische Vorgehen.

Bei geringer oder mittlerer Größe sind Karzinome des Uterus im Nativ-CT in der Regel nicht erkennbar. Nach intravenöser Kontrastmittelgabe lassen sich meist die Tumoren klar von der Uteruswand abgrenzen (Abb. 4, 5). Allerdings kann

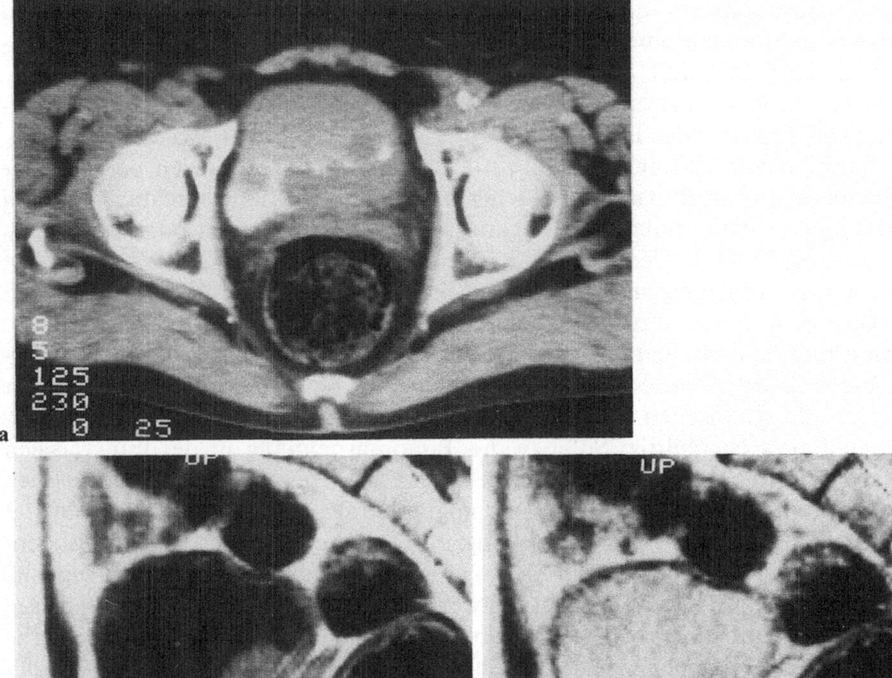

Abb. 3a–c. Blasenkarzinom an der Blasenhinterwand und im Blasenbodenbereich. **a** Computertomographie: Unregelmäßige Begrenzung der dorsalen Blasenwand im Sinne einer beginnenden perivesikalen Infiltration. **b** Kernspintomographie: Darstellung des Tumors im Protonendichtebild. **c** Kernspintomographie: Im T2-betonten Bild ist die Blasenwand im Tumorbereich als signalarme Struktur erhalten. Intraoperativ fand sich kein Nachweis einer Infiltration perivesikal oder in die Prostata

nicht zwischen Tumor, Nekrose oder Sekretstau unterschieden werden. Bei der parametranen Infiltration werden die Abgrenzungen des Uterus zum parametranen Gewebe unregelmäßig sowie unscharf, und im parametranen Fettgewebe treten weichteildichte Strukturen auf. Infiltrationen der Blase und des Rektums erscheinen als Tumorausdehnung bis zur Blasen- bzw. Rektumwand mit Verbreiterung der Organwand.

In der Beurteilung der Tumorausdehnung im Uterus ist die Nativ-CT der Kernspintomographie und auch der Endosonographie unterlegen, dagegen bei-

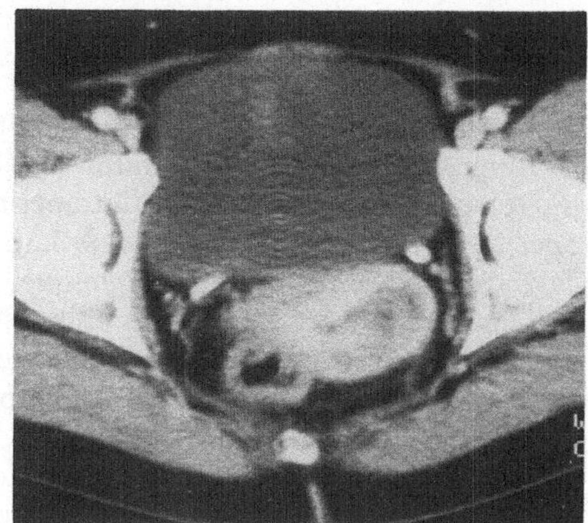

Abb. 4. Zervixkarzinom: im Kontrast-CT stellt sich der zentral gelegene Tumor als hypodense Zone dar mit einem umgebenden Randsaum normal kontrastierten Zervixgewebes

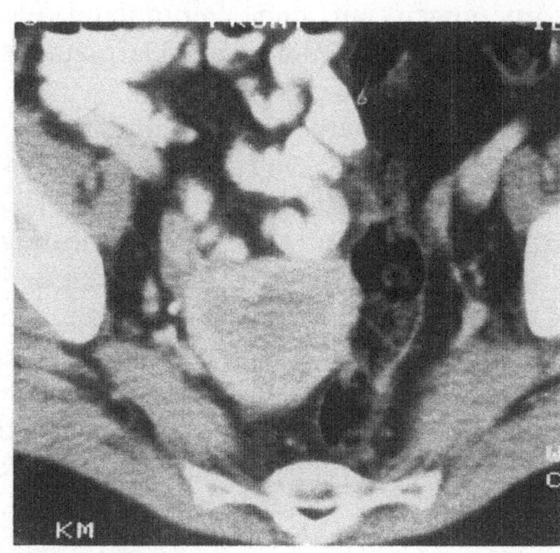

Abb. 5. Korpuskarzinom: Tumorgewebe und Nekrose erscheinen als hypodense Zone, die noch von einem schmalen Randsaum normal kontrastierten Uterusgewebe umgeben sind. Die histopathologisch gefundene Infiltration bis 5 mm vor die Organgrenze entspricht dem computertomographischen Befund

den Methoden als suffiziente Kontrast-CT ebenbürtig. Die parametrane Infiltration läßt sich mit der Computertomographie gering besser darstellen als durch die Kernspintomographie (MAYR et al. 1986), beide Methoden zeigen jedoch keine signifikant besseren Ergebnisse als die bimanuelle Tastuntersuchung in Narkose.

Durch die Endosonographie läßt sich die parametrane Infiltration nicht erfassen (HÖTZINGER et al. 1986). Beim Nachweis eines Organbefalles sind Computertomographie und Kernspintomographie ebenbürtig. Die Treffsicherheit der Computertomographie in der Beurteilung des T-Stadiums liegt gering höher als die der Kernspintomographie (71% versus 66%, MAYR et al. 1986).

Der Schwerpunkt bei der Stadieneinteilung von Karzinomen des Uterus liegt nach wie vor auf der bimanuellen Tastuntersuchung in Narkose und auf der fraktionierten Abrasio. Ergänzend erscheint die Computertomographie derzeit als Methode der Wahl in der Stadieneinteilung von Karzinomen des Uterus.

Ovarialkarzinom

Bei mehr als der Hälfte der Ovarialkarzinome liegt zum Zeitpunkt der Diagnose ein fortgeschrittenes Tumorstadium vor (BREIT u. RHODE 1983). Die Ausbreitung des Tumors erfolgt in der Regel intraperitoneal, in die Leber und in die retroperitonealen Lymphknoten. Durch eine Laparatomie wird erstens die Diagnose des Ovarialkarzinoms gesichert, zweitens werden alle erreichbaren Tumormassen operativ entfernt. Nicht resezierbare Tumoranteile werden einer Strahlen- bzw. Chemotherapie zugeführt. Bei klinischer Remission wird der Erfolg der Therapie durch eine Second-look-Operation überprüft. Tumorreste werden gegebenenfalls entfernt.

Ovarialkarzinome stellen sich als solide oder zystische Raumforderungen im Bereich des Beckens oder z.T. im übrigen Abdomen dar (Abb. 6). Zystische Tumoranteile zeigen eine unregelmäßige verbreiterte Wand. Bei einer intraperitonealen Aussaat kommt es häufig zur Bildung eines Aszites, zum Auftreten von Raumforderungen auf dem Peritoneum parietale und im Omentum majus. Das Übergreifen des Tumors auf Darmanteile kann bei fehlendem Fettsaum vermutet, jedoch nicht bewiesen werden.

Die Treffsicherheit der Computertomographie in der präoperativen Stadieneinteilung liegt bei 85% (TRILLER et al. 1984). Sie liegt damit höher als beim transkutanen Ultraschall (REQUARD et al. 1981). Auch die Kernspintomographie ist wegen der noch geringen räumlichen Auflösung und der schwierigen Beurteilung des intraperitonealen Bereiches der CT unterlegen (MAYR u. SCHMIDT 1987). Da der Computertomographie insbesondere intraperitoneale Raumforderungen in einer Größe bis über 2 cm entgehen können, ist der Wert der präoperativen Stadieneinteilung auf die genaue Lokalisation erkennbarer Tumoranteile zur besseren OP-Planung beschränkt. Dagegen lassen sich der Verlauf größerer, nicht resektabler Tumorbereiche unter Chemotherapie oder Strahlentherapie verfolgen und Organmetastasen z.B. in der Leber durch die CT nachweisen.

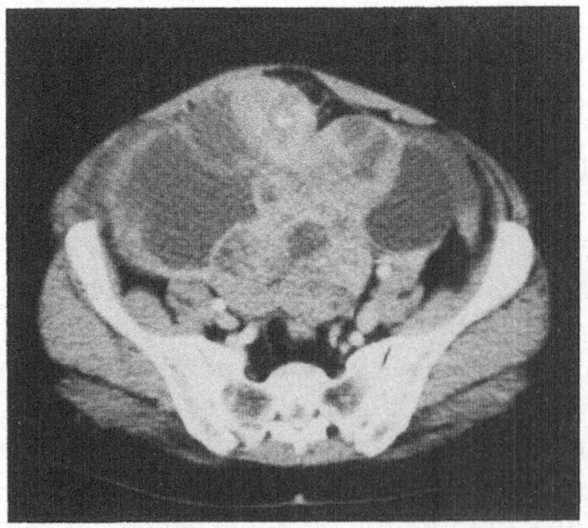

Abb. 6. Ovarialkarzinom: teils zystisch, teils solide Tumoranteile im Becken

Lymphknotenmetastasen

Bei malignen Tumoren des Beckens werden häufig Filiae in nicht vergrößerten Lymphknoten gefunden. Lymphknotenmetastasen lassen sich in der Computertomographie nur bei einer Größenzunahme erfassen. Dabei wird ein Lymphknoten als pathologisch angesehen, wenn er eine maximale Größe zwischen 1 und 1,5 cm in der transversalen Ebene überschritten hat. Eine Lymphknotenvergrößerung kann allerdings auch durch entzündliche Veränderungen bedingt sein. Kleine Metastasen in normal großen Lymphknoten können durch die CT nicht nachgewiesen werden. Vergleichbar mit der Computertomographie sind die Verhältnisse in der Kernspintomographie. Auch hier kann ein Befall normal großer Lymphknoten nicht erfaßt werden. Die Lymphographie erlaubt zwar Filiae auch in normal großen Lymphknoten nachzuweisen, wichtige Lymphknotengruppen im Becken lassen sich allerdings durch die Lymphographie nicht kontrastieren. In der CT oder in der Lymphographie dargestellte suspekte Lymphknoten können durch eine Feinnadelpunktion weiter abgeklärt werden.

Abhängig von der Prävalenz schwanken die Angaben über die Treffsicherheit der Computertomographie beim Nachweis von Lymphknotenfiliae zwischen 34% (GRABBE 1983) und 92% (Zusammenstellung von CHOYKE et al. 1985). Keine Unterschiede fanden sich bei der Beurteilung der Lymphknotenfiliae zwischen CT und Kernspintomographie (MAYR u. SCHMIDT 1987) sowie zwischen CT und Lymphographie (Zusammenstellung von CHOYKE et al. 1985). Keines der bildgebenden Verfahren ist derzeit zuverlässig genug, um die Lymphadenektomie zu ersetzen.

Zusammenfassung

Für die computertomographische Untersuchung bleiben weiterhin vor allem die Regionen erhalten, bei denen die transversale Schichtebene die diagnostisch entscheidende Information liefert, vor allem bei den Malignomen des Uterus und der Ovarien, bei entzündlichen Veränderungen im Becken, Traumata und Blutungen. Nicht ersetzbar ist die Computertomographie derzeit bei der CT-gesteuerten Feinnadelpunktion. Dagegen erscheint die Kernspintomographie in der Lage, zumindest in der prätherapeutischen Stadieneinteilung beim Blasenkarzinom, evtl. auch beim Prostatakarzinom die Computertomographie zunehmend zu ersetzen. Da die Ergebnisse der Kernspintomographie meist denen der Computertomographie vergleichbar sind, sind die Kostenentwicklung und die Verteilung der Kernspintomographen entscheidende Faktoren im weiteren Vordringen der Kernspintomographie und damit auch in der Bedeutung der Computertomographie.

Literatur

Baltzer J, Köpcke W, Lohe KJ, Kaufmann C, Ober KG, Zander J (1984) Die operative Behandlung des Cervixkarzinoms. Geburtsh u Frauenheilk 44: 279-285

Bauer WM, Mayr B, Rath M, Schüller J (1983) Computertomographische Beurteilung von tumorbedingten Blasenwandveränderungen. CT-Sonographie 3: 174-178

Breit A, Rhode U (1983) Computertomographie gynäkologischer Tumoren. Thieme, Stuttgart

Choyke PL, Thickman D, Kressel HY, Lynch JH, Jaffe MH, Clark LR, Zeman RK (1985) Controversies in the radiologic diagnosis of pelvic malignancies. Radiol Clin North Amer 23: 531-549

Dähnert FW, Hamper UM, Eggleston JC, Walsh PC, Sanders RC (1986) Prostatic evaluation by transrectal sonography with histopathologic correlation: the echopenic appearance of early carcinoma. Radiology 158: 97-102

Frentzel-Beyme B (1985) Die transrektale Prostatasonographie. Fortschr Röntgenstr 142: 298-303

Golimbu M, Morales P, Al-Askari S, Shulman Y (1981) CAT scanning in staging of prostatic cancer. Urology 18: 305-308

Grabbe E, Lierse W, Winkler R (1983) The perirectal fascia: morphology and use in staging of rectal carcinoma. Radiology 149: 241-246

Greiner KG, Jakob F, Klose KG, Schwartz R (1983) Sicherung der T-Klassifikation von Harnblasentumoren durch transkutane Sonographie, intravesikale Sonographie und Computertomographie. Fortschr Röntgenstr 139: 510-515

Hötzinger H, Hartmann M, Becker H (1986) Comparison of endosonography (hysterosonography, vaginosonography, rectosonography) with percutaneous US in the study of benign and malignant diseases of the uterus. Radiology 161: 99

Hricak H, Dooms GC, Jeffrey RB, Avallone A, Jacobs D, Benton WK, Narayan P, Tanagho EA (1987) Prostatic carcinoma: staging by clinical assessment, CT, and MR imaging. Radiology 162: 331-336

Jing BS, Wallace S, Zornoza J (1982) Metastases to retroperitoneal and pelvic lymph nodes: computed tomography and lymphangiography. Radiol Clin North Amer 20: 511-530

Mayr B, Schmidt H, Baierl P, Scheidel P, Meier W, Schramm T (1986) Detection and preoperative staging of carcinoma of the cervix: comparison between MR imaging and CT. Radiology 161: 279

Mayr B, Schmidt H (1987) Becken: In: Lissner J, Seiderer M (Hrsg) Klinische Kernspintomographie. Enke, Stuttgart, S 396-418

Morgan CL, Calkins RF, Kavalcanti EJ (1981) Computed tomography in the evaluation, staging and therapy of carcinoma of the bladder and prostate. Radiology 140: 751-761

Pontes JE, Eisenkraft S, Watanabe H, Ohe H, Saitoh M, Murphy GP (1985) Preoperative evaluation of localized prostatic carcinoma by transrectal ultrasonography. J Urol 134: 289-291

Requard CK, Mettler FA, Wicks JD (1981) Preoperative sonography of malignant neoplasms. AJR 137: 79-82

Rholl KS, Lee JKT, Heiken JP, Ling D, Glazer HS (1987) Primary bladder carcinoma: evaluation with MR imaging. Radiology 163: 117-121

Sager EM, Talle K, Fossa S, Ovs S, Stenwig AE (1983) The role of CT in demonstrating pervesical tumor growth in the preoperative staging of carcinoma of the urinary bladder. Radiology 146: 443-446

Schmidt H, Beer M, Schnabl G, Hahn D, Nägele M (1986) MR imaging of prostatic neoplasm with and without Gd-DTPA as intravenous contrast agent. Radiology 161: 306

Schmidt H, Beer M, Block Th, Saul Ch, Werner R, Hahn D (1987) Wertigkeit der Kernspintomographie beim Staging von Harnblasentumoren. Digit Bilddiagn 7: 104-111

Triller J, Goldhirsch A (1984) Computertomographie, primäre Laparatomie und second-look-Operation bei Ovarialkarzinom. Fortschr Röntgenstr 140: 294-303

Watring WJ, Edinger DD, Anderson B (1983) Screening and diagnoses in ovarian cancer. Clin Obst Gynecol 22: 745-757

Skelett, Spinalkanal, Traumatologie

Skelett

M. Reiser, R. Erlemann, A. Härle, V. Kunze, V. Fiedler und P. E. Peters

Einleitung

Seit der Einführung der Computertomographie konnte von vielen Autoren gezeigt werden, daß dieses Verfahren auch für die Skelettradiologie eine wesentliche Bereicherung bedeutet. Dennoch stellen die Erkrankungen des muskuloskeletalen Systems nur einen relativ kleinen Anteil der CT-Indikationen dar. Ursächlich dafür ist, daß die konventionelle Röntgendiagnostik für Erkrankungen des Skelettsystems eine hohe Aussagekraft besitzt, und daß aus Kapazitätsgründen meist andere Indikationsgebiete bevorzugt werden. Im folgenden soll versucht werden festzustellen, welche Aussagekraft die Computertomographie bei den verschiedenen Erkrankungen des muskuloskeletalen Systems besitzt, welche Wertigkeit ihr im Vergleich zu anderen bildgebenden Verfahren, insbesondere der Magnetischen Resonanztomographie (MR) zukommt, und welche Tendenzen sich für die Zukunft abzeichnen.

Weichteiltumoren

Der Nachweis von Weichteiltumoren im CT ist sicher zu führen, wenn die Läsion auf Grund einer Dichtedifferenz zu den umgebenden anatomischen Strukturen direkt abgrenzbar ist oder bei fehlenden Absorptionsunterschieden zu einer Verlagerung und Verdrängung der normalen Muskelschichten führt. Durch die hochdosierte, gegebenenfalls bolusartige Kontrastmittelinjektion können die Dichteunterschiede zwischen Tumor und Umgebung betont werden. Fehldiagnosen sind möglich bei kleinen, isodensen Tumoren und sind zu gewärtigen, wenn die Schichtdicke bzw. der Schichtabstand zu groß sind bzw. wenn keine adäquate Kontrastmittelapplikation erfolgt.

Während die Sensitivität der CT im Nachweis von Weichteiltumoren sehr hoch ist, wenn auch diskrete Verlagerungen der anatomischen Trennschichten berücksichtigt werden, können bei der Beurteilung der Tumorausdehnung, die für die Planung des therapeutischen Prozedere entscheidend ist, erhebliche Unsicherheiten auftreten. Dies gilt insbesondere bei spärlicher Ausbildung der interponierenden Fettschichten, also im Bereich der distalen Extremitäten, bei Kindern und kachektischen Patienten. Die MR ist der CT in entscheidenden Punkten deutlich überlegen, so daß sie als Verfahren der Wahl anzusehen ist. Die longitudinale Ausdehnung von Weichteiltumoren ist im MR direkt darstellbar, während sich die CT auf sekundäre Rekonstruktionen stützen muß, die mit einer deutlichen Verschlechterung der Bildqualität einhergehen. Zudem ist der Kontrast zwischen Tumor und angrenzenden Strukturen im MR wesentlich höher als im CT. Eine Isointensität von Weichteiltumoren wurde bei Wahl geeigneter MR-Untersuchungsparameter nicht beobachtet.

Die Differenzierung von Tumor, peritumoralem Ödem, Narbe, Nekrose und Einblutung ist im MR, insbesondere bei Einsatz von Gadolinium-DTPA, wesentlich zuverlässiger möglich als im CT. Bei Kontrolluntersuchungen nach Bestrahlung, Chemotherapie und Operation erlaubt die MR nach den bisherigen Ergebnissen eine überlegene Zuordnung. Im CT sind dagegen Tumorrezidiv bzw. -rest und Narbe hypodens und ohne Verlaufsbeobachtung häufig nicht unterscheidbar. Bei Röhrenknochen zeigt die CT Aufhärtungsartefakte, die im Einzelfall nur schwer von periostalen Arrosionen bzw. Appositionen unterscheidbar sind. Derartige Effekte sind im MR nicht zu beobachten.

In ihrer artdiagnostischen Spezifität sind MR und CT sehr begrenzt. Lipome bzw. Liposarkome und Zysten sind auf Grund der Dichtewerte bzw. des Signalverhaltens durch beide Verfahren zuzuordnen, während die übrigen soliden Weichteiltumoren ähnliche Befunde zeigen (Abb. 1). Auch die Beurteilung der Dignität stützt sich primär auf morphologische Kriterien, wobei Homogenität, perifokales Ödem und kapsuläre Begrenzung, als Kriterien herangezogen werden können.

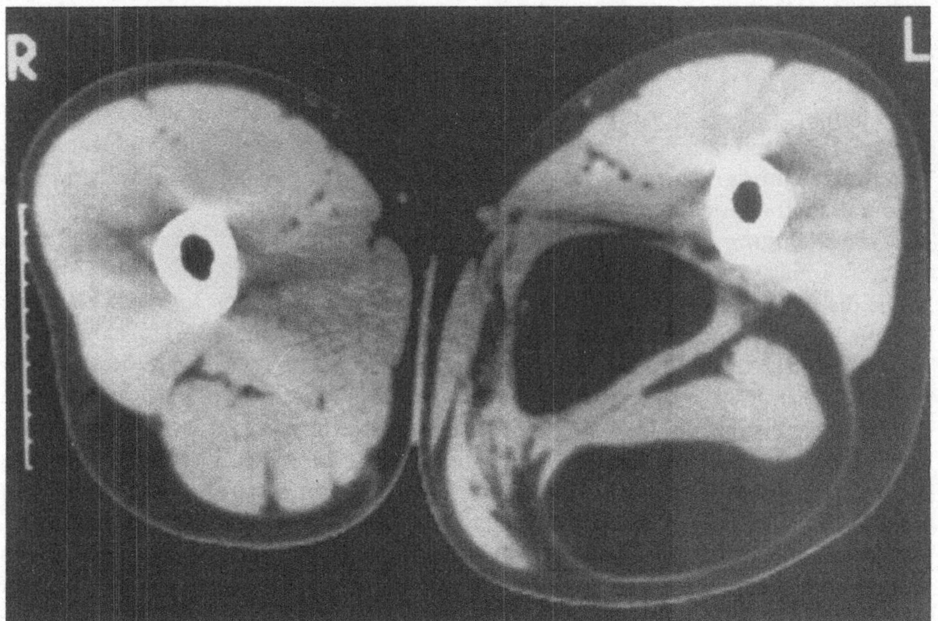

Abb. 1. Benignes Lipom in der Beugemuskulatur des linken Oberschenkels bei einem 16jährigen Patienten. Das Lipom ist als hypodense Raumforderung zwischen den Muskelschichten abgrenzbar. Gegenüber dem subkutanen Fettgewebe ist es kapsulär begrenzt. Innenstrukturen, die auf eine maligne Entartung hinweisen würden, sind nicht nachweisbar

Diese sind jedoch nur von begrenzter Zuverlässigkeit. Inhomogenitäten der Binnenstruktur und peritumorale Ödeme sind im T2-gewichteten MR-Bild, vor allem nach Injektion von Gadolinium-DTPA wesentlich häufiger nachweisbar als im CT.

Die Angiographie vermag gegenüber der CT und MR nur hinsichtlich des Vaskularisationsgrades wesentliche Informationen beizutragen. Die räumliche Beziehung des Tumors zu dem Gefäß-Nerven-Bündel wird dagegen durch die Schnittbildverfahren adäquat erfaßt. Die Sonographie kann insbesondere in der Peripherie der Extremitäten als Ergänzung oder sogar als Alternative zur CT eingesetzt werden. Soweit verfügbar, ist die MR heute bei Weichteiltumoren als Methode der Wahl zu empfehlen.

Knochentumoren

Die CT kommt bei primären und sekundären Knochentumoren zum Einsatz, wenn die konventionellen Röntgenaufnahmen einen Befund erbracht haben, der noch weiter abgeklärt werden muß oder wenn eine Diskrepanz zwischen dem klinischen bzw. szintigraphischen Befund und den Röntgenaufnahmen besteht. Als besonders hilfreich erweist sich die CT bei komplexen anatomischen Strukturen, wie Becken, Schulter, Wirbelsäule und Rückfuß, wo im überlagerungsfreien Querschnittsbild eine übersichtliche Darstellung erzielt wird, die auch der konventionellen Tomographie überlegen ist. An den Röhrenknochen ist dagegen mit konventionellen Röntgenaufnahmen eine ausreichende Primärdiagnostik zu erreichen.

Bei gutartigen Tumoren und tumorähnlichen Läsionen kann eine lokale Tumorentfernung meist auf Grund der konventionellen Übersichtsaufnahmen geplant werden. Bei semimalignen und malignen Tumoren ist zur Beurteilung der lokalen Tumorausdehnung dagegen eine weiterführende Diagnostik erforderlich. Die gliedmaßenerhaltenden Operationsverfahren setzen eine exakte Kenntnis der Tumorausdehnung voraus: Knochenmark, Weichteile, insbesondere hinsichtlich des Gefäß-Nerven-Bündels und der Muskelkompartments, Gelenkkavum (Abb. 2).

Die diagnostisch und therapeutisch relevanten Informationen können durch die CT mit hoher Sicherheit erfaßt werden, wenngleich im Einzelfall durch die MR weitergehende Aufschlüsse erzielbar sind. Im MR ist die extraossäre Tumorkomponente gegenüber den angrenzenden anatomischen Strukturen mit höherem Kontrast dargestellt als im CT (Abb. 3). Durch die hochdosierte Kontrastmittelapplikation ist der Weichteilanteil der Knochentumoren im CT jedoch gleichfalls kontrastreich abgrenzbar. Die intramedulläre Tumorinfiltration führt im CT zu einer Anhebung der Dichtewerte über die fettäquivalenten Werte des Knochenmarkes. Dieser Befund ist im fettreichen Knochenmark der Diaphyse der langen Röhrenknochen genauer zu erheben als im roten Knochenmark der Metaphyse und der platten Knochen. Besonders deutlich ist diese Dichteerhöhung bei Tumoren mit verkalkter Tumormatrix. Im CT können neoplastische Infiltrationen, die auf den Markraum beschränkt sind, nachweisbar sein, auch wenn die Übersichtsaufnahmen und Tomogramme unauffällig sind. Neben Dichteerhöhungen können Destruktionen der Trabekelstruktur wegweisend sein. Auch tumoröse Knochen-

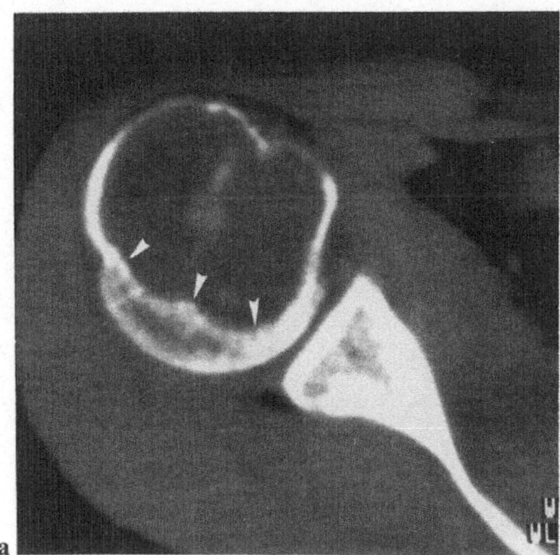

a

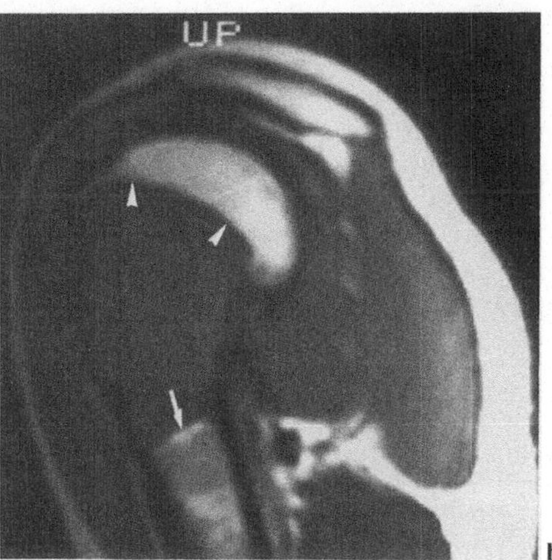

b

Abb. 2 a, b. 26jährige Patientin mit Riesenzelltumor in der Epimetaphyse des rechten Humerus. **a** Das Computertomogramm zeigt den Tumor als hypodense Läsion, die sich gegenüber dem gesunden Knochen scharf abgrenzt *(Pfeilspitzen)*. Die Kortikalis ist hochgradig verdünnt, jedoch nicht durchbrochen. **b** Paraxiale Spinecho-Aufnahme (TR = 600 ms, TE = 22 ms). Die kraniale *(Pfeilspitzen)* und kaudale Begrenzung des Tumors *(Pfeil)* ist kontrastreich gegenüber dem Knochenmark abgrenzbar

markinfiltrationen, die nicht zu einer Anreicherung im Skelettszintigramm geführt haben, z. B. bei Plasmozytom und Knochenmetastasen, können im CT nachweisbar sein. Die MR bietet im Nachweis der intramedullären Tumorinfiltration Vorteile auf Grund einer höheren Sensitivität und der Möglichkeit, die longitudinale Ausdehnung direkt darzustellen, die für die Festlegung der Resektionsgrenzen entscheidend ist. Bei Verwendung der Spule für Körperuntersuchungen wird zudem ein großes Körpervolumen in der koronaren oder sagittalen Ebene erfaßt, so daß auch Skip lesions gefunden werden, während diese im CT nur durch relativ langwierige Untersuchungen nachweisbar sind.

Für die Beurteilung der Dignität eines Knochentumors und hinsichtlich der Artdiagnose sind aus den Übersichtsaufnahmen meist weitergehende Aufschlüsse abzuleiten als aus CT und MR. Die Analyse des Destruktionsmusters, von periostalen Appositionen und der Tumormatrix im konventionellen Röntgenbild sind hierzu entscheidend wichtig. Nur im Einzelfall kann aus den Dichtewerten im CT ein Hinweis auf die zugrunde liegende Histologie gewonnen werden: z. B. flüssigkeitsäquivalent bei Zysten, intermediär bei knorpeligen oder myxomatösen Tumoren. Feine Verkalkungen, die auf einen knorpeligen Tumor hinweisen können, sind im CT empfindlicher nachweisbar als durch andere bildgebende Verfahren. Eine extraossäre Tumorkomponente ist im allgemeinen als Hinweis auf einen malignen Tumor zu werten. Die Dicke der Knorpelkappe eines Osteochondroms stellt ein wichtiges Kriterien für die Frage einer malignen Degeneration dar. Es hat sich jedoch gezeigt, daß hierbei erhebliche Fehleinschätzungen infolge von Partialvolumeneffekten und tangentialen Anschnittsphänomen auftreten können, die im longitudinalen MR-Bild nicht beobachtet werden.

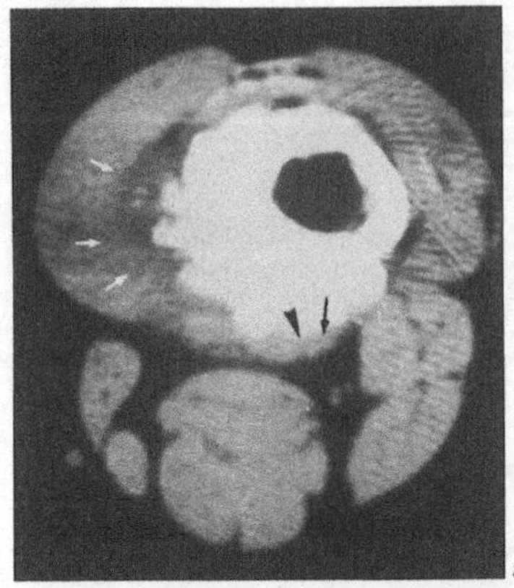

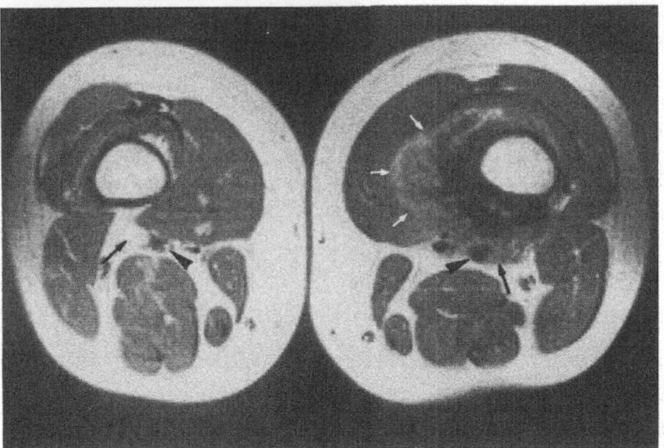

Abb. 3 a, b. 45jährige Patientin mit Osteosarkom des distalen Femur links. **a** Das Computertomogramm zeigt die extraossäre Tumorkomponente als hypodense Formation *(weiße Pfeile)*, die jedoch gegenüber dem Musculus quadriceps nur unscharf abgrenzbar ist. Eine sichere Darstellung der Gefäße ist nicht gegeben (*Pfeilspitze* Vene, *schwarzer Pfeil* Arterie). **b** Axiales MR-Tomogramm (TR = 600 ms, TE = 22 ms). Es besteht ein hoher Kontrast zwischen dem extraossären Tumoranteil *(weißer Pfeil)* und der Muskulatur. Die Gefäße *(Pfeilspitze, schwarzer Pfeil)*, die auf der Gegenseite klar abgrenzbar sind, sind nicht vom Tumorgewebe trennbar

Insbesondere beim Osteosarkom und Ewing-Sarkom ist die Beurteilung des Erfolges einer präoperativen Chemotherapie bedeutsam. Die Verkleinerung der extraossären Tumorkomponente und die Rekalzifizierung von Knochendestruktionen sind Indizien eines guten Therapieerfolges. Im MR sind über diese morphologischen Kriterien hinaus wertvolle Rückschlüsse aus der Intensitäts-Zeit-Kinetik nach Gadolinium-DTPA abzuleiten. Bei Respondern war ein verzögerter und wesentlich geringerer Anstieg der Signalintensität zu verzeichnen als vor Chemotherapie. Es kann jedoch noch nicht abschließend festgestellt werden, ob die Frage des Ansprechens auf die Chemotherapie mit ausreichender Sicherheit beantwortet werden kann.

Bei benignen Knochentumoren, die durch Kürettage oder En-bloc-Resektion behandelt werden, genügen konventionelle Röntgenaufnahmen für die postoperative Kontrolle. Bei malignen Knochentumoren sind die Untersuchungsbedingungen dadurch erschwert, daß meist Metalle in Form von Endoprothesen oder Osteosyntheseplatten eingebracht werden. Der Einsatz der CT wird durch die daraus resultierenden Störartefakte erheblich eingeschränkt. Bei der MR sind zwar gleichfalls Artefakte zu beobachten, die jedoch lokal begrenzt sind, so daß in Nachbarschaft einer Endoprothese ein Lokalrezidiv noch erkennbar sein kann. Hinsichtlich der Differenzierung von Tumorrezidiv, Narbe und reaktiven Veränderungen gilt, wie für die Weichteiltumoren ausgeführt, daß die MR hierzu wesentlich aussagekräftiger ist als die CT.

Im Vergleich mit anderen bildgebenden Verfahren bei der Diagnostik und Therapiekontrolle von Knochentumoren zeigt sich, daß die konventionelle Röntgendiagnostik die unverzichtbare Grundlage bleibt. Für das lokale Tumorstaging ist die CT heute als „golden standard“ anzusehen, wenngleich sich eine Überlegenheit der MR abzeichnet. Der höhere Aufwand und die höheren Kosten, die mit der MR verbunden sind, erscheint jedoch gerechtfertigt und vertretbar angesichts der schicksalentscheidenden Bedeutung des Untersuchungsergebnisses und des relativ seltenen Auftretens primärer Knochen- und Weichteiltumoren.

Muskuloskeletale Entzündungen

Bei der Osteomyelitis sind im konventionellen Röntgenbild erst relativ spät (nach ca. 3 Wochen) Knochendestruktionen erkennbar, da erst nach diesem Intervall 30-50% Knochensubstanz abgebaut sind. Im CT sind wesentlich früher morphologische Veränderungen erfaßbar. Infolge des Ödems und der Ansammlung von Entzündungszellen kommt es zu einem Anstieg der Dichtewerte im Knochenmark. Gelegentlich sammelt sich Gas im Markraum an. Destruktionen des spongiösen und kompakten Knochens sind im CT gleichfalls früher als im konventionellen Röntgenbild nachweisbar.

Weichteilinfekte imponieren als Obliterationen der Muskelschichten und als hypodense Formationen, die teilweise liquide Dichtewerte zeigen und nach intravenöser Kontrastmittelgabe einen hyperdensen Randsaum aufweisen können. Wie tierexperimentelle Untersuchungen mit intramedullärer Injektion von Staphylokokkensuspensionen gezeigt haben, ist die CT weniger empfindlich als die Skelettszintigraphie und die MR. Der erste Befund, der im MR nachweisbar war, war eine paraossale Signalerhöhung im T2-gewichteten Bild und nach Gadolinium-DTPA.

Bei der chronischen Osteomyelitis können durch die CT auch innerhalb intensiv sklerosierter Areale Sequester nachgewiesen werden, die nativdiagnostisch nicht erkennbar sind. Weichteilveränderungen, insbesondere Abszeßbildungen oder Luftansammlungen sind gleichfalls als Hinweis auf ein florides Geschehen zu werten.

Bei der Spondylitis ist im CT neben der Arrosion der bandscheibennahen Wirbelkörperabschnitte ein unterschiedlich großer paravertebraler Weichteilabszeß nachweisbar. Insbesondere bei der tuberkulösen Spondylitis kann der Senkungsabszeß sehr groß sein und sich über weite Entfernung ausbreiten. Bei wenig floriden Spondylitiden bzw. in der Differentialdiagnose zu degenerativen Bandscheibenveränderungen ist die CT der MR deutlich unterlegen. So ist die Spondylitis durch eine Signalerhöhung im T2-gewichteten Bild gekennzeichnet, während bei der Osteochondrose im Bandscheibenraum keine Signalerhöhung eintritt.

Die Befunde von MR und CT sind bei entzündlichen Skelettveränderungen unspezifisch und im Einzelfall nicht immer von tumorösen Veränderungen differenzierbar. Hinweisend auf ein entzündliches Geschehen sind die unscharfe Begrenzung und das perifokale Ödem, das meist wesentlich deutlicher ist als bei Tumoren.

Trauma

Die überwiegende Mehrzahl der Verletzungsfolgen kann durch die konventionelle Röntgendiagnostik definitiv geklärt werden. Nur bei Verletzungen in den genannten komplexen anatomischen Regionen wie Becken, Wirbelsäule, Schulter und Rückfuß sind gelegentlich weiterführende Untersuchungen erforderlich. Hier hat sich die CT bereits als Standardverfahren etabliert, so daß vielfach auf Spezialprojektionen verzichtet wird. Da schwere Verletzungen zudem häufiger im Zusammenhang mit Schädelhirntraumen und stumpfen Bauchtraumen auftreten, deren Abklärung ohnehin eine CT-Untersuchung erfordert, bietet sich die CT auch bei derartigen Skelettverletzungen an. Darüber hinaus kann wegen einer intensivmedizinischen Behandlung und den dazu erforderlichen, bisher meist metallischen Geräten eine MR nicht ohne weiteres erfolgen. Da knöcherne Verletzungen im CT mit unübertroffener räumlicher Auflösung erfaßt werden, bietet sie sich primär an.

Bei Beckenfrakturen sollte vor allem bei Verdacht auf Beteiligung des Azetabulums und des Sakroiliakalgelenkes bzw. des Sakrum die CT herangezogen werden. Bei Frakturen des Azetabulums kann der genaue Frakturlinienverlauf definiert und insbesondere zwischen Pfannenrand- und -pfeilerfrakturen unterschieden werden. Auf der a. p.-Übersichtsaufnahme ist bei Azetabulumfrakturen auch nicht sicher zu entscheiden, ob der vordere oder hintere Pfeiler betroffen ist - eine Frage, die für den operativen Zugangsweg entscheidend ist. Für Verletzung des Sakroiliakalgelenkes ist die CT eindeutig als Verfahren der Wahl anzusehen. Ein „Vakuumphänomen", d. h. der Nachweis von Luft im Sakroiliakalgelenkspalt kann einziger und nur im CT nachweisbarer Hinweis auf die Verletzung sein. Die Verschiebung zwischen Sakrum und Ilium erfolgt häufig in ventrodorsaler Richtung, so daß sie nur im axialen Bild erkennbar ist.

Auch für die weiterführende Diagnostik von Wirbelverletzungen kann die CT als entscheidend zum Nachweis oder Ausschluß einer Instabilität gewertet werden. Frakturen der dorsalen Wirbelelemente, nativdiagnostisch oft schwer erkennbar, sind ebenso klar abgrenzbar wie intraspinal verlagerte Fragmente. Ist dagegen nur die Grund- oder Deckplatte eines Wirbelkörpers imprimiert oder liegt eine horizontal verlaufende Densfraktur vor, so kann die CT einen falsch negativen Befund ergeben. Die MR ist für die akute Versorgung von Wirbelfrakturen meist nicht indiziert. Finden sich jedoch neurologische Ausfälle, die durch die knöchernen Verletzungen nicht erklärbar sind, so kann sie durch den Nachweis von Läsionen des Rückenmarks diagnostisch hilfreich sein, so daß eine Myelographie vermieden werden kann. Zudem sind gelegentlich Strukturveränderungen des Rückenmarks nachweisbar, die sich lediglich in einer Intensitätsänderung des Rückenmarkes manifestieren, ohne daß sie mit einer Form- oder Volumenänderung einhergehen.

Der Einsatz der CT bei Frakturen und posttraumatischen Veränderungen des Rückfußes findet erst in jüngster Zeit eine zunehmende Verbreitung. Dabei erweist sich auch als besonders vorteilhaft, daß durch Gipsverbände keine störenden Überlagerungen entstehen (Abb. 4a). Der Frakturlinienverlauf, insbesondere die Frage der Beteiligung des unteren Sprunggelenkes kann im CT wesentlich besser dargestellt werden als auf konventionellen Röntgenaufnahmen und Tomogram-

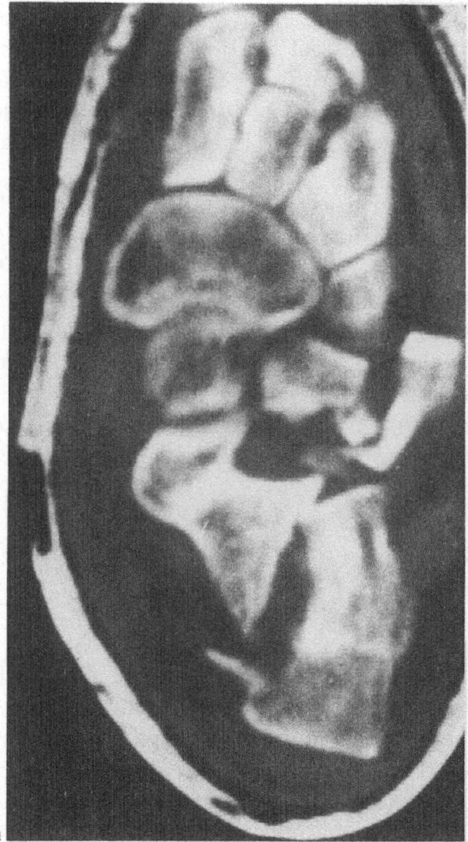

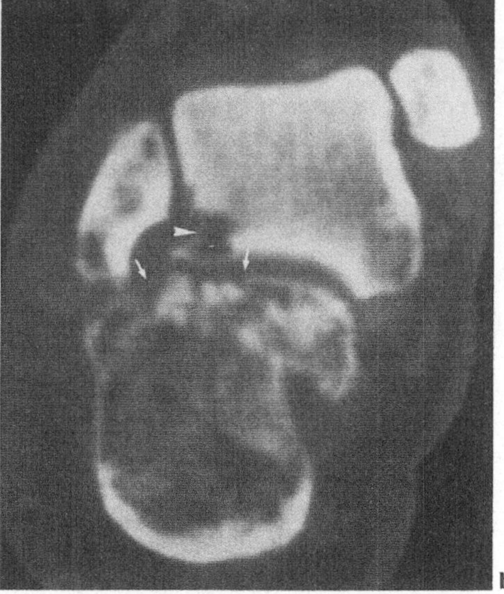

Abb. 4. **a** 23jähriger Patient. Sturz aus großer Höhe. Fraktur des Kalkaneus und des Kuboid. Die Stufenbildung in der Gelenkfläche des Kalkaneus sowie die Verlagerung eines Fragmentes nach lateral ist klar abgrenzbar. Untersuchung durch Gips nicht beeinträchtigt. **b** 56jährige Patientin nach Autounfall. Fraktur des Kalkaneus. Die Gelenkfläche im Bereich des unteren Sprunggelenkes zeigt deutliche Unregelmäßigkeiten *(Pfeile)*. Der mediale und kraniale Abschnitt des Kalkaneus hat seine ursprüngliche Lokalisation beibehalten. Der übrige Kalkaneus ist nach lateral verlagert und nach medial gekippt. Destruktion im Bereich der Gelenkfläche des Talus lateral *(Pfeilspitze)*

men (Abb. 4b). Da bei Frakturen des Rückfußes zunehmend ein aktives operatives Vorgehen gewählt wird, kommt einer exakten Beurteilung große Bedeutung zu. Intraartikuläre Fragmente und die Einklemmung von Sehnenstrukturen sind häufig erst im CT erkennbar.

Aseptische Knochennekrosen

Von besonderer klinischer Bedeutung ist die Hüftkopfnekrose, die in ihrer idiopathischen Form in ca. 30% der Fälle beidseits auftritt, wobei der kontralaterale Befall meist zeitlich verzögert ist. Therapeutisch entscheidend sind eine frühzeitige Diagnose und die exakte topographische Bestimmung der Nekrosezonen. DIHLMANN (1982) konnte zeigen, daß die CT einen früheren Nachweis der Hüftkopfnekrose gestattet als konventionelle Verfahren. Er wies auf die Bedeutung des veränderten Asteriskzeichens hin, d.h. die typische sternförmige Figur, welche die Spongiosa des Hüftkopfes im Querschnittbild ergibt, ist bei der Hüftkopfnekrose frühzeitig gestört. Die Topographie der Nekrosezone ist in koronaren und sagittalen Rekonstruktionen bestimmbar.

Vergleichende Untersuchungen der Treffsicherheit von CT und MR hinsichtlich des Nachweises von Hüftkopfnekrosen liegen bisher nicht vor. Dagegen wurde in zahlreichen Studien nachgewiesen, daß die MR der konventionellen Diagnostik eindeutig überlegen ist. Da sich die Hüftkopfnekrosen zunächst in den kranialen Abschnitten der Hüftkopfkalotte lokalisieren und damit in der axialen Schichtebene tangential getroffen werden, ist jedoch anzunehmen, daß sie in den koronaren und sagittalen Bildebenen der MR am besten erkennbar sind.

Für aseptische Knochennekrosen in anderen Lokalisationen gilt gleichfalls eine Überlegenheit der CT gegenüber der konventionellen Diagnostik, während sie der MR unterlegen ist.

Gelenke und Bänder

An den großen Gelenken wie Schulter, Hüfte, Knie und Sprunggelenk sind nach intraartikulärer Kontrastmittelgabe Knorpelschäden im CT erkennbar. Insbesondere bei Schäden des Retropatellargelenkes (Abb. 5) und des Sprunggelenkes wurden umfangreiche Erfahrungen gewonnen. Die CT-Arthrographie der Schultergelenke ist für die Diagnostik der Schulterluxation sehr aussagekräftig. Neben knöchernen Absprengungen am vorderen Pfannenrand und dem Hill-Sachs-Defekt am dorsolateralen Abschnitt des Humeruskopfes sind auch Abscherungen und Auffaserungen des Labrum glenoidale nachweisbar.

Für eine adäquate Erfassung von Bandstrukturen ist es erforderlich, sie mit ihrem Verlauf in die computertomographische Querschnittebene zu bringen, was eine spezielle Positionierung des Patienten voraussetzt (Abb. 6a). Große Sehnen, wie die Achilles- und Patellarsehne, die von Fettgewebe begrenzt sind, lassen sich bereits im Nativ-CT beurteilen. Bei anderen Bändern, wie den Kreuzbändern des

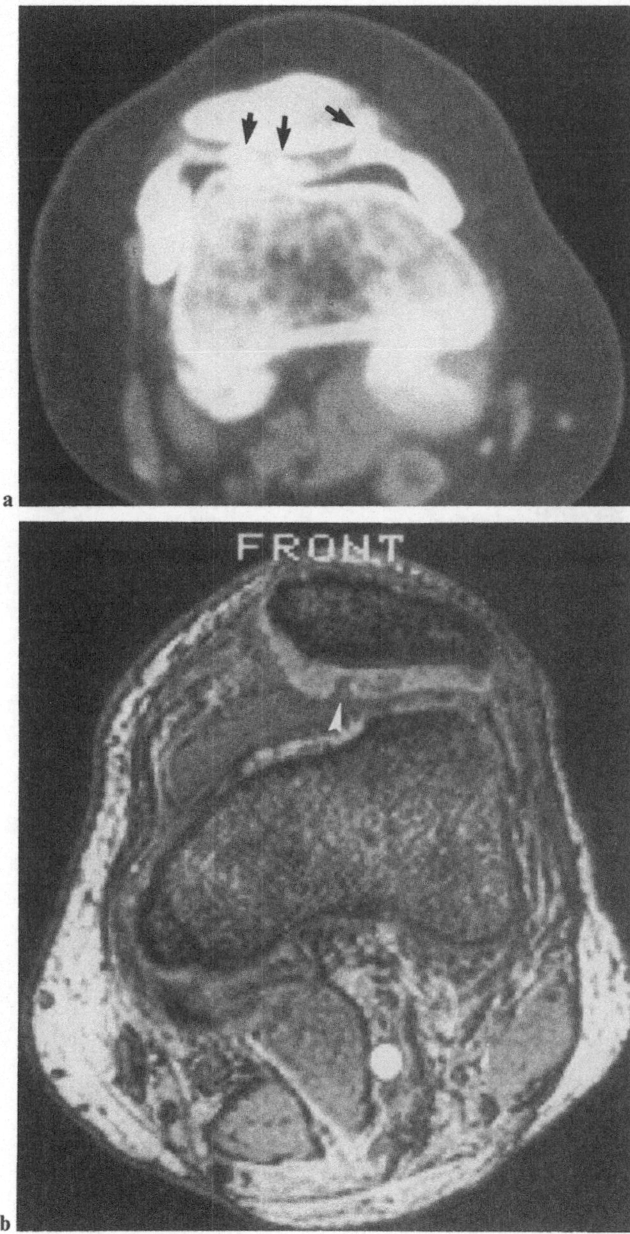

Abb. 5. **a** CT-Arthrographie des Retropatellargelenkes. Es finden sich ausgedehnte Ulzerationen der Knorpelgelenkfläche, so daß das Kontrastmittel bis zum subchondralen Knochen eindringen kann *(Pfeile)*. Daneben ist eine ausgeprägte Dysplasie der Patella und eine laterale Subluxation nachweisbar. **b** Axiales MR-Tomogramm des Kniegelenkes (3D, FLASH, Flip-Winkel = 30°, TR = 40 ms, TE = 13 ms). Im Bereich der Crista partellae ist ein Ulkus in der Gelenkfläche nachweisbar *(Pfeilspitze)*. Deutliche Strukturinhomogenitäten in der lateralen Patellafacette. Lateralkippung der Patella

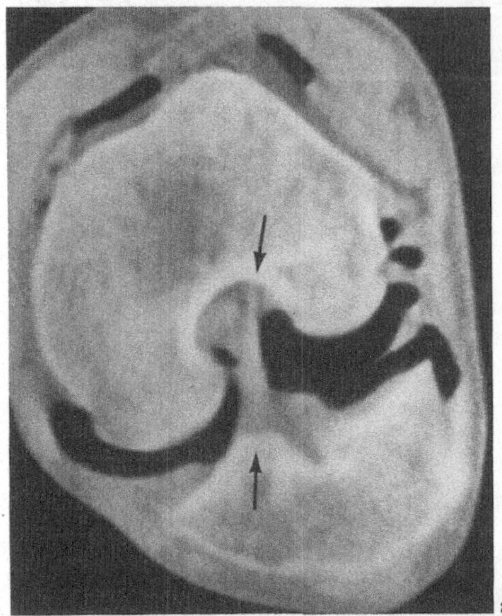

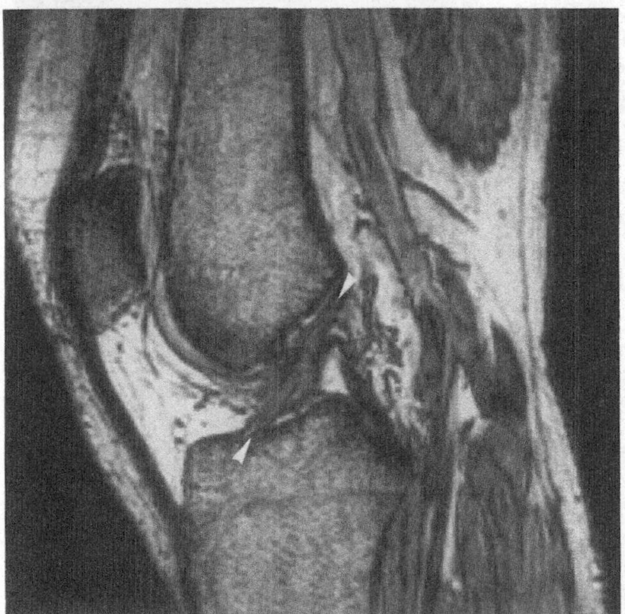

Abb. 6. **a** CT-Arthrogramm des vorderen Kreuzbandes. Der Bandverlauf ist durch Pfeile gekennzeichnet. Das vordere Kreuzband ist hochgradig verdünnt und im femoralen Anteil medialisiert. **b** Sagittales MR-Tomogramm (3D, FISP, Flip-Winkel 40°, TR = 40 ms, TE = 13 ms). Der Verlauf des vorderen Kreuzbandes ist durch Pfeilspitzen markiert. Direkte Darstellung des vorderen Kreuzbandes ohne die Notwendigkeit einer intraartikulären KM-Applikation

Kniegelenkes ist dagegen eine intraartikuläre Luftinsufflation unverzichtbar. Die MR-Tomographie besitzt demgegenüber für die Darstellung des Gelenkknorpels und der Bänder entscheidende Vorteile, da sie direkt und kontrastreich abgebildet werden und die Schichtebenen so gewählt werden können, daß sie die interessierenden Strukturen optimal erfassen (Abb. 6b).

Diskussion

Die konventionelle Röntgendiagnostik stellt unverändert die unverzichtbare Basisuntersuchung in der radiologischen Untersuchung des Skelettsystems dar. Als weiterführende Untersuchung ist die CT als „gold-standard" zu betrachten, an dem sich alle anderen Verfahren messen lassen müssen. Verkalkungen und Verknöcherungen werden im CT unübertroffen empfindlich dargestellt. Der Weichteilkontrast der CT ist niedriger als im MR. Vielfach ist jedoch, insbesondere bei hochdosierter Kontrastmittelgabe, eine befriedigende Abgrenzung pathologischen Gewebes möglich. An den peripheren Extremitätenabschnitten sind die interponierenden Fettschichten spärlich ausgebildet, so daß die CT in diesen Regionen der MR deutlich unterlegen ist. An den Röhrenknochen können im CT Aufhärtungsartefakte auftreten, die gelegentlich eine Differenzierung von periostalen Knochenreaktionen erschweren. Dieses Problem tritt bei der MR nicht auf. Bei postoperativen Zuständen, insbesondere nach Knochentumoroperationen, verursachen Metallimplantate erhebliche Störartefakte, die zu einer massiven Beeinträchtigung der Beurteilbarkeit führen. Im MR sind dagegen meist nur örtlich begrenzte Bildausfälle zu verzeichnen. Die Möglichkeit der MR, Schichtebenen in jeder gewünschten Richtung zu erzeugen, ist als wichtiger Vorteil gegenüber der CT anzusehen. Dies gilt insbesondere für die Beurteilung der longitudinalen Ausdehnung von Knochen- und Weichteiltumoren und die Darstellung von Knorpel- und Bandstrukturen (Tabelle 1).

Absehbare und teilweise verwirklichte technologische Weiterentwicklungen der CT ergeben neuartige und interessante Perspektiven. Die dreidimensionale Oberflächen- und Volumenrekonstruktion erscheint weniger diagnostisch bedeutsam als für ein individuelles Prothesendesign zur Erreichung eines optimalen „press-

Tabelle 1. Vor- und Nachteile der CT und MR in der Skelettdiagnostik. Zunehmende diagnostische Aussagekraft von − bis ++.

	MR	CT
Periphere Extremitäten	++	+
Verkalkungen	(+)	++
Longitudinale Ausdehnung	++	+
Weichteilkontrast	++	+
Metallartefakte	(+)	−
Aufhärtungseffekte	−	+

Tabelle 2. Zukünftige Entwicklung der Indikationen von CT und MR in der Skelettdiagnostik (persönliche Meinung des Verfassers). *P* präoperative Prothesenplanung, – Abnahme, = unverändert, + Zunahme

	Tumor	Trauma	Gelenke	Entzündung
CT	–/+P	=	–/+P	–
MR	+	+	+	+

fit“ bei zementfreien Prothesen geeignet. Durch spezielle Korrekturalgorithmen können Metallartefakte reduziert werden, so daß die CT auch bei Metallimplantaten einsetzbar wird.

Prognosen über die zukünftige Entwicklung des Einsatzes der CT bei Erkrankungen und Verletzungen des Skelettsystems werden nicht nur von den diagnostischen Möglichkeiten, sondern auch von der Verfügbarkeit der Geräte und ökonomischen Faktoren beeinflußt. Bisher wurde das Potential der CT in der Skelettdiagnostik aus Kapazitätsgründen nur unzureichend genutzt. Durch die Zunahme der Zahl von CT-Installationen ist vermutlich vorerst eine Ausweitung der Indikationen zu erwarten. Längerfristig dürfte jedoch die MR bei verschiedenen Erkrankungen, insbesondere Tumoren und Entzündungen sowie Gelenkschäden die CT ersetzen. In der Traumatologie jedoch, die quantitativ das Hauptkontingent stellt, dürfte die CT langfristig die entscheidende Methode in Ergänzung der Röntgennativuntersuchung bleiben (Tabelle 2).

Literatur

1. Berquist TH, Ehmann RL, Richardson ML (1986) Magnetic resonance of the musculo-skeletal system. Raven, New York
2. Bohndorf K, Reiser M, Lochner B, Fequx de Lacroix W, Steinbrich W (1986) Magnetic resonance imaging of primary tumours and tumour-like lesions of bone. Skeletal Radiol 15: 511-517
3. Dihlmann W (1982) CT analysis of the upper end of the femur. The asterisk sign and ischemic bone necrosis of the femoral head. Skeletal Radiol 8: 251-255
4. Federle MP, Brant-Zawadzki MC (1986) Computed tomography in the evaluation of trauma. Williams & Wilkins, Baltimore, London, Los Angeles, Sydney
5. Heller M, Jend H-H, Genant HK (1986) Computed tomography of trauma. Thieme, Stuttgart, New York
6. Heller M, Kötter D, Wenzel E (1980) Computertomographische Diagnostik des traumatisierten Beckens. Fortschr Röntgenstr 132/4: 386-391
7. Lingg G, Nebel G (1982) Computertomographische und szintigraphische Diagnostik der bakteriellen Spondylitis. Fortschr Röntgenstr 137: 692-699
8. Moon KL, Genant HK, Helms CA, Chafetz NJ, Crooks LE, Kaufman L (1983) Musculoskeletal applications of NMR. Radiology 147: 161-171
9. Reiser M, Bohndorf K, Niendorf HP, Friedmann G, Erlemann R, Kunze V (1987) Erste Erfahrungen mit Gadolinium-DTPA in der Magnetischen Resonanztomographie (MR) von Knochen- und Weichteiltumoren. Radiologe 27: 467-472
10. Reiser M, Heuck A, Rupp N, Heimhuber B (1987) Die Darstellung der Femurkopfnekrose in der MR-Tomographie. Fortschr Röntgenstr 146/2: 191-195

11. Reiser M, Rupp N, Aigner R, Hipp E, Sommer B (1984) Die Gelenke des Rückfußes im Computertomogramm. Fortschr Röntgenstr 140/6: 638-645
12. Reiser M, Rupp N, Pfänder K, Schepp S, Lukas P (1986) Die Darstellung von Kreuzbandläsionen durch die MR-Tomographie. Fortschr Röntgenstr 145/2: 193-198
13. Scott WW, Magid D, Fishman EK (1987) Computed tomography of the musculo-skeletal system. Churchill Livingston, New York, Edinburgh, London, Melbourne

Wirbelsäule und Spinalkanal

TH. WEISS

Bei der Aufdeckung pathologischer Veränderungen des Achsenskeletts hat sich die CT als äußerst wertvolle diagnostische Methode etabliert. Neben onkologischen und traumatologischen Fragestellungen dominiert von seiten der Indikationshäufigkeit die Abklärung des degenerativ bedingten vertebralen Schmerzsyndroms.

Degenerative bandscheibenbedingte Veränderungen

Neben dem Auffinden der dem degenerativen Syndrom zugrundeliegenden Störung besitzt die Bestimmung ihres Schweregrades Wichtigkeit. Bei Diskusverlagerungen interessiert aus therapeutischem Blickwinkel zudem vor allem die Frage, ob es sich um ein akutes Ereignis handelt oder ob eine ältere osteophytär fixierte („chronische") Diskushernierung vorliegt.

Hinsichtlich der therapeutischen Konsequenz wäre in ersterem Fall ein meist operatives Vorgehen anzustreben, während die Operationsindikation der knöchern fixierten Diskusprotrusion sehr viel zurückhaltender gestellt wird. Das zu erwartende klinische Resultat besitzt erfahrungsgemäß unter diesen Umständen eine nicht selten unbefriedigende Qualität.

Es ist der große Vorzug der CT, daß sie gerade in dieser entscheidenden Fragestellung einen sehr wertvollen Beitrag zu leisten vermag, der an die Fähigkeit des Verfahrens geknüpft ist, die oft enge Nachbarschaftsbeziehung von ossären Strukturen und diskalem Weichteilgewebe mit großer Genauigkeit aufzudecken (CLAUSSEN et al. 1982, HAUGHTON et al. 1980 u. 1982, LACKNER u. SCHROEDER 1980, MÜLLER et al. 1981, WEISS et al. 1983a).

Akuter Bandscheibenvorfall

Seine bevorzugte Lokalisation sind die unteren beiden Zwischenwirbelräume des zervikalen und lumbalen Achsenskeletts, wobei typischerweise relevante osteochondrotische bzw. spondylotische Begleitveränderungen fehlen oder eine sehr geringe Ausprägung besitzen.

Es wird als Selbstverständlichkeit unterstellt, daß die Bestimmung des voraussichtlich betroffenen Wirbelsegments durch eine zuvor durchgeführte neurologische Untersuchung erfolgt ist und daß der Schweregrad degenerativer Verände-

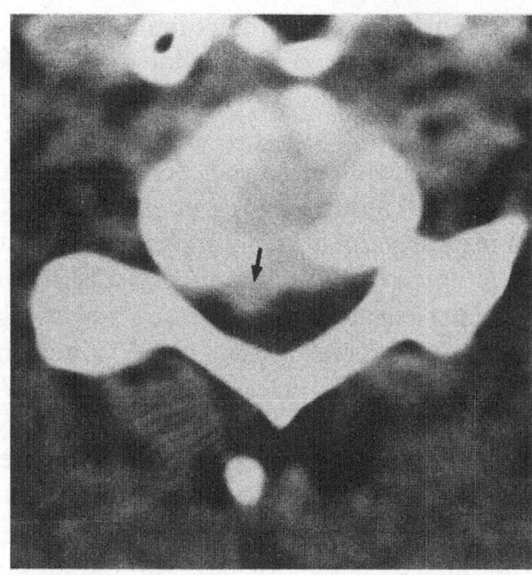

Abb. 1. Rechtsmediolateraler Bandscheibenvorfall *(Pfeil)* im Segment C5/6

rungen durch Röntgenübersichtsaufnahmen (in 2 Ebenen) ebenfalls vor Anfertigung computertomographischer Aufnahmen abgeschätzt wurde.

Sicherheitshalber sollte grundsätzlich jedoch immer die Abtastung der beiden benachbarten unteren Zervikal- bzw. Lumbalsegmente angestrebt werden.

Die Diskusherniationen orientieren sich meist in den medialen oder mediolateralen Anteil des knöchernen Spinalkanals (Abb. 1). Sehr viel seltener werden extrem laterale Vorfälle angetroffen. Hinsichtlich Seitenbeziehung und Schweregrad der Befundausprägung korreliert das klinisch-neurologische Bild meist mit dem computertomographischen Untersuchungsergebnis. Der gegenwärtige Stand der kernspintomographischen Technik erlaubt heute noch keine der CT gleichwertige Untersuchung bandscheibenbedingter Erkrankungen. Insbesondere die mangelnde Erfassung begleitender osteophytärer Veränderungen gilt hier als Nachteil der neuen Schnittbildmethode. Demgegenüber lassen sich mit Hilfe der *Kernspintomographie (KST)* beginnende dehydrierende Chondrosen nachweisen, die durch eine deutliche Signalminderung des Diskus im betroffenen Segment charakterisiert sind. Eine relevante osteochondrotische Beteiligung kann in diesem degenerativen Frühstadium noch fehlen. Die therapeutische Konsequenz dieses Phänomens ist allerdings gering bis fehlend, da es keine prädiktive Qualität bezüglich eines etwa bevorstehenden Bandscheibenvorfalls besitzt.

Chronische Bandscheibenverlagerung

Im Gegensatz zum akuten („weichen") Diskusvorfall sind die schon längere Zeit bestehenden Bandscheibenherniationen sehr oft mit osteochondrotischen und/oder spondylotisch-osteophytären Veränderungen assoziiert („harter Vorfall"). Diese Verknüpfung gewinnt mit steigendem Lebensalter der Betroffenen an Bedeutung (Krämer 1978).

In einer eigenen Untersuchungsreihe, die sich auf den Lumbalsitus von 318 Patienten bezog, bestand in der Gruppe der über 40jährigen in 88% der Fälle eine gleichzeitige Inzidenz von degenerativem LWS-Schaden und Diskusverlagerung (Weiss et al. 1983a).

Demgegenüber war bei den relativ jüngeren Patienten (unter 40 Jahre) eine derartige Verknüpfung nur mit einer Häufigkeit von 28% nachweisbar.

Im Zusammenhang mit der chronischen Bandscheibenverlagerung kommt dem Phänomen der osteochondrotischen dorsalen Wirbelkörperrandkantenosteophyten eine besondere Bedeutung zu. Der klinische Einfluß dieser Knochenstruktur wurde in früheren Zeiten sicher unterschätzt und gewann erst durch die CT neue Aufmerksamkeit. Der infolge osteochondrotischer Segmenterniedrigung dorsal verlagerte Annulus fibrosus reizt ständig das dem Hinteren Längsband anliegende Wirbelkörperperiost. Hierdurch wird die allmähliche Ausbildung der osteophytären Spornbildungen begünstigt (Kovacs 1949, Töndury 1970, Krämer 1978).

Die schon vor längerer Zeit geäußerte Vermutung (Kovacs 1949), daß ein gering ausgeprägter dorsaler Randkantenosteophyt sehr oft mit einer begleitenden Diskusverlagerung einhergeht, erfährt durch die CT ihre Bestätigung. Im eigenen Untersuchungsgut gingen 70,2% der dorsalen Knochensporne mit Begleitprotrusionen einher (Weiss et al. 1983a, Abb. 2a u. b).

Im Frühstadium seiner Entwicklung ist der dorsale Kantenosteophyt zumeist deutlich kleiner als die begleitende Diskusherniation. Im Laufe der Jahre fördert die zunehmende Bandscheibendegeneration das Voranschreiten der abstützenden osteochondrotisch-spondylotischen Umbauten. Infolge weiterer, durch anhaltenden Flüssigkeitsverlust bedingter, diskaler Schrumpfungsvorgänge können die Folgestadien durch ein weitgehendes Schwinden des dorsal verlagerten Diskusgewebes gekennzeichnet sein. Das klinische Beschwerdebild wird jetzt allein durch den verbliebenen (und gewachsenen) knöchernen Randkantenauswuchs unterhalten.

Die CT gestattet es, die verschiedenen Schweregrade und Übergangsstadien dieser pathologischen Kette zu erfassen und die „Verantwortlichkeit" der beschriebenen Veränderungen für das klinische Bild herauszustellen.

Im Gegensatz zum akuten Diskusvorfall werden hierbei häufig deutliche Diskrepanzen zwischen Beschwerdebild und CT-Diagnose deutlich. Sie hängen mit der im Einzelfall unterschiedlich empfundenen Schmerzintensität zusammen und sind vermutlich auch auf kompensierende Anpassungsreaktionen der betroffenen vertebralen Anatomie zurückzuführen. Hierzu paßt auch die Beobachtung, daß sich im Verlauf der sich sehr langsam entwickelnden pathologischen Veränderungen nahezu nie rasch progrediente neurologische Ausfälle nachweisen lassen.

Das operierte Zwischenwirbelsegment

Es ist eine klinische Erfahrung, daß bei einer nicht unerheblichen Gruppe von Patienten durch operative Maßnahmen keine dauerhafte Linderung des Beschwerdebildes erreicht werden kann. Die erneut durchzuführende CT soll in diesen Fällen die Frage klären, ob ein Rezidivvorfall vorliegt oder ob die bestehende Symptomatik auf postoperative Narbenbildungen zurückzuführen ist. Beide Strukturen

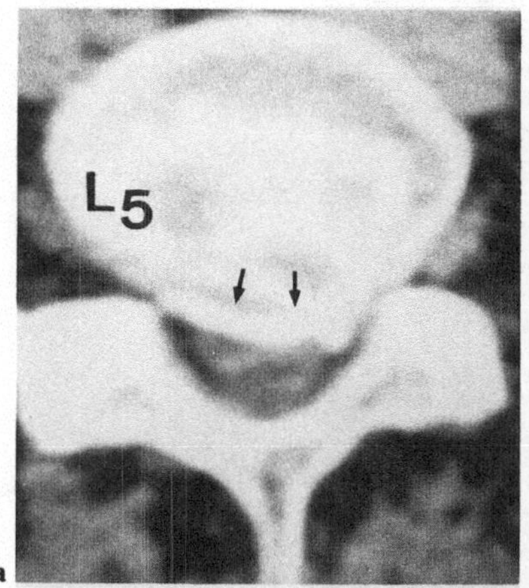

a

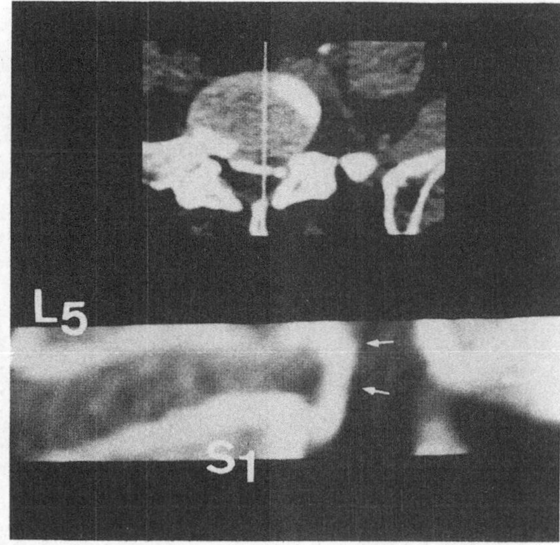

b

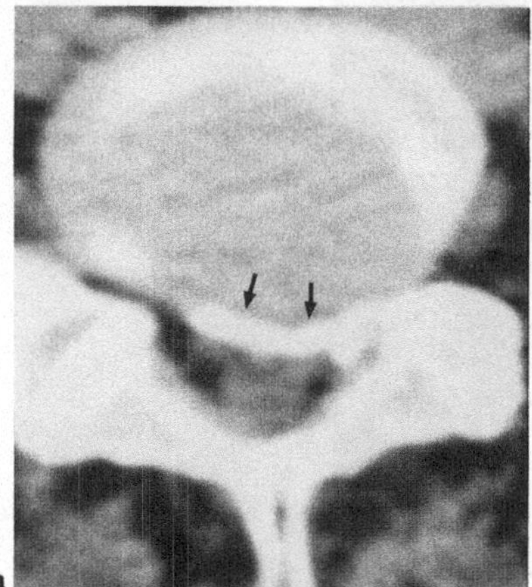

a

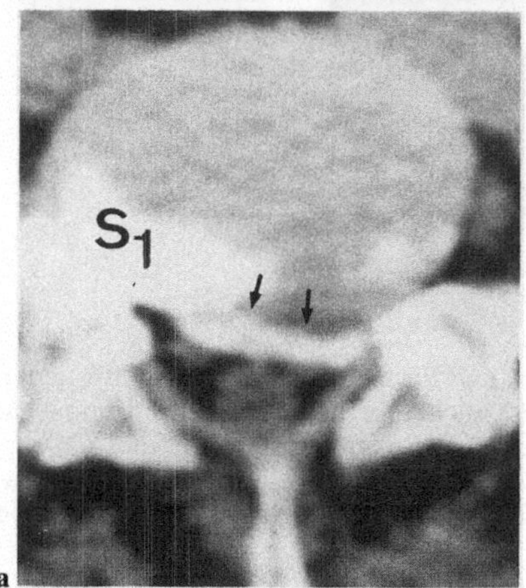

a

Abb. 2. a „Harter" Bandscheibenvorfall linksmediolateral im Segment L5/S1. Die Diskusverlagerung ist osteophytär fixiert *(Pfeile)* **b** Longitudinale Rekonstruktion des in **a** gezeigten Segments. Deutliche spangenförmige osteophytäre Überbrückung der Hinterfläche des Zwischenwirbelraumes *(Pfeile)*. Beginnende osteochondrotische Höhenminderung des hinteren Anteils des Zwischenwirbelsegments

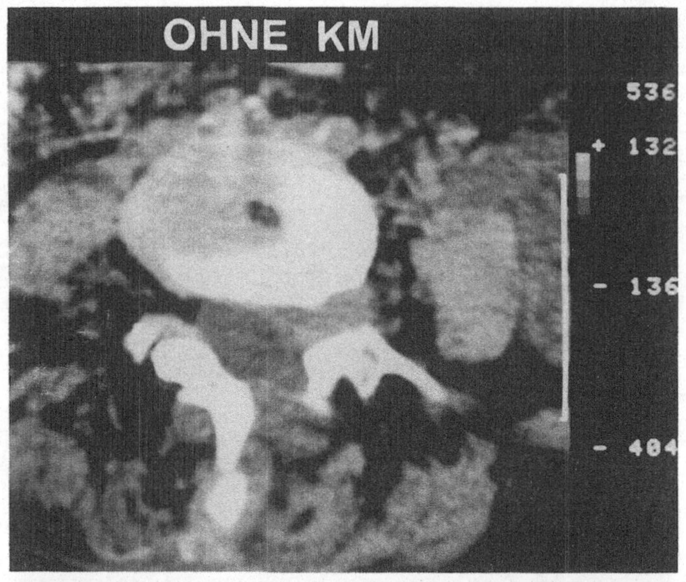

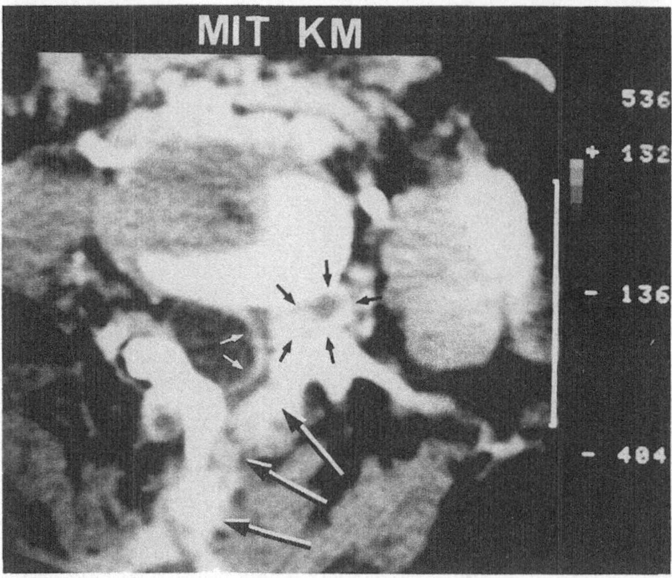

Abb. 3. Kombination von postoperativer Narbenbildung und Rezidivvorfall. Im unkontrastierten Bild *(oben)* ist eine Differenzierung dieser beiden Zustände nicht möglich. Nach Kontrastmittelgabe resultiert eine deutliche Kontrastanhebung der Narbenplatte *(kleine schwarze Pfeile)*, die eine minderdichte zentrale Zone aufweist, die dem Rezidivvorfall entspricht. Zusätzlich deutliche säbelscheidenartige epidurale Kontrastanhebung *(kleine weiße Pfeile)* sowie deutliche Demarkation des operativen Zugangsweges *(große Pfeile)*

lassen sich anhand ihrer Dichte oft nicht differenzieren, so daß formanalytische Kriterien bei der Diagnostik im Vordergrund stehen. Typische säbelscheidenartige Narbenbildung mit Bezug zum Fensterungsdefekt des Wirbelbogens bereiten keine differentialdiagnostischen Schwierigkeiten.

Demgegenüber erscheint im Falle weniger richtungsweisend ausgebildeter topographischer Konstellationen eine sichere Differenzierung zwischen Narbe und Rezidivvorfall äußerst schwierig, insbesondere beim kombinierten Auftreten beider Veränderungen stößt die Nativdiagnostik an ihre Grenzen (Abb. 3).

In dieser Situation leistet die nach Verabfolgung intravenösen Kontrastmittels durchgeführte ergänzende Abtastung des kritischen Segments wertvolle Dienste. Das Verfahren nutzt den Umstand, daß sich epidurale postoperative Fibrosierungen in der Mehrzahl der Fälle kontrastieren lassen, während dies beim bradytrophen nichtvaskularisierten Diskusgewebe nicht gelingt (Schubiger und Valavanis 1982, Weiss et al. 1984b, 1986, Teplick et al. 1986).

Nach eigenen Ergebnissen streute die im Einzelfall erzielbare Kontrastanhebung in einem Bereich von etwa 15 bis 45 HE und erreichte in 83% aller Fälle ein diagnostisch verwertbares Niveau (Weiss et al. 1984b, 1986).

Mit zunehmendem Zeitintervall zwischen CT-Untersuchung und OP-Termin wurde ein Trend zu relativ geringerer Kontrastanhebung der Narbenstrukturen erkennbar, wobei jedoch auch bei Patienten mit 2-3 Jahre zurückliegendem Eingriff ein befriedigendes Resultat erzielt werden konnte.

Der postoperative diagnostische Effekt der intravenösen Kontrastmittelgabe ist allerdings eng an ein ausreichendes Kontrastmittelvolumen (80-100 ml) sowie an eine genügend hohe Flußrate (schnelltropfender Abbocath-T-16-G-Katheter mit 0,11 cm Innendurchmesser und einer Flußrate von etwa 0,35 ml/s) gebunden (Weiss et al. 1984b, 1986).

Lumbale Spondylarthrose und „Enger Spinalkanal"

Ebenso wie die dorsalen osteophytären Kantenausziehungen ist die Verantwortlichkeit der Spondylarthrose für das Lumbalsyndrom erst mit Einführung der CT deutlicher herausgestellt worden. Die spondylarthrotischen Randwulstbildungen neigen dazu, den Rec. lateralis einzuengen und die in ihm liegende Nervenwurzel zu komprimieren (Carrera et al. 1980, Mikhael et al. 1981).

Mit steigendem Lebensalter ist im Verein mit den obligaten „physiologischen" Skelettdegenerationen ein gewisses Maß an Spondylarthrose nahezu stets vorhanden.

Insbesondere auf dem Boden schwerer Fehlhaltungen der Wirbelsäule kann es zu überschießenden, abstützenden spondylarthrotischen Reaktionen kommen, wobei der entsprechende Rec. lateralis unterschiedlich stark beeinträchtigt sein kann (Abb. 4). Treffen derartige spondylarthrotische Veränderungen auf eine zusätzliche konstitutionsbedingte Hypertrophie der Wirbelgelenke, die unter Umständen noch mit einer angeborenen Verkürzung der Wirbelbögen einhergeht, so ist das resultierende Beschwerdebild einer causalen Therapie nur noch schwer zugänglich. Bei diesem sog. Syndrom des „Engen Spinalkanals" bietet die von Geburt an bestehende Engstellung der spinalen Lichtung eine für degenerative Veränderungen

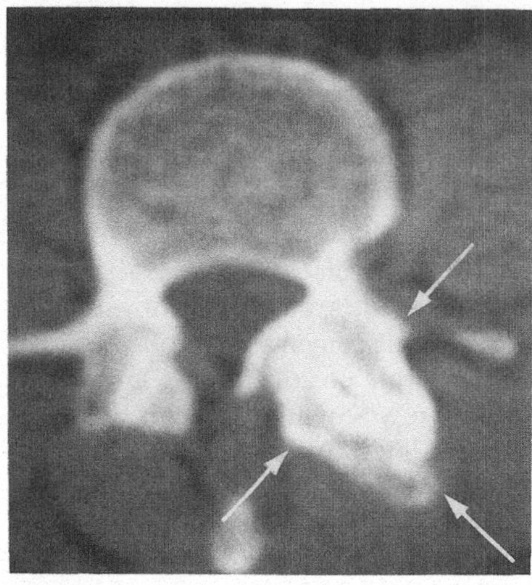

Abb. 4. Ausgeprägte hypertrophische linksseitige Spondylarthrose bei Torsionsskoliose. Geringe verformende Rückwirkung auf den linken Rec. lateralis

besonders empfindliche Angriffsfläche, da schon ein relativ gering ausgeprägter Grad erworbener Verschleißerscheinungen des Bewegungssegments zu deutlichen Kompressionseffekten der intraspinalen Weichteilstrukturen führen kann (Wackenheim u. Babin 1980).

Als eine relativ selten vorkommende erworbene Form des „Engen Spinalkanals" kann die Ostitis deformans Paget angesehen werden. Aufgrund ihrer im Lumbalbereich nahezu stets vorliegenden monostischen Manifestationsform handelt es sich um eine kurzstreckige einengende Verformung der ossären spinalen Lichtung, die sich auf das Höhenniveau des betroffenen Wirbelkörpers beschränkt. Die CT zeigt die grobmaschige Verdickung der spongiösen Trabekelstrukturen und erlaubt die genaue Bestimmung der stenosierenden Rückwirkung auf den Spinalkanal.

Spondylolysis und -listhesis

Das klinische Spektrum der Spondylolysis bzw. -listhesis reicht von völliger Beschwerdefreiheit bis hin zum schwersten Kreuz- bzw. Ischiasschmerz. Hinsichtlich ihrer Symptomatik sind derartige Beschwerden kaum von bandscheibenbedingten Beschwerden zu differenzieren. Die bei der Spondylolysis bestehenden Spaltbildungen der Interartikularportionen können eine relative Instabilität im Zwischenwirbelsegment bedingen, so daß bei körperlicher Belastung geringfügige Verschiebungen der Wirbelkörper zueinander zu Reizungen oder Kompressionen der spinalen Nervenwurzeln führen können. Während die Art der Fehlbildung mit Hilfe der konventionellen Röntgentechnik diagnostiziert wird, fällt der Computertomographie die Aufgabe zu, deren Verantwortlichkeit für das klinische Beschwerdebild aufzuzeigen.

In einer eigenen Untersuchungsreihe ließ die aufgrund der Verdachtsdiagnose eines Bandscheibenvorfalls durchgeführte lumbale CT in 22 von 680 Fällen (3,2%)

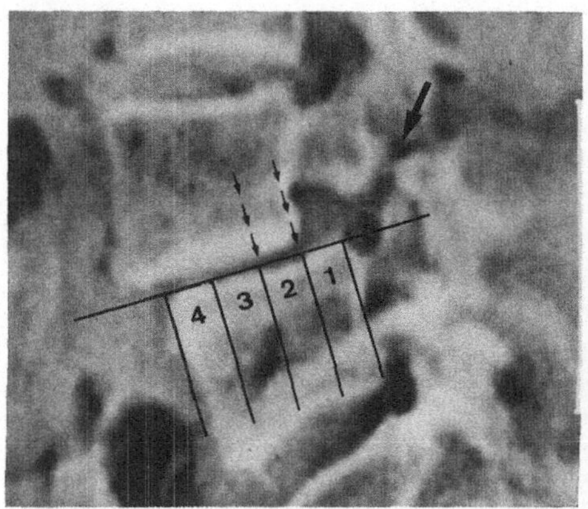

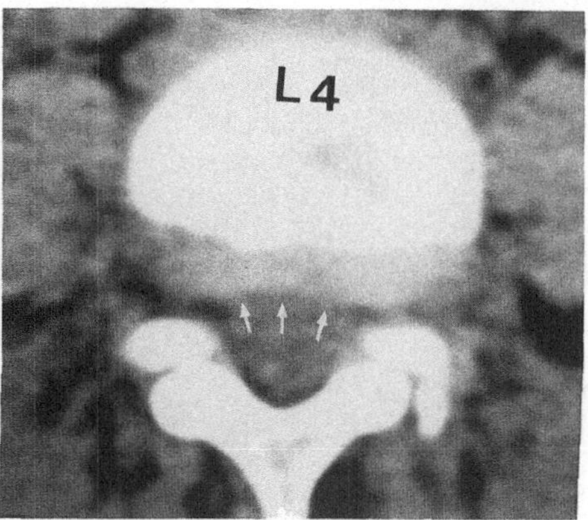

Abb. 5. Topogramm *(links)* und axiales CT *(rechts)* einer Spondylolisthesis 2. Grades mit Spaltbildung im Zwischengelenksstück *(großer schwarzer Pfeil)*. Die Hinterfläche der Grundplatte von L4 schließt aufgrund der Listhese nicht mit der Hinterkante der orthotopen Bandscheibe *(kleine weiße Pfeile)* ab

Spaltbildungen im Zwischengelenkstück von L4 bzw. L5 erkennen. Die Kombination von Spondylolyse und Diskusvorfall wurde bei 6 der 22 Patienten (27,8%) beobachtet (WEISS et al. 1985). Bei Berücksichtigung von 4 Schweregraden vertebraler Ventraldislozierung dominierten die mittelschwer ausgeprägten Listhesen 2. und 3. Grades (Abb. 5).

Die tatsächliche Inzidenz computertomographisch diagnostizierbarer Spondylolysen liegt vermutlich deutlich oberhalb der oben mitgeteilten Nachweishäufigkeit. Fehlinterpretationen der angeborenen Defekte als Bandscheibenvorfälle, die Verwechslung der Parsdefekte mit den (kleinen) Wirbelgelenken sowie die oft unzureichende Schnittführung im oberhalb der Segmentebene gelegenen Bereich können als Ursache hierfür gelten (GROGAN et al. 1982, ROTHMAN u. GLENN 1984).

Die Differenzierung Listhese – Diskusvorfall wird durch den Umstand erleichtert, daß bei ersterer das ventralwärts gerichtete Wirbelgleiten zu einer Vergrößerung des sagittalen Durchmessers des knöchernen Spinalkanals führt, während der durch die orthotope Bandscheibenhinterfläche ventral begrenzte spinale Sagittaldurchmesser normal bleibt (Abb. 5, rechts).

Die Beachtung folgender *Hauptmerkmale* verhindert die Verwechslung von pathologischen Spaltbildungen mit Wirbelgelenken. Die spondylotischen Defekte liegen stets oberhalb des Intervertebralraumes im Höhenniveau des Wirbelkörpers, während sich die Wirbelgelenke auf gleicher Höhe mit der Zwischenwirbelscheibe befinden und mit ihr zusammen in einer Schichtebene abgebildet werden. Zusätzlich lassen sich im unmittelbar dorsal der Wirbelgelenke gelegenen Anteil der Wirbelbogeninnenseite beiderseits kleine Einkerbungen nachweisen, die dem Ansatzpunkt der Wirbelgelenkskapsel entsprechen (Abb. 6). Im Nachbarschaftsbereich der Parsdefekte fehlen derartige Einkerbungen.

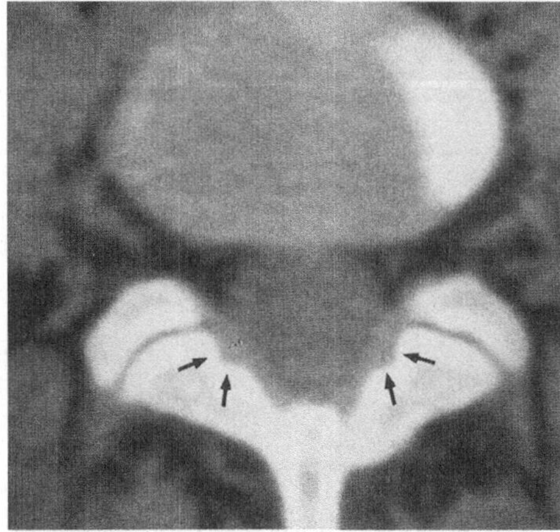

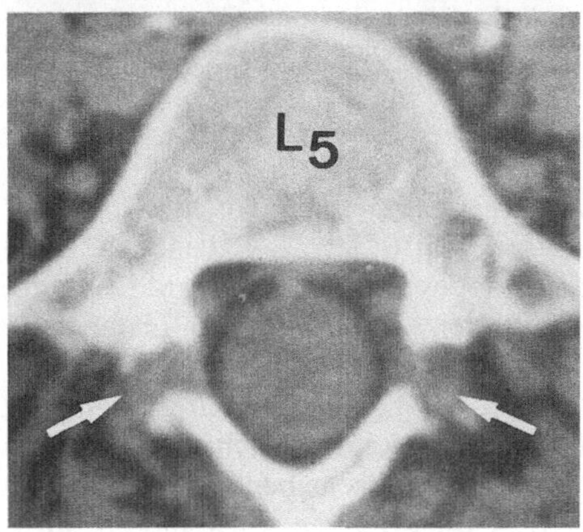

Abb. 6. Verwechslungsmöglichkeit Parsdefekt/kleines Wirbelgelenk. Die kleinen Wirbelgelenke *(oben)* befinden sich im Höhenniveau der Bandscheibe, wobei der Ansatzpunkt der Gelenkkapsel an der Wirbelbogeninnenseite durch eine kleine Einkerbung gekennzeichnet ist *(kleine schwarze Pfeile)*. In Nähe der bindegewebig überbrückten Parsdefekte *(unten, weiße Pfeile)* fehlen derartige Einkerbungen

Dysraphische Störungen

Auch für die spinalen Dysraphien und hier insbesondere für die Spina bifida gilt, daß ihre Artdiagnose bereits im konventionell röntgenologischen Vorfeld gestellt wird. Das klinische Spektrum der Spina bifida occulta, über der Haut und Muskeln fest geschlossen liegen, die man aber mitunter als Spalt zwischen den auseinandergewichenen Dornfortsätzen tasten kann, variiert in beträchtlichem Maße. Auch hier kommt der CT der Vorteil zugute, über eine gleich gute Darstellungsform für knöcherne und weichteildichte Strukturen zu verfügen. Auf diese Weise gelingt es nachzuweisen, ob relevante von der Rückenstreckermuskulatur ausgehende Weichteilanteile den Defekt durchschreiten und zu einer Kompression der intraspinalen Weichteilstrukturen führen (Abb. 7).

Im Gegensatz zu den bandscheibenbedingten Degenerationen und der Spondylolyse erscheint die kernspintomographische Diagnostik der spinalen Verschlußstörungen durchaus lohnend. Das im lumbalen Bereich zumeist mehr oder weniger aufgeweitete Liquorkompartiment der Meningozelen läßt sich als deutlich

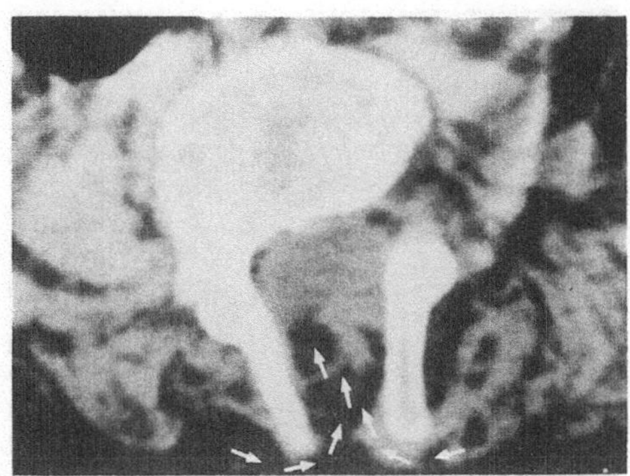

Abb. 7. Spina bifida. Dorsale Spaltbildung der Wirbelbögen von LWK IV. Invasion von fettigen und fibrotischen Gewebsanteilen der Rückenstreckermuskulatur durch den offenen Hiatus in den Spinalkanal

signalgebende Struktur abbilden. Das hohe Kontrastauflösungsvermögen der KST erlaubt eine gute Abgrenzung der juxtamedullären und paraspinalen Weichteilstrukturen, deren Beziehung zum erweiterten Lumbalsack zudem in beliebiger Schnittebene analysiert werden kann. Die in jüngster Zeit verbesserte Ortsauflösung der KST ermöglicht die Darstellung nervaler Strukturen innerhalb der Zelen und klärt die Lagebeziehung des Filum terminale zur Membrana reuniens. Das Fehlen ionisierender Strahlung prädestiniert das Verfahren zudem zum Einsatz bei den zumeist jugendlichen Patienten.

Entzündliche Veränderungen

Spezifische oder unspezifische lumbale Spondylodiszitiden gehen zumeist mit starken Kreuzschmerzen, zuweilen auch mit radikulären Wurzelerscheinungen einher.

Klinische bzw. laborchemische Entzündungsparameter geben ebenfalls entscheidende Hinweise. Lokalisierung und Klassifizierung derartiger Prozesse gelingen bei Ausschöpfung des konventionell radiologischen Spektrums zumeist befriedigend. Die Einschätzung einer eventuell bestehenden abszedierenden Komponente gelingt allerdings mit der herkömmlichen Röntgentechnik (paravertebraler Weichteilschatten) nicht mit verläßlicher Genauigkeit. Hier bietet sich die Computertomographie als ergänzende Methode an, da sie die paravertebralen Weichteilstrukturen überlagerungsfrei abbildet (Abb. 8).

Tumoröse und metastatische Veränderungen

Die Effektivität der Diagnostik raumfordernder Spinalveränderungen hat sich durch die Einführung der CT deutlich verbessert. War zuvor mit Hilfe konventioneller Röntgentechniken einschließlich der Myelographie lediglich eine Lokalisa-

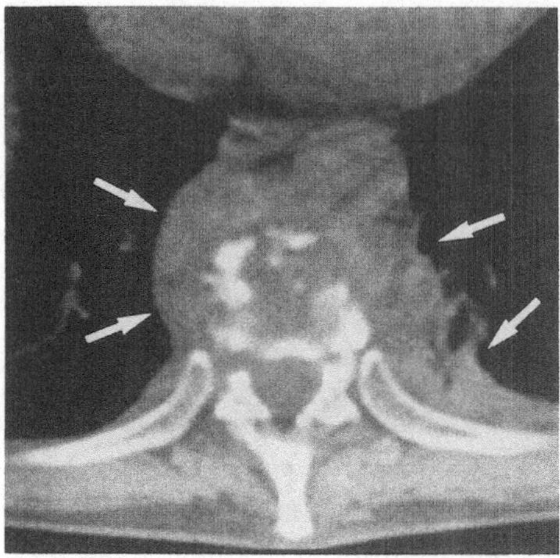

Abb. 8. Spondylodiszitis tuberculosa mit bröckelig-scholliger Destruktion von BWK IX. Die granulomatösen Weichteilmassen überragen allseits die Wirbelkörperaußenkontur und haben Bezug zur hinteren linken Thoraxwand *(Pfeile)*

tion der onkologischen Prozesse erreichbar, ließ die computertomographische Untersuchungstechnik erstmals Rückschlüsse auf die Artdiagnose der Veränderungen zu.

Neben der richtungsweisenden Bedeutung gemessener Dichtewerte im Tumorgewebe (Lipome, Kalkstrukturen in Meningiomen) gewinnt die Methode durch zusätzlichen Einsatz intravenöser Kontrastmittel an diagnostischer Treffsicherheit. Hiervon profitiert insbesondere die Diagnostik der Meningiome, Neurinome, Ependymome und der soliden Spongioblastomanteile. Die sehr seltenen Hämangioblastome und Gefäßmißbildungen zeigen nach intravenöser Kontrastmittelgabe ebenfalls deutliche Dichteanstiege (Friedmann u. Prömper 1984).

Das klinische Bild spinaler Tumoren besitzt eine große Variabilität und kann sich auch in Form ischialgieformer Beschwerden präsentieren. Differentialdiagnostische Erwägungen in Richtung einer degenerativen Veränderung des Bewegungssegments liegen dann nahe. An die Möglichkeit einer tumorösen bzw. metastatischen Ursache für eine Lumboischialgie muß gedacht werden, wenn das klinische Beschwerdebild anhaltenden Charakter besitzt und sich durch Haltungsänderungen nur wenig beeinflußbar zeigt. Insbesondere auch das Nebeneinander einer plegischen Störung und persistierender Schmerzen sollte an einen spinalen bzw. pelvinen Tumorbefall denken lassen. Die überwiegende Zahl der anstelle von vermuteten Diskusvorfällen diagnostizierten tumorösen Wirbelkörperveränderungen sind metastatischen Charakters (Weiss et al. 1984, Abb. 9).

Während tumoröse bzw. metastatische Prozesse, die zu einer weichteildichten Infiltration des Achsenskelettes führen, sich computertomographisch vollständig abbilden lassen, werden bei kleineren intraspinalen Raumforderungen die methodenspezifischen Einflüsse einer ungünstigen Meßgeometrie deutlich. Einflüsse des Teilvolumeneffektes sowie Strahlenaufhärtungsphänomene führen zu bildverfälschenden Phänomenen, die einer genauen räumlichen Abgrenzung der Veränderungen entgegenstehen. Derartige diagnostische Einschränkungen gelten für die *Kernspintomographie (KST)* nicht.

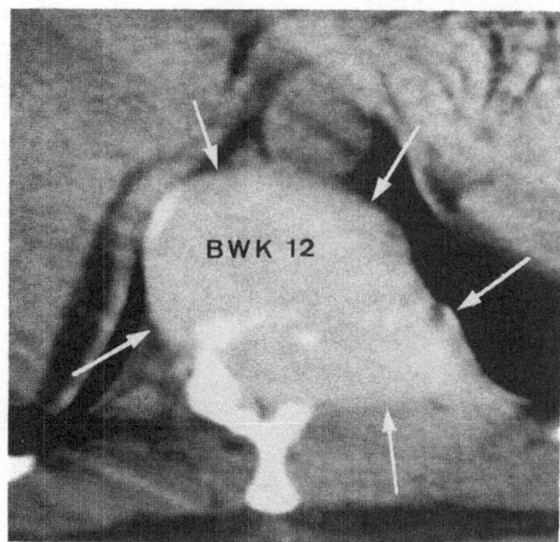

Abb. 9. Wirbelkörpermetastase eines Hypernephroms. Weichteildichte Destruktion von BWK XII mit Einbruch des Tumorgewebes in den Spinalkanal sowie in den links paravertebralen Bereich *(Pfeile)*

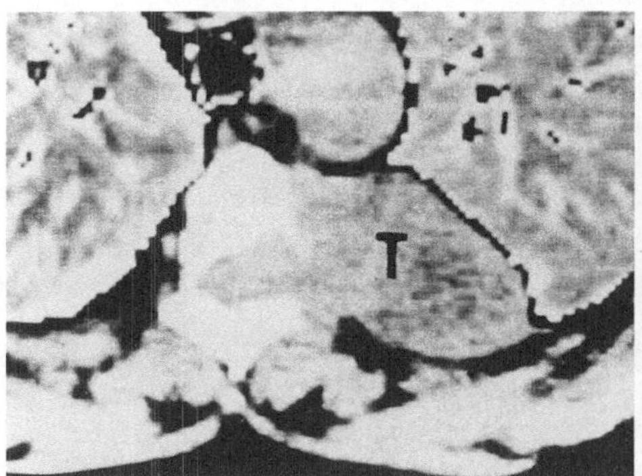

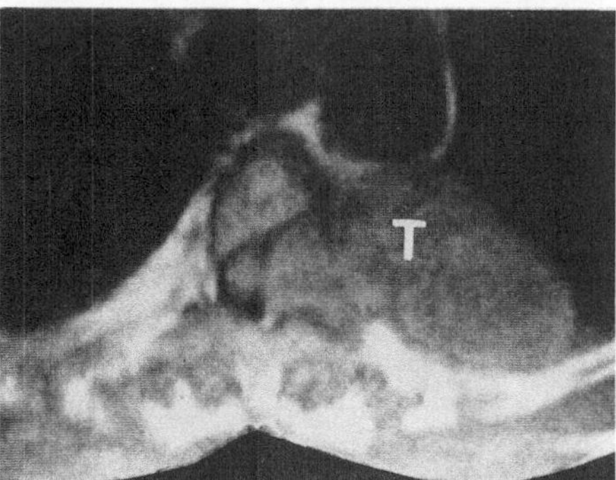

Abb. 10. Sanduhrneurinom. Das axiale Computertomogramm *(links)* zeigt die Aufweitung des Zwischenwirbelloches und die linksparavertebrale Position des Tumors *(T)*. Das in gleicher Schnittebene durchgeführte Kernspintomogramm *(rechts)* gestattet die ergänzende Analyse der intraspinalen Weichteile, wobei die räumliche Trennung des neurogenen Tumors vom Spinalmark gelingt

Unbeeinträchtigt durch knochenbedingte Artefaktbildungen ermöglicht die KST eine gute Erfassung auch kleinerer intraspinaler Tumoren, deren Ausdehnung in der Längsachse zudem durch die Möglichkeit der multiplanaren Schichtetablierung genau definiert werden kann. Insbesondere die Lagebeziehung der Tumoren zu Dura und Medulla läßt sich exakt klären (Abb. 10), wobei eine der CT deutlich überlegene diagnostische Treffsicherheit besteht (Claussen et al. 1986). Im Hinblick auf die CT und die Myelographie zeichnet sich zur Zeit eine Neuorientierung der radiologisch-diagnostischen Vorgehens beim Abklären spinaler Raumforderungen ab, die den frühzeitigen Einsatz der Kernspintomographie vorsieht.

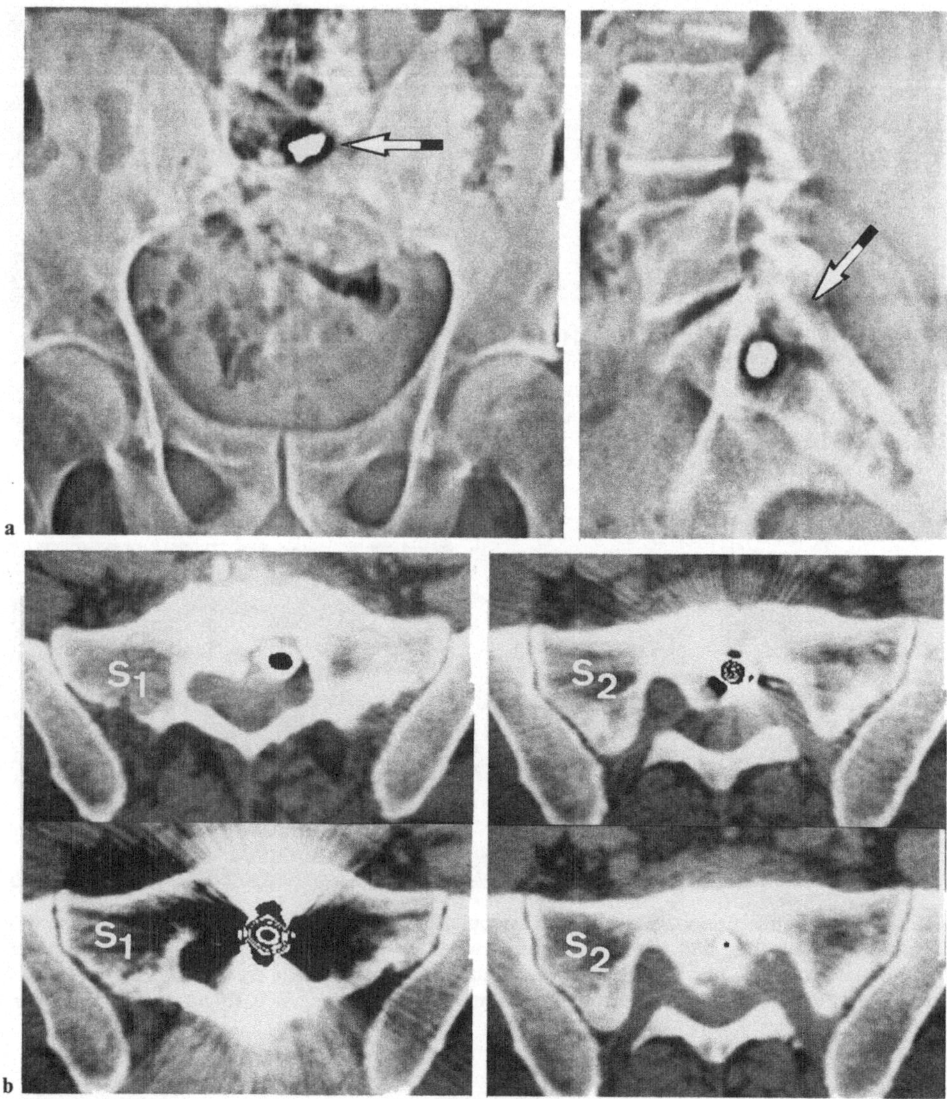

Abb. 11. a Zustand nach Schußverletzung mit Nachweis des Projektils in der oberen Kreuzbeinregion (*Pfeil,* digitale Übersichtstomogramme in 2 Ebenen). **b** Die benachbarten CT-Schnittbilder zeigen die genaue Lokalisation des artefaktauslösenden Projektils, das sich im linken hinteren Wirbelkörperanteil von S1 bzw. S2 befindet (gutachterliche Beurteilung einer Kriegsverletzung, keine neurologischen Ausfälle)

Posttraumatische Veränderungen

Während die Mehrheit ossärer Achsenskelettverletzungen bereits mit Hilfe konventioneller röntgenologischer Techniken abzuklären ist, waren bislang ergänzende Informationen bezüglich des Spinalkanals nur durch aufwendige Zusatzuntersuchungen wie Myelographie oder multiplanare Tomographie zu erhalten. Erst die CT ermöglichte es, die Komplexität einer Wirbelverletzung einschließlich ihrer intra- und extraspinalen Weichteilläsionen zu dokumentieren. Der entscheidende Beitrag des Verfahrens besteht hierbei in der Diagnose einer spinalen Stenose durch Frakturfragmente oder durch ein posttraumatisches Hämatom. Die Weite des Spinalkanals ist direkt meßbar, die Beteiligung der paravertebralen Weichteilstrukturen kann geprüft werden und zusätzlich bestehende traumatische Bandscheibenschäden sind diagnostizierbar. Auch Frakturen der Wirbelbogen und der Gelenkfortsätze kommen in den horizontalen Schnittbildern gut zur Darstellung. Die Möglichkeit der nachträglichen vertikalen Rekonstruktion der transversalen Schnittbilder hilft bei der Beurteilung und Lokalisierung intraspinaler Knochensplitter (Treisch u. Claussen 1983, Brachlow 1984).

Nach perforierenden Verletzungen (z. B. Schußverletzung) erleichtert die CT zudem die genaue Lokalisation von Fremdkörpern bzw. Projektilen (Abb. 11 a, b). Die computertomographische Untersuchung bedeutet für den schwerverletzten Patienten eine sehr geringe Belastung; er muß nur einmal zur Untersuchung gelagert werden, Kontrastmittel werden nicht benötigt.

Insbesondere wegen der ungenügenden Abbildungsqualität für ossäre Strukturen spielt die Kernspintomographie bei der Diagnostik des spinalen Traumas eine untergeordnete Rolle. Denkbare Indikationen wären jedoch Verlaufsbeobachtungen posttraumatischer intraspinaler Hämatome sowie die Diagnostik einer posttraumatischen Syrinx.

Literatur

Brachlow M (1984) Zur Computertomographie der Wirbelsäulenverletzungen. In: Bingas B (Hrsg) Spinale Computertomographie. Schering, Berlin

Carrera GF, Haughton VM, Syvertsen A, Williams AL (1980) Computed tomography of the lumbar facet joints. Radiology 134: 145-148

Claussen C, Grumme Th, Treisch J, Lochner B, Kazner E (1982) Diagnostik des lumbalen Bandscheibenvorfalls. Fortschr. Röntgenstr 136: 1-8

Claussen C, Treisch J, Massih M, Weiss Th, Laniado M, Felix R (1986) MR Imaging and CT comparison of intraspinal tumors. Radiology 161 (P): 33

Friedmann G, Prömper K-H (1984) Bedeutung der Computertomographie bei der Diagnostik spinaler Tumoren. In: Bingas B (Hrsg) Spinale Computertomographie. Schering, Berlin

Grogan JP, Hemminghytt S, Williams AL, Carrera VM, Haughton VM (1982) Spondylolysis studied with computed tomography. Radiology 145: 737-742

Haughton VM, Syvertsen A, Williams AL (1980) Soft-tissue anatomy within the spinal canal as seen on computed tomography. Radiology 134: 649-655

Haughton VM, Eldevik OP, Magnaes B, Amundson P (1982) A prospective comparison of computed tomography and myelography in the diagnosis of herniated lumbar discs. Radiology 142: 103-110

Kovacs A (1949) Herniated disks and vertebral ligaments on native roentgenograms. Acta Radiologica 32: 287-303

Krämer J (1978) Bandscheibenbedingte Erkrankungen. Thieme, Stuttgart

Lackner K, Schroeder S (1980) Computertomographie der Lendenwirbelsäule. Fortschr Röntgenstr 133: 124-131

Mikhael MA, Chiric I, Tarkington JA, Vick NA (1981) Neuroradiological evaluation of lateral recess syndrome. Radiology 140: 97-107

Müller HA, Sachsenheimer W, van Kaick G (1981) Die Wertigkeit der CT bei der präoperativen Diagnostik von Bandscheibenvorfällen. Fortschr Röntgenstr. 135: 535-540

Rothman SLG, Glenn WV (1984) CT multiplanar reconstruction in 253 cases of lumbar spondylolysis. Am J Neurol Radiol 5: 81-90

Schubiger O, Valavanis A (1982) CT differentiation between recurrent disc herniation and postoperative scar formation: the value of contrast enhancement. Neurology 22: 251-254

Teplick JG, Haskin ME (1984) Intravenous contrast-enhanced CT of the postoperative lumbar spine: improved identification of recurrent disk herneation, scar, arachnoiditis, and diskitis. Am J Roentgenol 143: 845-855

Töndury G (1970) Die Lebenskurve der Zwischenwirbelscheiben. In: Trostdorf E, Stender HS (Hrsg) Wirbelsäule und Nervensystem. Thieme, Stuttgart

Treisch J, Claussen C (1983) Computertomographische Diagnostik von Wirbelsäulenverletzungen. Fortschr Röntgenstr 138: 588-591

Wackenheim A, Babin E (1980) The narrow lumbal canal. Springer Berlin Heidelberg New York

Weiss Th, Köhler D, Treisch J, Claussen C, Felix R (1984a) Der vermutete Diskusvorfall - eine differentialdiagnostische Kasuistik der lumbalen CT. Röntgen-Bl 37: 252-258

Weiss Th, Treisch J, Claussen C (1983a) Computertomographische Abklärung des Lumbalsyndroms an der degenerativ veränderten Lendenwirbelsäule. Z Orthop 121: 733-737

Weiss Th, Treisch J, Claussen C, Banzer D (1983b) Irrtumsmöglichkeiten und Schwierigkeiten in der computertomographischen Diagnostik lumbaler Bandscheibenvorfälle. Fortschr Röntgenstr 138: 54-60

Weiss Th, Treisch J, Kazner E, Claussen C, Schörner W, Fiegler W (1984b) Intravenöse Kontrastmittelgabe bei der Computertomographie (CT) der operierten Lendenwirbelsäule. Fortschr Röntgenstr 141: 30-34

Weiss T, Treisch J, Kazner E, Köhler D, Collmann H, Claussen C (1986) CT of the postoperative lumbar spine: the value of intravenous contrast. Neuroradiology 28: 241-245

Verletzungsfolgen im Ganzkörperbereich

M. Heller, H.-H. Jend und R. P. Spielmann

Einleitung

Seit die Computertomographie (CT) die technisch-apparativen Voraussetzungen zur radiologischen Diagnostik traumatisierter Patienten erfüllt und zunehmend als Routineverfahren verfügbar geworden ist, kommt ihr eine herausragende Bedeutung für die Versorgung von Unfallopfern zu. Im folgenden soll deshalb dargestellt werden, welches die wichtigsten Indikationen zur CT in der Traumatologie sind, ohne daß eine vollständige Übersicht, die den Rahmen dieses Beitrages sprengen müßte, geboten werden kann. Die Ausführungen stützen sich auf die unten angegebenen Monographien.

Es soll außerdem diskutiert werden, wo die Magnetische Resonanz-Tomographie (MRT) die CT zukünftig möglicherweise ablösen wird.

Entsprechend den konventionellen Röntgeneinheiten muß die CT Einheit zumindest die im folgenden genannten Forderungen erfüllen:

1. Diagnostisch universelle Eignung, d.h. sowohl Schädelhirnverletzungen als auch Verletzungen der Körperhöhlen und der darin befindlichen parenchymatösen Organe sowie das Muskel- und Skelettsystem müssen diagnostizierbar sein. Ein „Übersichtsbild" (sog. digitales Radiogramm) muß in diagnostischer Qualität hergestellt werden können.

2. Schnelle Verfügbarkeit und kurze Untersuchungszeiten, d.h. der CT-Scanner muß in nächster Nähe zu den Einrichtungen der Erstversorgung aufgestellt sein. Die Scan- **und** Rechnerzeiten müssen kurz sein.

3. Gewährleistung sicherer, den Patienten nicht gefährdender Untersuchungsabläufe, d.h. sowohl die Überwachung der Vitalfunktionen als auch ggf. eine Reanimation müssen bei sicherer Lagerung der Patienten möglich sein.

Heutige CT-Scanner erfüllen die genannten Forderungen weitgehend, wenngleich in den seltensten Fällen die Untersuchungsräume den Bedürfnissen der Notfallmedizin angepaßt sein dürften. Einrichtungen zur Überwachung der Herz- und Kreislauffunktionen, der Atemüberwachung, Sauerstoff- und Druckluftanschlüsse etc. sollten verfügbar sein, um unmittelbar auf lebensbedrohende Komplikationen reagieren zu können.

Dabei ist selbstverständlich das Unfallopfer **vor** der CT Untersuchung in einen stabilen Zustand hinsichtlich der vitalen Funktionen zu bringen, damit die computertomographische Abklärung des Verletzungsausmaßes der wichtigsten Organe und Körperregionen kontrolliert und sorgfältig durchgeführt werden kann.

Neben den Belangen der Diagnostik in der Akutsituation der oft polytraumatisierten Patienten hat die „CT in der Traumatologie" auch Aufgaben bei der Diagnostik postakuter Zustände und später Unfallfolgen.

Verletzungen des Kopfes

Verletzungen des Kopfes stellen eine absolute Indikation zur CT dar (s. auch Kap. Schädel-Hirn-Trauma). Dabei ist die Indikationsstellung großzügigst zu handhaben, was natürlich nicht heißt, daß jedes Bagetelltrauma aus forensischen Gründen einer kraniellen CT-Untersuchung bedarf, wie dies meist unreflektiert mit den Indikationsstellungen zur Röntgenuntersuchung des knöchernen Schädels geschieht. Beim Schädel-Hirn-Verletzten steht die CT-Untersuchung heute an wichtigster Stelle der diagnostischen Maßnahmen, nachdem allerdings nach wie vor die konventionellen Röntgenaufnahmen des Schädels angefertigt worden sind. Dies gilt für die eigentlichen *Verletzungen des Neurokraniums,* wie auch für die Traumen des Gesichtsschädels und der Schädelbasis. Einzubeziehen in die Untersuchung ist zumindest die obere Halswirbelsäule.

Konventionelle Röntgenuntersuchungen vor der CT können unserer Meinung nach erst dann völlig entfallen, wenn digitale Übersichtsbilder in unterschiedlichen Ebenen mit der CT in diagnostischer Qualität erstellt werden können.

Zur exakten Beschreibung der posttraumatischen Veränderungen sind folgende Fragen zu beantworten:

1. Ort der Gewalteinwirkung, Knochenverletzungen,
2. Offenes oder geschlossenes Schädel-Hirn-Trauma,
3. Intrakranielle Blutungen,
4. Intrakranielle Raumforderungen,
5. Ausmaß der Hirnverletzungen,
6. Störungen der Liquorzirkulation,
7. Spätfolgen.

Um diese Fragen zu beantworten, ist in den allermeisten Fällen die Untersuchung des Hirnschädels mit 8–10 mm dicken Schichten, also in sehr kurzer Untersuchungszeit, ausreichend. Differenziertere Beurteilungen knöcherner Verletzungen der Schädelbasis, der Felsenbeine oder Schädelkalotte setzen jedoch möglichst hochauflösende Techniken voraus, die allerdings zeitaufwendiger sind.

Um *Verletzungen des Gesichtsschädels,* bei denen ohnehin in einem Drittel der Fälle eine zerebrale Beteiligung vorliegt, die die CT-Untersuchung indiziert, computertomographisch zu erfassen, sind subtile Untersuchungstechniken erforderlich. Die außerordentliche Komplexität der Anatomie des Gesichtsschädels und ihre Geometrie erschweren die Diagnostik seiner Verletzungen. Die CT ist aufgrund der hohen Kontrastauflösung trotz geringerer geometrischer Auflösung gegenüber der konventionellen Tomographie heute Methode der Wahl. Zur Verdeutlichung der Topographie einzelner Verletzungen kann die sekundäre Bildrekonstruktion beliebiger Ebenen hilfreich sein.

Verletzungen der Wirbelsäule

Das Wirbelsäulentrauma ist eine der wichtigsten Indikationen zur CT des Skelettsystems (s. auch Kap. Skelett und Kap. Wirbelsäule und Spinalkanal). Vor der computertomographischen Exploration hat jedoch immer das Röntgenübersichtsbild zu stehen, das eine genaue Lokalisation der Fraktur ermöglicht und einen ersten Eindruck vom Ausmaß der Verletzung gibt. Danach erfolgt die gezielte CT. Wägt man die Vor- und Nachteile konventioneller Röntgenaufnahmen, also des Übersichtsbildes und der konventionelle Tomographie und der CT gegeneinander ab, so ergibt sich für die CT eine diagnostische Überlegenheit bei einer Vielzahl von Verletzungsmustern bzw. von Bewertungskriterien für das Ausmaß des Traumas:

- Richtung der Fragmentdislokation,
- Fragmente im Spinalkanal und traumatische Spinalkanalstenose und Einengungen der Neuroforamina (ggf. CT-Myelographie),
- Fehlstellungen der kleinen Wirbelgelenke,
- Drehverschiebungen der Wirbel gegeneinander (zur Bewertung einer seitlichen Achsabweichung oder der Abknickung sind sekundäre Bildrekonstruktionen erforderlich, wenn kein Röntgenübersichtsbild zur Verfügung steht),
- traumatischer Zwischenwirbelscheibenprolaps,
- Läsionen des Spinalmarkes (Hämatom).

Ob die vorliegende Verletzung der Wirbelsäule *stabil* oder *instabil* ist, läßt sich computertomographisch weitaus differenzierter beurteilen, da die möglichen Ver-

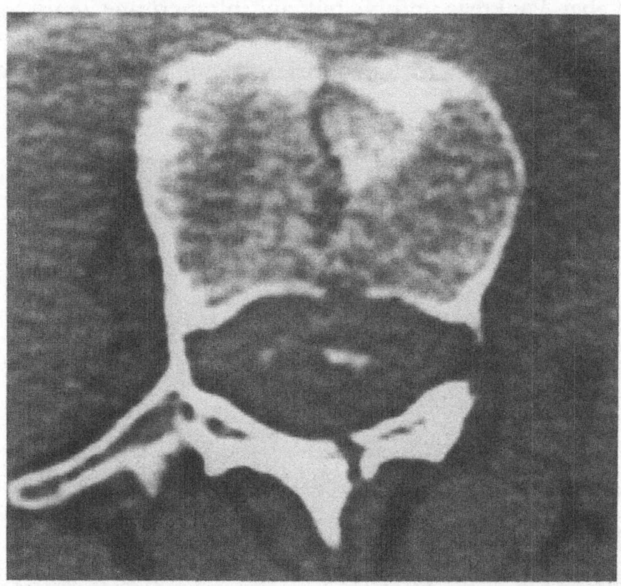

Abb. 1. Wirbelfraktur. Durch den 2. Lendenwirbelkörper (median) und den Wirbelbogen (links paramedian) sagittal verlaufende Frakturlinie. Kleines im Spinalkanal gelegenes knöchernes Fragment

letzungen der einzelnen Wirbelsäulenkompartimente (s. o.) präziser erfaßt werden können (Abb. 1). Daraus ergibt sich die außerordentlich wichtige Rolle der CT für die Diagnostik des spinalen Traumas, insbesondere auch in der Akutphase.

Verletzungen des Thorax

Für die umfassende Darstellung des Ausmaßes eines Thoraxtrauma ist das transversale Schnittbild geeignet. Sowohl Verletzungen der mediastinalen Strukturen als auch der Lunge selbst lassen sich differenzierter als mit dem Röntgenbild beurteilen. Extrathorakale Weichteilverletzungen, Hautemphyseme, die Ausbildung eines Pneumothorax, intrapleurale Einblutungen aufgrund von Rippen- oder Wirbelfrakturen, Lungenhämatome oder -kontusionen, mediastinale Verlagerungen und Einblutungen aufgrund von Gefäßrupturen (intravenöse Kontrastmittelgabe!), ein Hämoperikard oder ein Pneumomediastinum lassen sich mit hoher Sicherheit auf dem CT-Bild erkennen. Der klinische Verdacht auf ein Thoraxtrauma rechtfertigt also die Notfallcomputertomographie. Ähnliches gilt für die Verlaufsdiagnostik.

Verletzungen des Peritoneal- und Retroperitonealraumes

Der Verdacht auf traumatische Läsionen der parenchymatösen Organe Milz, Leber, Pankreas und Nieren, auf intraperitoneale und retroperitoneale Hämatome (s. Abb. 2), sowie mesenteriale Einblutungen sollte die CT-Untersuchung indizieren. Die mancherorts favorisierte *Peritoneallavage* ist diagnostisch unpräzise und

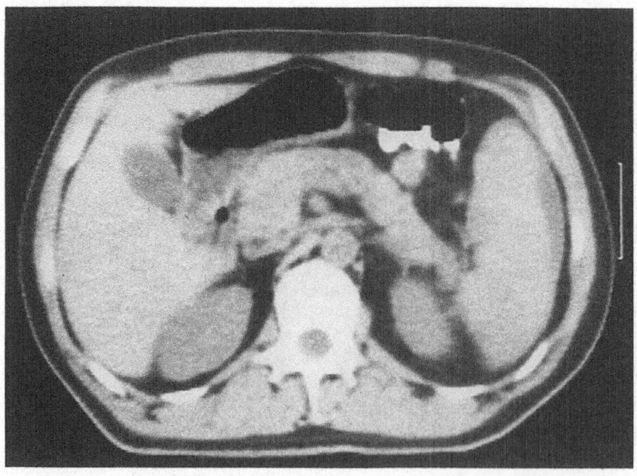

Abb. 2. Subkapsuläres Milzhämatom. Sichelförmiges hypodenses Band lateral zwischen Milzparenchym und Milzkapsel lokalisiert

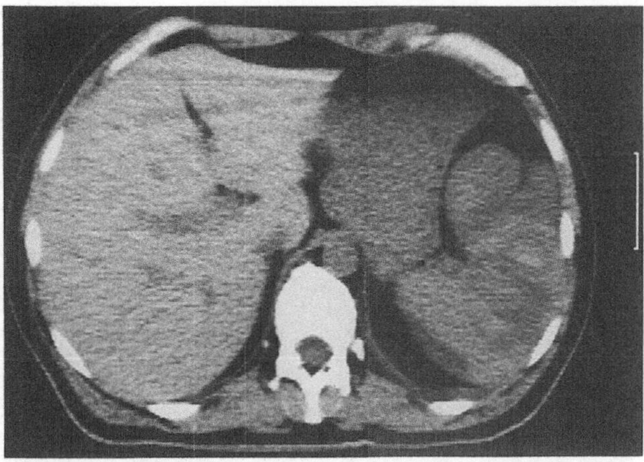

Abb. 3. Parenchymkapselruptur der Milz. Polyfragmentierte deformierte und vergrößerte Milz; das Parenchym septierende Einblutungen

zur Differentialdiagnose untauglich. Die *Ultraschalluntersuchung* ist nur in der Hand des sehr Geübten konkurrenzfähig, bei allerdings erheblichen Einschränkungen (Verletzungen der Bauchwand, Darmüberblähung etc.). Die *Angiographie* ist heute nurmehr zum Ausschluß von Gefäßverletzungen indiziert bzw. zur Embolisation von Blutungen oder traumatischer arteriovenöser Fisteln.

Die verschiedenen akuten Verletzungsmuster der parenchymatösen Oberbauchorgane (z. B. komplette Organkapselrupturen (Abb. 3), die postakuten (z. B. inkomplette oder zweizeitige Organrupturen) oder späten Verletzungsfolgen (z. B. Zysten, Abszesse) lassen sich im CT-Bild in den allermeisten Fällen zweifelsfrei diagnostizieren. Die Applikation intravenöser Kontrastmittel, die bereits primär verabreicht werden, oder die gezielte Punktion können zur Verdeutlichung und Sicherung der Befunde beitragen. Fragmentationen der Organe oder z. B. die Leckage des harnableitenden Systems können durch die Kontrastmittelgabe besser oder überhaupt erst erkannt werden.

Da beim Polytraumatisierten oder beim isolierten Abdominaltrauma ein möglichst vollständiger Status des Abdomens und des Retroperitoneums erhoben werden muß, ist die CT als aussagekräftigste Methode unerläßlich. Aus der klinischen Situation und dem Ergebnis der CT-Untersuchung stellt sich die Indikation zum abwartenden oder operativen Vorgehen.

Verletzungen des Beckens

Knöcherne und ligamentäre Traumen des Beckens einerseits und Verletzungen der Harnblase, des Rektums und pelvine Hämatome andererseits lassen sich in überlegener Weise mit der CT erfassen.

Die Ringstruktur des Beckens und der anatomische Aufbau des Hüftgelenkes

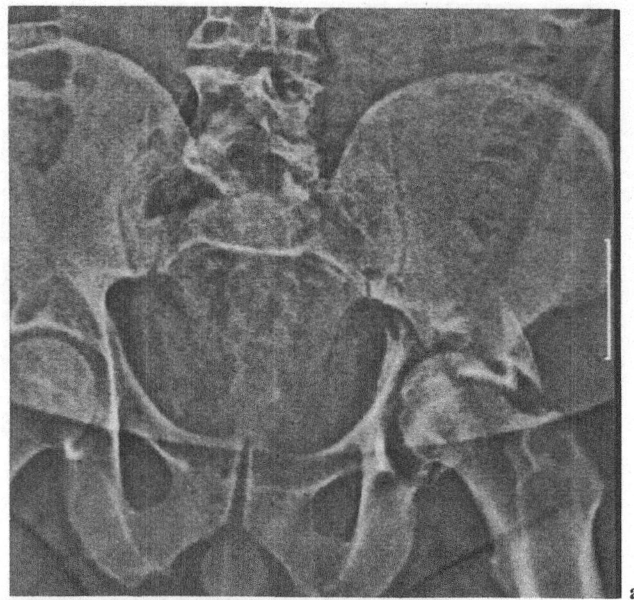

a

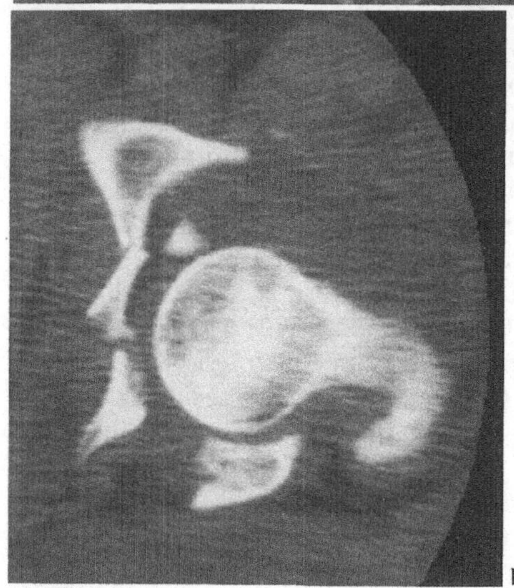

b

Abb. 4 a, b. Azetabulumfraktur links. **a** Digitales (CT-) Radiogramm. Komplexe zentrale Hüftluxationsfraktur. **b** Dislozierende Stückfrakturen des Pfannenzentrums und des hinteren Pfeiler. Intraartikuläres Fragment. Massive intra- und extrakapsuläre Einblutungen

sind geradezu prädestiniert zur transversalen Schichtung durch die CT. So lassen sich Verletzungen der Sakroiliakalgelenke und des Kreuzbeins, des hinteren Beckenringes also, und des Azetabulum sehr viel subtiler computertomographisch nachweisen, d. h. die Verdachtsdiagnose einer Ruptur oder Fraktur im Bereich des hinteren Beckenrings und der Hüftgelenke ist Indikation zur CT (s. Abb. 4, 5). Das genaue Ausmaß des Traumas ist computertomographisch komplexer erfaßbar, die Beteiligung der einzelnen „Pfeiler" des Azetabulum klarer differenzierbar und damit klassifizierbar. Begleitende Impressions- oder Abscherungsfrakturen des

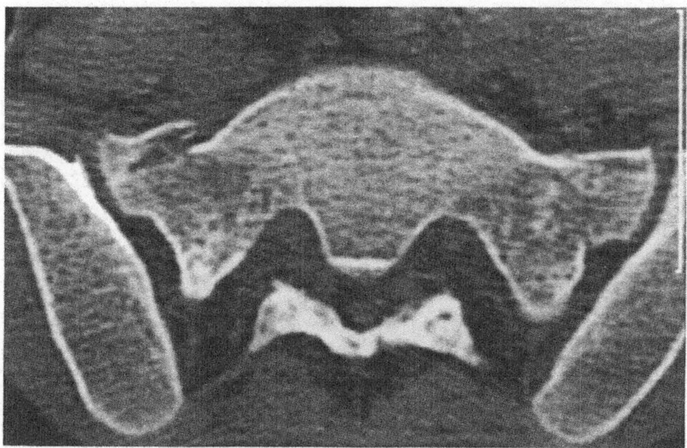

Abb. 5. Bilaterale Sakrumfraktur. Konturverwerfung der anterioren Kortikalis des Kreuzbeins beidseits. Spongiosaalterationen in beiden Massae laterales. Keine Sprengung der Sakroiliakalgelenke (SIG)

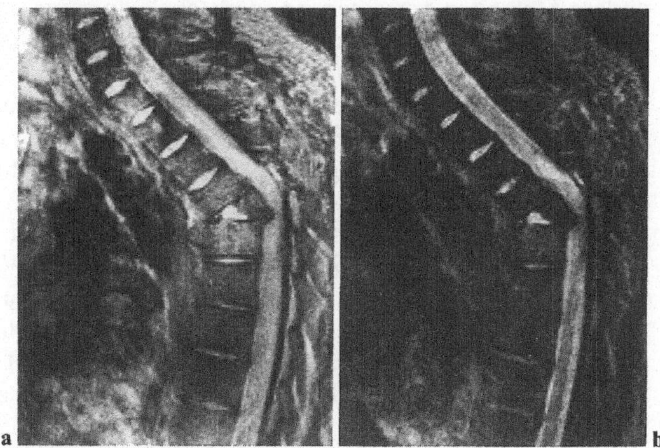

Abb. 6 a, b. Wirbelfraktur mit Verletzung des Spinalmarkes (MR-Tomogramm). **a** (SE TR 2000 ms; TE 50 ms) Sagittalschnitt (7 mm), Zustand nach Laminektomie: Gibbusbildung um den 4. BWK, dessen Hinterkante den Spinalkanal auf die Hälfte seines Lumens einengt. Abbruch der Vorderkante von BWK 5. Interponierte Zwischenwirbelscheibenteile. **b** (SE TR 2000 ms; TE 100 ms: 2. Echo). Identische Schicht wie **a**: Fehlendes Liquorsignal im Bereich der traumatischen Spinalkanalstenose. Kranial davon hohe Signalintensität des Spinalmarks als Ausdruck eines spinalen Hämatoms (Methämoglobinbildung). Eine ähnlich hohe Signalintensität fand sich auch in der hier nicht abgebildeten T1-gewichteten Aufnahme

Femurkopfes können sehr viel eindeutiger erkannt werden, als dies mit konventionellen Techniken möglich wäre (Abb. 4 a, b). Dies bedeutet auch hier eine Präzisierung der Planung zur operativen Intervention und Rekonstruktion.

Urogenitale Verletzungen können nach der intravenösen Kontrastmittelgabe computertomographisch dargestellt werden. Extraluminäres Kontrastmittel ist der Beweis für eine Ruptur der kaudalen Ureteranteile bzw. der Harnblase. Die Verdachtsdiagnose einer Urethraruptur wird mit der Urethrographie gesichert.

Zusammenfassung und Ausblick

Aus der diagnostischen Traumatologie ist die CT nicht mehr wegzudenken. Dabei können auch Verletzungen der oben nicht näher angesprochenen Körperregionen wie Hals oder Extremitäten wichtige Indikation zur CT sein. Der Schwerpunkt der computertomographischen Diagnostik bei Traumen liegt jedoch im Bereich des Kopfes, des Thorax, der Wirbelsäule, des Abdomens und Retroperitoneums und des Beckens. Wird die adäquate Untersuchungstechnik gewählt, so sind auch in der *Akutsituation* in kürzester Zeit die relevanten diagnostischen Informationen zu erhalten, die das weitere therapeutische Vorgehen bestimmen. Die umfassenden Möglichkeiten der CT, nahezu alle Verletzungsfolgen aller Körperregionen zu untersuchen und damit einen komplexen Status auch beim Polytraumatisierten erheben zu können, begründen die Bedeutung dieser radiologischen Methode. Auch in der *postakuten Phase* lassen sich zur Planung eines rekonstruierenden Eingriffes oder zum Verlauf der Heilung oder der posttraumatischen Komplikationen ebenso wesentliche Aussagen mittels der CT treffen und zwar nicht nur, wo andere Methoden versagten, sondern auch dort, wo andere Methoden aufgrund der klinischen Situation unpräzise bleiben müssen.

Die Einführung der *Magnetischen Resonanz-Tomographie (MRT)* verspricht erneut eine Erweiterung der traumatologischen Diagnostik für Organe, die bisher zwar schon zufriedenstellend (z.B. Kopf) darstellbar oder insbesondere für die Organe, die nur unbefriedigend (Spinalmark) oder nicht zweifelsfrei (Aorta thoracica) darzustellen waren (Abb. 6a, b). Ebenso erlaubt die MRT die Darstellung chondraler Verletzungen und ligamentärer Rupturen in überlegener Art. Wichtiger Nachteil der MRT bleibt jedoch die heute noch im Vergleich zur CT begrenzte Verfügbarkeit, die vergleichsweise langen Untersuchungszeiten und die höchst eingeschränkte Verwendbarkeit des Monitorsystems zur Überwachung der Vitalfunktionen. Daher wird sich die Indikation zur MRT-Untersuchung solange eher in der „stabilisierten“ Postakutphase stellen, bis die angesprochenen Nachteile beseitigt sein werden.

Literatur

Federle MP, Brant-Zawadzki M (1982) Computed tomography in the evaluation of trauma. Williams & Wilkins, Baltimore London

Heller M, Jend HH (1984) Computertomographie in der Traumatologie. Thieme, Stuttgart New York

Toombs B, Sandler CM (1987) Computed tomography in trauma. W. B. Saunders, Philadelphia

Therapie

Perkutane Biopsie

S. Feuerbach

Einleitung

Andriole et al. (1983) testeten in experimentellen Untersuchungen an Leberpräparaten unterschiedliche Biopsienadeln mit Kalibern zwischen 14- und 22-gauge und fanden, daß die Quantität des beurteilbaren Materials bei Verwendung von 14-G-Nadeln um 15mal höher lag als bei Verwendung dünnkalibriger 22-G-Nadeln. Eine histologische Beurteilung der so gewonnenen Gewebszylinder war ab einem Kaliber von 20-G möglich, in den mit großen Nadelkalibern gewonnenen Gewebezylindern wurden wesentlich seltener punktionsbedingte Artefakte beobachtet. Diese experimentellen Resultate wurden in vergleichenden, klinischen Studien bestätigt (Haaga et al. 1983; Martino et al. 1984; Pagani 1983), in allen Studien wird über einen höheren Anteil histologisch auswertbarer Gewebszylinder durch Verwendung von 14- oder 18-G-Nadeln im Vergleich zu 22-G-Kalibern berichtet, wobei die Trefferquote um 15 bis 35% gesteigert werden konnte.

Die perkutane Feinnadelbiopsie liefert als nahezu komplikationslose Methode zwar eine hohe Trefferquote in der Dignitätsbeurteilung tumorverdächtiger Läsionen (Ferucci et al. 1980; Harter et al. 1986; Lüning et al. 1984; 1986), jedoch sind letztlich nur als maligne eingestufte, zytologische Befunde bei dieser Technik verläßlich (Lüning et al. 1984), so daß negative Resultate eine weitere Diagnostik, letztlich eine histologische Klärung erfordern. Wie eingangs geschildert, ist histologisch auswertbares Material bei perkutaner Biopsietechnik mit einer hohen Trefferquote zu gewinnen, wenn großkalibrige Punktionsbestecke verwandt werden (Andriole et al. 1983; Haaga u. Vanek 1983; Haaga et al. 1983; Martino et al. 1984; Pagani 1983; Schlolaut et al. 1987). Über Punktionstechniken, Resultate und Komplikationen der perkutanen CT-gezielten Biopsie mit großkalibrigen Punktionsnadeln wird im folgenden berichtet.

Patientengut

Bislang wurden 266 Patienten mit tumor- oder metastasenverdächtigen Läsionen punktiert, die Lokalisation der Läsionen geht aus Tabelle 1 hervor. Bei allen Patienten war die zu punktierende Läsion zuvor durch bildgebende Verfahren (CT, Sonografie) bereits bekannt. Alle Punktionen wurden in einer 2. Sitzung unter CT-Sicht durchgeführt.

Tabelle 1. Punktionsorte und verwandtes Nadelkaliber bei 266 Patienten

	n	Nadelkaliber		
		14-G	18-G	0,95 mm
Leber	83	75	1	7
Retroperitoneum	78	31	18	29
Becken	47	37	6	4
Thorax	33	15	4	14
Peritonealhöhle	16	10	3	3
Weichteile	9	7	-	2
	266	175	32	59

Nicht miteinbezogen wurden Prozesse, die computertomografisch als blande Zysten imponierten, ebenso wurden Veränderungen, die unter Berücksichtigung der Klinik als Hämatome oder Abszesse imponierten, ausgeklammert.

Die perkutane Biopsie wurde bei 241 Patienten unter stationärer Kontrolle, bei 25 Patienten ambulant mit wenigstens 2stündiger Überwachung durchgeführt.

Punktionstechnik

Verwendet wurden folgende Punktionsnadeln:

1. Tru-Cut-Nadeln (Travenol), Kaliber 18 gauge (2,1 mm),
2. Urocut-Nadel (TSK Laboratories), Kaliber 18-G (1,27 mm) und
3. Schneidbiopsiekanülen (Angiomed), Kaliber 0,95 mm.

Die Einstichstelle wird durch einen Metallclip auf der Haut markiert, der Einstichwinkel kann anschließend durch Verbleib der Lokalanästhesienadel nochmals kontrolliert werden. Im Zweifelsfalle verbleibt die Anästhesienadel („Tandem-Technik") als Orientierungshilfe für einen korrekten Stichwinkel. Bei der Punktion werden in der Regel 3 Gewebszylinder entnommen, das punktierte Areal wird nach dem Punktionsvorgang nochmals dargestellt.

Als *Kontraindikation* für alle Nadeltypen gelten pathologische Gerinnungswerte, ebenso die Punktion von Gefäßmißbildungen, so daß insbesondere bei unifokalen Leberläsionen Hämangiome durch ein Angio-CT nach Bolusinjektion, im Zweifelsfall auch durch eine Angiografie ausgeschlossen werden müssen. Für die großlumigen 14-G-Nadeln gelten Punktionswege durch Darm als kontraindiziert, weiterhin werden lange pulmonale Zugangswege mit diesen Nadelkalibern vermieden. Hingegen müssen für die kleineren 18-G- und 0,95 mm-Kanülen keine Kontraindikationen hinsichtlich des Zugangs beachtet werden.

Somit ist die Wahl der Punktionsnadeln neben der Tumorgröße abhängig vom Punktionsweg. Während für Leberpunktionen nahezu immer eine 14-G-Nadel eingesetzt werden kann und dünnere Nadeln nur bei hilusnaher Tumorlokalisation

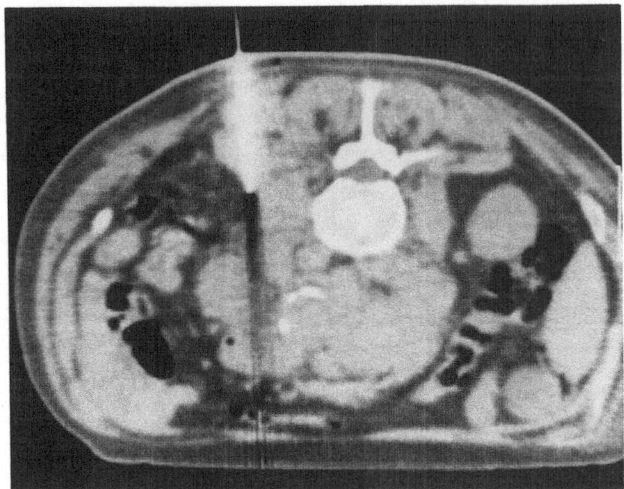

Abb. 1. Translumbale Punktion (14-G-Tru-Cut-Nadel) retroperitonealer Lymphome, Histologie: Metastasen eines Prostatakarzinoms

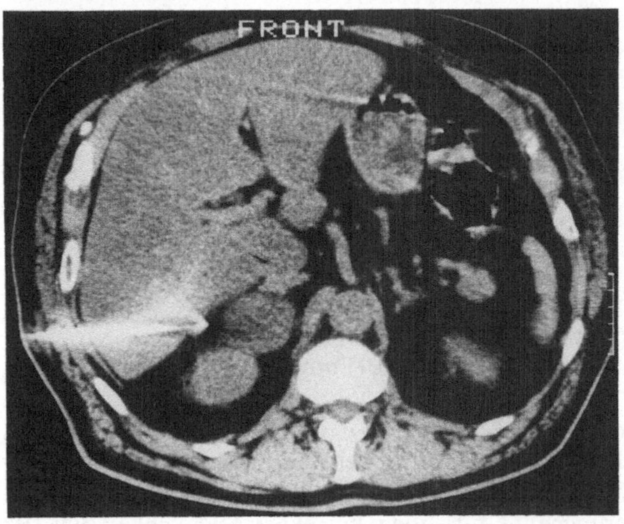

Abb. 2. Transhepatische Punktion eines rechtsseitigen Nebennierentumors (18-G-Uro-Cut-Nadel); Histologie: undifferenziertes Karzinom bei unbekanntem Primärtumor

verwandt werden, ist die Anwendung von 14-G-Kalibern im Retroperitonealraum auf translumbale (Abb. 1) und transhepatische (Abb. 2) (PRICE et al. 1983) Zugangswege beschränkt. Für transintestinale oder transpleurale Zugangswege wird hier alternativ eine 18-G- oder 0,95 mm-Nadel eingesetzt (Abb. 3, 4). Thorakale Prozesse werden mit 14-G-Nadeln punktiert, wenn durch direkten Bezug des Tumors zu Pleura oder Brustwand ein langer transpulmonaler Zugangsweg vermieden werden kann. Sind diese Voraussetzungen nicht gegeben, werden dünnere Nadelkaliber eingesetzt (Abb. 5). Für Punktionen von Tumoren im Becken, Peritonealhöhle oder in den Weichteilen gelten die gleichen Kriterien, der potentielle Zugangsweg ist entscheidend für die Nadelwahl.

Die Häufigkeit der Anwendung der einzelnen Nadeltypen im Zusammenhang mit den jeweiligen Punktionsorten geht aus Tabelle 1 hervor.

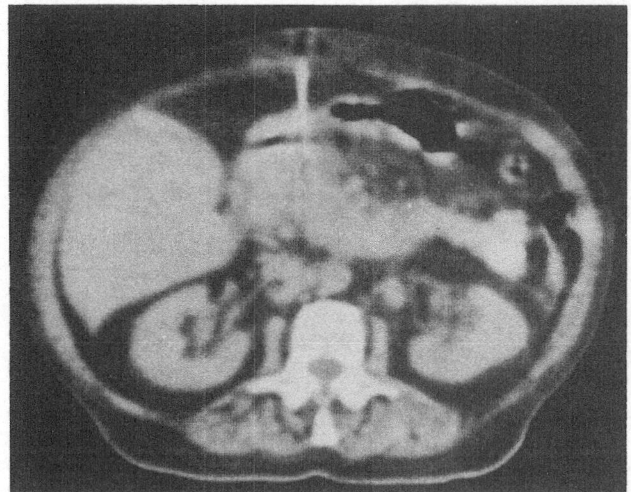

Abb. 3. Transintestinale Punktion eines Pankreaskopftumors (18-G-Uro-Cut-Nadel); Histologie: Adenokarzinom

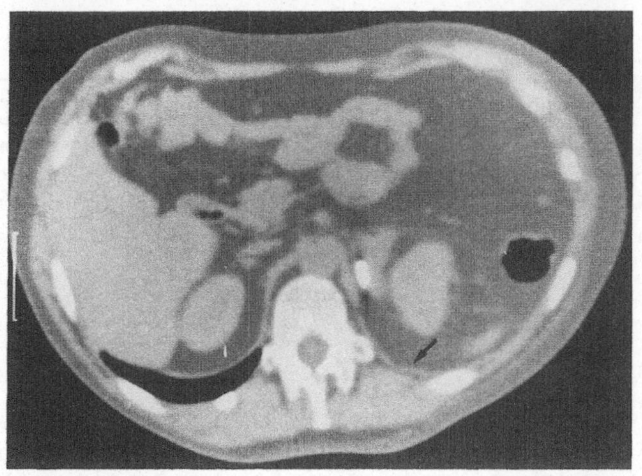

Abb. 4. Transpleurale Punktion der linken Nebenniere von dorsal (18-G-Urocut-Nadel), Lokalisation der Nadelspitze in der linken Nebenniere, Zugangsweg durch den linken Zwerchfellschenkel (—►); Histologie: Non-Hodgkin-Lymphom

Resultate

Mit großlumigen 14- und 18-gauge Punktionsnadeln wurden 207 Patienten punktiert, wobei 179mal Quantität und Qualität des biopsierten Materials eine histologische Diagnose gestattete. Hierbei handelte es sich 130mal um maligne und 49mal um benigne Läsionen. Die *Trefferquote* für die einzelnen Lokalisationen geht aus Tabelle 2 hervor. Entsprechend den etwas komplizierteren Zugangswegen liegt die Trefferquote für Prozesse der Leber, des Retroperitonealraumes und des Beckens etwas niedriger als für die Punktionsorte Thorax, Peritonealhöhle und

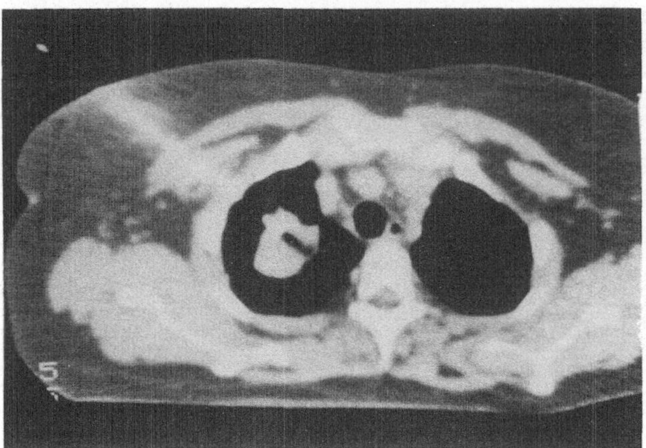

Abb. 5. Punktion eines intrapulmonalen Tumors (18-G-Urocut-Nadel und 0,95 mm Schneidbiopsiekanüle), Nadelspitze im Tumor; Histologie: Metastase eines Ovarialkarzinoms

Tabelle 2. CT-gezielte Biopsie. Resultate mit der 14-G-Nadel (n = 175) und der 18-G-Nadel (n = 32) bei 207 Patienten

Lokalisation	Histologie	keine Diagnose	Sensitivität	Komplikationen
Leber	63/75	12/75	84%	-
Retroperitoneum	40/49	9/49	81,6%	-
Becken	37/43	6/43	86,8%	2/38
Thorax	19/19	-/19	-	-
Peritonealhöhle	13/14	1/14	-	-
Weichteile	7/7	-/7	-	-
	179/207	28/207	86,4%	2/207

Weichteile. Bei 53 der 179 Patienten, deren Punktionsbefunde als korrekt eingestuft wurden, wurde das Punktionsareal im Rahmen operativer Maßnahmen überprüft, in allen Fällen fand sich eine Bestätigung des Punktionsbefundes. Als Grund für falsch-negative Resultate (keine Entnahme repräsentativen Materials) wird am häufigsten eine falsche Nadellage angenommen, weiterhin die Förderung ausschließlich nekrotischen Gewebes. Bei 5 Patienten wurde mangels Kooperation die Punktion abgebrochen (s. Tabelle 4). Insgesamt ergab sich für die großlumigen Punktionsbestecke eine Sensitivität von 86,4% bei einer falsch-negativen Rate von 13,6%.

Die kleinlumigen 0,95 mm-Schneidbiopsiekanülen wurden zur Punktion kleiner Prozesse mit einem Durchmesser um 2 cm sowie bei Lage des Punktionsziels in unmittelbarer Nachbarschaft großer Gefäße, wo ein Einsatz der reinen Schneidtechnik zu riskant erschien, eingesetzt. Mit diesem Nadelkaliber konnte bei 39 von 59 Patienten zur histologischen Beurteilung geeignetes Material gewonnen werden (Tabelle 3). Bei einer Sensitivität von 66,2% resultiert somit eine falsch-negative Rate von 33,8%, die überwiegend auf die Entnahmen einer nur unzureichenden Materialmenge zurückzuführen war (Tabelle 4).

Tabelle 3. Resultate CT-gezielter Biopsien mit 0,95 mm Schneidbiopsiekanülen bei 59 Patienten

Lokalisation	Histologie	keine Diagnose
Leber	5/8	3/8
Retroperitoneum	18/29	11/29
Becken	3/4	1/4
Thorax	10/14	4/14
Peritonealhöhle	1/2	1/2
Weichteile	2/2	-/2
	39/59	20/59
Sensitivität	66,2%	
Falsch-negative Rate	33,8%	
Komplikationen	-	

Unter Einbeziehung aller Nadeltypen konnte bei 218 von 266 Patienten mit der geschilderten Punktionstechnik Material gewonnen werden, welches eine histologische Diagnose gestattete. Dies entspricht einer Sensitivität von 81,9%. Klinisch relevante Komplikationen wurden in keinem Falle gesehen, lediglich bei 2 Patienten wurden klinisch irrelevante Folgeerscheinungen (akzidentelle Blasenpunktion, Hämatospermie) nach Punktionen präsakraler Raumforderungen mit einer 14-G-Tru-Cut-Nadel beobachtet.

Diskussion

Die im eigenen Krankengut beobachtete höhere Trefferquote bei Biopsie mit großlumigen Kanülen im Vergleich zu dünnlumigen Nadeln findet sich auch bei anderen Autoren: MARTINO et al. (1984) fanden in einer vergleichenden Studie bei 180 Patienten eine Trefferquote von 93,8%, die Erfolgsrate lag mit 57,5% für 22-G-Nadeln deutlich niedriger. Ähnliche Angaben finden sich bei HAAGA et al. (1979) und PAGANI (1983). HAUENSTEIN et al. (1985) hingegen gewannen mit einer 0,95 mm-Schneidbiopsiekanüle bei 59 von 63 Patienten histologisch auswertbare Gewebszylinder, was einer Sensitivität von 93,6% entspricht. In Übereinstimmung mit den eigenen Ergebnissen finden sich auch in der Literatur keine Hinweise auf einen Anstieg der *Komplikationsrate* durch den Einsatz großkalibriger Biopsienadeln. Widersprüchlich sind hier allerdings die Angaben über die Komplikationen nach Lungenpunktionen; DEININGER (1986) berichtet über Lungenbiopsien mittels Tru-Cut-Nadeln bei 127 Patienten und fand eine hohe Komplikationsrate, wobei bei 54,3% ein Pneumothorax entstand, der in 9,4% behandlungsbedürftig war. In 22,9% wurden in dieser retrospektiven Studie Hämophtisen beobachtet, von denen 2,4% schwer und lebensbedrohlich verliefen. Die Autoren haben die Methode deshalb zugunsten der Feinnadelbiopsie wieder verlassen. SCHLOLAUT et al. (1987) hingegen setzten die Tru-Cut-Nadel bei 120 Patienten mit thorakalen Läsionen ein und beobachteten Komplikationen wie Pneumothorax, Hämoptoe oder lokale

Tabelle 4. Ursachen von Fehlpunktionen bei 266 CT-gezielten Biopsien unter Berücksichtigung des verwandten Nadelkalibers

Fehlerquelle	14-G/18-G	0,95 mm	
Materialmenge unzureichend	2	16	18
Nekrosematerial	4	2	6
Falsche Nadellage	17	2	19
Punktion abgebrochen	5	-	5
	28	20	48

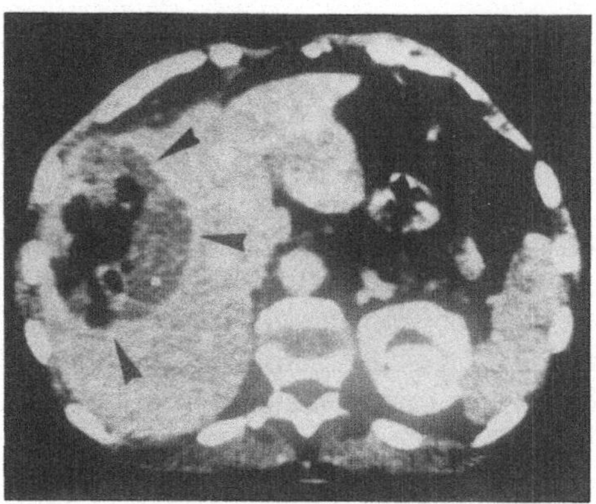

Abb. 6. Gekammerter, zystisch-indifferenter Tumor im rechten Leberlappen (►), Punktion mit einer Tru-Cut-Nadel. Zunächst Entnahme ausschließlich nekrotischen Materials, bei der Wiederholungspunktion Materialentnahmen aus den Randpartien; Histologie: hepatocelluläres Karzinom

Blutung bei nur 15 Patienten. Diese Differenz erklärt sich möglicherweise damit, daß 58 der punktierten Läsionen in diesem Kollektiv an der Thoraxwand lokalisiert waren und somit ein transpulmonaler Zugangsweg vermieden werden konnte.

Wie die Zusammenstellung der Ursachen für Fehlpunktionen im eigenen Krankengut (Tabelle 4) zeigt, waren diese für die dünn-kalibrige 0,95 mm-Nadel am häufigsten auf eine unzureichende Materialmenge zurückzuführen. Ausschließlich nekrotisches Material wurde auch bei großen Tumoren der Leber und der Nebenniere mit großkalibrigen Nadeln entnommen, dies kann zumindest teilweise vermieden werden, wenn in solchen Fällen Material aus dem Tumorrand entnommen wird, wie positive Wiederholungsuntersuchungen zeigten (Abb. 6).

Eine falsche Positionierung der Nadelspitze wurde bei Punktion der Leber, des Retroperitonealraumes und des Beckens beobachtet. In der Leber sind hierfür häufig Abweichungen der Nadelspitze durch die Rippen bei direkt hinter diesen lokalisierten Prozessen verantwortlich. Im Retroperitonealraum werden Deviationen der Nadel durch Darmstrukturen bei transintestinalem Zugang mit 18-G-Nadel von ventral als Ursache angeführt. Im Becken wurden Fehlpunktionen besonders häufig bei Punktionen beobachtet, die zur Differenzierung zwischen Rektumkarzinomrezidiven und Narbengewebe durchgeführt wurden. Morphologisch bietet die Computertomographie hier häufig keine Unterscheidungsmöglichkeit, die Diagnose „Narbengewebe" ist somit nicht zuverlässig, wie diskrepante Befunde zu operativen Kontrollen ergeben haben.

Als Alternative bietet sich die Ultraschalldiagnostik als Lokalisationsverfahren zur perkutanen Biopsie an. Dies gilt insbesondere für leicht erreichbare Prozesse in der Leber und der Peritonealhöhle. Die hier am häufigsten verwendete Tru-Cut-Nadel ist allerdings unseren Erfahrungen nach im Ultraschallbild schlecht zu identifizieren. Der Vorteil des Ultraschalls besteht darin, daß eine dünne Punktionsnadel während des Vorgangs kontinuierlich beobachtet werden kann. Für Punktionen im Thorax, Becken und Retroperitonealraum hingegen setzen wir die Computertomographie primär als Lokalisationsverfahren ein, da die anatomischen Verhältnisse übersichtlicher dargestellt werden, insbesondere bei transhepatischen oder translumbalen Zugangswegen.

Schlußfolgerungen

Unserer Erfahrung nach bieten großlumige Punktionsnadeln mit einem Kaliber von 14- und 18-G zur perkutanen Biopsie folgende Vorteile:

1. Quantität und Qualität des gewonnenen Materials gestatten in der Regel eine artdiagnostische Zuordnung von Primärtumoren.
2. Die histologische Beurteilung von Metastasen erlaubt häufig artdiagnostische Hinweise auf den Primärtumor.
3. Bei primär malignen Lymphomen ist eine exakte Klassifikation möglich, da große Materialmengen entnommen werden können.
4. Auch benigne Läsionen sind infolge der histologischen Diagnose zuverlässig beurteilbar.
5. Im Gegensatz zu dünnen Nadeltypen, bei denen eine Aspiration zur Materialentnahme erforderlich ist, können bei den verwandten großkalibrigen Biopsienadeln mehrere Gewebszylinder entnommen werden, ohne daß die Nadel aus dem Tumor entfernt werden muß, was den zeitlichen Aufwand erheblich reduziert.

Das geschilderte Verfahren wird mit steigender Tendenz eingesetzt und gestattet eine erhebliche Reduktion operativer Probeexzisionen.

Literatur

Andriole JG, Haaga JR, Adams RB, Nunez C (1983) Biopsy needle characteristics assessed in laboratory. Radiology 148: 659

Deininger HK, Schmidt Ch (1986) Die Stanzbiopsie der Lunge. Fortschr Röntgenstr 144/6: 656

Ferrucci JT, Wittenberg J, Mueller PR, Simeone SF, Harbin P, Kirkpatrick RH, Taff PD (1980) Diagnosis of abdominal malignancy by radiological fine-needle aspiration biopsy. AJR 134: 323

Haaga JR, Vanek J (1979) Computed Tomographic Guided Liver Biopsy Using the Menghini Needle. Radiology 133: 405

Haaga JR, LiPuma JP, Byran PJ, Balsara VS, Cohen AM (1983) Clinical comparison of small- and large-caliber cutting needles for biopsy. Radiology 146: 665

Harter LP, Moss AA, Goldberg HI, Gross BH (1983) CT-guided fine needle aspiration for diagnosis of benign and malignant disease. AJR 140: 363

Hauenstein K, Wimmer B, Freudenberg N (1985) Die Schneidbiopsiekanüle zur histologischen Diagnostik abdomineller und retroperitonealer Raumforderungen. Fortschr Röntgenstr 143/1: 96

Lüning M, Schmeißer B, Wolff H, Schöpke WL, Hoppe E, Meyer R (1984) Ergebnisanalyse 96 CT-gestützter Feinnadelbiopsien bei Raumforderungen der Leber. Fortschr Röntgenstr 141/3: 267

Lüning M, Hoppe E, Schöpke W (1986) Ergebnisse der Diagnostik von Nebennierenraumforderungen durch perkutane CT-gestützte Feinnadelbiopsien. Fortschr Röntgenstr 144/2: 154

Martino CR, Haaga JR, Byran PJ, LiPuma JP, El Yousef SJ, Alfidi RJ (1984) CT-guided liver biopsies: Eight Year's Experience. Radiology 152: 755

Pagani J (1983) Biopsy of focal hepatic lesions. Comparison of 18 and 22 gauge needles. Radiology 147: 673

Price RB, Bernadino ME, Berkman WA, Sones PJ, Torres WE (1983) Biopsy of the right adrenal gland by the transhepatic approach. Radiology 148: 556

Schlolaut KH, Lackner K, von Uexküll-Güldenband V, Nicolas V, Vogel S (1987) Ergebnisse und Komplikationen perkutaner CT-gesteuerter Punktionen mit einer großlumigen Punktionsnadel. Fortschr Röntgenstr 147/1: 25

Strahlentherapieplanung und Verlaufskontrolle

K.-H. Hübener

Einleitung

Zwölf Jahre nach Einführung der Computertomographie läßt sich der Wert dieses bildgebenden Verfahrens für die Strahlentherapie weitgehend ausloten. Die Qualität der Strahlentherapie ist durch die Computertomographie eine gänzlich andere, unzweifelhaft bessere geworden, und diese Erkenntnis wird sicher trotz neuer bildgebenden Verfahren weiter erhärtet werden. Nachdem die Computertomographie in der Strahlentherapie Routine geworden ist, gilt es, ihren klinischen Wert zu quantifizieren, z. B. zu konkretisieren, wieviele Patienten durch den Einsatz dieses Verfahrens zusätzlich geheilt werden können - aber auch, ob die Lebensqualität der Patienten durch eine Reduktion von früher unausweichlichen Nebenwirkungen verbessert werden konnte, und inwieweit durch die konsequente Nutzung der Computertomographie die Therapiesicherheit weiter gesteigert werden kann.

Philip Rubin, einer der bekanntesten Strahlentherapeuten der USA, hat 1984 anläßlich des Nordamerikanischen Röntgenkongresses (RSNA) in einem Festvortrag über den Einfluß der modernen bildgebenden Verfahren auf die Strahlentherapie betont, daß es etwa 20-30 Jahre dauere, bis der Einfluß dieser Verfahren in einer Multivarianzanalyse bezüglich der Heilbarkeit maligner Tumoren relativ exakt bewertbar sei. Trotzdem kann man heute relativ genau extrapolieren, was durch den Einsatz der Computertomographie erreichbar sein könnte und wohin der Weg weist.

Wichtigste Voraussetzung für die Maximierung der Therapiesicherheit durch die Nutzung der Computertomographie ist deren Verfügbarkeit. Wenn es also darum geht, den Weg der Computertomographie für die strahlentherapeutische Zukunft aufzuzeigen, beinhaltet dies zunächst deren Verfügbarkeit für den Strahlentherapeuten. Dies bedeutet, daß jede strahlentherapeutische Abteilung, die mehr als 600-800 neue Patienten pro Jahr behandelt, über ein eigenes Gerät verfügen sollte! Es ist kaum zu befürchten, daß die Strahlentherapeuten in nächster Zeit fordern werden, nun brauchten sie auch einen Kernspintomographen, denn sie sind mit der Computertomographie durchaus zufrieden.

Will man die Wertigkeit der Computertomographie für die Strahlentherapie heute und in der Zukunft beurteilen, so muß man dies auf den verschiedenen Gleisen der Einsatzmöglichkeiten tun. So soll im folgenden zu 4 Themenkomplexen schwerpunktmäßig Stellung bezogen werden:

1. Einfluß der computertomographischen Diagnostik auf die Tumortherapie
2. Computertomographisch gestützte Bestrahlungsplanung und Therapiekontrolle

3. Die Computertomographie in der Tumornachsorge
4. Quo vadis CT in der Kernspin-Euphorie?

Einfluß der computertomographischen Diagnostik auf die Tumortherapie

Meines Erachtens wurde in den vergangenen 10 Jahren zu wenig auf den qualitativen und quantitativen Einfluß der computertomographischen Diagnostik im Hinblick auf das therapeutische Prozedere bei Tumorpatienten geachtet. Schätzt man heute - auch bei optimaler Verfügbarkeit anderer Diagnoseverfahren - die computertomographische Zusatzinformation auf mindestens 20% ein, so bedeutet dies, daß in dieser Größenordnung eine Beeinflussung der Behandlungsstrategie gesehen werden muß, d.h., daß in der Regel mehr Information im Hinblick auf eine chirurgische Inkurabilität oder eine Krankheitsdissemination (Fernmetastasen) die Behandlung von der Chirurgie zur Strahlentherapieabteilung verlagert oder von der Strahlentherapie zur Chemotherapie verschiebt.

Die computertomographische Diagnostik beeinflußt dadurch nicht nur in erheblichem Maße die Primärtherapie der onkologischen Trias: Chirurgie - Strahlentherapie - zytostatische Chemotherapie, sondern sie hilft, die Entscheidung nichtinvasiv und rasch zu treffen. Diese gewichtige Entscheidungshilfe wird von allen Onkologen und selbstverständlich auch von den Patienten dankbar akzeptiert, vermeidet sie doch sehr häufig möglicherweise therapierelevante Verzögerungen und falsche Therapieversuche.

Zweifellos bleiben jedoch eine Reihe von Problemen auch im Zeitalter der CT-Diagnostik bestehen, die direkten Bezug auf die Kurabilität maligner Tumoren haben. Dazu zählen insbesondere die diagnostischen Grenzen dieses makroskopisch bildgebenden Verfahrens, die eben für den Onkologen noch ganz entscheidend sein können. So wäre es sicher wünschenswert, daß eine verbesserte Diagnostik mindestens im Bereich „Lupenvergrößerung" durch eine weiter verbesserte räumliche und Densitätsauflösung erstrebenswert wäre. Damit ließe sich zu den großen Problemen des lokoregionären Tumorwachstums ein entscheidender Zusatzbeitrag erwarten; dieser liegt z.B. in den folgenden Bereichen:

- Differentialdiagnostik des normal großen Lymphknotens,
- Beurteilung mesenterialer Lymphknoten,
- Milz- und Leberbefall bei malignen Lymphomen,
- „solitärer" Leber- und Lungenherd,
- „Resttumor" nach Strahlen- und Chemotherapie.

Unlösbar und bis auf weiteres sicher unerreichbar bleibt für die CT-Diagnostik die für die Onkologie so entscheidende Frage der Mikrometastasierung und der mikroskopischen Lymphangiosis carcinomatosa.

Trotz dieser Einschränkungen kann der Einfluß der Computertomographie auf eine verbesserte Kurabilität derzeit durchaus realistisch eingeschätzt werden. Geht man von der Abschätzung Goiteins (1979) aus, so läßt sich strahlentherapeutisch theoretisch eine Vernichtung einer bösartigen Geschwulst bei etwa 50% aller Patienten erreichen; setzt man die CT-diagnostischen Möglichkeiten einer relativ früheren Diagnoseerkennung in die Kalkulationen ein, so mag eine lokale Tumorvernichtung in etwa 60% aller Fälle erreichbar erscheinen. Stellt man diesen Prozentsatz jenen 28% tatsächlich erreichter Tumorkurabilität der Vor-CT-Ära gegenüber, so kann auch ohne euphorische Erwartungshaltung approximiert werden, daß die Hälfte dieser Differenz zwischen potentiell erreichbarer und tatsächlich erreichter Heilung zu Lasten einer in der Vor-CT-Ära nicht optimalen strahlentherapeutischen Behandlungsplanung und Durchführung, zum anderen zu Lasten okkulter Fernmetastasierung geht, die auch unter subtiler computertomographischer Diagnostik wahrscheinlich kaum reduzierbar sein dürfte.

Kondensiert man aus einer Vielzahl von Publikationen der vergangenen 12 Jahre den quantitativen Einfluß, den die computertomographische Bestrahlungsplanung im Vergleich zu der früher üblichen hat, so läßt sich abschätzen, daß bei 42% aller Bestrahlungsplanungen aufgrund der CT-Diagnostik und Bestrahlungsvorbereitung eine Modifikation notwendig wird (HÜBENER 1986). Aus diesen Kalkulationen resultiert, daß kumulativ etwa 7% aller in der Strahlentherapie behandelten Patienten durch den Einsatz der Computertomographie zusätzlich geheilt werden können. Dies bedeutet, daß pro Jahr über 9000 Patienten in der Bundesrepublik Deutschland heilbar wären. Unter dem Eindruck der Kostenexplosion im Gesundheitswesen, die den ökonomischen Einsatz auch der bildgebenden Verfahren für die Strahlentherapie erforderlich macht, bedeutet dies, daß man durch den Einsatz der Computertomographie zu diagnostischen bzw. planerischen Zwecken bei allen Patienten, die einer Strahlentherapie zugeführt werden, etwa DM 68 Mio./Jahr investieren muß; daraus folgt, daß für jeden zusätzlich geheilten Patienten Kosten von DM 8000,- bis 9000,- entstehen. In Anbetracht der Gesamtkosten für eine Tumortherapie, insbesondere im Vergleich zur chirurgischen und chemotherapeutischen Behandlung, stellt diese Kostenbelastung einen relativ bescheidenen Betrag für ein Menschenleben dar.

Computertomographisch gestützte Bestrahlungsplanung und Therapiekontrolle

War eingangs von der Zufriedenheit der Strahlentherapeuten durch den Einsatz der Computertomographie in der Strahlentherapie die Rede, so kann sich diese Zufriedenheit nicht auf das Gebiet der computertomographischen Hardware erstrecken, soweit es um die speziellen Belange der Strahlentherapie geht. Die seit mehreren Jahren bekannten Forderungen an die Gerätehersteller bezüglich der folgenden Kriterien:

- großer Gantry-Durchmesser,
- optimaler ebener Lagerungstisch,
- integrierte Lagerungshilfen (tischbezogene 3-D-Lichtvisiere),
- reproduzierbare Schichteinstellung in Verbindung mit digitalem Radiogramm,
- Koordinatenübertragung aus dem CT-Scan auf den Patientenkörper,
- Integration von Durchleuchtungsgerät (C-Bogen)

sind allesamt weitgehend unerfüllt geblieben. Auf diesem Sektor ist die Entwicklung zweifellos stehengeblieben; dadurch ist der Therapiesimulator noch immer nicht überflüssig geworden.

Hinsichtlich der Software sieht die Situation dagegen besser aus. Insbesondere die Datenkompatibilität zwischen CT-Datenträger und Planungsrechner ist weitgehend gewährleistet. Allerdings bleibt z. B. die Übertragung von Informationen aus dem CT-Schichtbild auf das Projektionsradiogramm noch immer außerordentlich zeitaufwendig und wird keineswegs in einem Maße genutzt, das für die subtile Planung ganz sicher etwa beim Dynamic treatment oder der höchstdosierten kleinvolumigen Radiochirurgie zwingend sein dürfte. Hierbei muß *auch* die Ankoppelung der CT-Information an die 3-D-Planung mit inhomogenen Zielvolumina gefordert werden, um den hohen Ansprüchen dieser modernen Therapieform gerecht zu werden (als klinische Beispiele sollen der semimaligne Glomustumor im Gesichtsschädel und Tumoren in der unmittelbaren Nähe des Hirnstammes, des Myelon oder der Nieren genannt werden).

Die physikalische Bestrahlungsplanung auf der Basis der computertomographischen Transversalschichten kann im Hinblick auf eine klinisch sinnvolle Orts- und Densitätsauflösung und deren Transposition auf die Hochvoltbestrahlung als gelöst angesehen werden. Auch für die Ortsdosisberechnungen der Elektronen- und Neutronentherapie kann derzeit die CT-Schicht als optimale Grundlage angesehen werden.

Computertomographie in der Tumornachsorge

Die Computertomographie hat im Bereich der Therapiekontrolle und Nachsorge heute ebenfalls ihren festen Stellenwert. So optimal jedoch die CT auch für Diagnostik, Verlaufsbeobachtung und Nachsorge strahlensensibler Tumoren ist und hier höchste Priorität genießt, so schwierig bleibt die Verlaufskontrolle bei persistierendem Tumor. Die hinreichend bekannte Differentialdiagnose Tumor - Narbe, z. B. beim Rektumkarzinom kann nicht computertomographisch beantwortet werden. Ich darf mich sehr skeptisch äußern, ob hier die Weiterentwicklung der Computertomographie eine Annäherung an die Lösung dieses Problems bringen kann. Hier sind mit großer Wahrscheinlichkeit der Computertomographie systembedingte Grenzen gesetzt, die sowohl in der limitierten Densität wie auch in der örtlichen Auflösung liegen. Die gleichen differentialdiagnostischen und so entscheidend therapierelevanten Probleme sind in der Differenzierung Narben - Rezidiv, Entzündungsreaktion - Lymphangiosis carcinomatosa, insbesondere nach Strahlentherapie, zu sehen und wahrscheinlich nicht lösbar.

Quo vadis in der Kernspin-Euphorie?

Da die angesprochenen Probleme gewaltige therapeutische und prognostische Konsequenzen für den Patienten haben, muß diskutiert werden, ob insbesondere die Kernspintomographie und Spektroskopie hier weiterhelfen werden. Ich bin auch hier skeptisch, ob beide Verfahren einen entscheidenden weiteren Beitrag leisten werden. Schätzt man die Mehrinformation der Kernspintomographie für die Strahlentherapie mit 10-20% ein, so muß doch immer wieder auf die großen Interpretationsschwierigkeiten der Parameteranalyse der Kernspintomographie verwiesen werden, die eine eindeutige Diagnose z.B. bei der Frage Narbe - Rezidiv auch nicht sicher lösen wird. Da sich das Schicksal der lokalen Tumorkurabilität auf der mikroskopischen Ebene abspielt, bleibt aus meiner Sicht große Skepsis angebracht, ob hier die Kernspintomographie und auch die selektive Spektroskopie mit ihrer Auflösung in makroskopischen Volumina wirklich entscheidend weiterhilft. Eher könnte die radioaktive Markierung monoklonaler Antikörper in Hinblick auf eine mikroskopische Diagnostik für den Onkologen einen Durchbruch bringen.

Zusammenfassung

Heute ist die computertomographische Bestrahlungsplanung auf der Basis der subtilen CT-Diagnostik bei kurativer Zielsetzung obligat. Realistisch erscheint durch den konsequenten Einsatz der CT eine 6-9% höhere Kurabilität bösartiger Malignome; diese Verbesserung stellt einen gewaltigen Fortschritt in der Krebstherapie dar. Die prognostisch und therapeutisch außerordentlich relevanten Probleme der mikroskopischen Tumorausdehnung und Disseminierung erscheinen weder mit Computertomographie noch mit Kernspintomographie und Spektroskopie definitiv lösbar. Hier müssen weitere diagnostische Verfahren mit erweiterter Aussagekraft, vielleicht mit markierten monoklonalen Antikörpern, noch eine große Lücke schließen.

Der derzeit erreichte Stand der Computertomographie im Hinblick auf die physikalische Dichte- und Ortsauflösung ist aus strahlentherapeutischer Sicht hervorragend und verlangt nicht nach weiterer Verbesserung. Für die große strahlentherapeutische Abteilung wird der Computertomograph auch in den nächsten 10 Jahren sicher ein Standardinstrument sein und bleiben!

Literatur

Goitein M (1979) The utility of computed tomography in radiation therapy. Int J Radiat Oncol Biol Phys 5: 1799-1807

Hübener KH (1986) Zur Bedeutung der computertomographischen Bestrahlungsplanung - eine Übersicht. In: Frommhold W, Hübener KH (Hrsg) Computertomographie in der Strahlentherapie. Thieme, Stuttgart, New York, S 1-4

Pädiatrie

Computertomographie beim kindlichen Patienten

H. J. KAUFMANN

Einleitung

Seit ihrer Einführung 1973 wurden CT-Untersuchungen am kindlichen Patienten bei der Abklärung intrakranieller Pathologie durch die Pädiatrie in ihrer Wertigkeit rasch anerkannt und akzeptiert. Dadurch konnte die früher viel geübte Luftenzephalographie stark eingedämmt und dann bald als praktisch obsolet weitgehend verlassen werden. In der Zwischenzeit ist hier bereits eine weitere Wandlung eingetreten. Durch die rasante technische Entwicklung wie auch die breite Verfügbarkeit des Ultraschalls - jedenfalls beim Säugling, solange die große Fontanelle diese Untersuchung zuläßt - ist die Anwendung der CT in dieser Altersgruppe bereits wieder rückläufig.

Sehr viel länger hat es gedauert, bis CT-Untersuchungen im Thorax- und Abdominalbereich am kindlichen Patienten ihren festen Platz erhielten, insbesondere aber für Fragen der Skelett- und Weichteilpathologie.

Eine ganz unterschiedliche Entwicklung ist nicht zu übersehen im Vergleich der Situation im deutschen Sprachbereich gegenüber einer Reihe europäischer Länder, v. a. aber dem angloamerikanischen Raum. Dort hat sich die Anwendung der CT beim Kind zum Teil schon seit über 10 Jahren durchgesetzt. Die Tatsache der Verfügbarkeit von CT-Geräten im Rahmen von Kinderkliniken mit raschem Zugriff und kurzen Transportwegen dürfte dabei die Hauptrolle spielen. Nicht weniger wichtig ist die Erkenntnis, daß dadurch dem Alter des Kindes angepaßte Untersuchungstechniken entwickelt werden konnten sowie die Vertrautheit der Untersucher mit den spezifischen klinischen Fragestellungen einen kindgerechten, problemorientierten Untersuchungsablauf gewährleistet. Seit der Einführung der dritten Gerätegeneration ist eine der Forderungen der Kinderradiologie für die CT-Anwendung erfüllt worden, indem nun Scanzeiten von unter 5 s zur Verfügung stehen. Über das technische Vorgehen und die Indikationen sei hier auf die Arbeiten von EFFMAN u. KIRKS (1985), HERSHEY u. ZIMMERMANN (1985), KIRKS (1983), KIRKS u. KOROBKIN (1981), KUHN (1985) und WILKINSON (1986) hingewiesen sowie auf die Bücher von PETTERSON u. HARWOOD-NASH (1982), DIEBLER u. DULAC (1987) sowie DANEMAN (1987). Um den derzeitigen Stellenwert der CT-Untersuchungen am kindlichen Patienten zu belegen, zeigt Tabelle 1 an, daß in „Pediatric Radiology" 1985 bei 108 publizierten Arbeiten 41 Arbeiten (38%) durch CT-Untersuchungen dokumentiert sind, 1987 unter 111 Arbeiten sogar 48 (43%). Diese Aufstellung gibt auch darüber Auskunft, wie sich diese Arbeiten auf die 4 wesentlichen Körperregionen verteilen.

Tabelle 1. Häufigkeit des Einsatzes - v. a. der Dokumentation - von CT-Untersuchungen bei Publikationen in „Pediatric Radiology", 1985 und 1987; zudem Angaben zu dokumentierten MRI-Untersuchungen

108 Arbeiten - Pediatric Radiology 1985		
davon 41 (38%) mit CT - 7 (6%) mit MRI		
CT-Region		*dazu MRI*
Schädel	13/41 = 32%	1/7
Thorax	11/41 = 27%	2/7
Abdomen	14/41 = 34%	3/7
musk.-skel. System	6/41 = 15%	1/7
111 Arbeiten - Pediatric Radiology 1987		
davon 48 (43%) mit CT - 7 (6%) mit MRI		
CT-Region		*dazu MRI*
Schädel	8/48 = 17%	1/7
Thorax	11/48 = 23%	2/7
Abdomen	22/48 = 45%	3/7
musk.-skel. System	7/48 = 15%	1/7

Wesentliche Aspekte des Einsatzes der CT beim kindlichen Patienten

Der Einsatz der CT beim kindlichen Patienten unter Berücksichtigung der derzeitigen Situation im deutschen Sprachraum soll nun mit Bezug auf 3 wesentliche Gesichtspunkte angesprochen werden:

1. Indikationsstellung zur Untersuchung

Wie soll gesichert werden, daß die Indikation sinnvoll gestellt ist?

Hier hat sich eine neue Aufgabe für die Kinderradiologen ergeben. Sie müssen den Kinderärzten und Kinderchirurgen als sachkundige Berater zur Verfügung stehen. Generell läßt sich festhalten, daß im Rahmen der raschen Ausweitung der technischen Möglichkeiten der derzeit zur Verfügung stehenden Untersuchungsverfahren mit den bildgebenden Methoden der Kliniker, der Pädiater sowie auch der Kinderchirurg einen kompetenten Ansprechpartner benötigt. In Analogie zu dem veränderten Rollenverständnis des Radiologen in der Erwachsenenmedizin muß der Kinderradiologe über alle Möglichkeiten und die lokale Verfügbarkeit der verschiedenen Methoden sich dauernd auf dem laufenden halten, damit er dieser Beraterfunktion gerecht werden kann. Daß dabei auch ein Umdenken auf Seiten der Kinderärzte und Kinderchirurgen erfolgen muß, sei ebenfalls angesprochen.

2. Durchführung der Untersuchung

Wie kann erreicht werden, daß eine Untersuchung am kindlichen Patienten, v.a. beim Kleinkind und Säugling, qualitativ optimal abläuft?

Die folgende Übersicht gibt eine gedrängte Aufstellung der zu berücksichtigenden Gesichtspunkte.

Probleme bei CT-Untersuchungen am kindlichen Patienten
- kurze Scanzeit
- Zugriff - zeitliche Annahme - Untersuchungsdauer
- Relation Aktivität - Ruhephase
- Sedierung - Narkose
- Ruhigstellung - Fixation
- i.v. Kontrastmittelbolus - nichtionisches Kontrastmittel
- Kontrastmittel im Magen-Darm-Trakt

Scan-Zeit

Idealerweise ist die kürzestmögliche Scanzeit zu fordern, jedenfalls deutlich unter 5 s. Atem- und herzphasengesteuerte Aufnahmen können das Untersuchungsergebnis erheblich verbessern.

Ruhigstellung

Narkose ist nur in speziellen Fällen notwendig. Sedierung sowie zeitliches Ansetzen der Untersuchung in Abstimmung mit der Aktivitäts- respektive Ruhephase eines Kleinkindes, besonders eines Säuglings, kann hier gute Voraussetzungen für den Erhalt einer optimalen Untersuchung ergeben. Zudem sollten alle Möglichkeiten der korrekten Lagerung und Festhaltung mit Velcrostreifen oder anderen Hilfsmitteln ausgeschöpft werden (MITCHELL et al. 1982, STRAIN et al. 1986, WILMOT u. SHARKO (1987)).

Kontrastmittelgabe

Bei geplanter i.v. Gabe von Kontrastmittel muß vor Beginn der Untersuchung der venöse Zugang bereits gelegt sein. Als Kontrastmittel sollten nur nichtionische Substanzen Verwendung finden.

Kontrastmittel im Magen-Darm-Trakt

Je nach Fragestellung muß rechtzeitig und dies in Abstimmung mit der zuweisenden Stelle abgesprochen werden, von welchem Zeitpunkt an oral und/oder rektal eine Kontrastmittelapplikation zu erfolgen hat. Dabei hat sich in jüngster Zeit auf 7 mg Jod/ml verdünntes, nichtionisches KM bewährt (SMEVIK u. STAKE 1986).

Zu vermeiden ist insbesondere, daß kindliche Patienten, speziell Säuglinge und Kleinkinder, zu Randzeiten untersucht werden! - Solche Patienten müssen unter optimalen Bedingungen zur Untersuchung angenommen werden und, was unter allen Umständen zu vermeiden ist, ohne Zeitdruck! - Von Ort zu Ort bestehen ganz erhebliche Unterschiede, inwieweit auf diese speziellen Bedürfnisse und Gegebenheiten kindlicher Patienten bei der Durchführung von CT-Untersuchungen geachtet wird. Besonders problematisch ist zudem, daß allzu oft die genauen klinischen Fragestellungen, wegen derer Kinder zum CT geschickt werden, nicht oder unzureichend be- oder erkannt sind.

TSCHÄPPELER (Kinderradiologe, Bern) hat dies folgendermaßen charakterisiert:

„Idealerweise müßte eine CT-Einheit in der Kinderklinik installiert sein. Das ist wohl noch nirgends in Deutschland oder Österreich so, in der Schweiz wird möglicherweise in einigen Jahren eine CT-Einheit in einer Kinderklinik installiert, wo der Kinderradiologe, der die Problematik am besten kennt, entscheidet und auch die Untersuchung leitet. In Bern wird eine vorangemeldete Untersuchung vor mir oder meinem Vertreter mit kinderradiologischer Erfahrung geleitet ...". „Das Problem bei den Erwachsenenradiologen besteht darin, daß sie zwar das Gerät ausgezeichnet kennen, aber mit der speziellen Problematik des Kindesalters nicht immer vertraut sind. In solchen Fällen kann es vorkommen, daß durch falsche Untersuchungstechnik die Fragestellung nicht beantwortet wird, stattdessen jedoch das Kind unnützerweise strahlenexponiert wird. Ich möchte nochmals betonen, daß die kindliche CT-Untersuchung von einem Radiologen durchgeführt werden muß, der sowohl mit der klinischen Fragestellung, als auch mit den technischen Möglichkeiten des Gerätes vertraut ist." (STAKE u. TSCHÄPPELER 1986).

3. Auswertung des Untersuchungsergebnisses

Wie ist gewährleistet, daß in voller Korrelation mit allen klinischen und Laborbefunden sowie mit den Ergebnissen der anderen bildgebenden Verfahren das Resultat der CT-Untersuchung sinnvoll beurteilt und eingeordnet wird?

Da derzeit hierzulande die Mehrzahl der CT-Untersuchungen beim Kind von Erwachsenenradiologen vorgenommen wird, ist es unumgänglich, daß diese zu der von ihnen durchgeführten Untersuchung auch einen Bericht erstellen. Hier ist eine Einbeziehung des Kinderradiologen, bevor ein schriftlicher Befund erstellt wird, ein vielerorts wünschenswertes Desiderat. - eine „Nachbefundung" durch den Kinderradiologen, v.a. wenn er am eigentlichen Untersuchungsablauf nicht beteiligt war, ist zwar aus der Sicht des Klinikers verständlich, sollte aber verlassen werden.

STAKE (Kinderradiologe, Oslo) hat die dortige Situation folgendermaßen beschrieben:

„Mit Bezug auf die Indikation zur CT-Untersuchung entscheiden wir in unserem Krankenhaus. In Skandinavien werden die vorliegenden Probleme mit den Klinikern diskutiert, wobei wir die Entscheidung, ob eine solche Untersuchung stattfinden soll, treffen. Wenn eine CT-Untersuchung durch einen allgemeinen Radiologen durchgeführt wird, bestehen oft große Schwierigkeiten, mit den Schlußfolgerungen übereinzustimmen, da mit Bezug auf die Pathologie im Kindesalter unzureichende Kenntnisse vorliegen. Zudem ergeben sich oft große Probleme in der Führung des Kindes. Dies ist oft ein limitierender Faktor, um eine qualitativ gute Untersuchung zu erhalten. In unserer Klinik sind alle Beteiligten sehr zufrieden über Art und Weise, wie wir diese CT-Untersuchungen durchführen." (STAKE u. TSCHÄPELER 1986)

CT beim kindlichen Patienten – derzeitige Indikation und bereits erkennbare Anwendungsbereiche der Kernspintomographie

Die in Toronto durchgeführte erste weltweite Tagung der Kinderradiologen (März 1987) bot einen Überblick über den hohen Stellenwert der CT-Untersuchung im Rahmen der Kinderradiologie, v.a. in Nordamerika, aber auch in Frankreich, Skandinavien und Spanien. Da zahlreiche kinderradiologische Abteilungen außerhalb des deutschen Sprachraumes über eigene CT-Geräte verfügen, wurde aus den entsprechenden Institutionen über eine jahrelange Erfahrung mit bis zu über 5000 Untersuchungen berichtet. In einer Reihe von Kinderkliniken stehen bereits MR-Geräte oder die dortigen Kinderradiologen haben direkten Zugriff und damit eigene Erfahrungen auf diesem Gebiet. Nahezu 25% der Vorträge in Toronto befaßten sich mit der Kernspintomographie! Aufgrund der erkennbaren und zum Teil bereits eingetretenen Entwicklung wird in der Folge für die einzelnen Anwendungsbereiche der derzeitige Stellenwert der CT in Gegenüberstellung mit MRI aufgelistet (Cohen 1986, Kulkari 1985).

Intrakranielle Pathologie

Hier ist bereits die Veränderung am spürbarsten, indem bei Verdacht auf intrakranielle oder intraspinale Raumforderung, wenn verfügbar, der MRI der Vorzug gegeben wird. Über die Indikationsbreite der CT-Untersuchung gibt die Tabelle 2 Auskunft.

CT im Thoraxbereich

Tabelle 3 basiert auf den derzeit häufigsten Anwendungsgebieten im Thorax- und Halsbereich. Es zeichnet sich hier ab, daß die Kernspintomographie in fast allen Anwendungsbereichen Vorzüge aufweist. Als wesentliche Ausnahme beim kindlichen Patienten bleibt die CT für die Suche nach Lungemetastasen beim Osteosarkom, Wilms-Tumor, Ewing-Sarkom und anderen Tumoren auch weiterhin die Methode der Wahl.

Ein Sonderproblem, bei dem die CT-Untersuchung schon beim Säugling und Kleinkind einen besonderen Platz einnimmt, stellt die Abklärung trachealer oder paratrachealer Pathologie dar. Tabelle 4 ist eine übersichtliche Zusammenstellung der Indikationen zu derartigen Untersuchungen, wobei die normale Variationsbreite der Form und die Bestimmung des altersabhängigen Tracheallumens Berücksichtigung finden müssen.

CT im Abdomen, insbesondere bei Traumapatienten

Aufgrund eines großen Patientengutes weist Kaufman (1987) auf den hohen Wert der CT-Untersuchung beim polytraumatisierten Patienten hin. In Tabelle 5 findet

Tabelle 2. CT - Intrakranielle Pathologie

Supratentorielle Tumoren	*Sekundäre Hirntumoren u. a. Pathologie*	*Hydrozephalus*
1. Astrozytom	1. Leukämie bzw. Neuroblastom	- vor und nach Ableitung
2. Ganglioneurom/Gangliogliom	2. Infektion - bakteriell bzw. viral - Pilze, Abszeß	*Hirnfehlbildungen*
3. Ependymom	3. Trauma:	- anlagemäßig
4. primitive neuroektodermale Tumoren	a) Hirnkontusion (Ödem, Blutung, Nekrose, Enezphalomalazie)	
5. Choroidplexuspapillom	b) intrazerebrales Hämatom	
6. Kraniopharyngiom	c) extrazerebrales Hämatom (epidural/subdural/subarachnoidal)	
7. Optikusgliom	d) Sonderformen - Kindesmißhandlung	
8. Corpus-pinealeTumoren	4. Gefäßpathologie:	
Infratentorielle Tumoren	a) Hirninfarkt	
1. Medulloblastom	b) intrazerebrale Blutung	
2. Ependymom	c) AV-Fehlbildung	
3. zerebelläres Astrozytom		
4. Gliom des Hirnstammes		

Tabelle 3. Indikationen zur CT-Untersuchung bei kindlicher Thoraxpathologie. Hier zeichnet sich bei vielen Indikationen bereits ab, daß MRI sich durchsetzen wird. Als wesentliche Ausnahme ist auf die CT-Untersuchung bei Metastasensuche nicht zu verzichten

CT - Kindliche Thoraxpathologie		MRI
Thoraxwandläsionen	+	++
Mediastinalläsionen	+	++
Thymuspathologie	+	++
Vorderdarmduplikaturen	+	+++
Neuroblastom - intraspinaler Anteil?	++	+++
Pulmonale Tumoren - metastatisch	++++	–

Tabelle 4. Die verschiedenen derzeitigen Indikationen zur CT-Untersuchung bei Trachealpathologie. Auch hier liegen erste Anzeichen für die Anwendbarkeit der MRI vor

CT - Trachealpathologie MRI

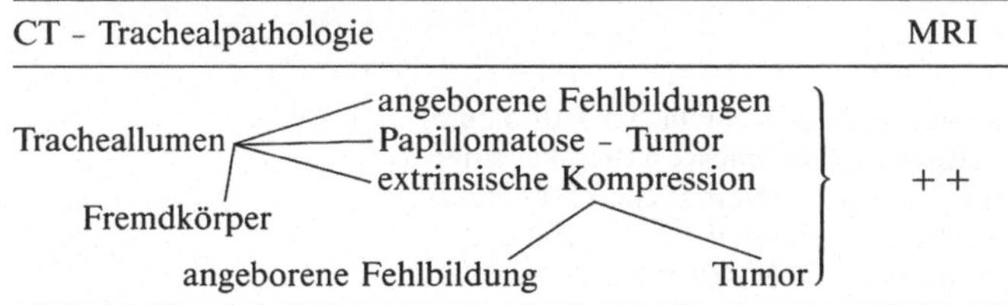

sich die Vielzahl der möglichen, durch die CT-Untersuchung erkennbaren Verletzungen abdomineller Strukturen. Hier wird zwar der Ultraschall weiterhin seine Anwendung haben, wobei allerdings die Aussagemöglichkeit dieser Untersuchungstechnik bei weitem nicht an diejenige der CT heranreicht. Hier zeigt sich noch keine Veränderung in Richtung Kernspintomographie. Bei großen abdomi-

Tabelle 5. Die CT-Untersuchung des Abdominalbereiches beim polytraumatisierten Kind - oft im Anschluß an Schädel-CT und bei u. U. Miteinbeziehung des Thorax - hat sich in entsprechend ausgerüsteten pädiatrischen Zentren durchgesetzt. MRI ist bei dieser Indikationsstellung aus Gründen der zeitlichen Untersuchungsdauer derzeit zumindest noch nicht einsetzbar. Voraussetzung zur CT-Untersuchung am traumatisierten Patienten ist ein stabiler Zustand (Kaufman et al., 1984, 1987, Kuhn 1985)

CT - Abdominaltrauma + + + +	MRI
Hämoperitoneum Verletzung MDT - Perf. Hämatom Pankreasverletzung Leberverletzung Gallenwege Milzverletzung Nierenverletzung	+ ?

Tabelle 6. Übersichtliche Darstellung zum Einsatz der CT am kindlichen Bewegungsapparat sowie bereits erkennbare höhere Wertigkeit der MRI in diesen Bereichen. Die CT mit dreidimensionaler Rekonstruktion hat insbesondere bei kraniofazialen Fehlbildungen in der präoperativen Planung eine wichtige Neuerung gebracht

CT - Bewegungsapparat	MRI
Kraniofaziale Fehlbildungen, z. B. Crouzon 3-D.	–
Tumor - Knochen und Weichteilkomponente (?)	+ + +
Gelenk-/gelenknahe Pathologie	–
Hüftgelenk	
Schultergelenk	
Spez. WS - atlantookzipitaler Übergang	+
Tortikollis - C_1 Dislokation	–
AKZ bzw. Tumor } WS alle Bereiche	+ + + +
Trauma } WS alle Bereiche	± ?
Osteomyelitis	+ + +

Tabelle 7. Eine besonders wichtige Indikation stellt die Pathologie des Hüftgelenkes sowie des hüftnahen Femurabschnittes dar. Hier hat die CT ein neues Anwendungsgebiet beim kindlichen Patienten. Andererseits ist bei der Frage Früherkennung und Überwachung der aseptischen Nekrosen im Femurkopfbereich MRI bereits der Vorzug zu geben

CT - Hüftgelenk	MRI
CHD - v. a. Kontrolle nach Reposition im Gips!	–
Kontrolle: Antetorsionswinkel - Seitenunterschied?	–
Epiphyseolyse Femurkopf + postoperative Kontrolle	+ +
Trauma Fraktur Hüftgelenk/Femur proximal	–
M. Perthes - Femurkopfnekrose	+ + + +

nellen Raumforderungen, v.a. mit unklaren Nachbarschaftsbeziehungen, ist eine CT-Untersuchung indiziert (MERTEN u. KIRKS 1985).

CT des kindlichen Bewegungsapparates

In diesem Bereich sind wesentliche Veränderungen derzeit ablesbar. CT-Untersuchungen mit Bezug auf Tumor und komplexe Frakturen haben sich einen festen Platz erobert. Die MRI jedoch hat sich gerade wegen der besseren Erkennbarkeit einer tumorösen Weichteilkomponente rasch durchgesetzt, ebenso bei der Früherkennung der Osteomyelitis sowie bei der Früherkennung aseptischer Nekrosen (M. Perthes, Epiphysiolyse u.a.). Tabellen 6 und 7 sind Aufstellungen zu diesen Veränderungen. Als besondere Anwendung der CT haben HERNANDEZ u. POZNANSKI (1985) Kontrolluntersuchungen nach offener, v.a. aber geschlossener Reposition im Hüftgelenk - auch im Gips - bei kongenitaler Hüftgelenksluxation beschrieben. Auch die Bestimmung des Antetorsionswinkels ist methodisch mit je 2 korrekt gelegten CT-Aufnahmen bei Festhaltung der Beine einfach durchzuführen.

Ausblick

Eine Sonderentwicklung auf dem CT-Gebiet, die gerade für die Kinderradiologie vieles verspricht, stellt die Cine-CT dar. Erste Ansätze - GOODING, BRASCH, RINGERTZ (1987) - lassen erkennen, daß pathologische Zustände am Herz, den großen Gefäßen der Trachea sowie der Lunge schon bei Säuglingen mit diesem Gerät besonders gut untersucht werden können.

Daß CT-Untersuchungen eine nicht unerhebliche Strahlenbelastung für den kindlichen Patienten darstellen, ist seit den Arbeiten von BRASCH und GOODING (1980) bekannt. Nur wenn mit keiner anderen Methode wesentliche, v.a. präoperative Information gewonnen werden kann, ist eine CT-Untersuchung inzidiert. Daß solche Untersuchungen eine besonders hohe Verantwortung für den Untersucher darstellen, ist offenkundig. Jede CT-Untersuchung sollte unter den geschilderten, für den kindlichen Patienten besten Bedingungen durchgeführt werden. Die Einbeziehung der Kinderradiologie unter den jeweiligen örtlichen Gegebenheiten ist, wenn noch nicht realisiert, anzustreben. Daß auch hierzulande in kinderradiologischen Abteilungen CT-Geräte zur Verfügung stehen sollten, ist kein neues Postulat. Inwieweit allerdings durch die rasche Entwicklung der Kernspintomographie diese Untersuchungsmethode schon in einigen Jahren hier den Einsatz der CT verdrängen wird, kann vermutet und muß in praxi abgewartet werden. Die Vorstellung von Wesenberg, daß bis zum Jahre 2000 beim kindlichen Patienten im wesentlichen mit MRI gearbeitet wird, könnte durchaus zutreffen. Wie auch immer die Entwicklung sein wird - Kinder haben keine Lobby.

Um den kindlichen Patienten optimale Untersuchungsbedingungen zu gewährleisten, sollten die Abteilungen für Kinderradiologie ausreichend personell ausgestattet sein, so daß sie - sei es im direkten Zugriff zu Großgeräten oder bei Aufstellung in deren Bereich - für anfallende Untersuchungen jederzeit aus den hier genannten Gründen verfügbar sind. Dies ergeht aus den Bemerkungen von WESENBERG (1987), wonach am Alberta Children's Hospital ein neues CT-Gerät der 4. Generation mit niedrigstmöglicher Strahlenbelastung aufgestellt wird und dazu ein MRI-Gerät. Seine Gedanken über zukünftige Entwicklungen in der Kinderradiologie seien hier abschließend kommentarlos zitiert:

„Bei den laufenden Verbesserungen der Kernspintomographie ist es wahrscheinlich, daß diese Technik fast vollständig die mit hoher Dosis einhergehende CT-Untersuchung in Nordamerika verdrängen wird. Diese Veränderung wird wohl eher durch ökonomische als technische Faktoren beeinflußt sein. Die Mehrzahl der bildgebenden Untersuchungen, die derzeit mit ionisierender Strahlung durchgeführt werden, dürften dann durch Mikrowellen oder andere Formen harmloser elektromagnetischer Strahlung durchgeführt werden. Auch der Ultraschall wird als vorgezogene oder voll diagnostisch bewertbare, bildhafte Methode weitere Fortschritte machen. Bis zum Jahre 2000 erscheint es denkbar, daß die bildgebenden Verfahren am kindlichen Patienten tatsächlich ohne ionisierende Strahlung auskommen könnten."

Literatur

Berger PE, Kuhn JP, Brusehaber J (1981) Technqiues for computed tomography in infants and children. Radiol Clin North Am 19: 399

Brasch RC, Cann CE (1982) Computed tomography scanning in children. II. An updated comparison of radiation dose and resolving power of commercial scanners. AJR 138: 127-133

Brasch RC, Gooding CA (1980) Extracranial Computerized Tomography in Children: Initial Clinical Experiences and Radiation Dose Considerations. Progr Pediatr Radiol 7: 100-131

Brasch RC, Gould RG, Gooding ChA, Ringertz HG, Lipton MJ (1987) Upper Airway Obstruction in Infants and Children: Evaluation with Ultrafast CT: Radiology 165: 459-466

Cohen MD (1986) Pediatric Magnetic Resonance Imaging. Saunders, Philadelphia

Daneman A (1987) Pediatric Body CT. Springer, London Berlin Heidelberg New York Paris Tokyo

Diebler C, Dulac O (1987) Pediatric Neurology and Neuroradiology - Cerebral and Cranial Diseases. Springer Berlin Heidelberg New York Tokyo

Effmann EL, Kirks DR (1985) Chest Computed Tomography in Children. Pediatr Clin North Am 32 (6): 1383-1396

Fitz CR (1985) Diagnostic Imaging in Children with Spinal Disorders. Pediatr Clin North Am 32 (6): 1537-1558

Hernandez RJ (1984) Concentric reduction of the dislocated hip. Computed tomographic evaluation. Radiology 150/1: 266-268

Hernandez RJ (1983) Evaluation of congenital hip dysplasia and tibial torsion by computed tomography. CT 7/1: 101-108

Hernandez RJ, Poznanski AK (1985) CT evaluation of pediatric hip disorders. Orthop Clin North Am 16/3: 513-541

Hershey BL, Zimmerman (1985) Pediatric Brain Computed Tomography. Pediat Clin North Am 32/6: 1477-1508

Kaufman A (1983) Liver-spleen computed tomography: A method tailored for infants and children. J Comput Tomogr 7: 45

Kaufman RA (1987) CT of blunt abdominal trauma in children: A five year experience. In: Siegel MJ (ed) Contemporary issues in computed tomography

Kaufman RA, Towbin Babcock DS et al (1984) Upper abdominal trauma in children: Imaging evaluation. AJR 142: 449

Kirks DR (1983) Practical techniques for pediatric chest computed tomography. J Comput Assist Tomogr 7: 31-39

Kirks DR (1984) Practical Pediatric Imaging: Diagnostic Radiology of Infants and Children. Little, Brown Boston

Kirks DR, Korobkin M (1981) Computed tomography of the chest in infants and children: Techniques and mediastinal evaluation. Radiol Clin North Am 19: 409-419

Kuhn JP (1985) Diagnostic Imaging for the Evaluation of Abdominal Trauma in Children. Pediatr Clin North Am 32 (6): 1427-1447

Kulkarni MV, Kirchner SG, Price RR, Eisenberg D, Heller RM (1985) Magnetic Resonance Imaging in Pediatrics. Pediatr Clin North Am 32/6: 1509-1522

Merten D, Kirks DR (1985) Diagnostic Imaging of Pediatric Abdominal Masses. Pediatr Clin North Am 32/6: 1397-1425

Mitchell AA, Louik C, Lacouture P et al (1982) Risks to children from computed tomographic scan premedication. JAMA 247: 2385-2388

Petterson H, Harwood-Nash DC (1982) CT and Myelography of the Spine and Cord: Techniques, Anatomy and Pathology in children. Springer, New York

Smevik B, Stake G (1986) Omnipaque as contrast medium for bowel opacification in abdominal CT in infants and children. In: Kaufmann HJ (Hrsg) Kontrastmittel in der Kinderradiologie, S. Karger, Basel München Paris London New York New Delhi Singapore Tokyo Sydney

Stake G, Tschäppeler H (1986) Diskussion zum Thema KM-Anwendung bei CT-Untersuchungen, 83-84. In: Kaufmann HJ (Hrsg) Kontrastmittel in der Kinderradiologie, S. Karger, Basel München Paris London New York New Delhi Singapore Tokyo Sydney

Strain JD, Harvey LA, Foley LC, Campbell JB (1986) Intravenously Administeried Pentobarbital Sodium for Sedation in Pediatric CT. Radiology 161: 105-108

Wesenberg RL (1987) Limiting radiation exposure a boon to pediatric imaging. Diagn Imaging, May 1987

Wilkinson R (1986) Imaging. Pediatr Clin North Am 33/6: 1299-1311

Wilmot DM, Sharko GA (1987) Pediatric Imaging for the Technologist. Springer, New York Berlin Heidelberg London Paris Tokyo

Neue Entwicklungen

Densitometrie mit Zwei-Spektren-Verfahren in der Computertomographie

W. A. KALENDER

Einleitung

Sowohl die Dual-energy- oder Zwei-Spektren-Verfahren als auch die Densitometrie in der CT sind so alt wie die CT selbst (RUTHERFORD et al. 1976, ALVAREZ u. MACOVSKI 1976, BROOKS 1977, GENANT u. BOYD 1977, LATCHAW et al. 1978). In der umfangreichen Literatur zu diesen Themen werden viele prinzipielle Möglichkeiten aufgezeigt, von der Dichtemessung bis hin zur Gewebecharakterisierung; breite klinische Bedeutung hat aber bisher keine dieser Anwendungen erlangt.

Gegenstand dieses Beitrages sind technische und methodische Verbesserungen sowohl der Zwei-Spektren-Verfahren als auch der Densitometrie im allgemeinen. Es soll dabei aufgezeigt werden, mit welchen Mitteln und Verfahren die CT für genaue und reproduzierbare quantitative Bestimmungen eingesetzt werden kann. Ein Durchbruch zu klinischer Bedeutung ist dabei insbesondere für die Knochenmineralgehaltsbestimmung am Stammskelett, evtl. aber auch für die Messung von Lebereisen und Schilddrüsenjod zu erwarten.

Probleme der Densitometrie mit der Standard-CT

Die Standard-CT, bei der Aufnahmen mit nur einem Spektrum gewonnen werden, kann prinzipiell nur einen Parameter des untersuchten Gewebes darstellen, nämlich die Schwächung für Röntgenstrahlung. Dieser Parameter, der lineare Schwächungskoeffizient μ pro Bild- oder Volumenelement, wird als CT-Wert in Hounsfield-Einheiten (HU) ausgedrückt:

$$\text{CT-Wert} = \frac{\mu - \mu(H_2O)}{\mu(H_2O)} \cdot 1000 \tag{1}$$

Der CT-Wert jedes Volumenelementes setzt sich zusammen als Summe über die Beiträge aller darin enthaltenen Materialien, wobei die Schwächung durch jedes einzelne Material als Produkt aus energieabhängigem Massenschwächungskoeffizient μ/ρ und der lokalen Dichte oder Konzentration ρ gegeben ist. Ein einfaches, im Patienten häufig anzutreffendes Beispiel sei ein Volumenelement, das sich nur aus Weichgewebe oder wasseräquivalentem Material (W) und aus Kalzium (Ca) zusammensetzt. Der lineare Schwächungskoeffizient, und damit der CT-Wert, ist dann gegeben durch

$$\mu = (\mu/\rho)_{Ca} \cdot \rho_{Ca} + (\mu/\rho)_W \cdot \rho_W \tag{2}$$

In der Densitometrie mit Standard-CT nimmt man gezwungenermaßen an, daß sich nur die interessierende Dichte ändert, bei der Knochenmineralmessung also, daß Unterschiede im CT-Wert nur auf Unterschiede in der Kalziumkonzentration ρ_{Ca} zurückzuführen sind. Bei der Dichtemessung am Weichgewebe wird entsprechend angenommen, daß sich nur die Weichgewebskonzentration ρ_w ändert.

Fälle, in denen ein fragliches Gewebeareal über den CT-Wert allein nicht eindeutig charakterisiert ist, treten aber relativ häufig auf. Ein Lungenknoten mit erhöhtem CT-Wert kann entweder verkalkt sein ($\rho_{Ca} > 0$) oder aufgrund von fibrotischen Veränderungen eine hohe Weichteildichte aufweisen ($\rho_{Ca} \sim 0$, $\rho_W > 1$). Wenn hier nicht morphologische Entscheidungskriterien gegeben sind, kann mit der Standard-CT keine Klärung erfolgen. Bei dem Versuch, einzelne Materialien im Körper zu quantifizieren, wie etwa das Jod in der Schilddrüse, ist ebenfalls nur eine grobe Abschätzung möglich. Im hypothetischen Fall einer Schilddrüse, die mit 80 HU gemessen wird, kann man nur mutmaßen, ob z. B. 40 HU dem Weichgewebe und die restlichen 40 HU dem Jod zuzuordnen sind, oder ob diese Relation bei 50 HU und 30 HU liegen sollte; ρ_W ist nicht ausreichend genau bekannt, um ρ_{Jod} zu bestimmen. Eine zuverlässige Quantifizierung unabhängig vom Weichgewebeanteil erfordert eine selektive Jodmessung. Eben diese Möglichkeit stellt die Zwei-Spektren-CT über die Basismaterialzerlegung zur Verfügung.

Grundlagen der Zwei-Spektren-CT

Die Literatur zu den Prinzipien der Zwei-Spektren-Methode ist umfangreich, eine Übersicht in deutscher Sprache mit Literaturhinweisen erfolgte kürzlich (KALENDER et al. 1987a). Zwei-Spektren-Verfahren machen sich die Energieabhängigkeit des Massenschwächungskoeffizienten μ/ρ zunutze, die für unterschiedliche Materialien unterschiedlich stark ausfällt. Materialien niedriger Ordnungszahl, wie etwa Weichgewebe oder Wasser, schwächen im Energiebereich, der in der Röntgendiagnostik gewählt wird, überwiegend durch Streuung (Comptoneffekt); die Energieabhängigkeit ist sehr gering. Bei Materialien höherer Ordnungszahl - im menschlichen Gewebe ist vorrangig an Kalzium, aber auch an Eisen und Jod zu denken - tritt vermehrt auch Absorption der Strahlung auf (Photoeffekt); diese weist eine ausgeprägte Abhängigkeit von der Energie auf.

Diese energie- und materialabhängigen Unterschiede in der Schwächung sind in Abb. 1 für einen abdominalen Körperquerschnitt schematisch aufgezeigt. Die Profile in der linken unteren Bildecke stellen die Schwächungswertprofile für ein Spektrum mit hoher und eines mit niedriger Hochspannung dar. Röntgenstrahlen, die vom Fokus zum Detektor überwiegend Weichgewebe durchlaufen, weisen verhältnismäßig niedrige und für beide Spektren nur leicht unterschiedliche Schwächungswerte auf. Die Strahlen hingegen, die durch kalzifiziertes Gewebe wie den Wirbelkörper verlaufen, werden deutlich stärker geschwächt, zusätzlich ist auch ein deutlich stärkerer Unterschied zwischen den Schwächungswerten zu erwarten, da das Kalzium über den Photoeffekt vorwiegend die niederenergetische Strah-

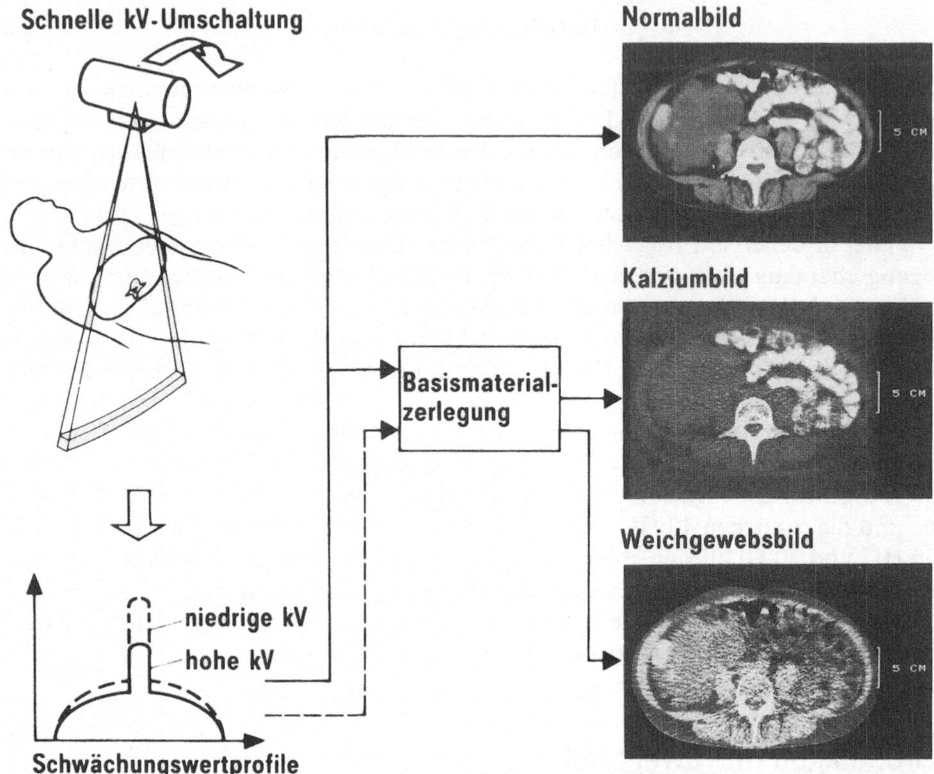

Abb. 1. Prinzip der Zwei-Spektren-Methode. Für einen fiktiven Körperquerschnitt unterscheiden sich die Schwächungswertprofile, die mit niedriger und hoher Röhrenspannung gewonnen werden, im Weichgewebsbereich nur wenig. Im zentralen Bereich, wo Meßstrahlen durch den kalzifizierten Wirbelkörper verlaufen, ist ein großer Schwächungswertunterschied zu erwarten. Aus der Höhe der Schwächung und den Differenzen der Schwächungswerte kann auf die Materialzusammensetzung des Meßobjektes geschlossen werden. Über die Basismaterialzerlegung können Materialdichtebilder für Weichgewebe und kalzifiziertes Gewebe errechnet werden

lung absorbiert. Aus dem gemessenen Schwächungswertepaar kann also auf die Materialzusammensetzung des Objektes zurückgeschlossen werden.

Wir haben diesen Prozeß über das Prinzip der Basismaterialzerlegung implementiert, das erstmals 1976 beschrieben wurde (Alvarez u. Macovski 1976), aber nicht zum praktischen Einsatz kam. Details zur Methode wurden an anderer Stelle gegeben (Kalender et al. 1986, Kalender et al. 1987a); das Resultat dieser Weiterverarbeitung ist in jedem Falle ein Bildpaar, das in hohem Maße selektiv die Dichte der Materialien höherer Ordnungszahl (Kalziumbild) und die Dichte der Materialien niedriger Ordnungszahl (Weichgewebsbild) darstellt und in mg/ml skaliert ist.

Ein Nachteil der Zwei-Spektren-Methode ist darin zu sehen, daß das Signal, die Differenz zweier Schwächungswerte, klein ist und das Rauschen durch den Basismaterialzerlegungsprozeß deutlich verstärkt wird. Die Situation verschärft sich dadurch, daß das 2. Spektrum mit niedriger Spannung gewonnen werden muß, für das natürlich erhöhte Schwächungswerte und, da die Dosis nicht beliebig gesteigert werden kann, erhöhtes Quantenrauschen auftreten. Die Bildqualität ist also wegen des erhöhten Bildrauschens gegenüber den Standard-CT Bildern deutlich verringert.

Ein möglicher Weg, die Bildqualität ohne Dosiserhöhung zu verbessern, besteht in erst kürzlich entwickelten Verfahren, die Rauschkorrelationen in den beiden Basismaterialbildern bestimmen und über lokal adaptierte Algorithmen Rauschen und auch Artefakte verringern (Kalender et al. 1987b). Diese Verfahren müssen noch näher untersucht und optimiert werden, wie aber die Bildbeispiele (Abb. 2, 3) zeigen, scheint hier ein wesentlicher Fortschritt möglich zu sein.

Implementierung der Zwei-Spektren-Methode

Zwei-Spektren-Daten wurden bisher stets durch 2 zeitlich getrennte Scans mit unterschiedlichen Hochspannungswerten gewonnen. Daraus ergab sich klinisch jeweils der Nachteil, daß kaum vermeidbare, geringste Patientenbewegungen das Ergebnis stark beeinträchtigt haben, denn bewegungsbedingte Unterschiede zwischen den Meßwerten werden zwangsweise als spektral bedingte Unterschiede interpretiert und treten damit erheblich stärker zu Tage als in den normalen CT-Bildern.

Wir haben deshalb die Zwei-Spektren-Aufnahme am SOMATOM DR über das Prinzip der schnellen kV-Umschaltung implementiert. Dabei wird der Hochspannungswert von Puls zu Puls, also im Abstand von wenigen ms verändert, und die einzelnen Aufnahmewerte werden praktisch zeitgleich ermittelt. Die gewählten Aufnahmeparameter sind 85 kV und 125 kV für die beiden Spektren und 5 s, 7 s oder 11 s Scanzeit.

Die Weiterverarbeitung der Meßdaten erfolgt über das beschriebene Prinzip der Basismaterialzerlegung. Es werden dabei sowohl die Standard-CT-Bilder für 85 und 125 kV als auch die Materialdichtebilder für die gewählten Basismaterialien Wasser und Kalzium berechnet. Diese Verarbeitungsschritte nehmen inklusive Berechnung der 4 Bilder ca. 1 min/Scan in Anspruch. Die Berechnung weiterer Parameter ist möglich.

Berechnete Größen und Anwendungen der Zwei-Spektren-CT

Als weitere Gewebeparameter können die Elektronendichte und die effektive Ordnungszahl aus den Basismaterialdichtewerten errechnet werden (Kalender et al. 1987a). Einige andere Kombinationen wurden in der Literatur diskutiert, von denen z. Zt. aber nur das monoenergetische Bild interessant erscheint. Dies stellt ein Schwächungswertbild analog zum Standard-CT-Bild dar, wie es mit einer hypothetischen monoenergetischen Quelle, also ohne Aufhärtungsfehler, gewonnen würde.

Die erwähnten Parameter und in der Literatur häufig genannte Anwendungs-

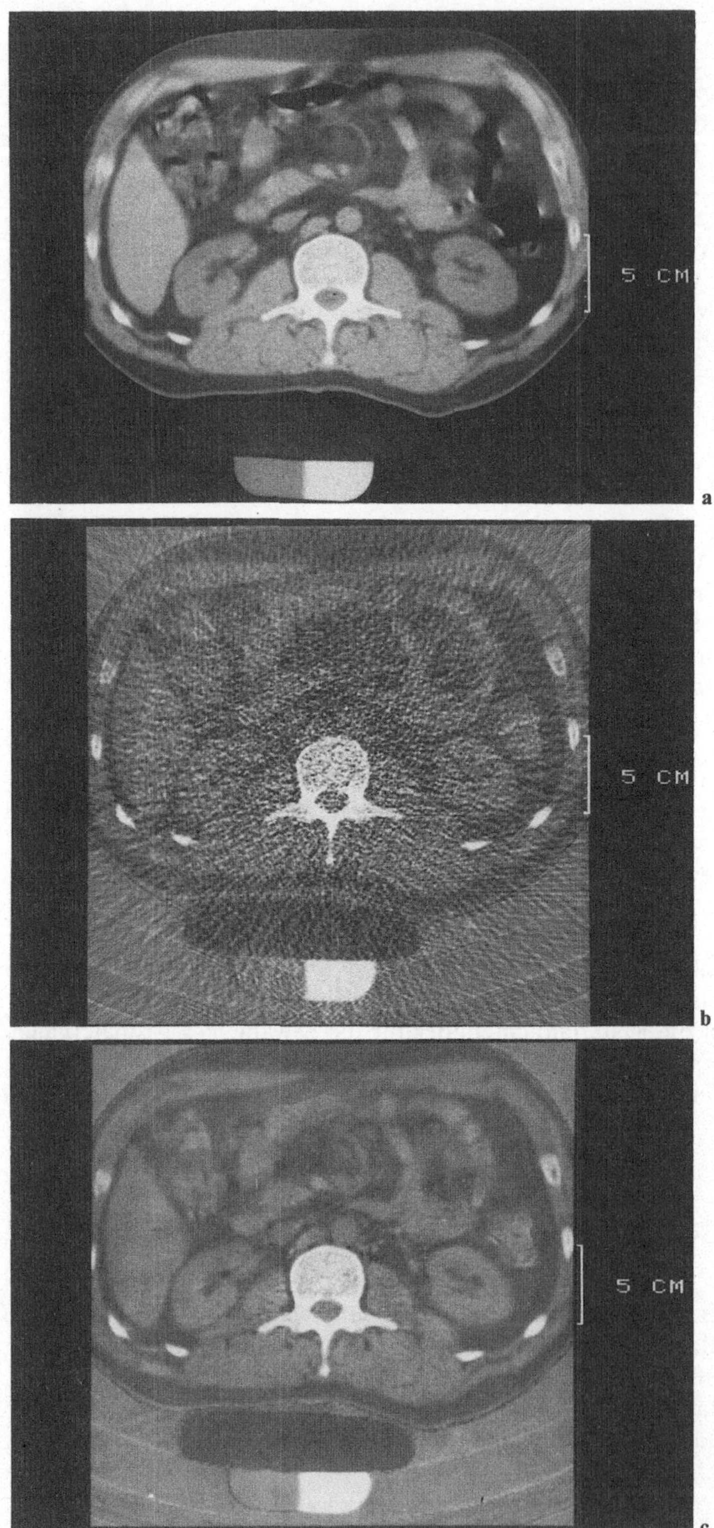
5 CM
a
5 CM
b
5 CM
c

Tabelle 1. Berechnete Größen und Anwendungen der Zwei-Spektren-CT

Gewebeparameter, die aus Dual-energy-Daten bestimmt werden	Mögliche Anwendungen
Konventionelle CT-Werte	Wie in der Standard-CT
Monoenergetische CT-Werte	Beseitigung von Strahlaufhärtungseffekten
Weichgewebs- und kalziumäquivalente Dichtewerte	In hohem Grade selektive Messung der Dichte einzelner Materialien (Kalzium, Jod, Eisen)
Elektronendichte	Strahlentherapieplanung
Effektive Ordnungszahl	Gewebecharakterisierung durch effektive Ordnungszahl und Elektronendichte

möglichkeiten sind in Tabelle 1 zusammengefaßt. Diese Auflistung ist aber kritisch zu betrachten, denn in vielen Fällen handelte es sich nur um ungeprüfte Hypothesen. Eine Gewebecharakterisierung z.B. über die beiden Gewebeparameter Elektronendichte und effektive Ordnungszahl (LATCHAW et al. 1978) führte bisher klinisch zu keinem Erfolg. Die Unterschiede in diesen Parametern für Normalgewebe und verschiedene Läsionen sind nur gering, das Rauschen, wie schon erwähnt, aber verstärkt. Einige der Themen in Tabelle 1 werden mit Sicherheit in Zukunft aufgegriffen, zur Zeit erscheint aber nur die *selektive Quantifizierung von Materialien höherer Ordnungszahl* von klinischem Interesse.

Inzwischen wurden an mehreren deutschen Hochschulen Untersuchungen begonnen, um die in-vivo-Quantifizierung von Jod in der Schilddrüse, die selektive Bestimmung von Eisen in der Leber und die Knochenmineralmessung am Skelett durchzuführen. Umfangreiches Ergebnismaterial liegt bisher nur zur Knochenmineralbestimmung vor (FELSENBERG et al. 1988, REINBOLD 1987).

Knochenmineralgehaltsbestimmung mit CT

Der Knochenmineralgehalt wird bevorzugt am axialen gewichttragenden Skelett und hier bevorzugt an der im Vergleich zur Kortikalis erheblich stoffwechselaktiveren Spongiosa durchgeführt (s. Kap. Knochenmineralsalzbestimmung). Die CT stellt die Methode der Wahl dar, da sie Spongiosamessungen ohne Überlagerung durch die Kortikalis erlaubt und die Wiederauffindung des Meßortes in höherem Maße als alle anderen Methoden gewährleistet. Probleme der Densitometrie mit der Standard-CT wurden aber schon früh aufgezeigt (GENANT u. BOYD 1977, BANZER et al. 1979, MAZESS 1983).

Der unbekannte und individuell stark variable Fettanteil in der Spongiosa beeinflußt die Weichgewebsdichte, den Parameter ρ_W in Gleichung (2), und damit auch den CT-Wert, aus dem in der Standard-CT der Mineralgehalt abgeleitet

◁ **Abb. 2a–c.** Dual-energy-Aufnahme an der Lendenwirbelsäule. Standard-CT-Bild (**a**) und Kalziumdichtebilder (**b, c**) zur Bestimmung des Knochenmineralgehaltes am Wirbelkörper. Durch Nachberechnung (**c**) läßt sich das Rauschen im Dichtebild deutlich verringern

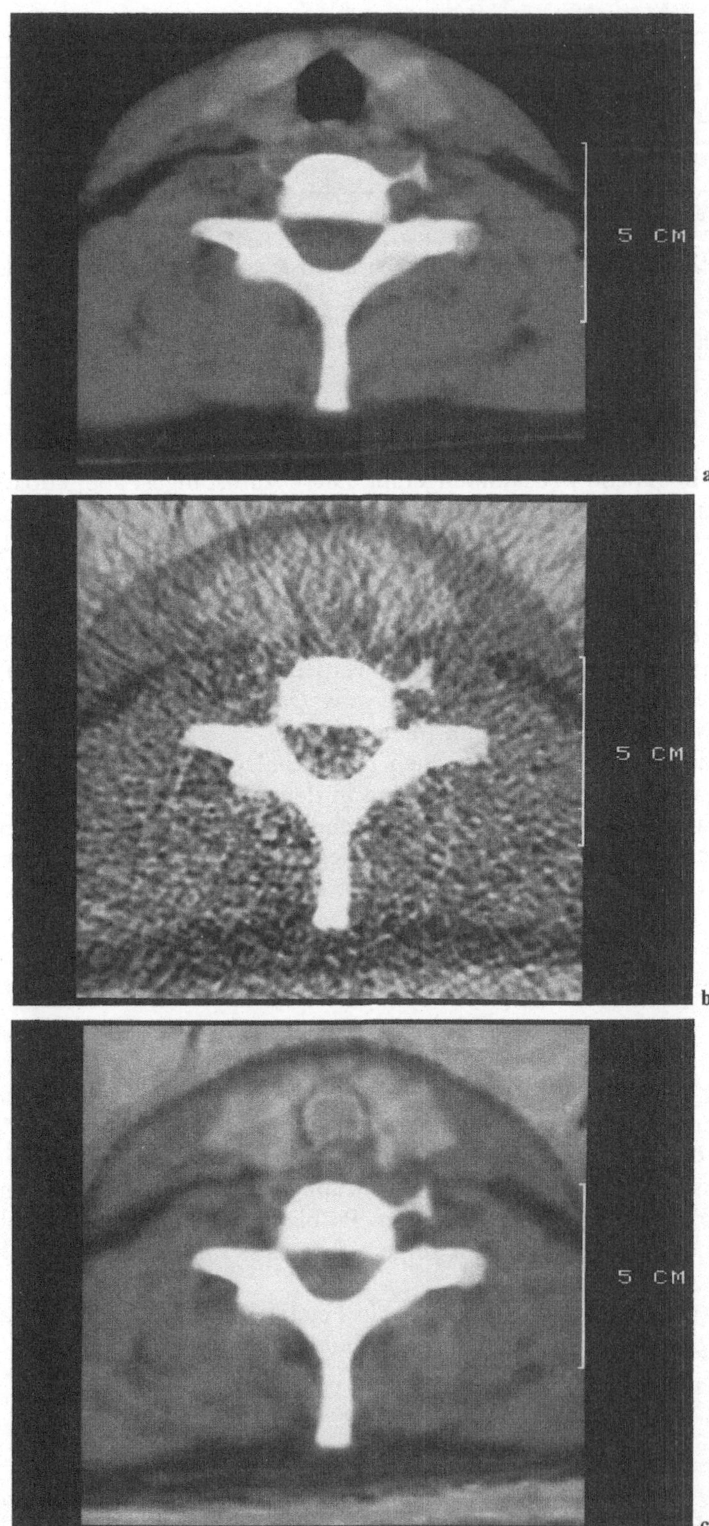
5 CM
a
5 CM
b
5 CM
c

wird. Dieser ‚Fettfehler', der in der Literatur mit bis zu 30% angegeben wird, aber auch andere systematische Fehler wie Aufhärtungseffekte und Kalibrierfehler schränken die absolute Genauigkeit der Standard-CT ein. Eine Eliminierung oder Reduzierung der systematischen Fehler und damit eine absolut genaue Messung ist nur über die Zwei-Spektren-CT möglich (GENANT u. BOYD 1977, KALENDER et al. 1987c, d). Werden alle Fehler, vor allem auch die in der Literatur bisher nicht erwähnten Kalibrierfehler, in Betracht gezogen, so müssen für die Standard-CT systematische Abweichungen im Bereich von 20% angenommen werden, für die Zwei-Spektren-CT hingegen nur in der Größenordnung von maximal 5% (KALENDER et al. 1987d).

Dieser objektiv gegebene Vorteil der Zwei-Spektren-CT ist aber im Hinblick auf die klinische Anwendung mit Einschränkungen zu bewerten. Hohe absolute Genauigkeit der Knochenmineralgehaltsbestimmung ist nicht einzig entscheidend in der Diagnostik der Osteoporose, da aufgrund der hohen biologischen Variabilität normaler Knochenmineralwerte keine exakte Zuordnung zwischen normal und osteoporotisch getroffen werden kann. Für die Abschätzung des individuellen Risikos der Osteoporoseentwicklung und Frakturgefährdung ist es hingegen erforderlich, schon geringe Veränderungen des Knochenmineralgehaltes sicher festzustellen, also die „fast bone losers" frühzeitig zu erkennen. Für diese Fragestellung ist aber vorrangig hohe Reproduzierbarkeit der Messung und nicht hohe absolute Genauigkeit erforderlich.

Verbesserungen der Reproduzierbarkeit der CT-Messungen

Die Reproduzierbarkeit von CT-Messungen des Knochenmineralgehaltes wird vorrangig durch die Gerätestabilität und die Wiederauffindung des Meßortes bestimmt. Um Geräteschwankungen und -einflüsse zu reduzieren oder zu beseitigen, stehen seit langem Referenzkörpermethoden zur Verfügung (CANN u. GENANT 1980). Wir haben diese Methode aufgegriffen, den Referenzkörper aber durch den Einsatz von langzeitstabilen Kunststoffen und einen verkleinerten Querschnitt verbessert (KALENDER u. SÜSS 1987). Referenzkörper, die gleichzeitig auch eine Kalibrierung der Messung ermöglichen, sind als unabdingbar für die Densitometrie anzusehen; gerätebedingte Schwankungen werden dadurch hinreichend korrigiert und vernachlässigbar.

Die Wiederauffindung des Meßortes ist insbesondere durch die allgemeine Verfügbarkeit und erhöhte Qualität von digitalen Übersichtsaufnahmen (Topogramm, Scanogram, Scout view o.ä.) erheblich verbessert worden. Trotz dieses Hilfsmittels ergeben sich aber sowohl für die Schichtanwahl als auch für die Wahl des Auswertebereiches (ROI) im CT-Bild Fehler, die vom Benutzer verursacht werden und ei-

◁ **Abb. 3a–c.** Dual-energy-Aufnahme an der Schilddrüse. Standard-CT-Bild (**a**) und Dichtebilder (**b, c**) zur Bestimmung des Jodgehaltes der Schilddrüse. Durch Nachberechnung (**c**) läßt sich das Rauschen im Dichtebild deutlich verringern. Eine exakte Jodmessung ist nur über die Dichtebilder möglich

nige Prozent betragen können (CANN u. GENANT 1980, FELSENBERG et al. 1988). Hieraus ergibt sich der Wunsch, diese Schritte zu automatisieren, um sowohl höchstmögliche Reproduzierbarkeit zu erreichen als auch den Benutzer von der lästigen und fehlerträchtigen Arbeit zu befreien.

Arbeiten zur automatischen Festlegung der CT-Schnittebenen aus dem Topo-

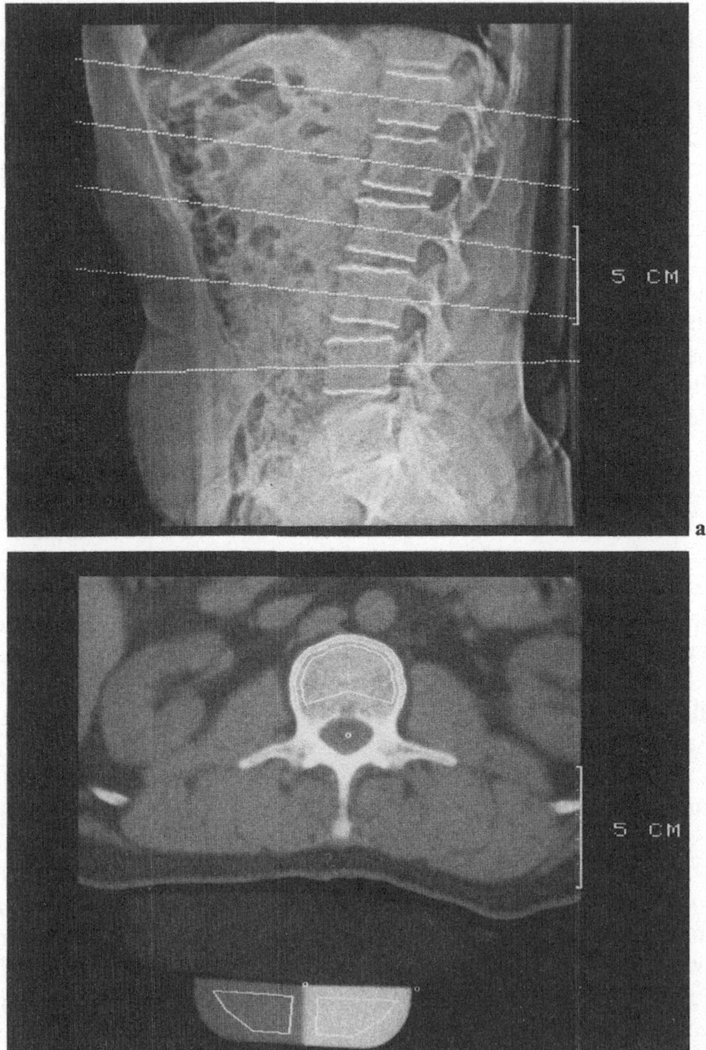

Abb. 4 a, b. Knochenmineralgehaltsbestimmung an der Lendenwirbelsäule. Die CT-Schicht wird über das Topogramm (**a**) in der Mitte des Wirbelkörpers angewählt. Die hier angezeigten Schichten wurden automatisch über eine Konturfindung an den Deckplatten errechnet. Der Auswertebereich im CT-Bild (**b**) wird ebenfalls automatisch festgelegt, in diesem Falle über Konturfindung an der Kortikalis. Der Referenzkörper unter dem Patienten dient zur Kalibrierung und zur Kontrolle der Gerätestabilität

gramm (Abb. 4a) befinden sich nach erfolgversprechenden Ergebnissen inzwischen in klinischer Erprobung (KALENDER et al. 1987e). Die automatische Bestimmung der ROI (Abb. 4b) hingegen ist schon klinisch erprobt und steht allgemein zur Verfügung (KALENDER et al. 1987c). Bei Benutzung von Kalibrierphantomen und solchen automatisierten Untersuchungsabläufen erwarten wir, daß eine Reproduzierbarkeit mit Abweichungen von 1-2% oder weniger auch in der Routine erreicht und die CT zur Methode der Wahl in der Diagnose und Therapiekontrolle bei Osteoporose werden kann.

Morphometrie mit CT als Alternative zur Densitometrie

Die Histomorphometrie auf der Basis einer Biopsie stellt weiterhin die klassische Methode zur Diagnose der Osteoporose dar. Die Analyse der trabekulären Struktur bietet zusätzlich zur Dichteinformation eine erweiterte oder verbesserte Aussage. Anders als die absorptiometrischen Methoden bietet die CT prinzipiell die Möglichkeit, diese Strukturinformation zusätzlich zur Dichteinformation zu erhalten.

Untersuchungen hierzu waren bisher auf in-vitro-Studien beschränkt (Abb. 5). Diese haben im Vergleich zur mikroskopischen Auswertung der Pathologen erstaunlich gute Ergebnisse geliefert (HENSCHKE et al. 1986, KLOTZ et al. 1986). Die Strukturanalyse mit CT stellt einen vielversprechenden Ansatz dar, wobei nicht notwendigerweise exakt die gleichen Parameter wie in der Histomorphometrie bestimmt werden müssen, sondern auch statistische Parameter, entsprechend einer Texturanalyse, in Betracht gezogen werden müssen.

Quo vadis CT?

Eine Antwort auf die zentrale Frage des Symposiums kann bezüglich Densitometrie und Zwei-Spektren-Verfahren noch nicht auf umfangreiche klinische Ergebnisse zurückgreifen, einige Trends scheinen aber gesichert.

Dual-energy-Verfahren in der CT werden weiterhin für Grundlagenuntersuchungen und spezielle Fragestellungen sehr wichtig sein, wobei Verbesserungen der Bildqualität noch möglich erscheinen (Abb. 2c, 3c). Für die Messung des Jodgehaltes der Schilddrüse und des Eisengehaltes der Leber in vivo können sie als genaue und nichtinvasive Methoden klinisch hohe Relevanz erlangen. Bei der Knochenmineralgehaltsbestimmung des Skeletts ist die Zwei-Spektren-CT allen Konkurrenzmethoden bezüglich der absoluten Genauigkeit überlegen und wird klinisch zum Einsatz kommen. Da aber die Reproduzierbarkeit schlechter ist als bei Single-energy-CT und außerdem Aufwand und Dosis höher liegen, stellt für die Routineuntersuchung die Standard-CT die Methode der Wahl dar. Diese sollte durch feste Untersuchungsprotokolle und automatisierte Auswerteprozeduren, wie oben beschrieben, unterstützt werden. Es sollten also in konsequenter Fortfüh-

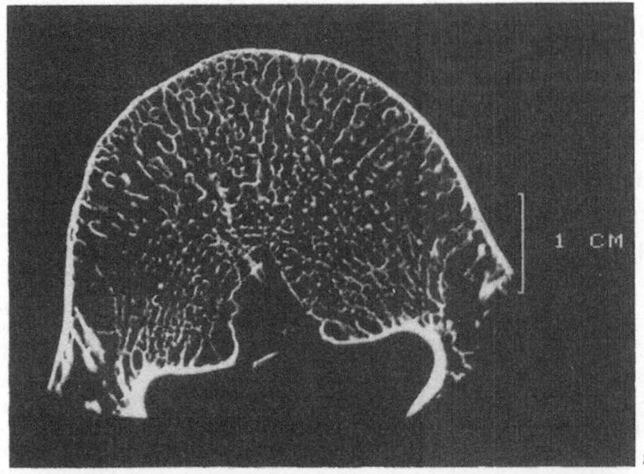

a

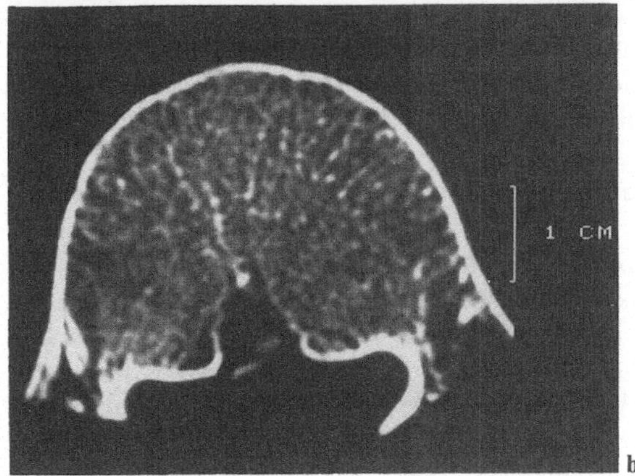

b

Abb. 5 a, b. Morphometrie mit Hochauflösungs-CT. Der Vergleich von Kontaktradiogramm (**a**) und Hochauflösungs-CT-Bild (**b**) an 1 mm dicken Scheiben eines Wirbelkörperpräparates läßt erkennen, daß eine morphometrische Aussage mit CT möglich ist

rung bisheriger Arbeiten Aufnahmemodes entstehen, die dem Bedienenden wenig Einfluß überlassen und ihm damit sowohl Arbeit abnehmen und die Untersuchung beschleunigen, als auch Fehlereinflüsse ausschließen. Die CT hat sich im Laufe der letzten Jahre einige neue Anwendungsgebiete erschlossen; dabei werden häufig neben dem CT-Wert, dem einzigen Parameter der in der Standard-CT ermittelt werden kann, weitere Parameter bestimmt. Direkt wird zwar weiterhin nur der Schwächungskoeffizient μ gemessen, man kann aber seine Abhängigkeit von Ort, Energie und Zeit ermitteln und ausnutzen (Abb. 6). Ein aktuelles Beispiel neben den oben genannten Anwendungen stellt die Hirnblutflußmessung mit dynamischer CT und Xenoninhalation zur Bestimmung des Hirnblutflusses dar (s. Kap. Xenon-CT).

Um solche Spezialanwendungen, die besondere Ansprüche an Erfahrung und Wissen des Bedienenden stellen, in der klinischen Routine zu verankern, müssen feste Aufnahmeprotokolle vorgegeben und die Auswertung automatisiert oder gezielt unterstützt werden. Am oben diskutierten Beispiel Knochenmineralmessungen sollte aufgezeigt werden, daß dies eine Richtung ist, die aus technischer und methodischer Sicht für die Weiterentwicklung der CT interessant und vielversprechend erscheint. Die Benutzung des Stichwortes „künstliche Intelligenz in der Ra-

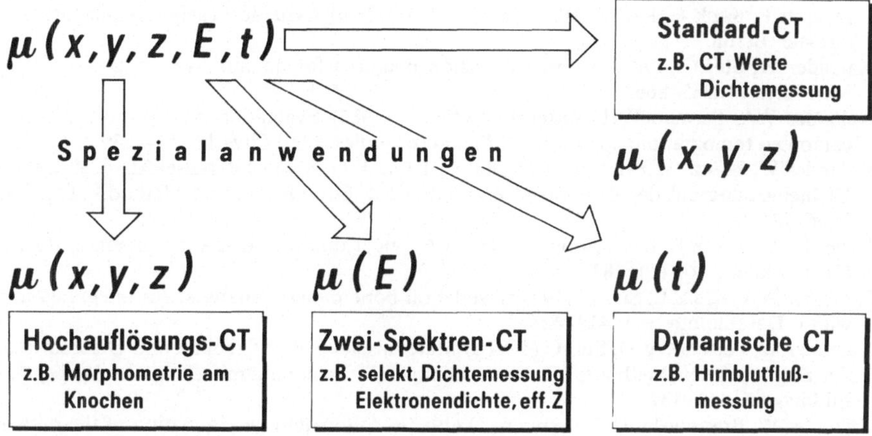

Abb. 6. Spezialanwendungen in der CT

diologie" erscheint dem Verfasser in diesem Zusammenhang verfrüht, aber bescheidene Ansätze dazu werden und müssen die Ausdehnung der CT auf weitere Spezialanwendungen unterstützen.

Danksagung

Für die Überlassung des klinischen Bildmaterials möchte ich mich bei den Herren Prof. W. DÖHRING, Medizinische Hochschule Hannover (Abb. 1), Dr. FELSENBERG, Freie Universität Berlin (Abb. 2, 4), DR. MAYR, Universität München (Abb. 3) und DR. HENSCHKE, Universität Erlangen (Abb. 5), herzlich bedanken.

Literatur

Alvarez RE, Macovski A (1976) Energy-selective reconstructions in X-ray computerized tomography. Phys Med Biol 21: 733–744

Banzer D, Schneider U, Wegener OH, Oeser H, Pleul O (1979) Quantitative Mineralsalzbestimmung im Wirbelkörper mittels Computertomographie. Fortschr Röntgenstr 130: 77–80

Brooks RA (1977) A quantitative theory of the Hounsfield unit and its application to dual energy scanning. J Comp Assist Tomogr 1: 487–493

Cann CE, Genant HK (1980) Precise measurement of vertebral mineral content using computed tomography. J Comp Assist Tomogr 4: 493–500

Felsenberg D, Kalender WA, Banzer D, Schmilinsky G, Heyse M, Fischer E, Schneider U (1988)

Quantitative computertomographische Knochenmineralgehaltsbestimmung. Fortschr Röntgenstr (im Druck)

Genant HK, Boyd D (1977) Quantitative bone mineral analysis using dual energy computed tomography. Invest Radiol 12: 545-551

Henschke F, Kalender W, Klotz E (1986) Computertomographie der Wirbelkörperspongiosa bei generalisierten Osteopathien: Morphometrische und densitometrische Untersuchungen. In: Dietsch P, Keck E, Kruse HP, Kuhlencordt F (Hrsg) Aktuelle Ergebnisse der Osteologie. de Gruyter, Berlin

Kalender W, Süß C (1987) A new calibration phantom for quantitative computed tomography. Med Phys 14: 863-866

Kalender WA, Perman WH, Vetter JR, Klotz E (1986) Evaluation of a prototype dual-energy computed tomographic apparatus. I. Phantom studies. Med Phys 13: 334-339

Kalender W, Bautz W, Felsenberg D, Süß C, Klotz E (1987a) Materialselektive Bildgebung und Dichtemessung mit der Zwei-Spektren-Methode. I. Grundlagen und Methodik. Dig Bilddiagn 7: 66-72

Kalender W, Klotz E, Kostaridou L (1987b) An algorithm for noise suppression in dual-energy-CT. Radiology 165 (P): 183

Kalender WA, Klotz E, Süß C (1987c) Vertebral bone mineral analysis: An integrated approach with CT. Radiology 164: 419-423

Kalender W, Felsenberg D, Süß C (1987d) Materialselektive Bildgebung und Dichtemessung mit der Zwei-Spektren-Methode. III. Knochenmineralbestimmung mit CT an der Wirbelsäule. Dig Bilddiagn 7: 151-157

Kalender W, Brestowsky H, Felsenberg D (1987e) Automated determination of the midvertebral slice for CT bone mineral measurements. Radiology 165 (P): 298

Klotz E, Henschke F, Kalender WA (1986) Morphometrische Analyse hochauflösender CT-Bilder der Wirbelsäule. In: Klitzing L (Hrsg) Medizinische Physik 1986. Universität Lübeck

Latchaw R, Payne J, Gold L (1978) Effective atomic number and electron density as measured with a CT scanner: Computation and correlation with brain tumor histology. J Comp Assist Tomogr 2: 194-208

Mazess RB (1983) Errors in measuring trabecular bone by computed tomography due to marrow and bone composition. Calcif Tissue Int 35: 148-152

Reinbold WD (1987) Osteodensitometrie - Wertigkeit radiologischer Verfahren unter Berücksichtigung der quantitativen Zwei-Energie-CT. Habilitationsschrift. Universität Freiburg

Rutherford R, Pullan B, Isherwood I (1976) Measurement of effective atomic number and electron density using an EMI scanner. Neuroradiology 11: 15-21

Knochenmineralsalzbestimmung

D. Banzer und D. Felsenberg

Einleitung

Die Computertomographie erlaubt die Registrierung und digitale Speicherung absorptionsäquivalenter Dichtewerte, die damit einer selektiv quantitativen Auswertung zugänglich werden. Die auf den Absorptionswert von Wasser bezogene Hounsfield-Skala zeigt für die verschiedenen Gewebsarten und Körperflüssigkeiten unterschiedliche energieabhängige Werte, wobei der globale Dichtewert eines Skelettabschnittes wesentlich durch die enthaltene Kalzium-Phosphat-Verbindung - das Hydroxylapatit - bestimmt wird.

Die Eignung der Computertomographie zur Knochenmineralgehaltsbestimmung in Form der sog. quantitativen CT (QCT) oder Computertomometrie ist daher bereits frühzeitig untersucht worden (Genant u. Boyd 1977, Banzer et al. 1979). Eine Mineralsalzbestimmung war vorher bereits mit den Methoden der Ein-Energie-Nuklid-Absorptiometrie (SPA) (Cameron u. Sorenson 1963, Vogel u. Anderson 1977) und der Zwei-Energie-Nuklid-Absorptiometrie (DPA) (Roos u. Sköldborn 1974; Wahner et al. 1985) möglich, wobei die Computertomographie an diesen eingeführten Methoden gemessen wird.

Methode

Die einfache Bestimmung des mittleren Dichtewertes innerhalb eines von der CT-Schicht erfaßten Skelettanteils und seine Angabe in Hounsfield-Einheiten ermöglicht bereits mit erstaunlicher Zuverlässigkeit eine Quantifizierung der globalen Knochendichte, die sich aus den Einzeldichtewerten der verkalkten Knochensubstanz, der unverkalkten Knochenmatrix, der Zellen und bei spongiösen Skelettabschnitten der Markraumdichte zusammensetzt. Die Verwendung eines knochenäquivalenten Standards z. B. aus Hydroxylapatit oder Kaliumhydrogenphosphat, der mit dem Knochen mitgemessen wird, erlaubt die Kalibrierung des errechneten Hounsfield-Wertes auf diesen Standard (Kalender et al. 1987). Unter Zugrundelegung eines Zwei-Kompartiment-Modells, das die im Gesamtknochen enthaltenen Gewebsarten entweder als wassergleich absorbierend oder als HA-gleich absorbierend annimmt, läßt sich dann ein Mineralwert in mg/cm^3 HA-äquivalent angeben. Die Einführung eines zweiten Energiespektrums ermöglicht die teilweise Berücksichtigung des sog. „Fettfehlers", also des Einflusses des geringer als Wasser absorbierenden Fettanteils im Knochen (s. auch Kap. Densitometrie mit Zwei-Spektren-Verfahren in der CT).

Wahl des Meßortes und praktische Durchführung

Spongiöser Knochen hat einen 6–8mal höheren Stoffwechselumsatz als kortikaler Knochen (Frost 1964). Vom biologisch-medizinischen Standpunkt ist daher ein solcher Knochenabschnitt für die klinische Mineralsalzbestimmung vorzuziehen. Unsere eigene Arbeitsgruppe konnte ebenso wie Wasnich et al. (1985b) zeigen, daß die Mineralgehaltsbestimmung im spongiösen Knochen einen prädiktiven Wert für das Frakturrisiko bei der Osteoporose besitzt. Dies gilt sowohl für periphere spongiöse Skelettabschnitte wie den distalen Radius oder den Kalkaneus als auch für die Lendenwirbelsäule. Für die computertomographische Messung sind inzwischen der 1.–3. Lendenwirbelkörper als Meßort häufig angegeben worden (Genant u. Boyd 1977, Banzer et al. 1979, Cann 1987). Bei unseren Untersuchungen am SOMATOM 2 und SOMATOM DR (Siemens) wurden im sog. Body mode mit 720 Projektionen 3 zur Hälfte überlappende 8 mm Schichten durch den Wirbel gelegt. Die Ausgangsschicht in Wirbelmitte wurde im seitlichen Scanogram festgelegt, wobei wir bereits früher auf die anatomische Landmarke der Eintrittsstelle der Vasa basivertebralia an der Dorsalkante hingewiesen haben, die sowohl im Scanogram wie im Schichtbild erkennbar ist (Banzer et al. 1979). Zur Dosisreduzierung kann durch Änderung der Aufnahmeparameter auf die hohe Ortsauflösung verzichtet werden, ohne daß die Dichtebestimmung hierdurch beeinflußt wird. Die Wahl zu kleiner Meßfelder oder zu dünner Meßschichten führt infolge der Inhomogenität der Wirbelspongiosa – besonders bei Porose – zu großen Dichteunterschieden, die für 2-mm-Schichten bis zu 41% betrugen. Die exakte Repositionierung bei Wiederholungsmessungen ist entscheidend. Eine Höhendifferenz sich überlappender 8-mm-Schnitte von nur 2 mm führte zu Dichteunterschieden von 8,5%. Eine softwaregesteuerte automatische Schichtebenenbestimmung wäre hier sicher ein Vorteil.

Aus den erwähnten biologischen Gründen ist eine getrennte Erfassung der Spongiosa und Kortikalis bei der Messung anzustreben. Die von uns zunächst gewählte einfache Spongiosadichtebestimmung mittels kreisförmiger ROI genügt für praktische Zwecke durchaus. Jedoch traten durchschnittliche Dichtewertunterschiede von 9,1% in der gleichen Schicht zwischen kreisförmiger zentraler ROI und frei gewählter, die Gesamtspongiosa weitgehend erfassender ROI auf. Es stellt sich daher die Frage, ob mit unterschiedlichen Meßfeldern gewonnene Werte vergleichbar sind. Das Problem kann mit einer automatischen Meßfelddefinition gelöst werden, wie wir sie bereits 1979 vorgeschlagen haben (Banzer et al. 1979) und wie sie z. B. für das SOMATOM von Kalender entwickelt wurde (Kalender et al. 1987).

Klinische Wertigkeit

Die Osteoporose wird von klinischer Seite oft als Verlust von Knochensubstanz, die zu einer Fraktur geführt hat, definiert. Ich möchte dem die Definition der NIH-Consensus-Konferenz (1984) gegenüberstellen: „*Die Osteporose ist ein Verlust an Knochenmasse, die zu einem erhöhten Frakturrisiko führt.*“ Zweck der Knochendichtebestimmung sollte daher sein, dieses Frakturrisiko zu bestimmen, *bevor* Frakturen auftreten, um dann eine Strategie zu entwickeln, die die Wahrscheinlichkeit von Frakturen herabsetzt. Wie kann das Frakturrisiko definiert werden? Bei bestimmten Erkrankungen wie z. B. Tumoren ist der Zustand eindeutig durch den Nachweis von Tumorzellen definiert. Bei anderen Erkrankungen wie z. B. der Hypertonie ist das Schlaganfallrisiko nicht einfach durch einen absoluten Grenzwert des Blutdrucks erfaßbar. Mit ansteigendem Druck steigt auch das Risiko des Schlaganfalls. Die Verhältnisse können auf die Osteoporose übertragen werden (Wasnich et al. 1985 a). Mit sinkendem Mineralgehalt steigt das Frakturrisiko. Die Angabe von Normwerten, wie wir sie für die Ein- und Zwei-Spektren-CT aufgestellt haben (Abb. 1, 2), allein genügt nicht, um das Frakturrisiko zu erfassen. Wasnich et al. (1985 b) hat in einer 11jährigen prospektiven Studie an 1062 postmenopausischen Frauen nachgewiesen, daß bei Frauen mit Mineralwerten, die im unteren Fünftel der Gesamtkollektivwerte lagen, 14mal häufiger Frakturen auftraten als bei Frauen mit einem Mineralwert im oberen Fünftel der Werte des Gesamtkollektivs. Ein erhöhtes Frakturrisiko besteht nach diesen Untersuchungen, wenn der Knochenmineralgehalt etwa den 2-Sigmabereich bei jungen Erwachsenen, also der Gruppe der 20- bis 30jährigen, unterschreitet. Das Risiko nimmt mit abnehmenden Mineralwerten zu, so daß verschiedene Risikoebenen definiert werden können.

Aus dem Gesagten folgt, daß eine Mineralgehaltsmessung an einem Skelettabschnitt dann sinnvoll ist, wenn das Frakturrisiko hierdurch bestimmt werden kann. Der gemessene Skelettabschnitt muß nicht mit dem frakturierenden Knochen identisch sein. Wasnich (1985 a) konnte zeigen, daß periphere spongiöse Skelettabschnitte, wie der Kalkaneus oder distale Radius ebenso prädiktive Werte liefern wie die LWS. Lediglich der proximale Radiusmeßort im kompakten Knochenbereich versagte.

Vergleich von QCT, SPA und DPA

Vorteile der *CT* sind:

1. Die reine Spongiosamessung an der Wirbelsäule; eine Messung an anderen Skelettabschnitten ist ebenfalls prinzipiell möglich.
2. Die Angabe des Mineralsalzgehaltes kann unter Verwendung entsprechender Standards in mg/Volumeneinheit erfolgen; eine einfache globale Dichteangabe in Hounsfield-Einheiten scheint für Verlaufsbeobachtungen ebenfalls geeignet.
3. Gute Reproduzierbarkeit mit einer in vivo Fehlerbreite bei 3%; kurze Untersuchungszeiten und vertretbare Strahlenbelastung nur im Bereich der schmalen Meßebene sind weitere Vorteile.

Nachteile sind der hohe technische Aufwand und die relativ hohen Kosten der Einzelbestimmung. Die Indikation besteht vor allem bei der Untersuchung von Risikopatienten und zur Verlaufskontrolle unter Therapie.

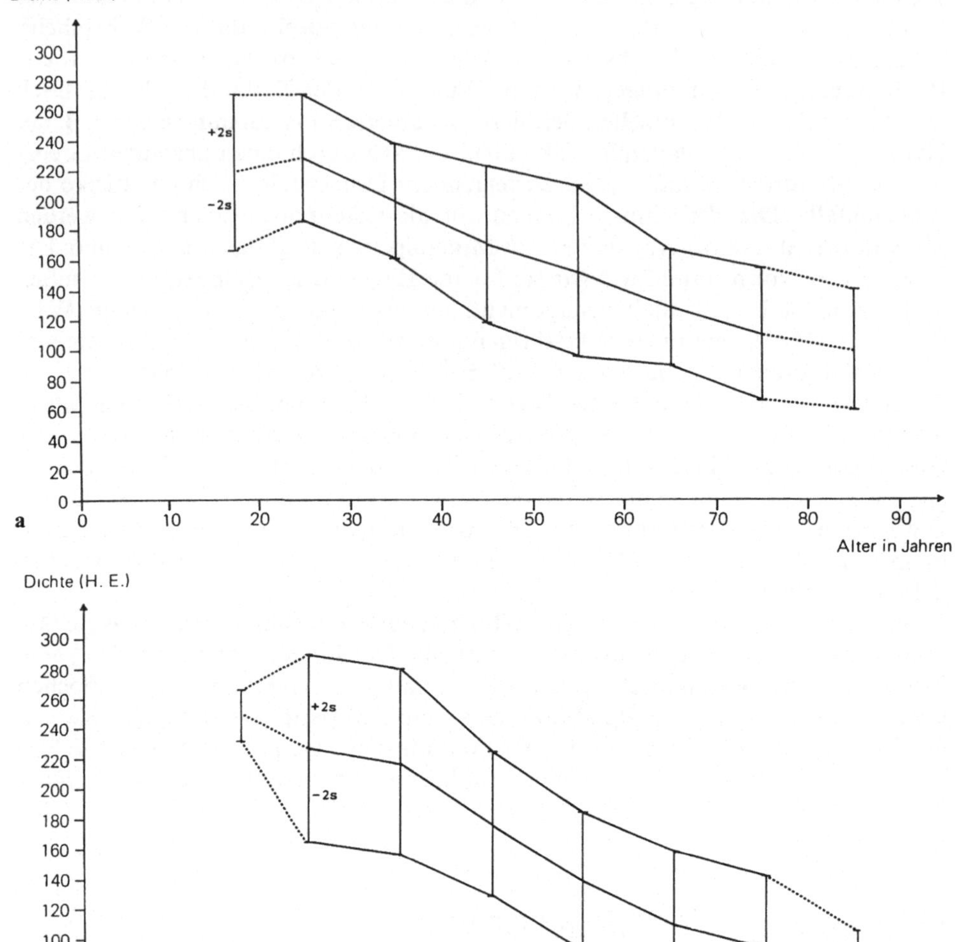

Abb. 1 a, b. Altersbezogene mittlere Knochendichtewerte (in Hounsfield-Einheiten) bei 179 knochengesunden männlichen Probanden (**a**) und 181 knochengesunden weiblichen Probanden (**b**) (Referenzkollektiv „Berlin-Nord"). Ein-Spektren-QCT

Die *SPA* ist charakterisiert durch einen geringen technischen Aufwand und relativ geringe Kosten. Eine Spongiosa- oder Kompaktamessung ist je nach Methode nur in der Skelettperipherie möglich, wobei sich der Kalkaneus als rein spongiöser Knochen bewährt. Die Angabe des Mineralgehaltes ist je nach Methode als linearer Wert, als Flächenbelegung oder als Volumenwert möglich.

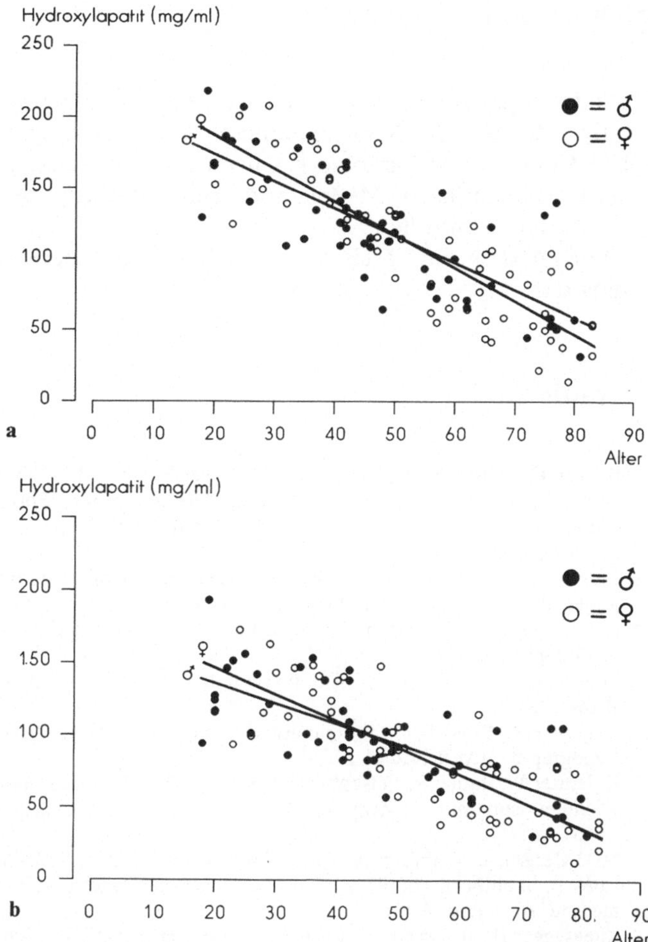

Abb. 2a, b. Altersbezogene Hydroxylapatitgleichwerte (in mgHA/ml) bei 113 knochengesunden männlichen und weiblichen Probanden (Referenzkollektiv „Berlin-Süd"). **a** Ein-Spektren-QCT; **b** Zwei-Spektren-QCT

Hervorzuheben ist die insbesondere durch die Messung in der Peripherie und die verwendete Energie bedingte geringe Strahlenbelastung. Die Indikation dieser Methode besteht vor allem bei Screeninguntersuchungen.

Die *DPA* ist charakterisiert durch einen mittleren technischen Aufwand und relativ hohe Kosten. Es ist nur die Globalmessung eines Wirbels oder Wirbelsäulenabschnitts möglich, wobei Fehlbestimmungen durch Mitmessung degenerativer Osteophyten mit hohem Mineralgehalt sowie von Aortenkalk möglich sind. Eine getrennte Spongiosamessung ist nicht durchführbar. Die Angabe des Mineralgehaltes erfolgt nur in Form des sog. Flächenbelegungswertes. Die Strahlenbelastung im Bereich des gesamten Wirbelsäulenabschnitts richtet sich nach dem verwendeten Nuklid. Es besteht eine Indikationsüberschneidung mit der Computertomographie.

Schlußfolgerungen

1. Die Osteoporose im Sinne der oben gegebenen Definition ist nur durch quantitative Messung des Knochenmineralgehaltes zu diagnostizieren.
2. Die Computertomographie erscheint z.Zt. als aussichtsreichste, universal einsetzbare quantitative Meßmethode zur Untersuchung von Risikopatienten und zur Verlaufskontrolle.
3. Die SPA stellt eine preiswerte und bewährte Alternative für ein Massenscreening dar.

Literatur

1. Banzer D, Schneider U, Wegener OH, Oeser H, Pleul O (1979) Quantitative Mineralsalzbestimmung im Wirbelkörper mittels Computertomographie. Fortschr Röntgenstr 130: 77
2. Cameron JR, Sorenson JA (1963) Measurement of bone mineral in vivo: An improved method. Science 142: 230
3. Cann CE, Genant HK (1980) Precise measurement of vertebral mineral content using computed tomography. J Comp Assist Tomogr 4: 493
4. Cann CE (1987) Quantitative bone mineral analysis using dual-energy computed tomography. Radiology 152: 257
5. Frost HM (1964) Diagnosis of bone remodeling. In: Frost HM (ed) Bone Biodynamics. Little Brown, Boston
6. Genant HK, Boyd D (1977) Quantitative bone mineral analysis using dual-energy computed tomography. Invest Radiol 12: 545
7. Kalender W, Bautz W, Felsenberg D, Süß C, Klotz E (1987) Materialselektive Bildgebung und Dichtemessung mit der Zwei-Spektren-Methode. I. Grundlagen und Methodik. Dig Bilddiagn 7: 66
8. NIH Consensus Conference (1984) Osteoporosis. JAMA 252: 799
9. Roos B, Sköldborn H (1974) Dual-photon absorptiometry in lumbar vertebrae. I. Theory and method. Acta Radiol 13: 1
10. Ruegsegger P, Elsasser U, Anliker M, Gnehm H, Kind HP, Prader A (1976) Quantification of bone mineralization using computed tomography. Radiology 121: 93
11. Vogel JM, Anderson JT (1977) Rectilinear transmission scanning of irregular bones for quantification of mineral content. J Nucl Med 13: 3
12. Wahner HW, Dunn WL, Mazess RB, Towsley M, Lindsay R, Markhard L, Dempster D (1985) Dual-photon (GD-153) absorptiometry of bone. Radiology 156: 203
13. Wasnich RD, Ross PD, Heilbrun LK, Vogel JM (1985a) Prediction of postmenopausal fracture risk with bone mineral measurements. Am J Obstet Gynecol 153: 745
14. Wasnich RD, Vogel JM, Yano K, Ross PD (1985b) Osteoporosis among Hawaii Japanese: A review of the major findings of the Kuakini Osteoporosis Study. Hawaii Med J 44: 309

Cine-CT

W. Jaschke, M. J. Lipton, R. G. Gould und D. P. Boyd

Einleitung

Seit der ersten praktischen Anwendung 1976 hat die CT andere Verfahren bei der statischen Organdiagnostik entweder verdrängt oder zumindest deren Einsatz deutlich reduziert. Die wesentlichen Vorteile der CT sind das ausgezeichnete Kontrastauflösungsvermögen, die Querschnittdarstellung und der automatisierte Untersuchungsablauf. Im Gegensatz zur Projektionsradiographie ermöglicht die CT eine unkomplizierte Darstellung von Weichteilorganen ohne Kontrastmittelgabe, eine quantitative Erfassung der Wechselwirkung zwischen Röntgenstrahl und durchstrahltem Objekt (Densitometrie) sowie eine direkte Vermessung der Objektgeometrie. Die CT-Densitometrie hat sich als besonders hilfreich für die Gewebscharakterisierung, z. B. für den sicheren Nachweis von Zysten und Fettgewebsstrukturen und für die Messung von Kontrastmittelkonzentrationen in Geweben und Gefäßen erwiesen. Durch die überlagerungsfreie Organabbildung wird die Interpretation komplexer anatomischer Verhältnisse wesentlich erleichtert.

Auf Grund der oben genannten Faktoren bietet die CT hervorragende Voraussetzungen für die Röntgendiagnostik des Herzens (Brundage u. Chomka 1985a, b, Brundage et al. 1984, Felix et al. 1978, Goodwin et al. 1983, Higgins 1985, Jaschke et al. 1986, Janson et al. 1979, Köster et al. 1981, Lackner u. Thurn 1981, Lackner et al. 1980, Lipton et al. 1979, 1984a, b, 1986, Schartl et al. 1983). Dennoch wird die CT bisher nicht routinemäßig in der Herzdiagnostik eingesetzt. Ursache hierfür ist sicherlich die relativ lange Expositionszeit der heute üblichen CT-Geräte, die zu einer Verwischung kardialer Strukturen führt. Das sogenannte EKG-Gating ermöglicht zwar eine weitgehende Elimination dieser Bewegungsunschärfen, führt jedoch zu deutlich längeren Untersuchungszeiten, so daß zur Kontrastierung der Herzbinnenräume relativ große Kontrastmittelmengen injiziert werden müssen. Auf Grund der Einzelschichtaufnahmetechnik können atemabhängige Lücken bzw. Überlappungen zwischen den einzelnen Schichten entstehen, die zu entsprechenden Fehlern bei der Bestimmung von Ventrikelvolumina und der Herzmuskelmasse führen können. Zudem können wegen der eingeschränkten Lagerungsmöglichkeiten mit gängigen CT-Geräten keine Schnittbilder entlang der kurzen bzw. langen Herzachse angefertigt werden (Rees et al. 1986).

Im folgenden wird ein CT-Gerät vorgestellt, das verbesserte technische Voraussetzungen für die computertomographische Herzdiagnostik bietet (Boyd u. Lipton 1983, Peschmann et al. 1985). Das Cine-CT ist seit 1985 kommerziell erhältlich und wird derzeit an 10 verschiedenen Kliniken in USA (9) und Japan (1) für klinische CT-Untersuchungen eingesetzt.

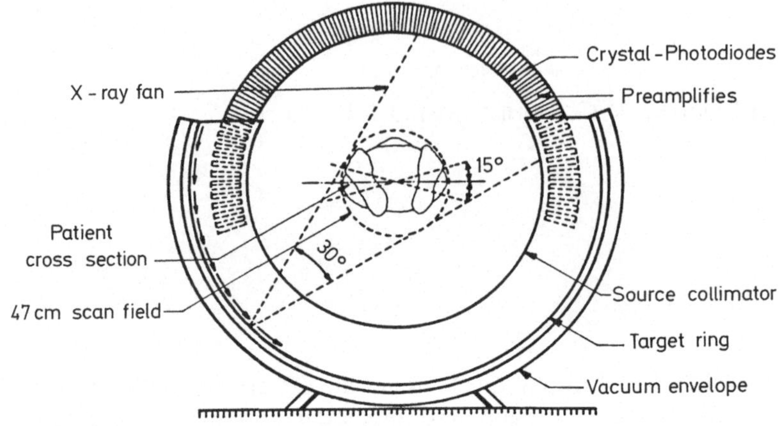

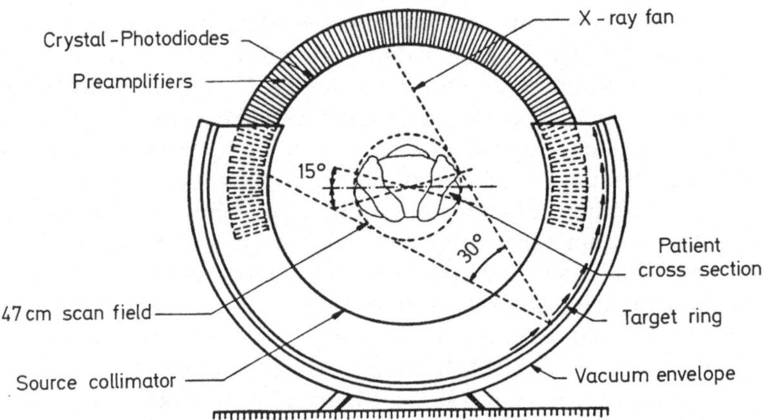

Abb. 1 a. Schematische Darstellung des Cine-CT Gerätes, Frontalansicht

Gerätetechnik

Um möglichst kurze Expositionszeiten zu erzielen, wurde beim Cine-CT die sonst übliche Röntgenröhre durch einen neuartigen Scanmechanismus ersetzt. Zur Elimination mechanisch bewegter Teile wird ein elektronisch bewegter, hochfokussierter Elektronenstrahl mit einem Brennfleck von 1 × 2 mm auf einen unter dem Lagerungstisch angeordneten, halbkreisförmigen Metallring (Target) ausgelenkt (Abb. 1). Der dabei entstehende fächerförmige Röntgenstrahl wird nach entsprechender Kollimination für die Bildgebung eingesetzt. Bei jedem Abtastvorgang wird der Elektronenstrahl über die gesamte Länge des Targets geführt, so daß zur Bildrekonstruktion die üblichen Messungen aus mehreren Projektionen zur Verfügung stehen. Die Intensität der Strahlung wird von 2 gegenüberliegenden halb-

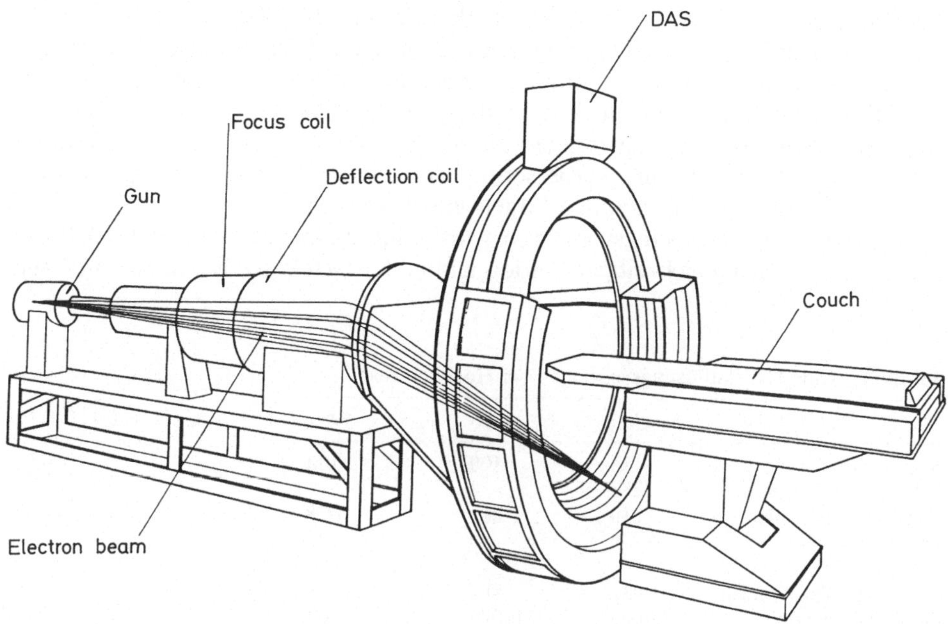

Abb. 1b. Schematische Darstellung des Cine-CT Gerätes, Seitenansicht

kreisförmigen Detektorringen gemessen. Die Abtastung eines Targets liefert somit jeweils 2 Querschnittbilder. Zur Vergrößerung des Scanvolumens sind insgesamt 4 Wolframringe hintereinander angeordnet (Abb. 1). Auf Grund der elektronischen Auslenkung des Elektronenstrahls und der hohen Hitzekapazität der wassergekühlten Stehanoden können mit dieser Gerätekonzeption Abtastzeiten von 50 ms und Bildfrequenzen von bis zu 17 Bildern/s realisiert werden. Die Auslenkung des Elektronenstrahls von Target zu Target benötigt lediglich 8 ms, so daß bei einer Schichtdicke von etwa 10 mm innerhalb von 232 ms ein zylindrisches Körpervolumen von 8 cm ohne Tischbewegung untersucht werden kann.

Die Elektronenquelle mit den dazugehörigen Metalltargets ist - analog zu einer Röntgenröhre - in einem Hochvakuumbehälter montiert. Zur Aufrechterhaltung des Vakuums muß das Gefäß permanent durch eine Pumpe evakuiert werden.

Abbildungseigenschaften

Das Cine-CT Gerät wurde ursprünglich ausschließlich für Herzuntersuchungen konzipiert. Eine Applikation im extrakardialen Bereich war zunächst nicht geplant, wurde jedoch nach Einführung des Gerätes rasch ins Auge gefaßt.

Um die Abbildungseigenschaften des Cine-CT den derzeit gängigen CT-Geräten anzugleichen, wurden verschiedene Modifikationen zur Verbesserung des Signal-Rausch-Verhältnisses und des Ortsauflösungsvermögens vorgenommen. Durch Mehrfachabtastung eines Metalltargets kann z. B. das Bildrauschen vermindert und somit das Kontrastauflösungsvermögen verbessert werden. Alternativ dazu könnte der Anodenstrom von derzeit 700 mA auf z. B. 2000 mA erhöht werden. Allerdings würde dies zu einer extremen thermischen Belastung der Metalltargets und damit zu einer Verkürzung ihrer Lebensdauer führen. Diese liegt zur Zeit bei ca. 50000 Scans und somit in etwa in der gleichen Größenordnung wie die Lebensdauer von Hochleistungsröntgenröhren. Eine weitere Erhöhung der Targetlebensdauer kann durch eine Verbesserung der Targetlegierung und Optimierung der Energieverteilung entlang der Targets erzielt werden.

Das räumliche Auflösungsvermögen wurde durch eine Verlängerung der Scanzeit auf 100 ms bei gleichzeitiger Verdoppelung der Detektorzahl auf 864 und Ver-

Tabelle 1. Cine-CT: Auflösungsvermögen bei Hochkontrast

	1980	1986	1989
Scanzeit (ms)	50	100	100
Schichtzahl/Target	2/8	1	1
Detektorzahl/Schicht	210	864	1728
Meßgeschwindigkeit (μs)	40	40	20
Meßwerte/Detektorfan	432	864	1728
Gesamtmeßwerte	90000	746000	2984000
MTF - Grenzfrequenz (Lp/cm)	2,5	7	14
max. Matrixgröße	256^2	512^2	1024^2

Tabelle 2. Cine-CT: Rekonstruktionszeiten (s)

		1986	1987
Scanzeit	50 ms		
	256^2	14	1,5
	360^2	20	3,0
Scanzeit	100 ms		
	360^2	40	5,0
	512^2	60	10,0

Tabelle 3. Cine-CT: Technik

Scangeometrie:	rotierender Elektronenstrahl, stationäre Detektoren	
Röhrenstrom:	650 mA bei 130 kV	
Anode:	vier 210°-Tungstenringe	
Detektoren:	zwei 216°-Detektorringe mit 432 bzw. 864 Detektoren; Festkörperkristalle mit Photodioden	
Scanzeit:	50 bzw. 100 ms; 8 ms Auslenkzeit	
Schichtdicke:	8 mm bei 50 ms; 3, 6, 12 mm bei 100 ms	
Matrix:	256^2, 360^2, 512^2	
Hautdosis:	0,35 R/scan; max. 11 R bei Mehrfachscan	
Auflösung:	Hochkontrast:	1,5 mm oder 3,5 Lp/cm (50 ms);
		0,8 mm oder 7,0 Lp/cm (100 ms);
	Niedrigkontrast:	3,0 mm bei 0,3% und 4 R

kleinerung des Elektronenstrahlfokus von 2,5 auf 7,0 Linienpaare pro cm erhöht (Tabelle 1). Eine weitere Verbesserung des Ortsauflösungsvermögens bis 14,0 Lp/cm ist prinzipiell möglich, allerdings würde jedes dieser hochauflösenden Bilder eine Speicherkapazität von mehr als 2 Megabyte erfordern. Ein derartiges CT-Gerät würde ein sehr aufwendiges Datenverarbeitungssystem benötigen, das zur Zeit zumindest nicht verfügbar ist. Die raschen Fortschritte auf dem Gebiet der Mikroelektronik lassen jedoch entsprechende Datenverarbeitungsmöglichkeiten für die nahe Zukunft erwarten. Durch den Einsatz neuer elektronischer Komponenten konnte z. B. die Rekonstruktionszeit bereits erheblich reduziert werden (Tabelle 2). Die technischen Daten des Cine-CT sind zusammenfassend nochmals in Tabelle 3 dargestellt.

Mögliche Betriebsarten

Das Cine-CT Gerät kann in 4 verschiedenen Betriebsarten arbeiten:

- *Cine-Mode* zur Echtzeitdarstellung (max. 17 Bilder/s);
- *Flow-Mode* für Transitstudien;
- *Averaged-volume Mode* zur Bildgebung mit verbessertem Signalrauschverhältnis;
- *High-resolution Mode* zur Bildgebung mit verbessertem Ortsauflösungsvermögen.

Beim *Cine- bzw. Flow-Mode* können wahlweise 1, 2, 3 oder 4 Targets zur Bildgebung angesteuert werden. Für den *Averaged-volume Mode* und den *High-resolution Mode* steht derzeit nur 1 Target zur Verfügung, so daß die Untersuchung größerer Körpervolumina nur mit Hilfe eines raschen Tischvorschubes (<1 s) erfolgen kann. Beim *Averaged-volume Mode* können aus den Rohdaten eines Abtastvorganges zwei Querschnittbilder berechnet werden. Typischerweise werden die Daten von 5 Scans gemittelt d. h. 2 Querschnittbilder werden in weniger als 0,5 sec erstellt. Eine Thorax- bzw. Oberbauchuntersuchung mit insgesamt 20 Bildern kann somit innerhalb von ca. 16 s durchgeführt werden. Dies erfordert in der Regel nur einen einmaligen Atemstillstand. Aus Kostengründen steht für den *High-resolution Mode* derzeit nur ein Detektorring zur Meßwerterhebung zur Verfügung, so daß bei dieser Betriebsart pro Abtastvorgang nur 1 Querschnittbild angefertigt wird. Auch in dieser Betriebsart können die Rohdaten von mehreren Scans zur weiteren Verbesserung des Signal-Rausch-Verhältnisses gemittelt werden. Die Untersuchungsdauer verlängert sich dadurch im Vergleich zum *Averaged-volume Mode* nur geringfügig.

Die Bildfolge kann bei allen Betriebsarten durch das EKG, eine automatische Uhr oder per Hand gesteuert werden. Im sogenannten *Flow Mode* kann der zeitliche Abstand der Bilder beliebig programmiert werden – ähnlich wie bei einer Angiographieanlage. Die maximale Bildfrequenz beträgt bei dieser Betriebsart 3 Bilder/s.

Der Zwischenspeicher faßt derzeit die Rohdaten von 80 Scans. Zur Bildrekonstruktion werden diese Daten in ca. 60 s auf einen Magnetplattenspeicher transferiert. In dieser Zeit ist kein Scanbetrieb möglich. Im Anschluß an den Datentransfer erfolgt die Bildrekonstruktion im sogenannten „time sharing“ Verfahren mit dem Scanbetrieb.

Untersuchungstechnik

Die Lokalisation der Organgrenzen erfolgt zur Zeit noch mit Hilfe von 8 hintereinander liegenden 50-ms-Scans. Der Startpunkt wird dabei mit Hilfe der üblichen anatomischen Referenzpunkte festgelegt. In naher Zukunft wird zur Lokalisation - wie bei anderen CT-Geräten - ein digitales Übersichtsradiogramm zur Verfügung stehen. Im Gegensatz zu herkömmlichen CT-Geräten erfolgt dabei die Datenakquisition für den sagittalen und lateralen Strahlengang simultan.

Zur optimalen Positionierung des Patienten kann der motorbetriebene Untersuchungstisch in allen 3 Achsen des Raumes um max. $+-25°$ ausgelenkt werden. Für Belastungstests steht ein spezielles Fahrradergometer zur Verfügung, das am Untersuchungstisch befestigt werden kann.

Klinische Anwendungsmöglichkeiten

Herzdiagnostik

Zur korrekten Lagerung des Patienten wird üblicherweise jede Herzuntersuchung mit der Lokalisation der anatomischen Längsachse des Organs begonnen (Abb. 2). Danach wird die Herzbewegung mit Hilfe aller 4 Targets im Cine-Mode dargestellt (Abb. 3). Die Schnittführung erfolgt dabei meistens parallel zur kurzen Herzachse. Anschließend wird eine Transitstudie für Flußmessungen (Herz-Zeitvolumen, relativer myokardialer Blutfluß) durchgeführt, die am vorteilhaftesten in der Endsystole aufgezeichnet wird.

Die angefertigten Bilder können auf dem Fernsehmonitor der Auswertekonsole in Form von Einzelbildern oder kinematographisch in Form einer Endlosschleife betrachtet werden. Bei der kinematographischen Darstellung kann die „Film“geschwindigkeit stufenlos variiert werden d. h. eine morphologische Analyse aller kardialen Strukturen einschließlich des Klappenapparates ist problemlos möglich. Durch Einblendung des Trigger-Signals (z. B. EKG) kann der exakt definierte Zeitpunkt der Bildentstehung bestimmt werden d. h. die Bildauswahl für die quantitative Auswertung kann zu jedem beliebigen Zeitpunkt des Herzzyklus erfolgen. Nach Auswahl geeigneter Einzelbilder erfolgt die quantitative Bildanalyse. Diese sollte möglichst eine quantitative Aussage über die Änderung der Ventrikelvolumina (Ejektionsfraktion, Schlagvolumen etc.), die segmentale und globale Wandbewegung bzw. Wandverdickung und die Berechnung des Herzzeitvolumens evtl. auch des relativen myokardialen Blutflusses umfassen (Tabelle 4) (FARMER et al. 1985, LANZER et al. 1986, LIPTON et al. 1984a, 1985b, c, 1986). Bei entsprechender Fragestellung sollte zusätzlich das Shunt- bzw. Regurgitationsvolumen bestimmt

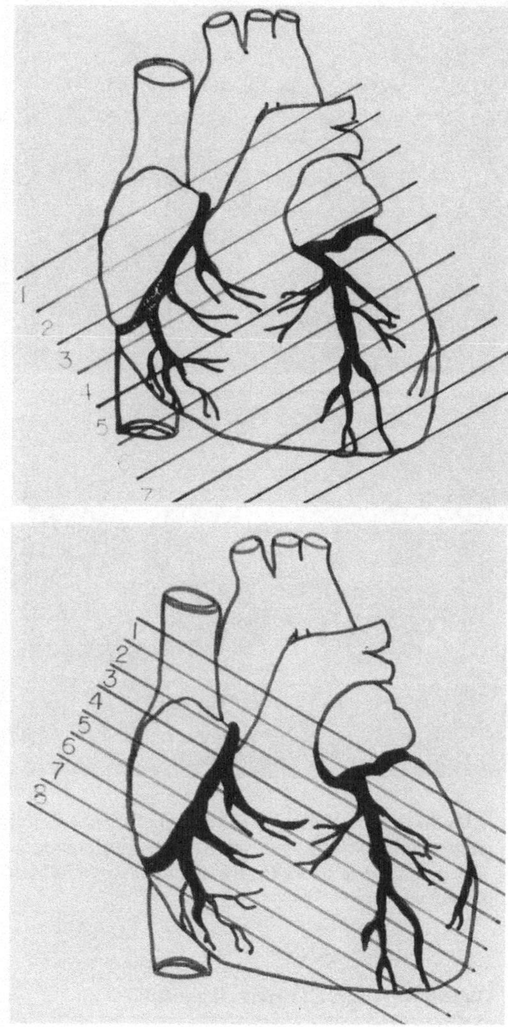

Abb. 2. Schematische Darstellung der Schnittführung für CT-Untersuchungen des Herzens

werden. Mit Hilfe dieser Funktionsparameter kann die Herzfunktion und die myokardiale Durchblutung ausreichend charakterisiert werden. Ob mit Hilfe des Cine-CT klinisch stumme myokardiale Ischämien nachgewiesen werden können, wird derzeit geprüft (MARCUS u. WHITE 1985).

Die CT-Diagnostik des Herzens erfordert spezielle Bildnachverarbeitungsprogramme, da bei einer solchen Untersuchung bis zu 200 Einzelbilder/Patient anfallen. Während die rein morphologische Analyse keinen höheren Zeitaufwand erfordert als bei anderen Organsystemen (DERY et al. 1986, JASCHKE et al. 1986, LIPTON et al. 1984a, 1986, MCMILLAN et al. 1985, 1986, REES et al. 1986), kann die quantitative Auswertung bei der Fülle der Einzelbilder doch sehr zeitaufwendig sein. Für die quantitative Bildanalyse wurden deshalb spezielle Computerpro-

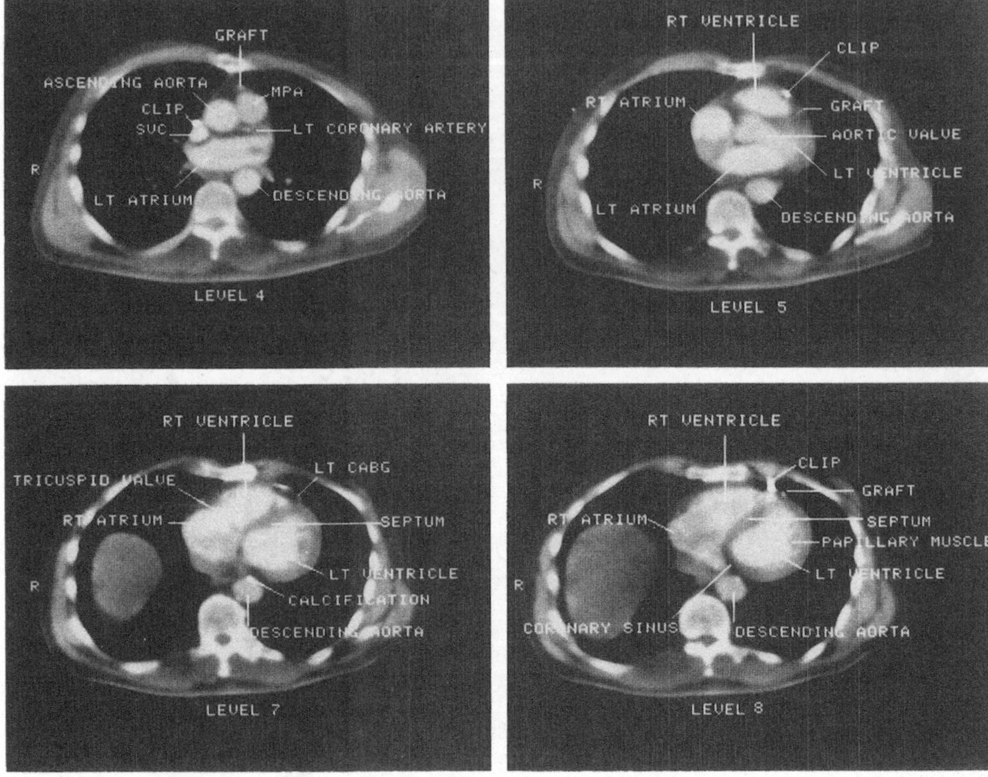

Abb. 3. 4 repräsentative Bildbeispiele einer Untersuchung im Cine-Mode. Darstellung der Herzanatomie nach intravenöser Kontrastmittelgabe bei einem Patienten mit aortokoronarem Bypass. *RT* right; *LT* left; *SVC* superior vena cava; *CABG* coronary artery bypass graft; *MPA* main pulmonary artery

Tabelle 4. Cine-CT: Herzdiagnostik

Morphologie:	Darstellung der Herzbinnenräume, des Myokards und der epi- bzw. endokardialen Grenzlinien einschließlich der großen Gefäße, Nachweis von Verkalkungen, Echtzeitdarstellung von Klappenbewegungen
Volumetrie:	Ventrikelvolumen; Herzmuskelmasse; Vorhofvolumen
Herzfunktion:	Schlagvolumen; Ejektionsfraktion; Wandverdickung; Wandbewegung
Blutfluß:	Herzzeitvolumen; Shuntvolumen; Regurgitationsvolumen; absoluter und relativer Gewebsblutfluß

gramme entwickelt, die das Vermessen von Strecken, Flächen und Volumina erheblich erleichtern. Da das Herz während der Kontraktion eine komplexe Translations-Rotations-Bewegung durchführt, müssen diese Programme entsprechende Korrekturmöglichkeiten beinhalten, um einen Vergleich korrespondierender Myokardabschnitte zu ermöglichen (Lanzer et al. 1986).

Typische Indikationen für Cine-CT Untersuchungen sind Herzvitien und -mißbildungen, die koronare Herzerkrankung einschließlich ihrer Folgezustände, kardiale bzw. perikardiale Tumoren, intrakavitäre Thromben sowie Verlaufskontrollen nach Herzoperationen (aortokoronarer Bypass, Klappenprothesen; vgl. dazu Kap. Herz).

Flußmessungen

Nach intravenöser Bolusinjektion von Kontrastmittel (Indikator) können die nachfolgenden Konzentrationsänderungen in Geweben und Gefäßen mit Hilfe einer Sequenzuntersuchung (Flow-Mode) gemessen werden. Die Bildsequenz wird dabei der erwarteten Transitzeit des Kontrastmittels durch die interessierende Körperregion angepaßt.

Mit Hilfe der ROI-Technik kann die Konzentrationsänderung des Kontrastmittels über die Zeit in Form eines sogenannten Dichte-Zeit-Diagramms oder nach entsprechender mathematischer Bearbeitung in Form einer Kurve dargestellt werden. Die erstellten Indikatorverdünnungskurven ermöglichen z.B. eine einfache Berechnung von mittlerer Transitzeit, Zeitpunkt des Kurvengipfels etc. und sogar des relativen und absoluten Gewebsblutflusses (Bateman et al. 1986, Garrett et al. 1985, Jaschke et al. 1987a, b, c, McMillan et al. 1986) (Abb. 4). Eine ausführliche Beschreibung der Methodik der Flußmessungen wurde in der Literatur bereits mitgeteilt (Garrett et al. 1985, Jaschke et al. 1987a, b, c).

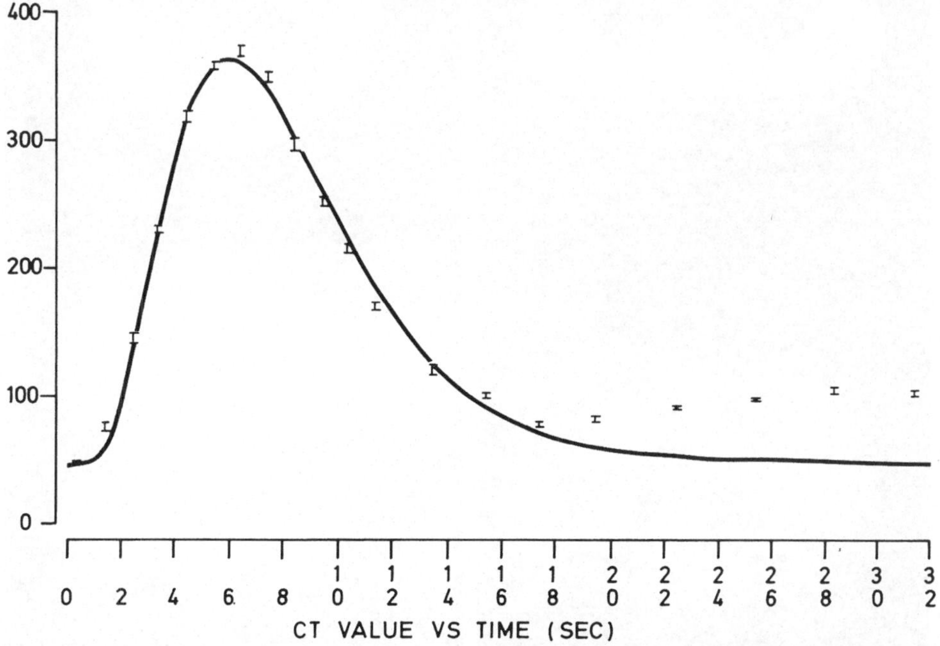

Abb. 4. Computertomographisch registrierte Indikatorverdünnungskurve. Meßpunkt: Aorta thorakalis. Die an die Einzelmeßwerte angepaßte Kurve (gamma-variate) korrigiert die durch die Rezirkulation bedingte Meßwertverzerrung. Aus der Kurvenfläche und der injizierten Kontrastmittelmenge kann einfach das Herz-Zeitvolumen berechnet werden

Weitere Anwendungsmöglichkeiten

Die kurze Expositionszeit und hohe Bildfrequenz des Cine-CT ermöglicht eine rasche Darstellung größerer Körpervolumina, so daß Gefäßstrukturen durch relativ geringe Kontrastmittelmengen markiert und „diagnostische" Lücken durch Atembewegungen vermieden werden können. Außer für Herzuntersuchungen eignet sich das Cine-CT Gerät deshalb hervorragend zur *Beurteilung der großen Gefäße* und für *Thorax- und Abdomenuntersuchungen*, vor allem bei *Kindern und Polytraumatisierten*. Im *neuroradiologischen Bereich* sind die Einsatzmöglichkeiten zur Zeit noch begrenzt. Das bisher erzielte Auflösungsvermögen reicht für *Verlaufskontrollen* z. B. bei Hydrozephalus und für *Screeninguntersuchungen* aus (Abb. 5). Für spezielle Fragestellungen mit höheren Anforderungen an die Detailerkennbarkeit (z. B. Felsenbeinpyramide) kann das Cine-CT zur Zeit noch nicht empfohlen werden.

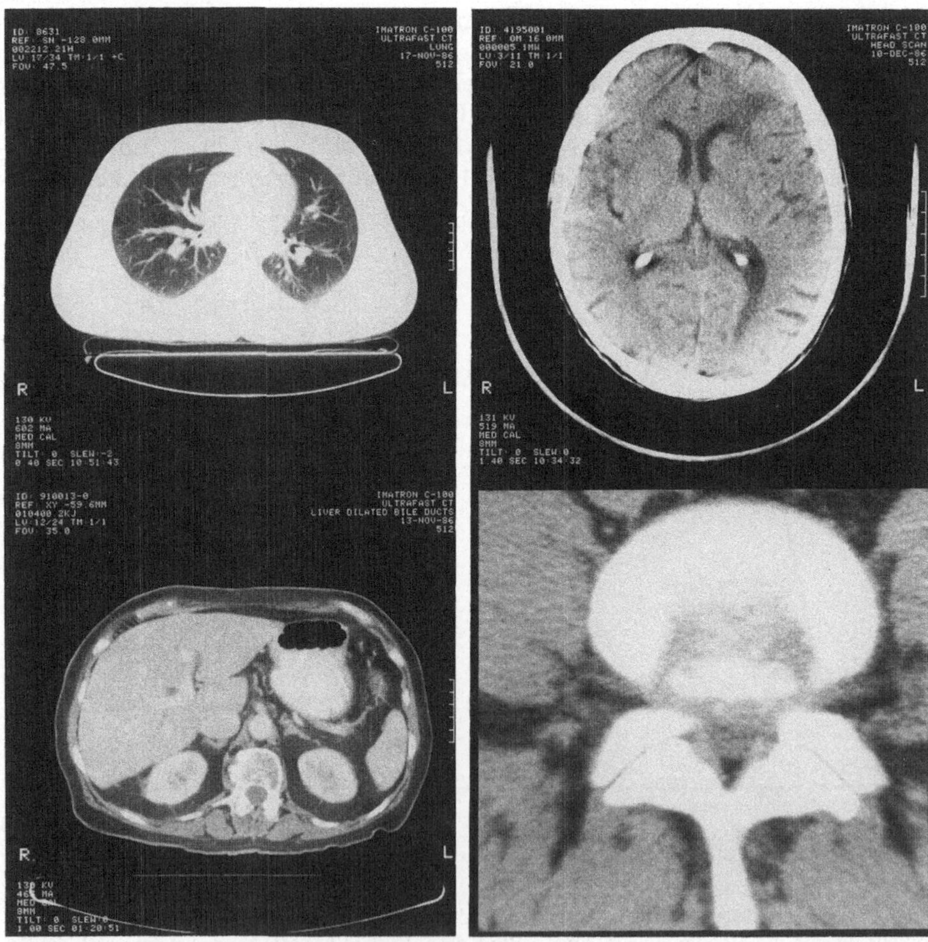

Abb. 5. Cine-CT Aufnahmen im Bereich des Thorax (*oben links*), im Bereich des Schädels (*oben rechts*), im Bereich des Oberbauches (*unten links*) und im Bereich der Wirbelsäule (*unten rechts*)

First-pass-Untersuchungen können bei der *Diagnostik von Lebertumoren* hilfreich sein, da diese Tumoren nach Kontrastmitteleinlagerung unsichtbar werden können. Die Echtzeitdarstellung erleichtert *die Beurteilung komplexer Gelenkbewegungen und der Atemmechanik* (ELL et al. 1985).

Zusammenfassung und abschließende Bewertung

Die Cine-CT ist ein relativ neues bildgebendes Verfahren, das die Vorteile der Röntgencomputertomographie mit den Möglichkeiten der Echtzeitdarstellung kombiniert. Die Cine-CT ist eine konsequente Weiterentwicklung der bisher üblichen CT-Technik und basiert somit großteils auf der langjährigen Erfahrung mit computergesteuerter Bildgebung mittels Röntgenstrahlen. Die beeindruckendste Innovation beim Cine-CT ist die vollständige Elimination der mechanisch-bewegten Röntgenröhre. Besondere Anforderungen werden bei der Cine-CT an das Datenakquisitionssystem (DAS) einschließlich der nachgeschalteten Elektronik (Bildberechnung, -speicherung etc.) und an die zur Erzeugung von Röntgenstrahlen benutzten Metalltargets gestellt. Hier vor allem werden in Zukunft weitere Verbesserungen zu erwarten sein. Die Technik der Elektronenstrahlsteuerung und -fokussierung ist dagegen weitgehend ausgereift.

Elektronenstrahlscanner vom Typ des Cine-CT können prinzipiell derzeit verfügbare CT-Geräte ersetzen und ermöglichen erstmals die CT-Diagnostik des Herzens sowie die computertomographische Echtzeitdarstellung von Organbewegungen. Ähnlich wie mit nuklearmedizinischen Methoden können mit Hilfe der Cine-CT auch First-pass-Untersuchungen für Flußmessungen durchgeführt werden.

Im Ganzkörperbereich bietet das Cine-CT Vorteile hinsichtlich der Abtastgeschwindigkeit und somit auch hinsichtlich der Untersuchungsdauer. Diese Tatsache ist sowohl aus ökonomischen Gründen (Untersuchungsfrequenz!) als auch aus untersuchungstechnischen Gründen (polytraumatisierte Patienten, Kinder) von Bedeutung. Die derzeit bereits erzielte Bildqualität kann durchaus mit herkömmlichen CT-Geräten konkurrieren. Weitere Verbesserungen sind von der Gerätekonzeption her durchaus realisierbar.

Literatur

Bateman TM, Gray RJ, Whiting JS, Matloff JM, Berman DS, Forrester JS (1986) Cine computed tomographic evaluation of aortocoronary bypass graft patency. J Amer Coll Cardiol 8 (3): 693-698

Boyd DB, Lipton MJ (1983) Cardiac computed tomography. Proc IEEE 71 (3): 298-307

Brundage BH, Chomka E (1985a) The future of computed tomography for the evaluation of ischemic heart disease. Int J Cardiol 7: 187-198

Brundage BH, Chomka E (1985b) Clinical applications of cardiac CT imaging. Mod Con Cardiovasc Dis 54 (3): 39-43

Brundage BH, Rich S, Spigos D (1984) Computed tomography of the heart and great vessels: Present and future. Ann Intern Med 101 (6): 801-809

Dery R, Lipton MJ, Garrett JS, Abbott J, Higgins CB, Schienman MM (1986) Cine-computed tomography of arryhtmogenic right ventricular dysplasia. J Comp Ass Tomogr 10 (1): 10-12

Ell SR, Jolles H, Keyes WD, Galvin JR (1985) Cine-CT technique for dynamic airway studies. AJR 145: 35-36

Farmer DW, Lipton MJ, Higgins CB (1984) Cine-CT captures the beating heart. Diagn Imaging: 54-58

Farmer DW, Lipton MJ, Higgins CB, Ringertz H, Dean PB, Sievers R, Boyd DP (1985) In vivo assement of left ventricular wall and chamber dynamics during transient myocardial ischemia using cine computed tomography. Amer J Cardiol 55 (1): 560-656

Felix R, Lackner K, Simon H, Grube E, Thurn P (1978) Das Herz im „schnellen" Computertomogramm: „Computer-Kardio-Tomographie" (CTK)-Methodik und erste Ergebnisse. Fortschr Röntgenstr 129 (4): 401-409

Garrett J, Lanzer P, Jaschke W, Botvinick E, Sievers R, Higgins CB, Lipton MJ (1985) Measurement of cardiac output by cine computed tomography. Amer J Cardiol 56: 657-661

Goodwin JD, Califf RM, Korobkin RM, Moore AV, Breiman RS, Kong Y (1983) Clinical value of coronary bypass graft evaluation with CT. AJR 140: 649-655

Higgins CB (1985) New horizons in cardiac imaging. Radiology 156 (3): 577-588

Janson R, Lackner K, Grube E, Klehr HU, Thurn P (1979a) Computertomographische Diagnostik des Perikardergusses. Fortschr Röntgenstr 131 (2): 173-179

Janson R, Lackner K, Grube E, Brecht G, Thurn P (1979b) Computerkardiotomographie der idiopathischen hypertrophen subvalvulären Aortenstenosen (CIHSS) - ein neuartiger Beitrag zur nicht invasiven Diagnostik. Fortschr Röntgenstr 130 (5): 536-542

Jaschke W, Lipton MJ, Gould RG, Magistri (1986) Applications of Cine-CT. In: Otto RCH, Higgins CHB (Hrsg) New Development in Imaging. Thieme, Stuttgart, S 64-75

Jaschke W, Cogan MG, Sievers R, Gould R, Lipton MJ (1987a) Measurement of renal blood flow by cine-computed tomography. Kidney Int 31: 1038-1042

Jaschke W, Gould RG, Assimakopoulos PA, Lipton MJ (1987b) Flow measurement with a high-speed computed tomography scanner. Med Phys 14 (2): 238-243

Jaschke W, Cogan MG, Sievers R, Lipton MJ, Gould RG (1987c) Cine-CT measurement of cortical renal blood flow. J Comp Ass Tomogr 11 (5): 779-784

Köster O, Lackner K, Grube E, Thurn P (1981) Computertomographische Diagnostik kardialer, perikardialer und parakardialer Raumforderungen. Z Kardiol 70: 733-741

Lackner K, Thurn P, Orellano L, Schuppan U, Simon H, Kirchhoff PG (1980) Der aortokoronare Bypass im Computertomogramm. Fortschr Röntgenstr 133 (5): 459-465

Lackner K, Thurn P (1981) Computed tomography of the heart: ECG-gated and continuous scans. Radiology 140: 413-420

Lanzer P, Garret J, Lipton MJ, Gould R, Sievers R, O'Connell W, Botvinick E, Higgins CB (1986) Quantitation of regional myocardial function by cine computed tomography: Pharmacologic changes in wall thickness. J Amer Coll Cardiol 8 (3): 682-692

Lipton MJ, Brundage BH, Doherty PW, Herfkens R, Berninger WH, Redington RW, Chatterjee K, Carlson E (1979) Contrast medium-enhanced computed tomography for evaluating ischemic heart disease. Cardiovasc Med 4 (12): 1219-1229

Lipton MJ, Higgins CB, Farmer D, Boyd DP (1984a) Cardiac imaging with a high-speed cine-CT scanner: Preliminary results. Radiology 152 (3): 579-582

Lipton MJ, Higgins CB, Herfkens RJ, Brundage BH, Boyd DP (1984b) Initial clinical results with cine-CT. J Comp Ass Tomogr 8 (2): 362

Lipton MJ, Higgins CB, Boyd DP (1985a) Dynamic imaging of the heart with cine-CT scanning. New Con Card Imaging 10: 189-205

Lipton MJ (1985b) Quantitation of cardiac function by cine-CT. Radiol Clin North Amer 23 (4): 613-626

Lipton MJ, Farmer DW, Killebrew EJ, Bouchard A, Dean PB, Ringertz HG, Higgins CB (1985c) Regional myocardial dysfunction: Evaluation of patients with prior myocardial infarction with fast CT. Radiology 157 (3): 735-740

Lipton MJ, Brundage BH, Higgins CG, Boyd DP (1986) Clinical applications of dynamic computed tomography. Progr Cardiovasc Dis 28 (5): 349-366

MacMillan RM, Rees MR, Maranhao V, Clark DL (1986) Cine-computed tomography of cor triatriatum. J Comp Ass Tomogr 10 (1): 124-125

MacMillan RM, Rees MR, Eldredge WJ, Maranhao V, Clark D (1986) Quantitation of shunting at the atrial level using rapid acquisition computed tomography with comparison to cardiac catheterization. J Amer Coll Cardiol 7 (4): 946-943

MacMillan RM, Shahiari A, Sumithisena, Fender B, Maranhao V, Clark D (1985) Contrast enhanced cine computed tomography for diagnosis of right coronary artery to coronary sinus arteriovenous fistula. Cardiology 56: 997-998

Marcus ML, White CW (1985) Coronary flow reserve in patients with normal coronary angiograms. J Amer Coll Cardiol 6 (6): 1254-1256

Peschmann KR, Napel S, Couch JL, Rand RE, Alei R, Ackelsberg SM, Gould RG, Boyd DP (1985) High speed computed tomography systems and performance. Appl Opt 24: 4052-4060

Rees MR, MacMillan RM, Lopez M, Rodriguez E, Yang S, Maranhao V, Clarc DL (1986) Demonstration of mitral valve function by cine computed tomography. Angiology 37 (2): 502-508

Rees MR, Feiring AJ, Rumberger JA, MacMillan RM, Clark D (1986) Heart evaluation by cine CT: Use of two new oblique views. Radiology 159 (3): 804-806

Schartl M, Claussen C, Disselhoff W, Köhler D, Felix R, Schmutzler H (1983) Diagnostik intra- und parakardialer Raumforderungen: Vergleich zwischen zweidimensionaler Echokardiographie und Computertomographie. Z Kardiol 72: 334-339

Xenon-CT: Stand der Entwicklung und klinische Einsatzmöglichkeiten

A. MAJEWSKI, K. HOLL, M. N. NEMATI, M. R. GAAB, H. DIETZ und H. BECKER

Einleitung

Allgemeine Bemerkungen

An die Darstellung der pathologisch veränderten Hirndurchblutung durch bildgebende Verfahren werden zunehmende Anforderungen gestellt. Von Seiten der Klinik sind es insbesondere die Unsicherheiten in der konservativen und operativen Therapie zerebrovaskulärer Erkrankungen. Andererseits bestehen in der Kenntnis der pathophysiologischen Zusammenhänge zwischen Gehirndurchblutung und der akuten Subarachnoidalblutung sowie dem AV-Angiom erhebliche Defizite. Auch über die Pathophysiologie der globalen und regionalen Hirndurchblutung bei Tumoren und dem Hydrozephalus sind neue Erkenntnisse zu erwarten. Bekannt ist, daß die unterschiedlichen Krankheitsbilder letztendlich auch über eine globale oder regionale Verminderung der Hirndurchblutung zu schweren funktionellen oder strukturellen Beeinträchtigungen des Gehirns führen können. Deshalb wird schon seit langer Zeit nach einer einfachen, den Patienten wenig belastenden, kurzfristig wiederholbaren Methode der Hirndurchblutungsmessung gesucht, die mit einer hohen Auflösung und exakten tomographisch-anatomischen Zuordnung eine quantitative Berechnung der globalen und regionalen Hirndurchblutung in ml/min/100 g Hirngewebe ermöglicht.

Methoden der Hirndurchblutungsmessung

Bildgebende Verfahren zur Darstellung und Messung der Hirndurchblutung müssen sich an der von KETY und SCHMIDT (1986) eingeführten Methode der Berechnung der Hirndurchblutung mit Hilfe diffusionsfähiger Indikatoren wie z.B. Lachgas (N2O) und deren Ergebnisse messen (1982). Diese Methode wendet das Ficksche Prinzip an, wobei die Durchblutung eines Organs gleich dem Quotienten der Menge der durch das Organ aufgenommenen Substanz in der Zeit dividiert durch die Konzentration der Substanz im arteriellen Blut minus der Konzentration der Substanz im venösen Blut ist. Daraus errechnet sich ein durchschnittlicher Wert der zerebralen Durchblutung für junge Erwachsene von 54 ± 14 ml/ 100 g/ min entsprechend einer globalen Hirndurchblutung von 750 ml/min für das gesamte Gehirn. Die meisten tomographischen, d. h. lokal auflösenden Meßmethoden, wenden noch das gleiche Meß- und Auswerteprinzip der Gewebeclearance/

Gewebssättigung als quantitative Berechnungsmethode an, Bedeutung kommt dabei der Single-Photon-Emissions-Computertomographie (SPECT) sowie der Positronenemissionstomographie (PET) zu (BURT et al. 1986, CREUTZIG et al. 1987, STOKELY et al. 1980, TER PORGOSSIAN et al. 1975). Eine Abschätzung der intrakraniellen Durchblutungssituation ermöglicht auch die transkranielle Dopplersonographie durch Messung der Strömungsgeschwindigkeiten und Strömungsrichtungen der großen basalen Hirngefäße (GAAB et al. 1987).

Auch radiologische Methoden wurden als dynamische Computertomographie (BURT et al. 1986, CLAUSSEN u. LOCHNER 1983, DOBBEN et al. 1979, DRAYER et al. 1979, HACKER u. BECKER 1979) und im Rahmen der digitalen Subtraktionsangiographie (LINDER u. THELEN 1987) zur semiquantitativen lokalen Hirndurchblutungsmessung eingesetzt. Allerdings ist die Kalkulation der regionalen Hirndurchblutung aufgrund des Kontrastmittelverhaltens jodhaltiger, intravenös applizierter Substanzen unter besonderer Berücksichtigung der Verhältnisse im Bereich der Blut-Hirn-Schranke nur mit Einschränkungen quantitativ verwertbar (GADO et al. 1975). Die Methode, die im folgenden vorgestellt werden soll, die kraniale Xenoncomputertomographie zur Darstellung und Messung der Hirndurchblutung, beruht auf dem Prinzip der dynamischen Computertomographie (CLAUSSEN u. LOCHNER 1983), d.h. der Anfertigung von sequenziellen computertomographischen Schichten, sowie der Beobachtung der zeitabhängigen Dichteänderungen nach Inhalation von nichtradioaktivem stabilen Xenongas als Kontrastmittel.

Methodik

Xenon-KM

Zur Messung der Hirndurchblutung wird bei der Xenon-CT der Dichteanstieg im Hirnparenchym, verursacht durch das Edelgas Xenon, gemessen (DRAYER et al. 1979, KETY u. SCHMIDT 1945, KELCZ et al. 1978, MEYER et al. 1980). Xenon liegt mit einem Atomgewicht von 54 im Periodensystem direkt neben Jod. Xenon kommt in der normalen Luft in einer Konzentration vor 0,000008% vor und besitzt als Gas eine Dichte von 5,85 g/l bei 760 Torr und 0 °C. Es hat keine freien Valenzen und ist damit unter biologischen Bedingungen inert. Xenon ist ein frei diffusibles Gas mit reversiblen Diffusionsvorgängen. Die unterschiedliche Gewebesättigung ist abhängig von der Xenonkonzentration in der eingeatmeten Luft und von dem für jedes Gewebe typischen Verteilungskoeffizienten. Der Verteilungskoeffizient ist ein Maß für die Fähigkeit einer bestimmten Substanz zur Xenonaufnahme. Die Gewebeaufnahme ist im wesentlichen abhängig von der Durchblutung und von dem Verteilungskoeffizienten der jeweiligen Gewebesubstanz. Die Gewebeaufnahme von Xenon zeigt einen exponentiellen Kurvenverlauf und ist abhängig vom arteriellen Konzentrationsverlauf, der Durchblutung und dem jeweiligen Verteilungskoeffizienten. Bei der grauen Hirnsubstanz beträgt die Zeit bis zur Sättigung etwa 5 min, bei der weißen Substanz etwa 20 min. Die Xenonlöslichkeit im Blut hängt im wesentlichen vom Fettgehalt und somit vom Zellgehalt ab. Bei einem hohen Hämatokritwert besteht also eine höhere Xenonlöslichkeit im Blut.

Die Xenonlöslichkeit in den Geweben ist ebenfalls abhängig vom jeweiligen Fettgehalt. Mit Hilfe von stabilem Xenon als meßbarer Tracersubstanz ist also nach der Gleichung von KETY und SCHMIDT eine Hirndurchblutungsmessung möglich (GUR et al. 1982, KETY u. SCHMIDT 1945, MEYER et al. 1980, WINKLER et al. 1977). Xenon ist physikalisch-chemisch ein weitgehend inertes Gas, biologisch ein Narkosegas. Diese Eigenschaft ist seit 1951 (zitiert nach PITTINGER et al. 1953) bekannt. Wegen dieser narkotischen Eigenschaften wird die Anwesenheit eines Arztes bei jeder Xenon-CT-Untersuchung für notwendig gehalten. Vor, während und nach der Untersuchung erfolgt ein Monitoring des Blutdruckes, der Herz- und Atemfrequenz, des EKG und des pCO2. Durch die maximal 5minütige Inhalation eines 33%igen Xenon-Sauerstoffgemisches wird maximal des Narkosestadiums I-II nach Guedel bei den Patienten erreicht (HOLL et al. 1987, LATCHAW et al. 1987, PITTINGER et al. 1953). Es wurden keine Blutdruckänderungen und lediglich geringfügige Herzfrequenzänderungen registriert (HOLL et al. 1987, LATCHAW et al. 1987). Durch die untersuchungsinduzierte Hyperventilation fällt die CO2-Konzentration der ausgeatmeten Luft um etwa 5 Torr im Mittel ab. Durch eine 5minütige Inhalation des benutzten 33%igen Xenon/67%igen Sauerstoffgemisches (Fa. Linde AG) muß mit einem nicht gewebespezifischen Anstieg der Hirndurchblutung um im Mittel von etwa 17-20% gerechnet werden (GUR et al. 1982, 1985).

CBF-Kalkulation

Entsprechend der Eigenschaften des stabilen Xenongases als Röntgenkontrastmittel und als frei diffusible Substanz kann die Hirndurchblutung basierend auf dem Fickschen Prinzip und den daraus resultierenden, von KETY und SCHMIDT (1945) beschriebenen Zusammenhängen, berechnet werden. Mit Hilfe von sequenziellen computertomographischen Aufnahmen vor und während der Inhalation des stabilen Xenongases wird der zeitliche Gewebekonzentrationsverlauf als Anstieg der Dichtewerte in Houndsfield-Einheiten gemessen (Abb. 1). Andererseits benötigt die Berechnung nach KETY und SCHMIDT den zeitlichen arteriellen Konzentrationsverlauf des Xenongases. Da der zeitliche Ablauf der arteriellen Xenonkonzentration nicht direkt gemessen werden kann, wird die Höhe der endexspiratorischen Xenonkonzentration zeitabhängig registriert, diese ist proportional zur Xenonkonzentration im arteriellen Blut. Diese beiden Informationen (zeitabhängiger Konzentrationsverlauf von Xenon im arteriellen Blut bzw. in der endexspiratorischen Atemluft und zeitlicher Ablauf der Gewebekonzentration des Xenon bzw. der computertomographisch gemessenen Dichtewerte im Gewebe) erlauben mit Hilfe einer statistischen Analyse der Parameter Flow und Verteilungskoeffizient ein Abschätzen der Exponentialkurve, die der gemessenen Gewebekurve am ehesten ähnelt (GUR et al. 1982, 1985, KELCZ et al. 1978, PITTINGER et al. 1953). Begrenzende Faktoren für die Richtigkeit dieser Kalkulation sind das Signal-Rausch-Verhältnis und die Meßgenauigkeit der Ermittlung des xenoninduzierten Dichteanstieges im Gehirn sowie der Ermittlung der Xenonkonzentration in der endexspiratorischen Atemluft. In der Literatur (GUR et al. 1985) wird anhand von Phantommessungen eine Meßfehlerbreite von ±11% angegeben.

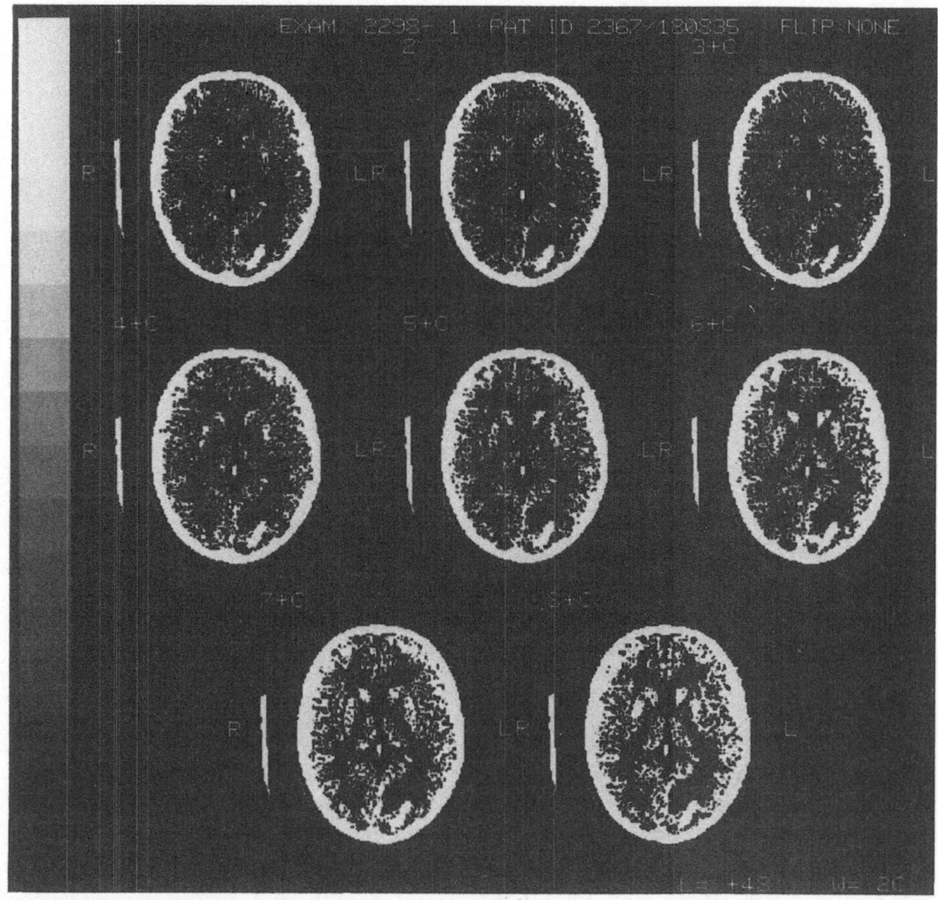

Abb. 1. Darstellung des Dichteanstieges des Hirnparenchyms während der Inhalation des 33%igen Xenon-Sauerstoffgemisches über einen Zeitraum von 5 min im dynamischen CT (von links oben nach rechts unten in entsprechender Fenstereinstellung)

Besonders beachtet werden muß als eventuelle Fehlerquelle ein gelegentlich auftretender systematischer Fehler bei der Bestimmung der Houndsfield-Einheiten, der durch eine Aufheizung der Röhre, erkennbar an Dichtewerten im Bereich der grauen Substanz über 8 HE (Gur et al. 1982), verursacht wird.

CT-Technik

Die Xenon-CT-Untersuchungen wurden mit einem GE-Scanner 9800 in Kombination mit einer kommerziell erhältlichen Xenon-Hard- und Software-Einheit von GE durchgeführt. Die Expositionsdaten betrugen 80 KV und 200 mA bei einer Aufnahmezeit von 4 sec. Es wurde eine Matrix 256 × 256 benutzt, die Schichtdicke lag einheitlich bei 10 mm. Die Xenonsystemkomponenten bestehen aus der Gasversorgungseinheit, Ventilen, Schläuchen, Filter, Röhren und dem Gasspeicherbe-

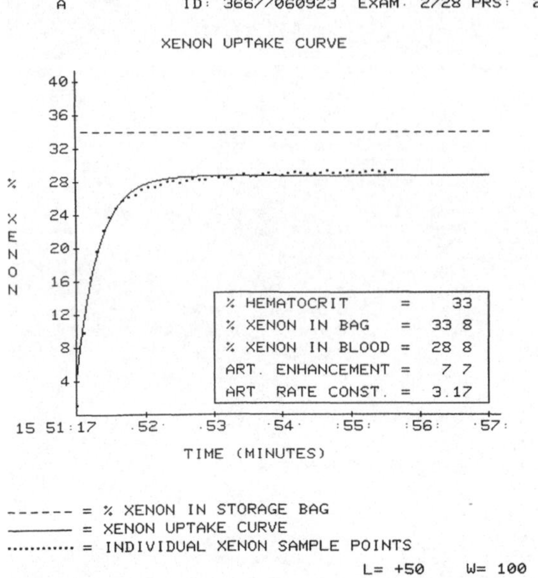

Abb. 2. Graphische Darstellung der zeitabhängigen Xenonkonzentration im arteriellen Blut bzw. in der endexspiratorischen Atemluft als sog. Xenon-uptake-Kurve

hälter mit einem Gesamtvolumen von 60 l sowie aus der Xenon-Wärmeleitfähigkeitsmeßsonde (Model 21-150 Gow Mac Instrument Co., Bridgewater, N.Y., USA). Der Patient wird bei der Untersuchung in Rückenlage auf dem CT-Tisch in üblicher Weise gelagert, eine Mund und Nase gut abschließende Atemmaske wird fixiert, diese ist durch einen Schlauch mit dem gaszuführenden System verbunden. Die Atemmaske muß einen absolut luftdichten Sitz aufweisen. Anhand eines seitlichen Scoutviews wird nun die zu untersuchende Schicht ausgewählt. Es sind eine 1-, 2- und 3-Schichtuntersuchung gleichzeitig möglich mit variablen Schichtabständen.

Nach der Durchführung zweier sogenannter Baseline-Scans erfolgt anschließend die Xenoninhalation, wobei nach etwa 1 min eine weitgehende Sättigung des arteriellen Blutes erreicht ist. Im Anschluß daran läuft das dynamische Scanprogramm ab, wobei für jede Schicht 6 Xenon-enhanced Scans angefertigt werden. Die gesamte Xenoninhalationsdauer beträgt etwa 5 min, die Interscan-delay-Zeit variiert zwischen 30 und 45 s. Die Dokumentation der Xenonuntersuchung besteht aus den Patientendaten, dem Scout-view mit dokumentierter untersuchter Schichtebene und der Xenon-uptake-Kurve als graphische Darstellung der zeitabhängigen Xenonkonzentration im Blut (Abb. 2).

Zur Erfassung von Artefakten werden die 2 Baseline-Scans und die minimal 3/maximal 6 Xenon-enhanced Scans dokumentiert. Zur Erkennung von Fehlmessungen wird auch die zeitabhängigen relativen Dichteänderung in der grauen und weißen Substanz als Graphik dokumentiert (Abb. 3). Anschließend erfolgt die Kalkulation der Hirndurchblutung Voxel für Voxel in der bereits dargestellten Art

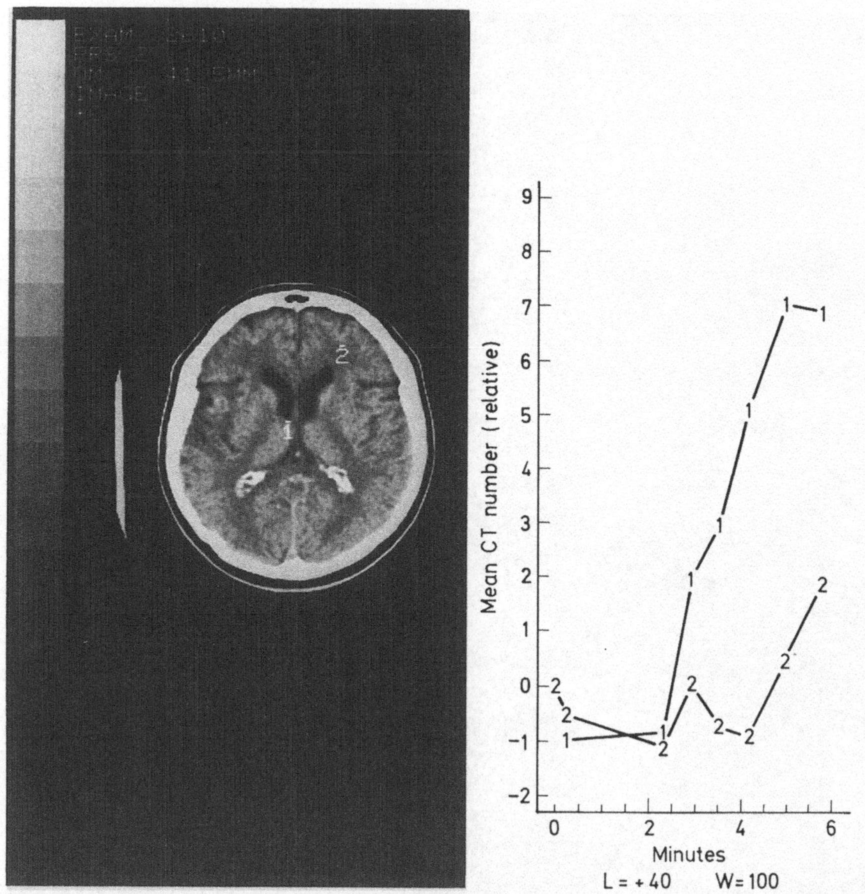

Abb. 3. Dokumentation der relativen, zeitabhängigen Dichteänderungen in der grauen und weißen Substanz in Hounsfield-Einheiten (HE) während der Xenoninhalation

und Weise. Ergebnis dieser Kalkulation ist ein CT-analoges Durchblutungsbild (sog. Flowmap) des untersuchten Hirnschnittes mit einer Darstellung in Graustufen (Abb. 4) oder im Farbdisplay. Zusätzlich zu der Flowmap erfolgt die Dokumentation eines sog. Confidence-Bildes, der Baseline-Schicht und der Informationen über die Xenonstudie (Hämatokrit, Xenonkonzentration im Blut, Höhe des maximalen arteriellen Enhancement, Auswahl der für die Kalkulation der Flowmap angewandten Kontrastbilder). Die photographische Dokumentation aller Aufnahmen erfolgt mit einem Level von +50 und einem Window von 100 HE bzw. ml/100 g/min. Eine Xenon-CT-Untersuchung dauert etwa 100 min, wobei die eigentliche Untersuchungszeit 10–15 min beträgt, der Rechenaufwand und die Auswertung den Rest der Zeit ausmachen. Der materielle Aufwand der Xenon-CT liegt in den Kosten der CT-Untersuchung plus den Kosten für das Gas von z. Zt. DM 7/liter. Wichtige untersuchungstechnische Fehlermöglichkeiten sind Kopfbewegungen des Patienten, Undichtigkeiten der Maske, Bedienungsfehler und tech-

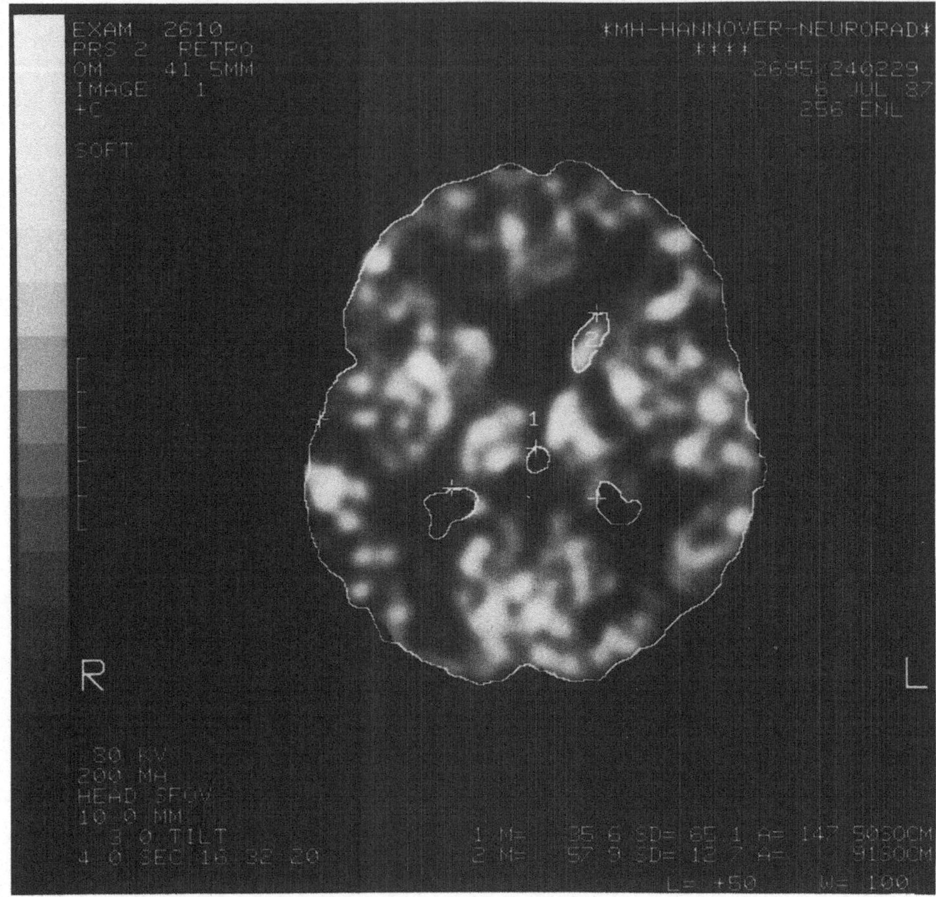

Abb. 4. Normalbefund eines CT-analogen Hirndurchblutungsbildes (sog. Flow map) des untersuchten Hirnabschnittes in einer axialen Schicht etwa 4 cm oberhalb der Kanthomeatalebene im schwarz-weiß (**a**) und Farbdisplay (s. Abb. 5 a). Kräftig durchblutet sind die Stammganglien und die rindennahen Regionen. Durch die ROI-Technik läßt sich die globale und regionale Hirndurchblutung ermitteln

nische Ausfälle, insgesamt muß mit einer Quote an nicht verwertbaren Untersuchungen von 10% gerechnet werden (Kelcz et al. 1978, Yonas et al. 1984).

Diamox-Test

Mehrere Gründe machen es erforderlich, daß die klinische Anwendung der Darstellung der zerebralen Hirndurchblutung kombiniert wird mit einem zerebralen vasodilatatorischen Stress. Bei Patienten mit zerebrovaskulären Erkrankungen kann die Sensitivität dieser Untersuchung bei normalen CBF-Werten in Ruhe erhöht werden. Auch können bei dieser Krankheitsgruppe zerebrale Regionen mit

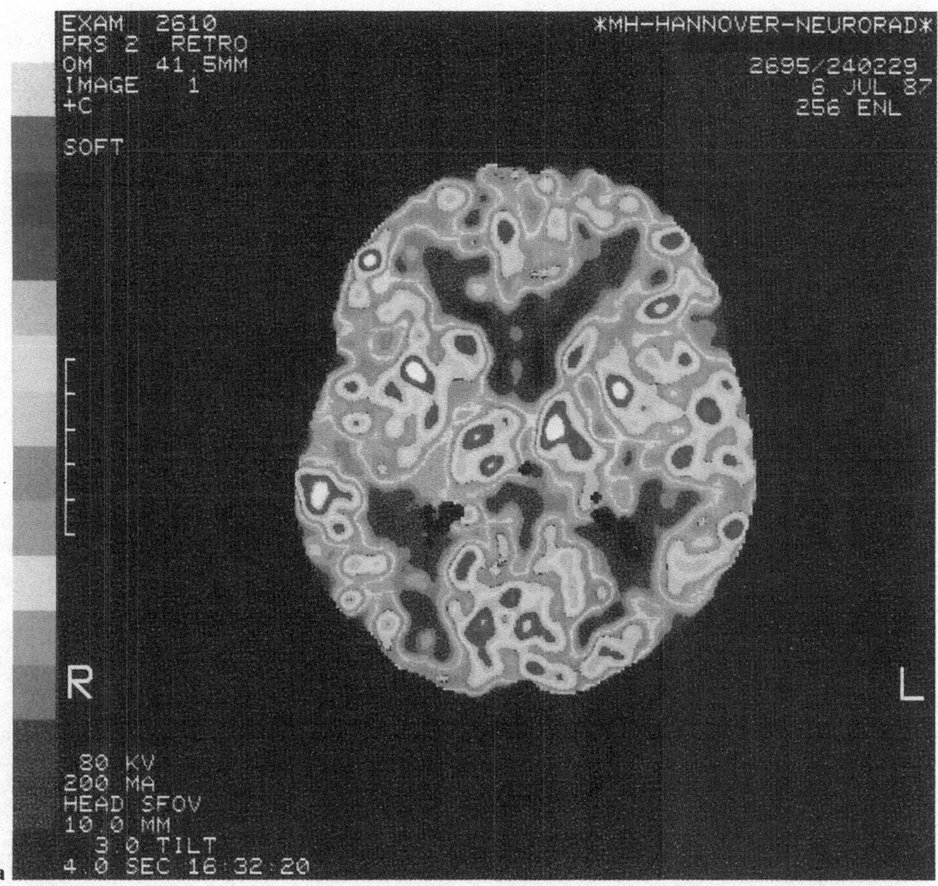

Abb. 5 a, b. Normales Durchblutungsbild vor (**a**) und nach Diamox (**b**) bei einem 58jährigen Patienten mit einem Anstieg der globalen Hirndurchblutung von 37,4 auf 49,4 ml/100 g/min (VCR = 1,3)

einer herabgesetzten vaskulären Versorgung von Parenchymabschnitten mit einer verminderten Funktion und dadurch reduzierten Perfusion differenziert werden. Darüberhinaus sind unterschiedliche Muster der CBF-Verteilung bei unterschiedlichen Krankheitsbildern zu erwarten. Das waren im wesentlichen die Gründe, weshalb Untersuchungen der Hirndurchblutung schon frühzeitig durch pharmakologische Modifikationen sowohl bei der Angiographie als auch bei der Xenon-131-Untersuchung, sowie bei SPECT-Untersuchungen ergänzt wurden (Brawanski et al. 1986, Holl et al. 1987, Vorstrup et al. 1986). Die wichtigste Bedeutung für eine Stimulation des zerebralen Blutflusses hat dabei Acetazolamid (Diamox), ein Carboanhydrasehemmer. Die intravenöse Gabe von Diamox über einen Zeitraum von 5 min ruft einen Anstieg der mittleren Hirndurchblutung von 30–80% ohne Änderung der metabolischen Rate von Sauerstoff hervor. Dieser Effekt ist im Detail noch nicht genau geklärt, wahrscheinlich beruht er auf einer Abnahme des zellulären pH-Wertes in Richtung auf eine Azidose (Ehrenreich et al. 1961,

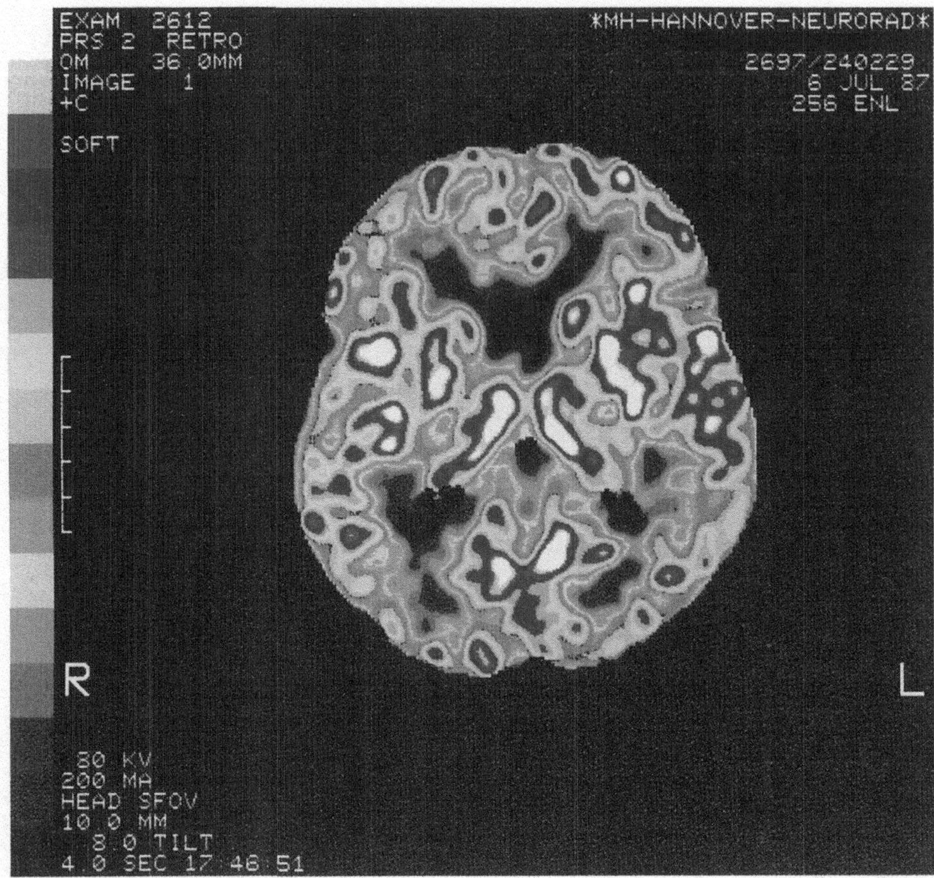

Abb. 5 b.

HAUGE et al. 1983). Im Anschluß an eine Xenon-CT-Studie wird bei dem Patienten 1 g Acetazolamid langsam intravenös über einen Zeitraum von 5 min injiziert. 20 min nach der Injektion erfolgt eine erneute Xenon-CT-Studie. Zu dieser Zeit ist nach der Literatur (EHRENREICH et al. 1961, GIACOBINI 1967, HAUGE et al. 1983) ein maximaler Anstieg der Hirndurchblutung zu erwarten. Wir führten Messungen der globalen und regionalen Hirndurchblutung vor und nach Diamoxgabe durch (Abb. 5), wobei wir einen Quotienten der regionalen Hirndurchblutung nach und vor Diamoxgabe bildeten (sog. Vaso-Capacity-Ratio, VCR). Es wurden unterschiedliche Typen (Typ I–V) der Reaktionen auf die Gabe von Diamox klassifiziert, ein normaler, inverser, unveränderter, reduzierter und gesteigerter Quotient wurden definiert. Durch diese Klassifikation des Ansprechens der regionalen Hirndurchblutung auf Diamox ließ sich die diagnostische Aussagekraft der Xenon-CT-Methode deutlich erhöhen (MAJEWSKI et al. 1987 a, b).

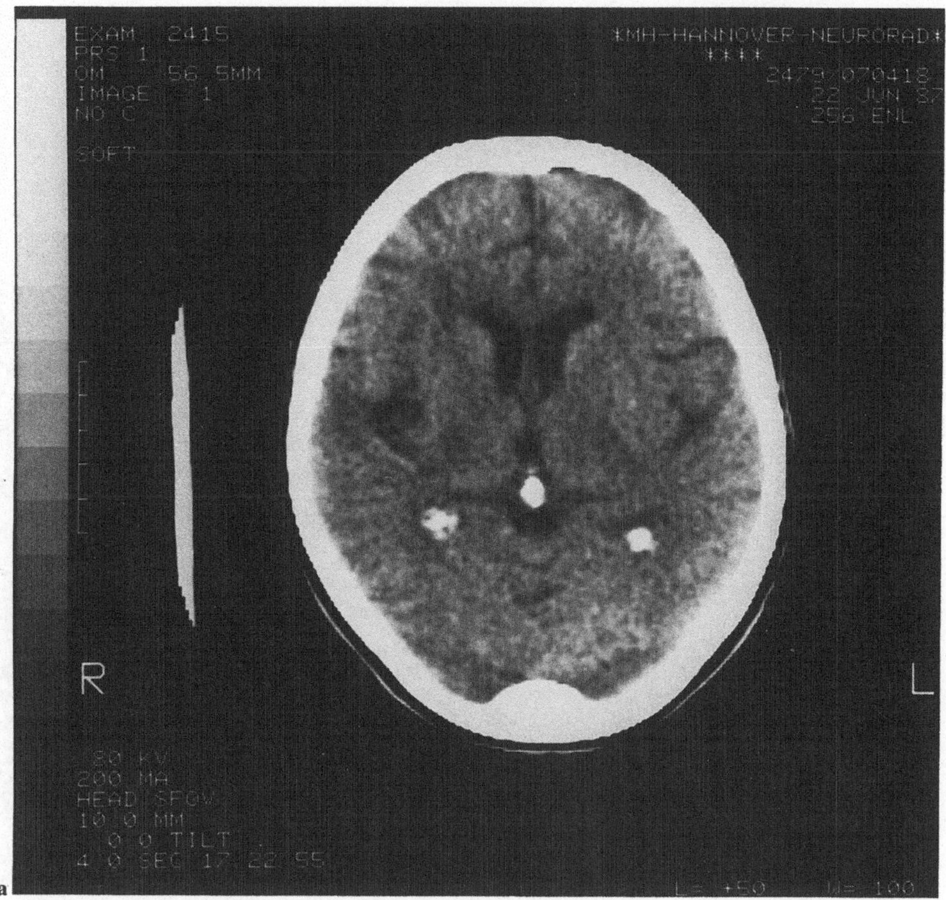

a

Abb. 6 a, b. Nativ-CT-Scan (**a**) und Durchblutungsbild (**b**) bei einer 71jährigen Patientin mit Verschluß der ACI rechts und Stenose der ACI links mit deutlicher Durchblutungsminderung der rechten Hemisphäre (26/38,4 ml/100 g/min)

Klinische Resultate

Von April bis September 1987 konnten in unserer Abteilung in Zusammenarbeit mit der Neurochirurgischen Klinik der MHH 160 Xenon-CT-Untersuchungen bei 100 Patienten, 50 Frauen und 50 Männern mittleren Alters (54 ± 12 Jahre), durchgeführt werden. Bei 40 Patienten lagen zerebrovaskuläre Erkrankungen, die zu einer zerebrovaskulären Insuffizienz führten, vor. Bei 25 Patienten wurde präoperativ die Hirndurchblutung bei intrakraniellen Tumoren dargestellt. Weitere Indikationen waren der Hydrozephalus (15 Patienten), die akute Subarachnoidalblutung (n = 10) sowie sonstige zerebrale Erkrankungen (n = 10).

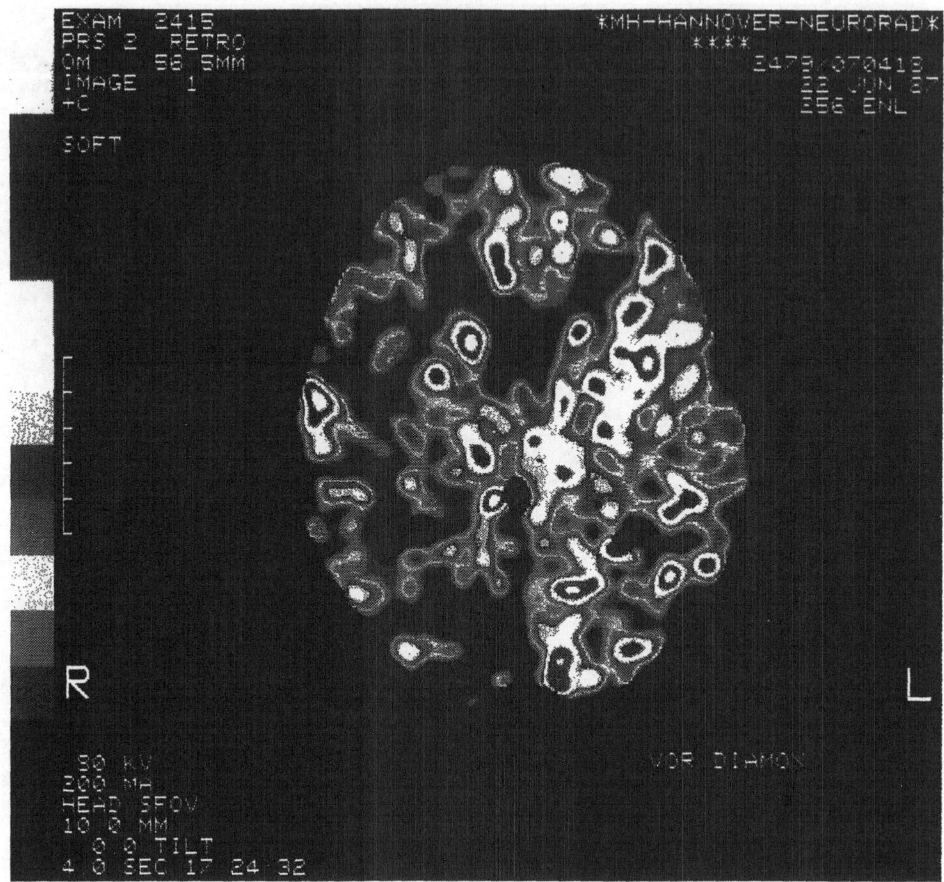

Abb. 6 b.

Zerebrovaskuläre Insuffizienz

Die zerebrovaskuläre Insuffizienz war seit Einführung der Xenon-CT-Methode die häufigste Indikation zur Xenon-CT-Untersuchung. Die hohe Auflösung dieser Methode ermöglicht auch die Erkennung und Quantifizierung umschriebener Perfusionsstörungen, z. B. im Bereich einer Hemisphäre (Abb. 6). Typische Durchblutungsmuster, wie sie bei der TIA, PRIND und dem Schlaganfall im akuten und chronischen Stadium auftreten, wurden nachgewiesen (Nemati et al. 1987b). Die Ursachen akuter zerebrovaskulärer Insuffizienzerscheinungen können entweder (mikro-)embolische Ereignisse oder, wohl seltener, eine hämodynamische Insuffizienz im Versorgungsbereich eines stenosierten oder verschlossenen extra- oder intrakraniellen Gefäßes sein (Gaab et al. 1987). Die Xenon-CT ermöglicht Einblicke in das dynamische Geschehen und in die pathophysiologischen Zusammenhänge zerebrovaskulärer Ereignisse. Beim Absinken der normalen Hirndurchblutung bis auf etwa 30 ml/100 g/min bleibt der Funktions- und Strukturstoffwechsel durch Erhöhung der Sauerstoffextraktionsrate erhalten. Bei weiterem Absinken dieser

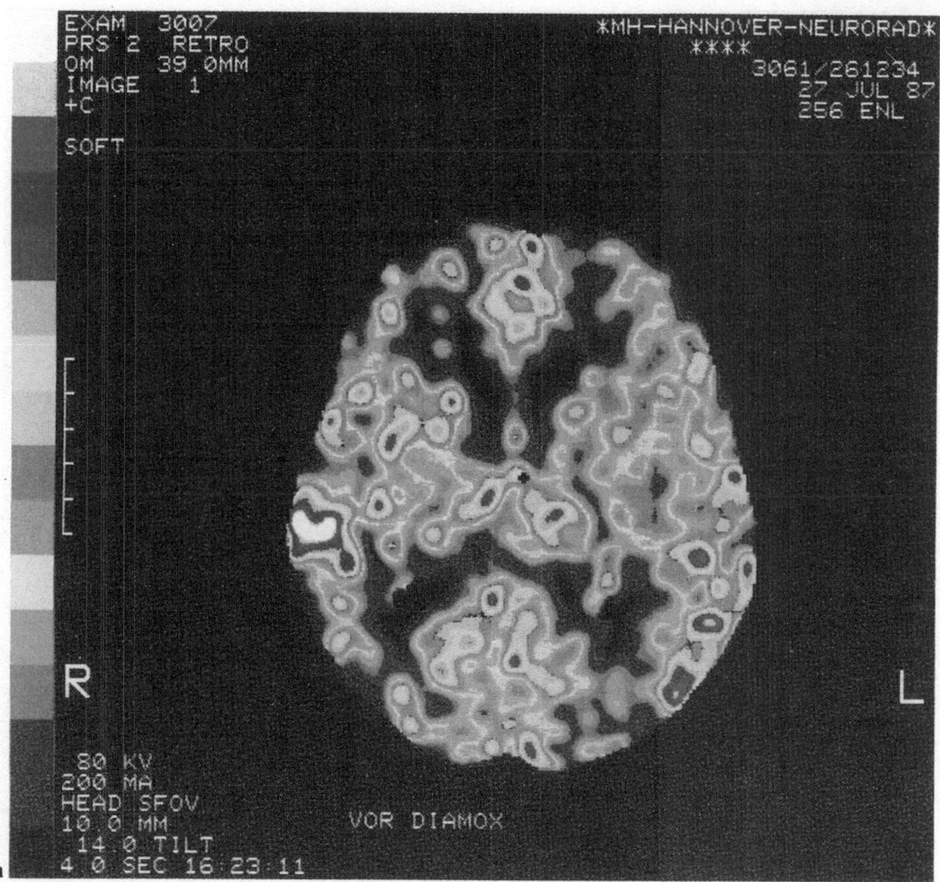

a

Abb. 7 a, b. Flow map vor (**a**) und nach (**b**) Diamox bei einem 53jährigen Patienten mit Verschluß der ACI beidseitig und Z.n. extra-intrakraniellem Bypass rechts. Aufgehobene Reservekapazität im Stromgebiet der Aa. cerebri anterior und media beidseitig

Werte kommt es zunächst zu einer Funktionseinschränkung, wobei bei Werten unter 10 ml/100 g/min ein Verlust der elektrophysiologischen Aktivität, unter 10-5 ml/100 g/min eine anaerobe Glykolyse zu verzeichnen ist (GAAB et al. 1987, SYMON 1982). Somit sind große Teile einer akut durchblutungsgestörten Region zunächst nur funktionseingeschränkt und im wesentlichen vital (sogen. Penumbra). Ähnlich wie bei anderen CBF-Meßmethoden (BRAWANSKI et al. 1982, MAJEWSKI et al. 1987a, b, NEMATI et al. 1987b, VORSTRUP et al. 1986) lassen sich auch im Xenon-CT insbesondere mit Diamox-Stimulation bei der hämodynamisch bedingten zerebrovaskulären Insuffizienz eindrucksvolle Befunde, z. B. die fehlende zerebrale Reservekapazität, erheben (Abb. 7). Durch den Diamox-Belastungstest erscheint es auch möglich zu sein, zerebrale Regionen mit einer herabgesetzten sekundären Durchblutungsdrosselung in Folge regional geminderten Funktionsstoffwechsels von einer primären Durchblutungsstörung mit noch stoffwechselaktiven, von einer Durchblutungsförderung profitierenden Gewebe zu differenzieren

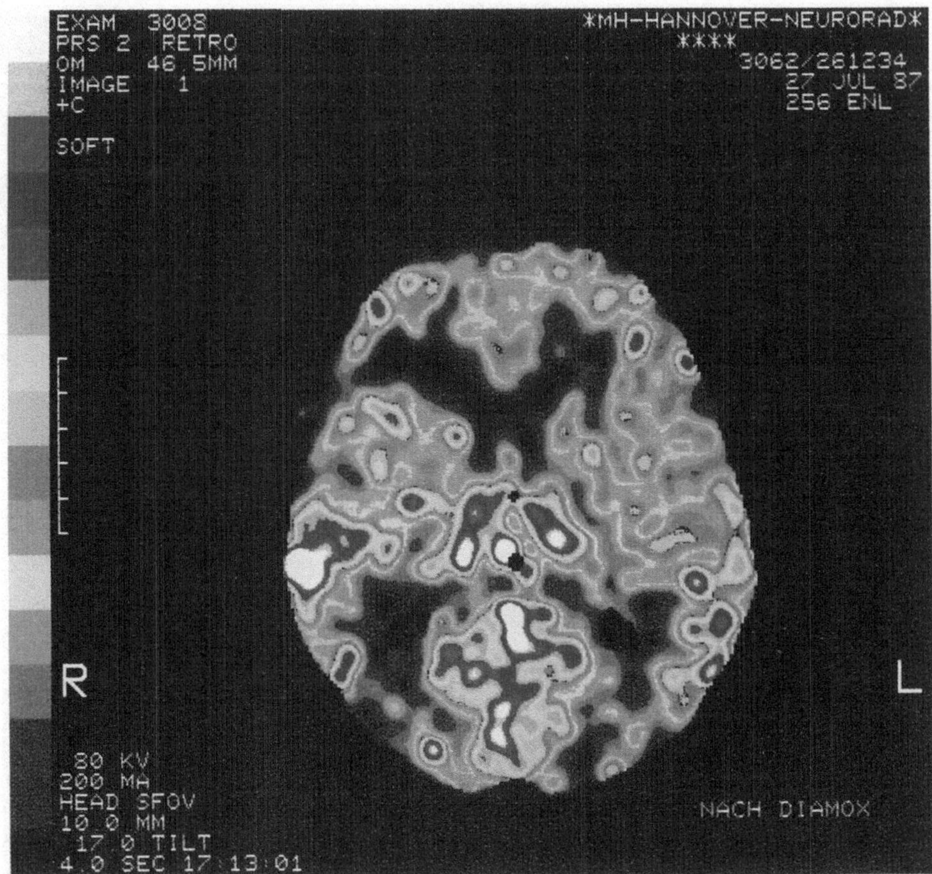

Abb. 7b.

(Gaab et al. 1987). Der Wert der Xenon-CT mit Diamox-Stimulations-Test bei zerebrovaskulärer Insuffizienz liegt in erster Linie im Rahmen einer differenzierten, d.h. äußerst kritischen Indikationsstellung zu durchblutungsverbessernden Operationen und deren Erfolgskontrolle (Nemati et al. 1987b).

Intrakranielle Tumoren

Intrakranielle Tumoren lassen komplexe Veränderungen im regionalen zerebralen Blutfluß in Abhängigkeit von Größe und Lokalisation erwarten. Man wird bei Tumoren differenzieren können zwischen der regionalen Durchblutung des eigentlichen Tumorgewebes, der Tumornekrose und dem perifokalen Ödem (Abb. 8). Die Auswertungen des eigenen Untersuchungsgutes ergaben eine mittlere Durchblutung bei den hirneigenen Tumoren von 36±9 ml/100 g/min. Der Wert lag deutlich unter der mittleren Durchblutung der dargestellten Schichtebene. Metastasen schienen sich diesbezüglich wie hirneigene Tumoren zu verhalten. Die untersuch-

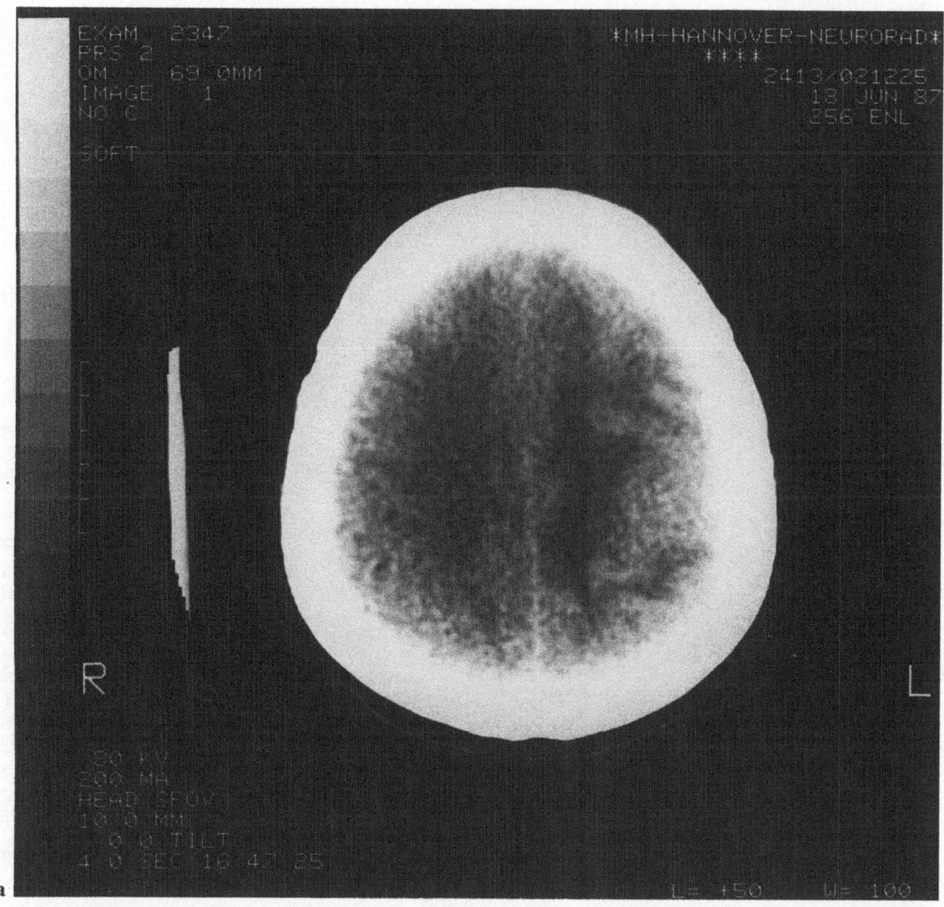

a

Abb. 8 a, b. Nativ-CT-Scan (**a**) und Flow map (**b**) bei einer 62jährigen Patientin mit parasagittalem Meningiom links. Der Tumor zeigt eine Durchblutung von 54 ml/100 g/min, das perifokale Ödem von 11 ml/100 g/min

ten Meningeome waren im Mittel höher durchblutet. Der Mittelwert im Tumorödem betrug 11±3 ml/100 g/min. Interessant ist die Gegenüberstellung der im normalen Computertomogramm deutlichen Kontrastmittelanreicherung nach i.v.-Applikation von jodhaltigen Kontrastmitteln im Vergleich zum Verhalten im Xenon-CT. Diese Befunde erklären sich aus der besonders im Bereich von Meningeomen bestehenden Schrankenstörungen (GADO et al. 1975). Nach Diamox-Stimulation konnten sowohl bei Meningeomen als auch bei Metastasen und Glioblastomen im Tumorgewebe eine Durchblutungsanhebung nachgewiesen werden. Insgesamt verspricht die Xenon-CT-Methode bei intrakraniellen Tumoren Möglichkeiten bei der Verlaufsbeobachtung insbesondere unter Strahlen- oder Chemotherapie. Auch die Reaktion der Durchblutung im peritumoralen Ödem auf medikamentöse Behandlung ist darstellbar.

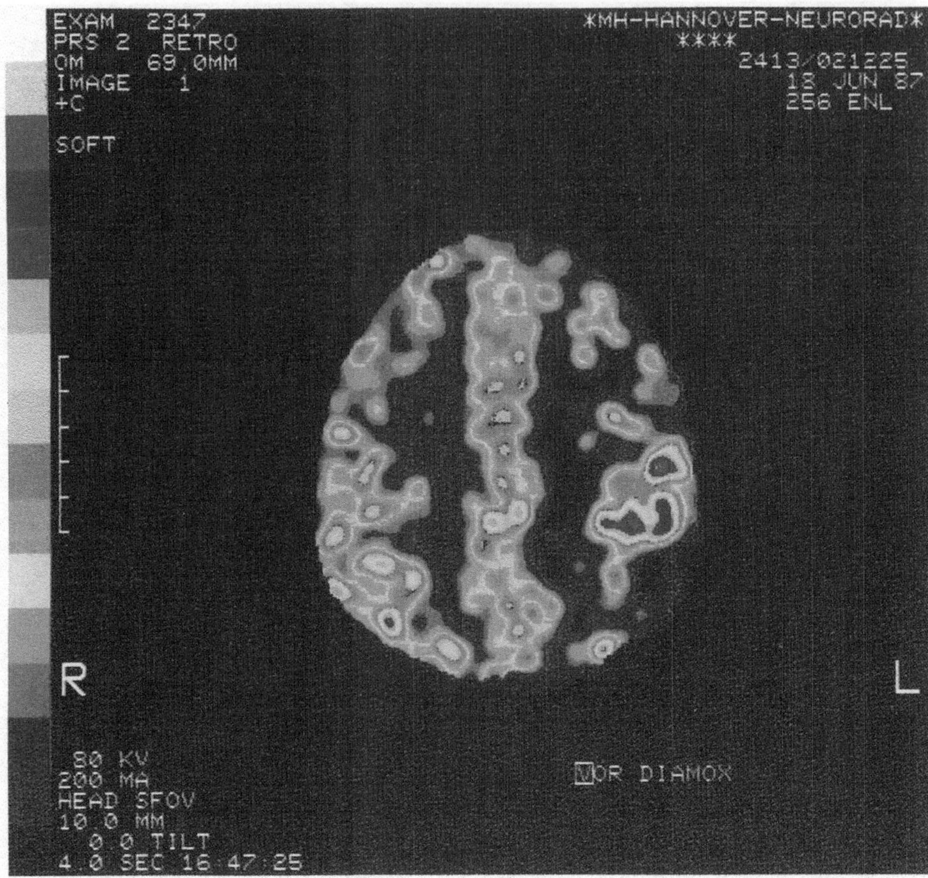

Abb. 8 b.

Hydrozephalus

Eine Erweiterung des Ventrikelsystems kann bei einer Obstruktion der liquorableitenden Wege (Okklusionshydrozephalus) oder bei einem kommunizierenden Hydrozephalus (Normal-pressure-Hydrozephalus) gesehen werden. Unter einem intermittierenden Normaldruck-Hydrozephalus versteht man eine Ventrikelerweiterung mit Symptomen einer fortschreitenden Demenz, einer distal betonten Spastik und eines Blasenkontrollverlustes. Bei einem akuten Okklusionshydrozephalus beobachteten wir eine deutliche Minderung der globalen Hirndurchblutung, wobei nach Diamox-Stimulation eine überproportionale Anhebung der globalen Hirndurchblutung mit VCR-Werten von bis zu 2,0 zu verzeichnen war (Abb. 9). Nach Entlastung durch einen Shunt war eine Erholung der Hirndurchblutung festzustellen. Beim intermittierenden Normaldruckhydrozephalus kann durch Messung der periventrikulären Durchblutung vielleicht die schwierige Differentialdiagnose zur subkortikalen Hirnsubstanzminderung gelingen.

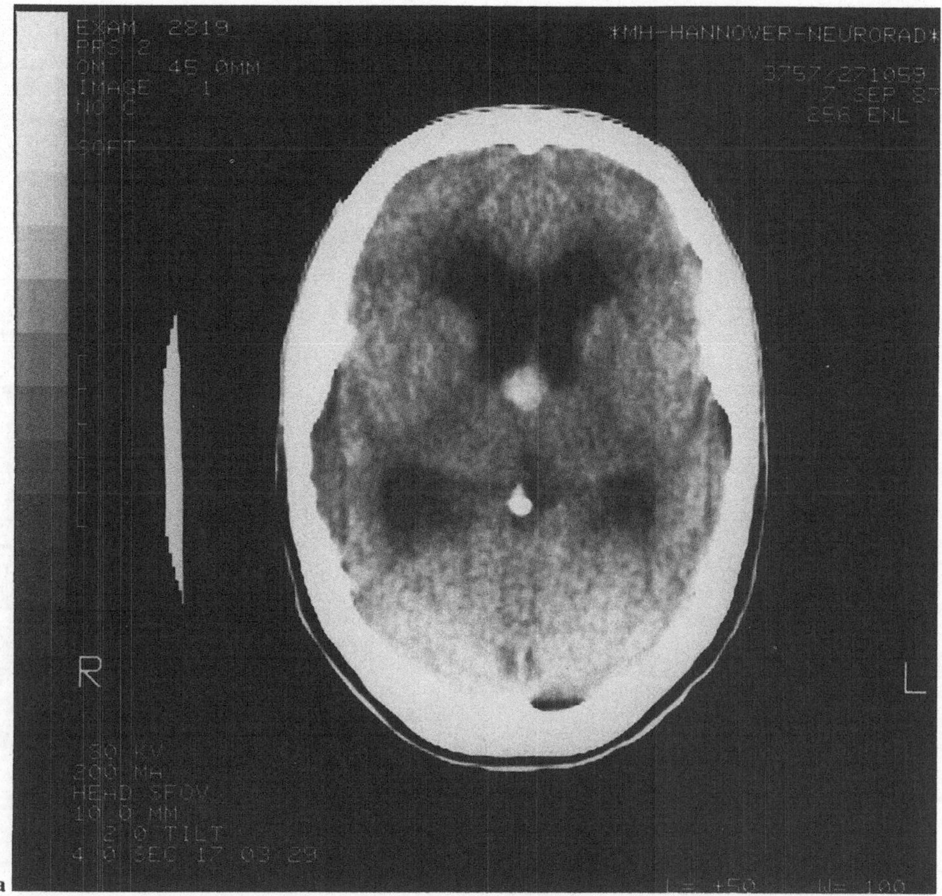

Abb. 9 a–c. Nativ-CT Scan (**a**), Flow map vor (**b**) und nach (**c**) Diamox bei 28jährigen Patientin mit For. Monroe Blockade durch Kolloidzyste. Diffuse Minderung der Ruhedurchblutung auf 33 ml/100 g/min mit einem überproportionalen Anstieg nach Diamox auf 59 ml/100 g/min (VCR = 1,8)

Akute SA-Blutung

Die Schwere des klinischen Krankheitsbildes nach einer Subarachnoidalblutung (SAB) korreliert mit dem Ausmaß der Abnahme des zerebralen Blutflusses. Die Abnahme des zerebralen Blutflusses bei Patienten mit schlechtem neurologischen Zustand infolge von Vasospasmen geht in den Bereich der Schwellenwerte für die Aufrechterhaltung der kortikalen elektrischen Aktivität von 18 ml/100 g/min. Bei Patienten mit SAB ist auch die zerebrale Autoregulation und die CO2-Reaktivität gestört. Es ist bekannt, daß es in der zum rupturierten Aneurysma ipsilateralen Hemisphäre zu einer Abnahme des CBF kommt. Die prognostische Aussagekraft regelmäßiger CBF-Messungen nach SAB zur frühzeitigen Erkennung zerebraler Spasmen und drohender klinischer Verschlechterung ist bekannt. Brawanski et

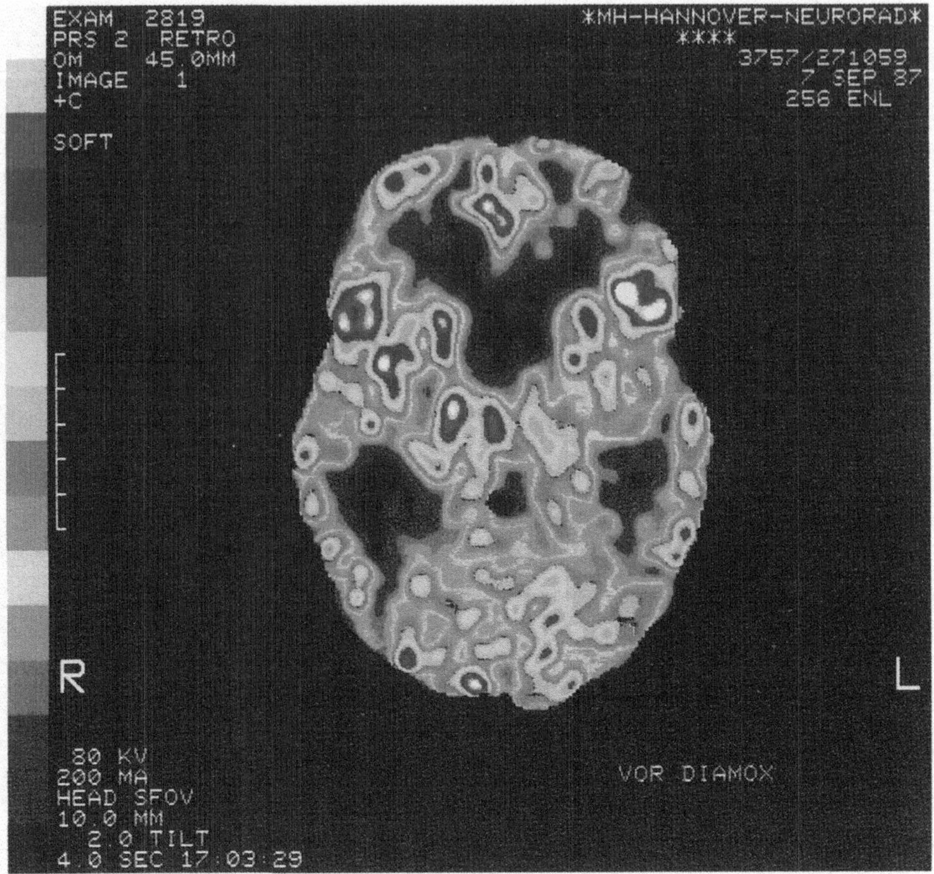

Abb. 9 b.

al. (1982) konnten zeigen, daß bei Patienten im klinischen Stadium I und II nach Hunt und Hess, die eine 20–30%ige Reduktion des CBF zeigten, eine deutliche Tendenz zur klinischen Verschlechterung innerhalb von 8–14 Tagen nachweisbar war. In unserer Untersuchung konnten wir bei 10 Patienten mit Zustand nach einer SAB eine Xenonperfusionsstudie durchführen. Bei allen Patienten zeigte sich eine hochgradige Einschränkung der globalen Hirndurchblutung auf Werte von 25–30 ml/100 g/min, zusätzlich wurden regionale Perfusionsminderungen nachgewiesen (Abb. 10).

Sonstige Indikationen

Die Xenon-CT-Methode eignet sich auch zur Darstellung der Hirndurchblutung bei Patienten mit atypischen Migräneformen, z. B. der Migraine accompagnée, bei Patienten mit dystonen Bewegungsstörungen, zur Differenzierung unterschiedli-

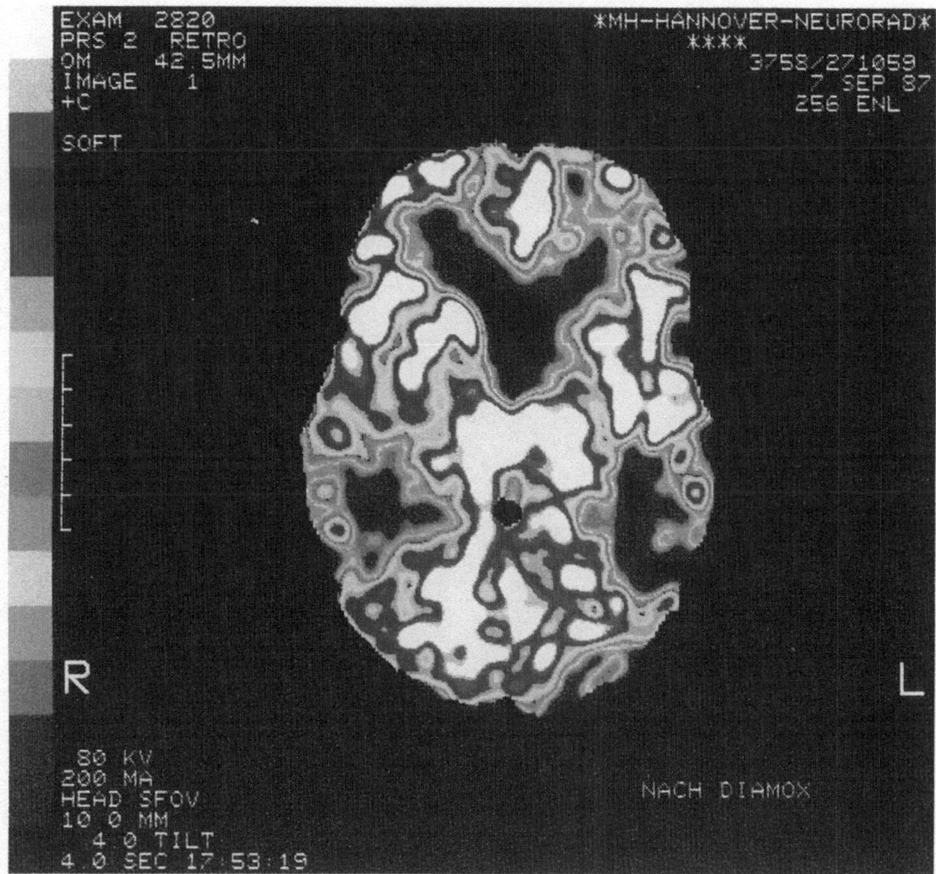

Abb. 9 c.

cher Demenzformen und anderer seltener Indikationen. Eigene Erfahrungen bei diesen Indikationen liegen allerdings noch nicht vor.

Zusammenfassung

Die kraniale Xenon-CT-Methode ermöglicht eine computertomographische Messung und Darstellung der regionalen Hirndurchblutung. Eine gute räumliche Auflösung, die enge Korrelation des Durchblutungsbildes zur CT-Schicht, die relativ unkomplizierte Handhabung und rasche Wiederholbarkeit sind die entscheidenen Vorteile dieser Methode. Dadurch wird auch die Erfassung der pharmakologischen Beeinflußbarkeit der lokalen Hirndurchblutung im normalen und pathologisch verändertem Hirngewebe möglich. Aufgrund der Erfahrung von 160 Xenon-CT-Untersuchungen bei 100 Patienten läßt sich sagen, daß die kraniale Xenon-CT

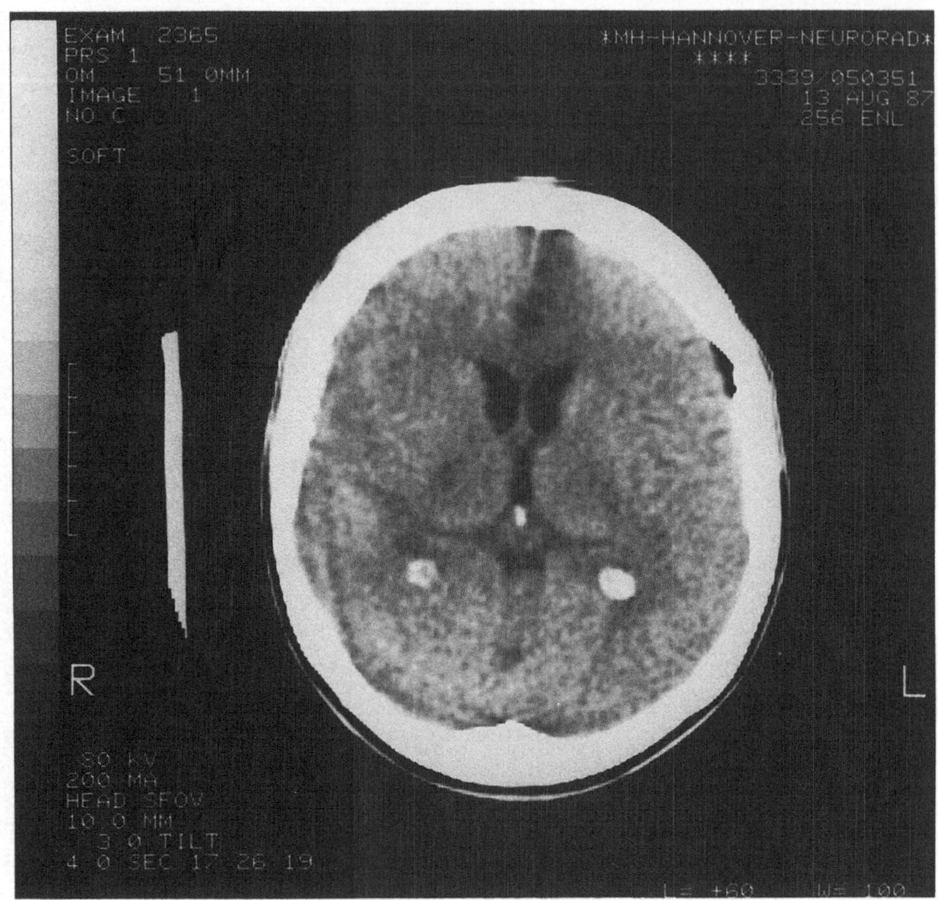

Abb. 10 a–c. Neun Tage nach operativer Ausschaltung eines Aneurysmas der ACA. Der Nativ-CT-Scan (**a**) zeigt einen Teilinfarkt der A. cerebri anterior links. Die Flow map vor (**b**) und nach (**c**) Diamox lassen zusätzlich eine bifrontale Durchblutungsminderung durch Vasospasmus erkennen

bei Patienten mit zerebrovaskulärer Insuffizienz wertvolle Zusatzinformationen liefert. Besondere Bedeutung kommt hierbei der Bestimmung der zerebralen Reservekapazität nach Diamox-Stimulation zu. Bei Patienten mit intrakranialen Tumoren, beim Hydrozephalus sowie bei der SA-Blutung werden durch die quantitative regionale Hirndurchblutungsmessung neue pathophysiologische Erkenntnisse erwartet. Die Xenon-CT-Methode wird in Zukunft die CT-Diagnostik zerebraler Erkrankungen bereichern, da sie zusätzlich zu den morphologischen Befunden auch über funktionelle Veränderungen Aufschluß gibt.

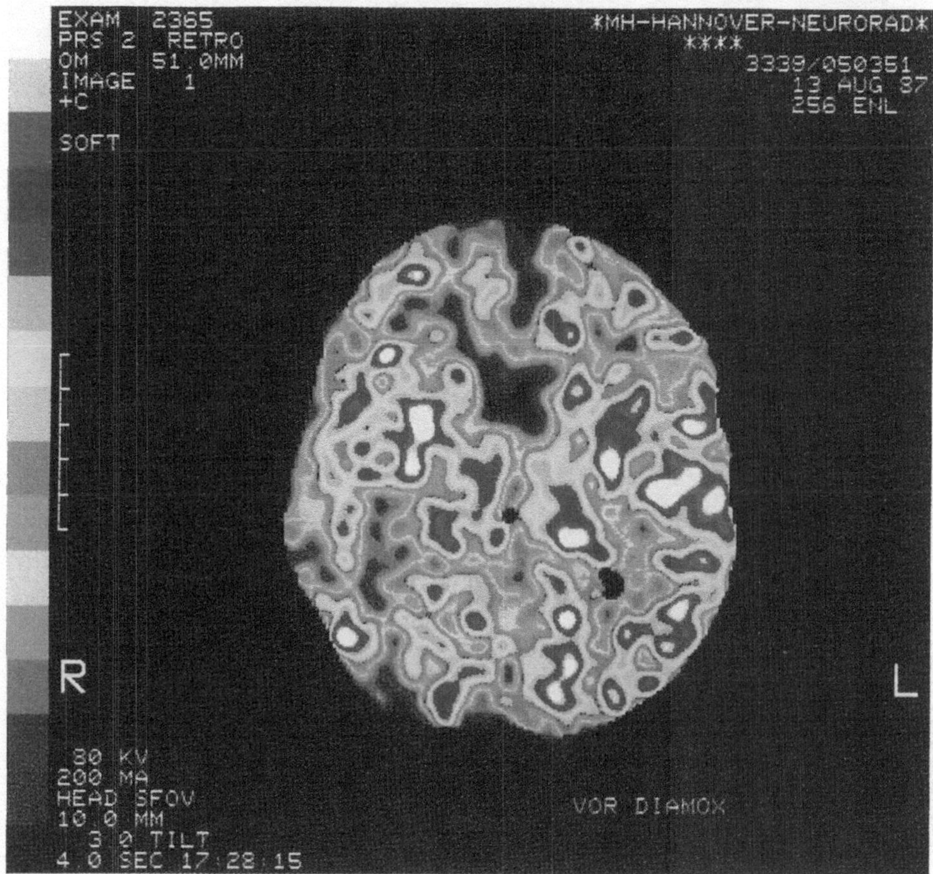

Abb. 10b.

Danksagung

Für die technische Assistenz bei der Durchführung und Auswertung der Xenon-CT-Untersuchungen danken die Autoren Frau Uhtenwoldt, Frau Pollehn, Frau Haufe, Frau Quentin und Frau Hennebo.

Literatur

Brawanski A, Gaab MR, Bockhorn J, Haubitz I (1982) Atraumatic rCBF measurement: an aid in the timing of surgery and the management of spasm following SAH. Acta Neurochir 63: 43-51

Burt RW, Reddy RV, Mock BM, Wellman HM, Schauwecker DS, Witt R (1986) Acetazolamide enhancement of HIBDM brain flow distribution imaging. J Nucl Med 27: 1627-1631

Claussen C, Lochner B (1983) Dynamische Computertomographie. Die Radiologische Klinik, S. 127-135

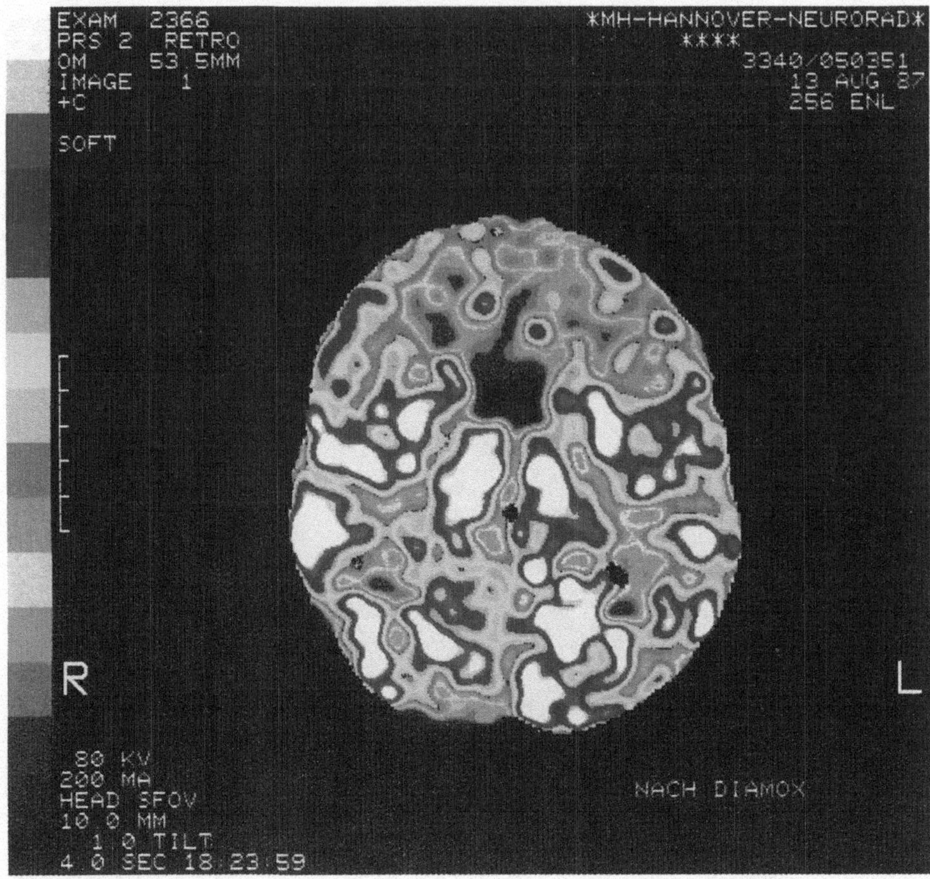

Abb. 10 c.

Creutzig H, Schober O, Gielow P, Friedrich R, Becker H, Dietz H, Hundeshagen H (1987) Cerebral dynamics of N-Isopropyl-(1231)p-Jodoamphetamine. J Nucl Med 28: 325-331

Dobben GD, Valvassori GE, Malee MF, Berninger WH (1979) Evaluation of brain circulation by rapid rotational computed tomography. Radiology 133: 105-111

Drayer BP, Heinz ER, Dujovny M, Wolfson K, Gur D (1979) Patterns of brain perfusion: Dynamic computed tomography using intravenous contrast enhancement. J Comp Assist Tomogr 1: 105-109

Ehrenreich DL, Burns RA, Alman RW, Fazekas JF (1961) Influence of acetoazolamide on cerebral blood flow. Arch Neurol 5: 227-232

Gaab MR, Schober O, Schwarzrock R, Holl K, Nemati N, Majewski A, Sollmann P, Becker H, Dietz H (1987) Zerebrale Durchblutungsmessung bei extra- und intrakraniellen Gefäßerkrankungen: Methoden und Bedeutung. Im Druck

Gado MH, Phelps ME, Coleman RE (1975) An extravascular component of contrast enhancement in cranial computed tomography. Radiology 117: 589-597

Giacobine E (1967) A cytochemical study of the localization of carbonic anhydrase in the nervous system. J Neurochem 9: 169-177

Gotoh F, Shinohara Y (1977) Role of carbonic anhydrase inhibition in chemical control and autoregulation of cerebral circulation. Int J Neurol 11: 219-227

Gur D, Wolfson SK, Yonas H, Good WF, Shabason L, Latchaw RE, Miller DM, Cook EE (1982)

Progress in cerebrovascular disease: Local cerebral blood flow by xenon enhanced CT. Stroke 13: 750-759

Gur D, Yonas H, Jackson DL, Wolfson SK, Rockette W, Good WF, Cook EE, Arena VC, Willy JA, Maitz GS (1985) Simultataneous measurements of cerebral blood flow by the xenon/CT method and the microsphere method. Invest Radiol 20: 672-677

Hacker H, Becker H (1977) Time controlled computed tomographic angiography. J Comp Assist Tomogr 1: 405-409

Hauge A, Nicolaysen G, Thoresen M (1983) Acute effects of acetazolamide on cerebral blood flow in man. Acta Physiol Scand 117: 233-239

Holl K, Nemati N, Kohmura E, Gaab MR, Samii M (1987) Stable-Xenon-CT: Effects of Xenon Inhalation on EEG and Cardio-Respiratory Parameters in the Human. Acta Neurochir 87: 129-133

Holl K, Nemati N, Majewski A, Gaab MR, Becker H (1987) XENON-CT: Theoretische Grundlagen, Vor- und Nachteile der Methode, klinische Beispiele. Vortrag auf der Neurochirurgischen Arbeitstagung am 23.10. 1987 in Regensburg

Kashiwagi S, Yamashita T, Abiko S, Aoki H, Maekawa I, Takeshita H, Süß C, Kalender W (1986) Messung und bildliche Darstellung des Hirnblutflusses mit stabilem Xenon und Computertomographie (Xe CT). Electromedica 54: 136-144

Kety SS, Schmidt CF (1945) The determination of cerebral blood flow in man by the use of nitrous oxide in low concentration. Am J Physiol 143: 53-66

Kelcz F, Hilal SK, Hartwell P, Joseph PM (1978) Computed tomographic measurement of the xenon/brain blood partition coefficent and implications for regional cerebral blood flow: A preliminary report. Radiology 127: 385-392

Kohmura E, Gürtner P, Holl K, Nemati N, Stoppe G, Lerch KD, Samli M (1986) Erfahrungen mit der Inhalation eines 33%igen Xenon-(stable) Sauerstoffgemisches im Zusammenhang mit einer neuen Methode zur lokalen Hirndurchblutungsmessung. Fortschr Röntgenstr 144: 531-536

Latchaw RE, Yonas H, Pentheny SL, Gur D (1987) Adverse reactions to xenon enhanced CT cerebral blood flow determination. Radiology 163: 251-254

Lindner P, Thelen M (1987) Charakterisierung der Hirndurchblutung durch Bestimmung der vaskulären mittleren Transitzeit von Hirngewebe mit der DSA. Fortschr Röntgenstr 146: 72-76

Majewski A, Gaab M, Holl K, Nemati N, Dietz H, Becker H (1987a) Clinical results of Xenon CT with acetazolamide stimulation. Poster, 14th Congress of the European Society of Neuroradiology, 8.-12.9. 1987, Udine

Majewski A, Nemati N, Holl K, Gaab M, Dietz H, Becker H (1987b) Die Hirndurchblutung im Xenon CT vor und nach Stimulation mit Acetazolamid. Vortrag 23. Jahrestagung

Nemati N, Holl K, Dietz H, Majewski A (1987a) Intrakranielle Tumoren im Xenon CT Bild. In: Schneider GH, Kocever K, Vogler E (Hrsg) 5. Grazer Radiologisches Symposium (8.-10.10. 1987). Springer, Berlin Heidelberg New York Tokio

Nemati N, Holl K, Dietz H, Majewski A, Becker H (1987b) Die cerebrovaskuläre Insuffizienz im Xenon CT Bild. Vortrag, 8. Mainzer Herbsttagung, 24.-26.9. 1987

Meyer JS, Hayman LA, Yamamoto M (1980) Local cerebral blood flow measure by CT after stable xenon inhalation. AJNR 1: 213-225

Pittinger CB, Moyers J, Cullen SC, Featherstone RM, Gross EG (1953) Clinicopathologic studies associated with xenon aneasthesia. Anaesthesiology 14: 10-17

Piepgras U (1971) Die Messung der Hirndurchblutung mit einer angiokinematographisch densitometrischen Methode. Annales Univ Saraviensis Medizin 18: 76-134

Roth LJ, Schoolar JC, Barlow CF (1959) Sulfur-35-labelled acetozolamide in cat brain. J Pharmacol Exp Ther 125: 128-136

Stokely EM, Sveinsdottir E, Lassen NA, Rommer P (1980) A single photon dynamic computer assisted tomography (DCAT) for imaging brain function in multiple cross sections. J Comput Assist Tomogr 4: 230-240

Symon L (1982) Physiologie und Pathophysiologie der zerebralen Durchblutung. In: Dietz H, Umbach W, Wüllenweber R (Hrsg) Klinische Neurochirurgie Band 1. Georg Thieme, Stuttgart New York, S. 103-129

TerPogossian MM, Phelps ME, Hoffman EJ (1975) A positronemission transaxial tomography for nuclear imaging (PETT). Radiology 114: 89-98

Traupe H, Heiss WD, Hoeffken W, Zülch KJ (1979) Hyperperfusion and enhancement in dynamic computed tomography of ischemic stroke patients. J Comp Assist Tomogr 3: 627-632

Vorstrup S, Brun B, Lassen NA (1986) Evaluation of the cerebral vasodilatory capacity by the acetozolamide test before EC/IC bypass surgery in patients with occlusion of the internal carotid artery. Stroke 17: 1291-1298

Winkler SS, Sackett JF, Holden JE, Flemming DC, Alexander SC, Madsen M (1977) Xenon inhalation as an adjunct to computerized tomography of the brain: Preliminary study. Invest Radiol 12: 15-18

Yonas H, Wolfson SK, Gur D, Latchaw RE, Good WF, Leanza R, Jackson DL, Jannetta PJ, Reinmuth OM (1984) Clinical experience with the use of xenon enhanced CT blood flow mapping in cerebral vascular disease. Stroke 15: 443-450

Kontrastmittel für die Computertomographie: Status und Zukunft

H.-J. WEINMANN, D. FELSENBERG, H. MÜLLER, W.-R. PRESS und T. RÖMER

Einleitung

Neben der technischen Weiterentwicklung und Optimierung der Computertomographie findet ebenfalls eine Entwicklung neuartiger, verbesserter Kontrastmittel statt. Da die Zeitspanne zwischen Synthese und Registrierung neuer Diagnostika wesentlich größer ist als die Implementierung neuer Technologien, (und im Mittel etwa 8-10 Jahre dauert) wurden zwar in den letzten Jahren mehrere neue Röntgenkontrastmittel registriert, keine Verbindung jedoch speziell für die CT entwikkelt. Bei der Suche nach neuartigen Kontrastmitteln stand bisher die zu verbessernde Verträglichkeit ganz im Vordergrund. Die relativ geringe Empfindlichkeit der Röntgentechnik erfordert die Verwendung hoher Kontrastmittelmengen. Dies führt u.a. zu einer nicht unbeträchtlichen Anzahl von z.T. sehr schweren Nebenwirkungen. ALMÉN schlug bereits 1969 vor, die Verträglichkeit der ionischen Röntgenkontrastmittel durch eine Umwandlung in nichtionische niederosmolare Verbindungen zu verbessern. Als erstes nichtionisches Kontrastmittel wurde Amipaque (Metrizamid) 1972 erstmals klinisch geprüft. Es war der Vorläufer der modernen gebrauchsfertigen monomeren (Iopromid [Ultravist], Iohexol [Omnipaque] und Iopamidol [Solutrast]) und dimeren (Iotrolan [Isovist]) Kontrastmittel [1-7].

Osmotischer Druck und Viskosität

Bezieht man die akute intravenöse Verträglichkeit (LD_{50}) auf die applizierte Menge in mol/kg, so fällt auf, daß mit etwa 40 mmol/kg offenbar die biologische Grenze der Verträglichkeit gesetzt ist (Abb. 1). Die akute intravenöse Verträglichkeit wird also bei einer an sich biologisch inerten Verbindung ganz wesentlich durch deren osmotische Aktivität bestimmt. Bei gleicher Teilchenzahl und vergleichbarem osmotischen Druck konnte durch die Einführung *hexajodierter* dimerer Kontrastmittel wie Iotrolan die Verträglichkeit (bezogen auf g Jod/kg) weiter gesteigert werden. Im Vergleich zu monomeren Kontrastmitteln ist Iotrolan in der Konzentration 300 mg J/ml praktisch isoton zum Plasma. Dimere nichtionische Kontrastmittel zählen zu den bestverträglichen Substanzen überhaupt. Die kürzlich in unserem Hause durchgeführte humanpharmakologische Studie von intravenös verabreichtem Iotrolan (max. Dosis 0,9 g J/kg) stellte die ausgezeichnete Verträglichkeit unter Beweis. Die pharmakokinetischen Kenndaten entsprechen

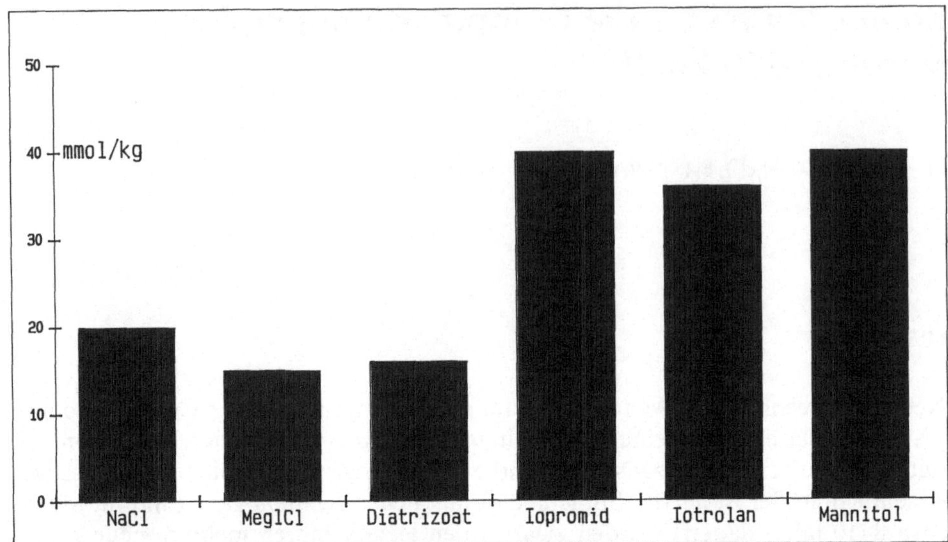

Abb. 1. Akute Verträglichkeit (LD_{50}) verschiedener Substanzen nach einmaliger intravenöser Gabe bei Ratten (90–110 g Körpergewicht). Die Substanzen wurden als 0,5 molare Lösungen mit einer Geschwindigkeit von 2 ml/min in eine Schwanzvene injiziert

denen anderer Uroangiographika. Die extrarenale Ausscheidung ist äußerst gering, was durch die hohe Hydrophilie und Unfähigkeit der Verbindung, die Plasmamembran des Hepatozyten zu passieren, erklärt werden kann.

Zu einem idealen Kontrastmittel gehören neben einer guten Verträglichkeit, die durch die Synthese nichtionischer Dimere ihr Optimum erreicht hat, ebenso - obgleich weniger relevant - eine problemlose Handhabbarkeit. Dünnflüssige Lösungen bei gleichbleibend hoher Jodkonzentration haben insbesondere bei dynamischen CT-Studien bzw. der DSA, wo das Kontrastmittel sehr rasch injiziert werden muß, ihren Stellenwert. Eine hochkonzentrierte Lösung mit einer geringen Viskosität stellt an sich einen Widerspruch dar. Die Viskosität nimmt mit steigender Konzentration (Teilchenzahl) und Molekulargewicht stark zu. Dimere Kontrastmittel müssen zwangsweise eine höhere Viskosität haben, als vergleichbare monomere Strukturen.

Unter vergleichbaren Strukturen sind jedoch z. T. nicht vorhersehbare Viskositätsunterschiede festzustellen. In der Gruppe der monomeren Jodkontrastmittel sind Unterschiede zu beobachten, die eine praktische Relevanz haben. So ist z. B. Iopromid dünnflüssiger als Iohexol. Auch aus diesem Grunde ist Iopromid für eine schnelle Injektion besser geeignet als Iohexol. Auf der Suche nach besonders dünnflüssigen Verbindungen wurde eine Substanz identifiziert, die bei gleichbleibend guter Verträglichkeit durch ihre niedrige Viskosität auffiel (Abb. 2): Das monomere nichtionische Trimesinsäurederivat hat eine deutlich niedrigere Viskosität als andere vergleichbare Röntgenkontrastmittel.

Das Screening nach verbesserten Produkten wird sich zukünftig neben gleichbleibend guter Verträglichkeit mehr auf die Feinoptimierung physikochemischer Parameter wie Viskosität und osmotischer Druck konzentrieren.

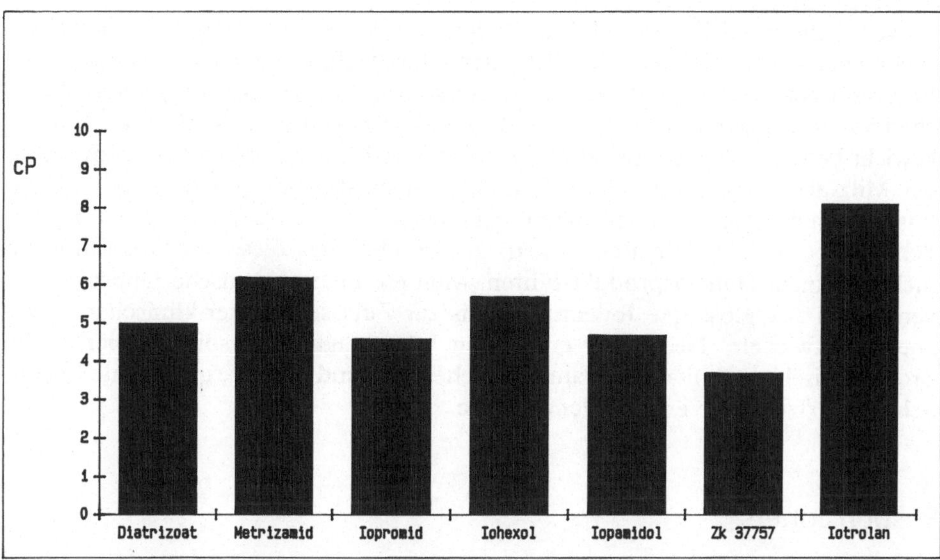

Abb. 2. Viskosität von Röntgenkontrastmitteln (300 mg J/ml) bei 37 °C. Die Viskosität wurde mit Hilfe eines Ubbelohde Viskosimeters bestimmt

Gewebsspezifität

Keines der konventionellen Kontrastmittel wurde speziell für die Computertomographie entwickelt. Neben der obengenannten Optimierung an sich bekannter Strukturen ist man bemüht, neue Ansätze für Verbindungen mit einem anderen pharmakokinetischen Verhalten zu suchen. Diese zukünftigen Substanzen sollen eine Spezifität in ihrem Verteilungsmuster besitzen. Nicht die Verteilung im interstitiellen Raum, sondern die Anreicherung in bisher nicht oder nur unzureichend erreichten Kompartments soll bewirkt werden. Hierfür ist die Bindung an Plasmamembranen, die selektive Aufnahme in den zellulären Raum bzw. eine exklusive Verteilung im vasalen Kompartiment Voraussetzung.

Verschiedene Ansätze wurden von einigen in erster Linie amerikanischen Arbeitsgruppen verfolgt. Keine dieser Ideen hat bisher zu einem Handelspräparat geführt.

Ganz überwiegend beschränkten sich die Arbeiten auf die Anreicherung von Substanzen im RES-zellenhaltigen Gewebe wie Leber und Milz sowie auf die Verteilung im vasalen Raum.

Emulsionen

Am weitesten entwickelt wurde der Ansatz von Laval-Jeantet und Lamarque (AG 52-315, AG 60-99) sowie von Vermess et al. (EOE 13), jodierte Öle als leber/milzspezifische Kontrastmittel einzusetzen [8-14]. Vermess und Mitarbeiter entwickelten die Emulsion am NIH im Bethesda, USA, so weit, daß klinische Untersuchungen an mehr als 1000 Patienten durchgeführt werden konnten. Die Emulsion enthielt neben Puffer und Detergenzien die wenige µm großen Tröpfchen jodierter Ester von Mohnsamenöl. Eine Dosis von etwa 50 mg J/kg Körpergewicht bewirkte eine diagnostisch ausreichende Kontrastanreicherung sowohl in der Milz als auch in der Leber; Tumoren zeigten dagegen praktisch keine Kontrastaufnahme. Aufgrund der hohen Nebenwirkungsrate (Kopfschmerzen, Fieber, Schüttelfrost und andere Reaktionen) dürfte allerdings diese Art von Emulsion nicht zu einem Handelsprodukt führen. Mehrere pharmazeutische Unternehmen versuchten erfolglos, eine Jodemulsion bis zur Zulassung erster klinischer Versuche zu entwickeln. Neben der erwähnten Unverträglichkeit spielten hierbei die problematische Stabilität, langsame Ausscheidung und die tierexperimentell beobachtete Toxizität eine entscheidende Rolle.

Suspensionen

Fischer und Violante versuchten, in Wasser nicht lösliche Röntgenkontrastmittel (Äthylester des Iodipamids = Biligrafin bzw. des Iothalamats = Conray) in Form einer fein verteilten Suspension (Partikeldurchmesser 1-5 µm) als Kontrastmittel für die Leber und Milz einzusetzen [15-18]. Tierexperimentelle Untersuchungen zeigten eine spezifische Anreicherung, wobei die diagnostische Dosis von etwa 50 mg I/kg ebenso niedrig lag, wie die der vorher erwähnten Emulsionen (Abb. 3, 4). Die Ausscheidung erfolgte relativ rasch, was auf die Metabolisierung der Partikel in ein wasserlösliches Gallekontrastmittel (Iodipamid = Biligrafin) und Alkohol zurückzuführen ist. Bislang gelang es nicht, die problematische Verträglichkeit und Stabilität so weit in den Griff zu bekommen, daß klinische Prüfungen zu rechtfertigen waren. Das gleiche gilt für die von Glazer et al. und Violante vorgeschlagenen Suspensionen (Cholesterin-Iopanoat bzw. Lanthanidoxide) [19-22].

Blood-Pool Agents

Die länger anhaltende Kontrastdarstellung des vaskulären Raumes hat für die Röntgendiagnostik einen großen Stellenwert. Mehrere Ansätze wurden diskutiert [23-26]. Ab einem bestimmten Durchmesser unterliegen Substanzen einer verlangsamten Extravasation und werden kaum noch glomerulär filtriert. Die in Wasser unlöslichen Emulsionen und Suspensionen sowie Substanzen höheren Molekulargewichts sind prinzipiell als Blood-Pool-Agents geeignet, wobei die Aufnahme der erstgenannten Teilchen in das RES-System eher nachteilig ist. Substanzen mit geringer Extravasation haben zwangsläufig eine problematische Elimination. Bei polymeren wasserlöslichen Substanzen steigt darüber hinaus die Viskosität stark an, so daß nicht mehr die hohen Jodkonzentrationen niedermolekularer Jodkontrastmittel verwendet werden können, sondern wesentlich verdünnte Lösungen. Das wiederum hat zur Folge, daß das Injektionsvolumen sehr hoch sein muß. So müß-

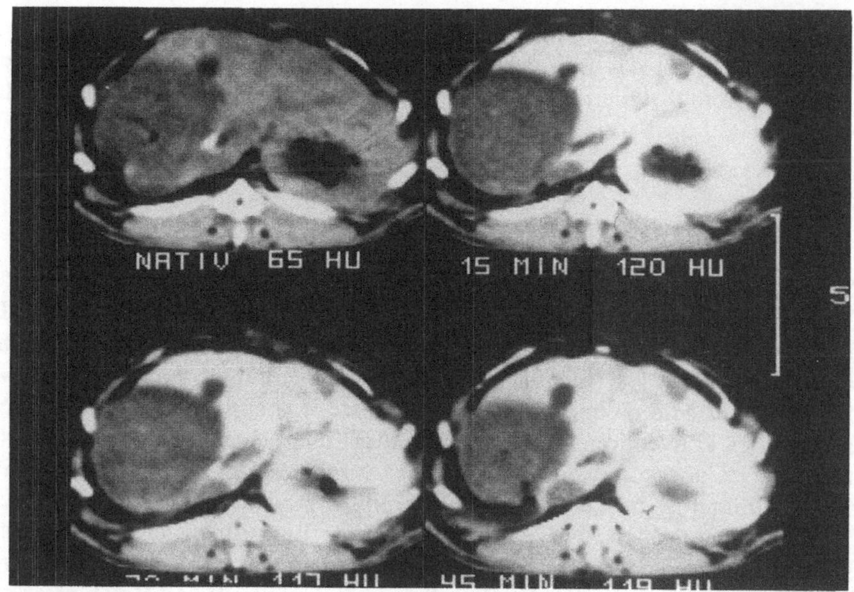

Abb. 3. Leberenhancement nach intravenöser Gabe von 50 mg J/kg Körpergewicht einer Jodemulsion (Typ EOE 13) bei einem Hasenkaninchen, dem etwa 14 Tage vor der Untersuchung ein Brown-Pearce-Tumor implantiert wurde

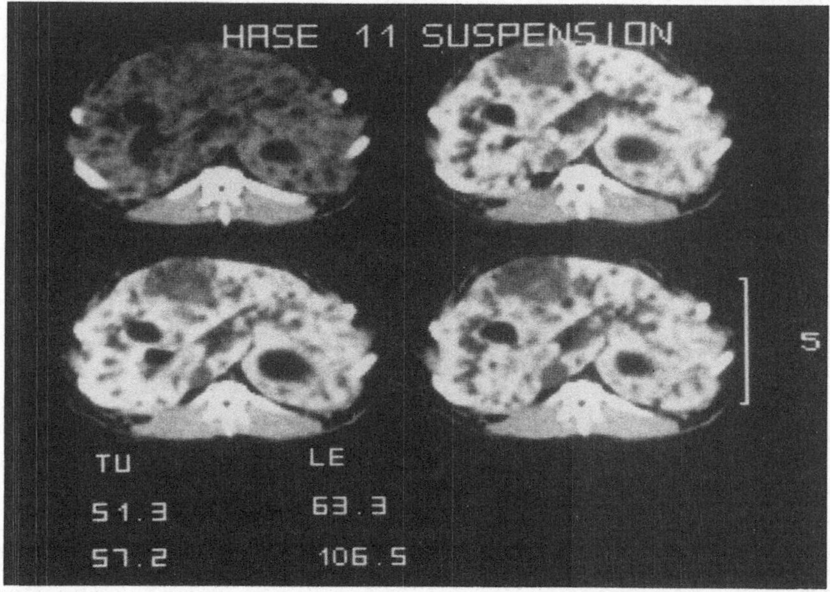

Abb. 4. Leberenhancement nach intravenöser Gabe von 50 mg J/kg Körpergewicht einer Biligrafin-Äthylester-Suspension bei einem Hasenkaninchen mit induzierten Lebermetastasen (Brown-Pearce-Tumor)

ten fast 500 ml einer Lösung von 25 mg J/ml infundiert werden, um einen ausreichenden Kontrast des Blutes zu erzielen. Polyvinylpyrrolidon, Fluosol bzw. Perfluoroctylbromid stellen keine für die Praxis brauchbaren Kontrastmittel dar.

Liposomen

Schon in den 70er Jahren wurden Phospholipidvesikel (Liposomen) als Träger für Therapeutika vorgeschlagen [27]. Als Nachteil dieser unter 1 μm großen Liposomen als Carrier erschien ihre Eigenart, sich in den RES-Zellen der Leber und Milz anzureichern. Dieser Nachteil kann für Diagnostika als Vorteil genutzt werden. Seltzer und Mitarbeitern gelang es, eine ausreichend hohe Konzentration wasserlöslicher, konventioneller Röntgenkontrastmittel einzukapseln [28, 29]. Nach intravenöser Gabe konnte in der Tat eine Aufnahme der an sich nierenpflichtigen Kontrastmittel in die Leber und Milz beobachtet werden.

Nachteilig erschien, daß die Stabilität dieser Liposomen sehr niedrig war. Messungen in unseren Laboratorien zeigten, daß der osmotische Druck der eingeschlossenen Präparate für die Stabilität eine entscheidende Rolle spielt. Konsequenterweise verkapselten wir das Kontrastmittel mit dem niedrigsten osmotischen Druck, Iotrolan, in Phospholipidliposomen. Dieses Präparat bleibt über eine lange Zeit stabil. Eine Iotrolan-Liposomen-Formulierung wurde intravenös in einer Dosis von 46 mg I/kg männlichen Wister-Ratten appliziert, und zu verschiedenen Zeiten nach Injektion der Jodgehalt in der Leber und der Milz bestimmt (Abb. 5). Im Vergleich zum nicht verkapselten Iotrolan (Abb. 6) steigt die Jodkon-

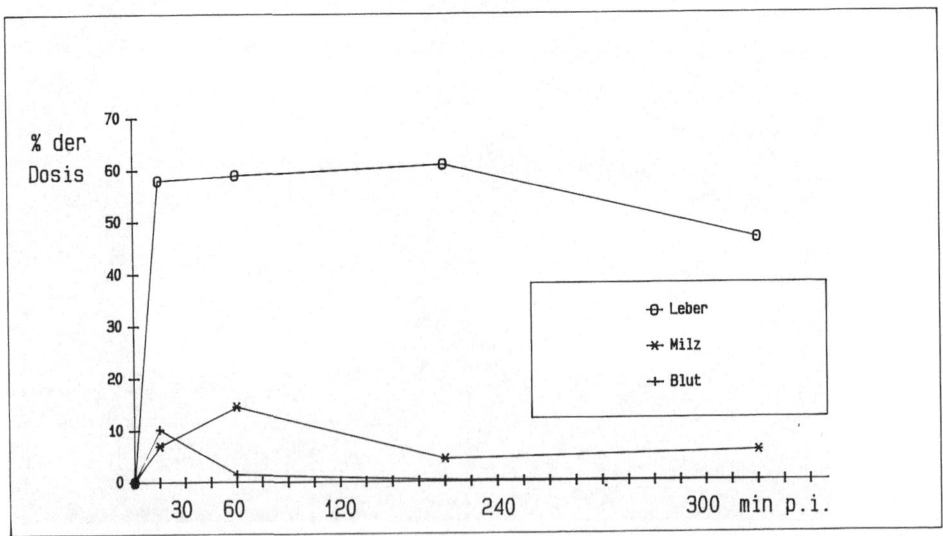

Abb. 5. Verlauf der Jodkonzentration in Leber und Milz nach intravenöser Gabe von in Liposomen verkapseltem Iotrolan, in einer Dosis von 46 mg J/kg Körpergewicht bei Ratten (140–160 g). Die Angaben beziehen sich auf % der applizierten Dosis pro Organ

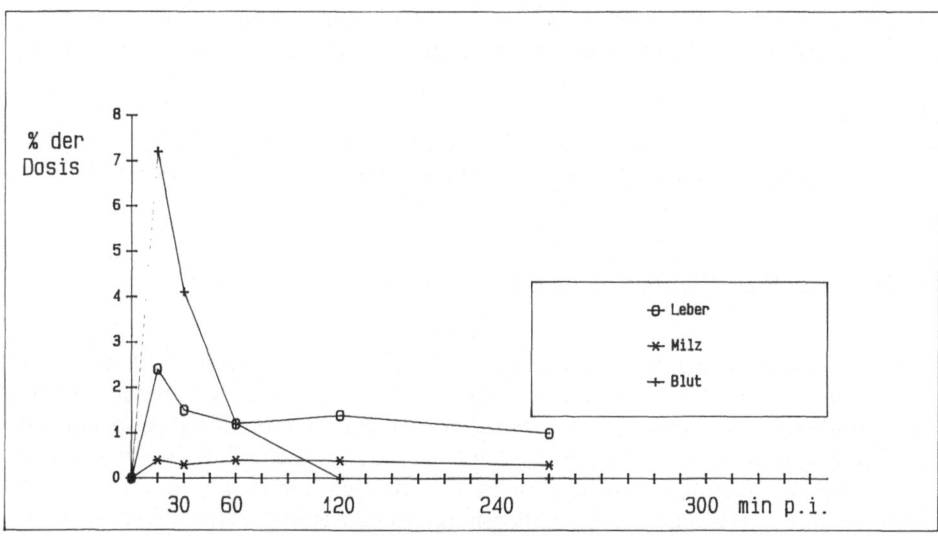

Abb. 6. Verlauf der Jodkonzentration bei nicht verkapseltem Iotrolan (Dosis: 50 mg J/kg). Es gelten die gleichen unter Abb. 5 genannten Versuchsbedingungen

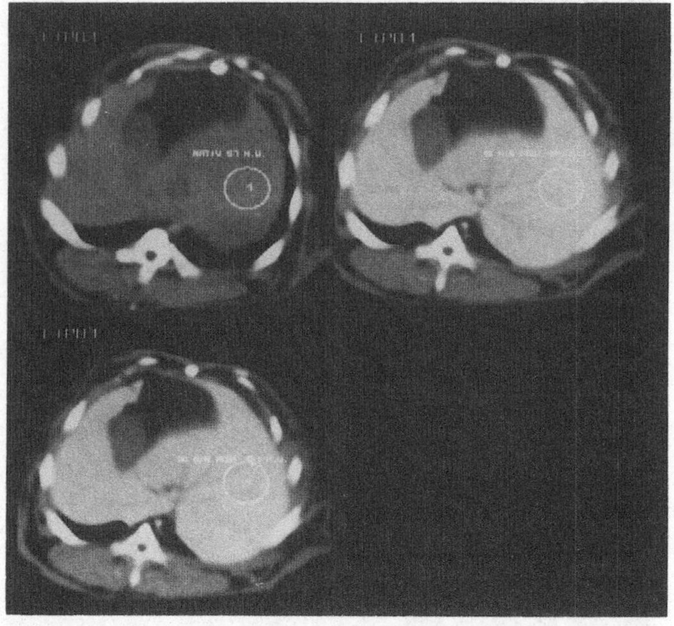

Abb. 7. Leberenhancement nach intravenöser Gabe von 100 mg J/kg Körpergewicht einer in Liposomen eingeschlossenen Iotrolanformulierung. Die Untersuchungen wurden an Hasenkaninchen durchgeführt. Links vor und rechts 30 min nach i. v. Gabe der Iotrolan-Liposomen-Formulierung (Somatom DRH, Fa. Siemens)

zentration in Leber und Milz nach der Applikation an, erreicht etwa 60 min p.i. ihr Maximum und fällt dann langsam wieder ab. Mit einer Dosis von 50–100 mg J/kg wurde ein für die CT diagnostisch ausreichendes Enhancement der Leber bei Hasenkaninchen erreicht (Abb. 7). Der Weg, sehr gut verträgliche und bereits klinisch erprobte Röntgenkontrastmittel zu verkapseln und somit ein anderes pharmakokinetisches Verhalten der Präparate zu erzielen, erscheint vielversprechend.

Nichtjodhaltige Röntgenkontrastmittel

Durch die Entwicklung paramagnetischer Komplexverbindungen wurde ein neuer Ansatz zu jodfreien Röntgenkontrastmitteln gefunden. Die in Komplexe sehr fest eingebundenen Lanthanid-Salze haben bei gleicher molarer Konzentration eine stärkere Absorption von Röntgenstrahlen zur Folge als die jodhaltigen Verbindungen, wobei die maximale Absorption bzw. K-Kanten der Lanthanide in den Bereich der biologisch günstigeren höherenergetischen Röntgenstrahlen verschoben sind. GdDTPA/Dimeglumin und YbDTPA/Dimeglumin wurden tierexperimentell untersucht. Hasenkaninchen wurden äquimolare Mengen (bezogen auf das kontrastgebende Atom) eines üblichen jodhaltigen Röntgenkontrastmittels (Omni-

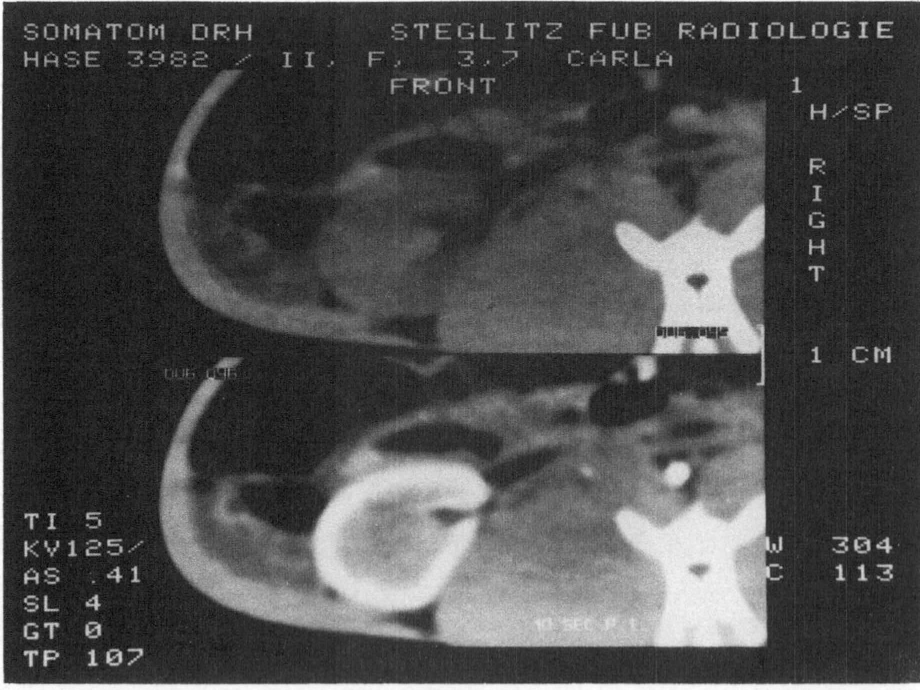

Abb. 8. Nierenenhancement im Kaninchen nach intravenöser Injektion von 0,8 mmol/kg von GdDTPA/dimegl. Die Aufnahme wurde mit Hilfe eines Somatom DRH (Siemens) 10 s p.i. angefertigt

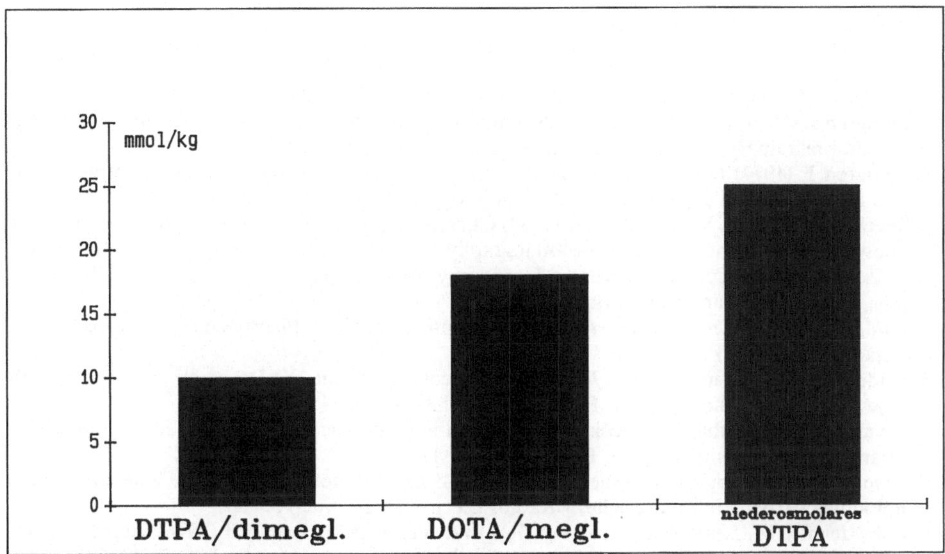

Abb. 9. Akute Verträglichkeit (LD_{50}) von Gd-Komplexen nach einmaliger intravenöser Injektion (2 ml/min) bei Ratten (90–110 g Körpergewicht)

paque) und der genannten Chelate der Seltenen Erden intravenös verabreicht. In einer Dosis von 0,8 mmol/kg (entspricht 1 ml Omnipaque 300/kg) wurde bei allen Präparaten ein deutliches Nierenenhancement beobachtet (Abb. 8). Durch den Einsatz entsprechender Rechnerprogramme für die Energiesubtraktion bzw. durch die Verwendung quasi monoenergetischer Röntgenstrahlen sollte es möglich sein, das im niederenergetischen Bereich vornehmlich absorbierende Weichteilgewebe zu subtrahieren, so daß bereits geringere Konzentrationen des Lanthanidkomplexes nachweisbar sind.

Die Erhöhung des Sicherheitsabstandes zwischen der diagnostischen und toxischen Dosis gelang durch die Synthese niederosmolarer Lanthanid-Chelate. Durch Amidierung zweier Carboxylgruppen des DTPA-Moleküls entstand ein weiterhin sehr stabiler, hoch wasserlöslicher Komplex mit einer wesentlich verbesserten akuten Verträglichkeit (Abb. 9) und geringeren osmotischen Aktivität.

In Kombination mit weiterentwickelter Soft- und Hardware zur Energiesubtraktion dürfte der klinische Einsatz derartiger Komplexe für die Computertomographie keine Utopie mehr sein.

Danksagung

Wir danken Prof. Dr. K. J. Wolf (Freie Universität Berlin, Klinikum Steglitz, Abt. Radiologie) und Dr. W. Kalender (Firma Siemens) für ihre großzügige Unterstützung bei den CT-Untersuchungen.

Literatur

1. Almén T (1969) Contrast agent design. J Theor Biol 24: 216-226
2. Lindgren E (1973) (ed) Metrizamide. A non-ionic water-soluble contrast medium. Experimental and preliminary clinical investigation. Acta Radiol (Suppl) 335
3. Lindgren E (1977) (ed) Metrizamide-Amipaque. The non-ionic water-soluble contrast medium. Further clinical experience in neuroradiology. Acta Radiol (Suppl) 355
4. Speck U, Mützel W, Weinmann H-J (1983) Chemistry, physicochemistry and pharmacology of known and new contrast media for angiography, urography and CT enhancement. In: Tänzer V, Zeitler E (eds) Contrast Media in Urography, Angiography and Computerized Tomography. Thieme, Stuttgart New York, S 2-10
5. Lindgren E (1980) (ed) Iohexol. A non-ionic contrast medium. Pharmacology and toxicology. Acta Radiol (Suppl) 362
6. Felder E, Pitrè D, Tirone P (1977) Radiopaque contrast media. XLIV. Preclinical studies with a new non-ionic contrast agent. Farmaco Ed Sci 32: 835-844
7. Sovak M, Ranganathan R, Speck U (1982) Non-ionic dimer: Development and initial testing of an intrathecal contrast agent. Radiology 142: 115-118
8. Lavel-Jeantet M, Tristant H, Guerbet M et al. (1972) Une nouvelle méthode d'hépatographie lipiodolée par voie intra-artérielle. J Radiol Electrol (Méd Nucl) 53: 29
9. Lavel-Jeantet M, Lamarque JL, Dreux P, Laval-Jeantet AM, Jaunay J (1976) Hepatosplenography by intravenous injection of new iodized oily emulsion. Acta Radiol 17: 49-60
10. Laval-Jeantet M, Laval-Jeantet AM (1982) Corporeal distribution of iodinated lipid emulsions in terms of particle size. In: Amiel M (ed) Contrast Media in Radiology. Appraisal and Prospects. Springer, Berlin Heidelberg New York, S 344-347
11. Vermess M, Adamson RH, Doppmann JL, Girton M (1977) Computed tomographic demonstration of hepatic tumor with the aid of intravenous iodinated fat emulsion. Radiology 125: 711-715
12. Vermess M, Doppmann JL, Sugarbaker PH, Fisher RI, Chatterji DC, Luetzeler J, Grimes G, Girton M, Adamson KH (1980) Clinical Trials with a new intravenous liposoluble contrast material for computed tomographic examination of the liver and spleen. Radiology 137: 217-222
13. Miller DL, Vermess M, Doppman JL, Simon RM, Sugarbaker PH, O'Leary TJ, Grimes G, Chatterji DC, Willis M (1984) CT of the liver and spleen with EOE-13: Review of 225 Examinations. AJR 143: 235-243
14. Miller DL, O'Leary T, Vucich JJ, Girton M, Vermess M, Doppmann J (1983) Experimental evaluation of five liver-spleen specific CT contrast agents. J Comput Assist Tomogr 7: 1022-1028
15. Fischer HW, Barbaric ZL, Violante MR, Stein G, Shapiro ME (1977) Iothalamate ethylester as hepatolienographic agent. Invest Radiol 12: 96-100
16. Violante MR, Dean PB, Fischer HW, Mahoney JA (1980) Particulate contrast media for computed tomographic scanning of the liver. Invest Radiol (Suppl) 15: 171-175
17. Violante MR, Mare K, Fischer HW (1981) Biodistribution of a particulate hepatolienographic CT contrast agent: A study of iodipamide ethyl ester in the rat. Invest Radiol 16: 40-45
18. Violante MR, Fischer HW, Mare KO, Bosmann HB, Owunwanne A, Mahoney JA, Zack AG, Harmon P, Case K, Sands M (1981) Maximizing hepatic contrast enhancement with a particulate contrast agent in computed tomography. In: Felix R, Kazner E, Wegener OH (eds) Contrast madia in computed tomography. International Workshop Berlin, January 14-17, 1981. Excerpta Medica, Amsterdam Oxford Princeton, S 69-75
19. Glazer GM, Longind MA, Schwendner SW, Counsell RE, Weichert J (1983) Lipid soluble contrast agents for computed tomography of the liver: Results with cholesteryl iopanoate. J Comput Assist Tomogr 7: 775-779
20. Longino MA, Glazer GM, Weichert JP, Groziak MP, Schwendner SW, Counsell RE (1984) Esters of iopanoic acid as liver-specific CT contrast agents: Biodistribution and Evaluation. J Comput Assist Tomogr 8: 1099-1104
21. Havron A, Davis MA, Seltzer SE, Paskins-Hurlbart AJ, Hessel S (1980) Heavy metal particulate contrast materials for computed tomography of the liver. J Comput Assist Tomogr 45: 642-648

22. Seltzer SE (1982) Rare earth agents in hepatic computer tomography. In: Felix R, Kazner E, Wegener OH (eds) Contrast Media in Computed Tomography. International Workshop Berlin, January 14-17, 1981. Excerpta Medica, Amsterdam Oxford Princeton. S76-84
23. Young SW, Enzmann D (1979) Polyvinylpyrrolidone contrast enhancement: Abscess imaging. Radiology 133: 511-513
24. Young SW (1981) Computed tomography after Thf. intra-arterial and intravenous administration of contrast media. In: Felix R, Kazner E, Wegener OH (eds) Contrast Media in Computed Tomography. International Workshop Berlin, January 14-17, 1981. Excerpta Medical, Amsterdam Oxford Princeton. S262-270
25. Mattrey RF, Long DM, Peck WW, Slutsky RA, Higgins B (1984) Perfluoroctylbromide as a blood pool contrast agent for liver, spleen, and vascular imaging in computed tomography. J Comput Assist Tomogr 814: 739-744
26. Mattrey RF, Andre M, Cambell J, Mitten R, Multer F, Hackney D, Long DM, Higgins CB (1984) Specific enhancement of intra-abdominal abscesses with perfluoroctylbromide for CT imaging. Invest Radiol 19: 438-446
27. Papahadjopoulos D (1979) Liposomes as Drug Carrier. Ann Rep Med Chem 14: 250-260
28. Havron A, Seltzer SE, Davis MA, Shulkin P (1981) Radiopaque Liposomes: A promising new contrast material for computed tomography of the spleen. Radiology 140: 507-511
29. Seltzer SE, Davis MA, Adams DF, Shulkin PM, Landis WJ, Havron A (1984) Liposomes carrying diatrizoate. Characterization of biophysical properties and imaging applications. Invest Radiology 19/2: 142-151

Quo Vadis CT?

Zusammenfassende Betrachtung und Ausblick

R. FELIX

Im Einleitungsreferat über die intrakranielle Diagnostik stellt KRETZSCHMAR (Mainz) klar, daß bei den verschiedenen intrazerebralen Entzündungsformen sowohl CT als auch MRT die gleiche Trefferquote aufweisen. Bei der Herpes-simplex-Enzephalitis kann jedoch mittlerweile die MRT als Methode der Wahl angesehen werden. Sie ermöglicht die Diagnose zu einem früheren Zeitpunkt.

Beim Hirninfarkt bringen sowohl CT als auch MRT gleiche Aussagen. Die MRT kann möglicherweise die Infarktdiagnostik durch den früheren Ödemnachweis, den Nachweis kleiner Infarkte im vertebrobasilären Versorgungsgebiet und die direkte Darstellung des infarzierten Gefäßes aufgrund der veränderten Signalintensität zeitlich vorverlegen.

Hämatome sind in frischem Zustand (jünger als 7 Tage) weiterhin eine Indikation für die CT. Bei frischen aneurysmatischen Blutungen erlaubt die CT damit auch einen besseren Rückschluß auf die Lokalisation der Blutungsquelle. Nach 7 Tagen, wenn die paramagnetischen Abbauprodukte des Hämoglobins wirksam werden, ist die MRT durch die signalreiche Darstellung des älteren Hämatoms im Vorteil.

Angiome mit ihrem Altersgipfel unterhalb des 4. Lebensjahrzehnts sind mit der MRT besser darstellbar, da die pathologischen Gefäßschlingen signalarm gegenüber der mittleren Signalintensität des Hirnparenchyms bzw. gegenüber der hohen Signalintensität der älteren Blutung dargestellt werden.

Bei intrakraniellen Tumoren ist die CT unverändert die Methode der Wahl, obwohl die MRT bei bestimmten Tumoren bzw. Tumorlokalisationen Vorteile bietet. Auch für die Artdiagnose bleibt die CT die Methode der Wahl. Bei Astrozytomen niedriger Malignität bietet die MRT den Vorteil der hellen, kontrastreichen Darstellung im T2-gewichteten Bild. Bei pilozytischen Kleinhirnastrozytomen zeigt die MRT besser die Tumorausdehnung in der spinalen Achse. In der zerebralen Metastasensuche verleiht die größere Sensitivität der MRT Vorteile. Die Frage nach Zahl der Metastasen oder Indikation zur Exzision einer Solitärmetastase kann bei Anwendung von Gadolinium-DTPA zuverlässiger beantwortet werden. Die MRT scheint die Lücke schließen zu können, die zwischen dem häufigen Sektionsbefund einer meningealen Tumoraussaat und dem seltenen CT-Nachweis dieser Veränderung besteht. Bei Anwendung von Gadolinium-DTPA könnte die MRT aufgrund einer besseren Tumorabgrenzung die CT als Methode der Wahl ablösen.

Die Grenzen der Leistungsfähigkeit der CT sind in der zerebralen Diagnostik abgesteckt, und neue Indikationsbereiche sind nicht zu erwarten. Die Grenzen der MRT sind dagegen aufgrund der rasanten technischen Entwicklungen zur Zeit noch nicht abzuschätzen.

LANKSCH (München) stellt bei Schädel-Hirn-Traumen aufgrund der erforderlichen Akutdiagnostik die CT ganz in den Vordergrund. Hirnödem, Parenchymläsionen, Fremdkörper, intrakranielle Luft sowie Verletzungen anderer Organe können in relativ kurzer Zeit in einem Untersuchungsgang diagnostiziert werden. Dabei besteht ein praktisch unbehinderter Zugang zum Patienten für intensivmedizinische Maßnahmen. Somit ist die CT in der Akutdiagnostik des Schädel-Hirn-Traumas unübertroffen. Gegen die MRT sprechen die zur Zeit noch langen Meßzeiten und die Schwierigkeiten bei der Überwachung des traumatisierten Patienten.

Die hohe Sensitivität der MRT bei intrazerebralen Läsionen berechtigt zur Hoffnung, daß diffuse posttraumatische Parenchymläsionen, die im CT keine Dichteveränderungen aufweisen, nachweisbar werden. Auch bei bewußtlosen Patienten mit Schädel-Hirn-Trauma, bei denen die CT keinen Befund zeigt, kann die MRT als Untersuchungsmethode eingesetzt werden.

GALANSKI (Hannover) sieht für die CT-Zisternographie aufgrund der relativ seltenen Fragestellungen einen nur begrenzten Anwendungsbereich. Die CT-Zisternographie ermöglicht jedoch eine optimale Darstellung der externen Liquorräume sowie eine genaue Beurteilung der intrazisternalen vaskulären und neuralen Strukturen, von denen lediglich die Hirnnerven I und IV nicht nachweisbar sind. Die Hauptindikationen der CT-Zisternographie sind intrazisternale Raumforderungen, die Beurteilung intrazisternaler Grenzflächen und neurovaskuläre Kompressionssyndrome.

Neben den Möglichkeiten aufgrund variabler Schnittebenenwahl hat die MRT bei der direkten Darstellung des Nervus statoacusticus und des Nervus trigeminus Vorteile gegenüber der CT-Zisternographie. Nachweis und Lokalisation von Hirnstammtumoren sind bereits heute eine Domäne der MRT. Als Nachteil der MRT muß zur Zeit noch das relativ geringe räumliche Auflösungsvermögen angesehen werden, das nur durch lange Akquisitionszeiten verbessert werden kann.

KEIL (Würzburg) sieht im Bereich der Schädelbasis die CT bei knöchernen Veränderungen im Vorteil, während die MRT bei Weichteilprozessen bessere Ergebnisse liefern kann. Bei Prozessen im Bereich der Hypophyse sowie bei parahypophysären Fragestellungen bietet die hochauflösende MRT aufgrund der problemlosen Verfügbarkeit sagittaler und koronarer Abbildungsebenen Vorteile gegenüber der CT. Die zur Zeit noch geringe Spezifität muß zum Teil noch mangelnder Erfahrung mit der MRT zugeschrieben werden.

Die Nichtberücksichtigung technischer methodischer Ausfeilungen im EBM steht der Anwendung und Ausbreitung der MRT zur Zeit im Wege.

KÖSTER (Bonn) stellt die hochauflösende CT für die Diagnostik im Bereich des Felsenbeins als Methode der Wahl vor. Die Otosklerose, die Labyrinthsklerose und Frakturen sowie angeborene Mißbildungen sind im CT sehr gut nachweisbar. Gegenüber der MRT bietet die CT Vorteile im Bereich des Mittelohrs und äußeren Ohrs.

Die MRT stellt bei Akustikusneurinomen die Methode der Wahl dar, was insbesondere bei geringer Ausdehnung und intrameataler Lokalisation zutrifft. Gleiches gilt für extrapetrosale Tumoren. Frische entzündliche Veränderungen im Mastoid kommen im MRT besser zur Darstellung, während bei chronischen knöchernen Veränderungen die CT im Vorteil ist.

MÖDDER (Düsseldorf) betont die optimale Darstellung der sehr komplexen intraorbitalen Strukturen mit der CT. Die MRT liefert jedoch bei einzelnen Erkrankungen Zusatzinformationen bzw. weist möglicherweise Vorteile gegenüber der CT auf.

Beim malignen Melanom ist aufgrund des charakteristischen Signalverhaltens (signalreich im T1-, signalarm im T2-gewichteten Bild) gegenüber der CT eine höhere Sensitivität und Spezifität der MRT anzunehmen. Dagegen ist beim Retinoblastom der Kalknachweis im CT als deutlicher Vorteil anzusehen. Der Nachweis von Verkalkungen sowie der hohe Kontrast zwischen Tumor und hypodensem Orbitafett bieten auch beim Optikusscheidenmeningiom Vorteile der CT. Auftreibungen der Augenmuskeln bei Myositis und endokriner Orbitopathie lassen sich mit entsprechender Schichtebenenwahl besser mit der MRT nachweisen. Beim Hämangiom stellt das charakteristische signalintensive Erscheinungsbild in T2-gewichteten Aufnahmen eine artdiagnostische Erweiterung dar. Eine Kontraindikation für die MRT liegt bei intraorbitalen metallischen Fremdkörpern vor. Hier hat sich die CT in der Lokalisationsdiagnostik bewährt.

Für die Gesichtsschädeldiagnostik sieht MÖDDER eindeutige Vorteile der CT beim Nachweis von Frakturen; im Prinzip ist die CT alleine ausreichend. Mit Ausnahme der Mundboden- und Parapharynxregion ist die MRT in einigen Fällen als sinnvolle Ergänzung anzusehen. Das stark vaskularisierte Nasenrachenfibrom stellt aufgrund der Möglichkeit der direkten Gefäßdarstellung jedoch eine MRT-Indikation dar.

LENZ (Tübingen) stellt für den zervikalen Bereich beim Nachweis von Lymphknotenmetastasen mit einem Querdurchmesser von 2 cm und größer eine hohe Sensitivität der CT von ca. 98% heraus. Die CT ist damit der Palpation eindeutig überlegen, die lediglich eine Sensitivität von 78% aufweist. Sie hat große Bedeutung bei der Differenzierung zwischen malignen Lymphomen, Plattenepithelkarzinommetastasen und Halszysten. Dabei zeigen Plattenepithelkarzinommetastasen nach Kontrastmittelgabe ein ringförmiges Enhancement. Außerdem hat die CT bei Lymphknotenmetastasen große Bedeutung für den Nachweis eines Kapseldurchbruchs.

Die CT ermöglicht sowohl eine gute Beurteilung des retrolaryngealen Raumes, als auch die direkte Darstellung der Tumorausdehnung in die präepiglotischen Abschnitte.

WEISS (Berlin) sieht die CT bei der Differenzierung weicher und harter Bandscheibenprotrusionen eindeutig im Vorteil, da nur mit der CT die spondylotischen Reaktionen nachweisbar sind. Da begleitende knöcherne Veränderungen wesentlich sind, stellt bei der Frage nach Bandscheibenprotrusionen die CT die Methode der Wahl dar. Eine bessere Differenzierung der intraspinalen Weichteile ist jedoch mit der MRT möglich.

DÖHRING (Hannover) unterstreicht die hohe Sensitivität der CT bei intrapulmonalen Läsionen und betont gleichzeitig die geringe Spezifität der Methode. Zur Einschätzung eines Rundherdes müssen die klassischen Kriterien der Umgebungsstrukturen, des Kalkgehalts und der Kalkstruktur herangezogen werden, da Dichtemessungen keine endgültige Differenzierung zwischen benignen und malignen Prozessen liefern. Die CT ermöglicht dagegen die Differenzierung zwischen panlobulärem und zentroazinärem Emphysem.

WEGENER (Hamburg) betont für den Bereich des Mediastinums den Vorteil der MRT bei der Bestimmung des Bezuges von Geschwülsten zu den Gefäßen sowie die bessere morphologische Beurteilbarkeit insbesondere im Bereich des aortopulmonalen Fensters. Eine gleich gute Aussage ist in der Computertomographie nur nach Kontrastmittelgabe und detaillierter Untersuchungstechnik zu erzielen.

Die Darstellung diagnostisch relevanter Lymphknotenvergrößerungen erfolgt grundsätzlich gleich gut mit der CT und MRT. Die MRT vermag jedoch ebenso wie die Computertomographie nicht zwischen reaktiver und metastatischer Vergrößerung zu unterscheiden. Die MRT kann zur Zeit den Vaskularisierungsgrad mediastinaler Läsionen nicht erfassen.

Der Wert der Hilusschicht bleibt nach WEGENER zumindest bei der Abklärung nicht karzinomatöser Hiluserkrankungen unverändert erhalten. Konventionelle Tomographieverfahren reichen jedoch für die Ausschlußdiagnostik sowohl mediastinaler als hilärer Prozesse nicht aus.

LACKNER (Würzburg) sieht für die CT in der Herzdiagnostik sinnvolle Einsatzmöglichkeiten zum Nachweis kleiner parietaler Thromben sowie bei der Diagnostik von Perikarderkrankungen beim abgekapselten Erguß. Die zur Herzhöhlendarstellung in der CT erforderliche Kontrastmittelmenge kann zu einer starken Myokardbelastung führen, so daß Ischämiereaktionen, die sonst nur in der Belastungsszintigraphie nachweisbar sind, manifest werden.

HEUSER (Bochum) sieht für die Diagnostik der großen Gefäße eine Indikation zur CT bei akuter Dissektion, während Verlaufskontrollen eine Indikation zur MRT darstellen.

GROSSER (Freiburg) sieht für die Ösophagusdiagnostik keine Vorteile der MRT. Insbesondere kann die Mobilisierbarkeit des Ösophagus beim Ösophaguskarzinom präoperativ mit der MRT nicht besser als mit der CT beurteilt werden. Dagegen bietet die hohe Kontrastauflösung der MRT eine gute Beurteilbarkeit des infiltrativen Wachstums beim Magenkarzinom.

KURTZ (Tübingen) zeigt für die Leberdiagnostik die gute Differenzierbarkeit zwischen FNH und Leberzellkarzinom mit Hilfe der Angio-CT. Während die FNH ein kurzes, massives „Aufblinken“ bei homogener Kontrastierung bietet, zeigt das hepatozelluläre Karzinom einen langsamen, inhomogenen Dichteanstieg. Pseudotumoren liefern in der Angio-CT identische Dichtewerte wie das gesunde Lebergewebe.

In der MRT ergibt sich ein charakteristisch signalintensives Erscheinungsbild des Leberhämangioms im T2-gewichteten Bild. Weiterhin wird die Bedeutung der MRT bei Metastasensuche vor Leberteilresektion betont. Für MRT und CT ergeben sich Probleme beim Nachweis oberflächlich gelegener Metastasen. In der Diskussion unterstrich KLOSE (Mainz) die Bedeutung der Angio-CT nach selektiver Katheterisierung der A. hepatica, durch die sonst unentdeckte Metastasen nachgewiesen werden können.

GMELIN (Lübeck) zeigt, daß eine Vergrößerung des Pankreas sowie eine Umgebungsinfiltration in gleicher Weise bei Entzündung als auch bei Tumoren auftreten. Sowohl CT als auch MRT ermöglichen hier keine differentialdiagnostische Einordnung. Die ERCP hat weiterhin die größte Treffsicherheit.

LÜNING (Berlin) stellt die CT Kriterien von vier Formen der akuten Pankreatitis vor. Bei diesem Krankheitsbild ermöglicht die dynamische CT die Unterscheidung des normalen vom nekrotisch veränderten Parenchym. Eine längere Diskussion entzündet sich an der Frage, ob bzw. inwieweit das Ergebnis der dynamischen CT Einfluß auf das chirurgische Vorgehen nimmt.

LÜNING betont den Wert der dynamischen CT bei der Demaskierung kleiner hypodenser Areale im Pankreas als Hinweis auf ein Pankreaskarzinom. Nach LÜNING kommt der MRT zur Zeit für die Pankreasdiagnostik noch keine Bedeutung zu, während er der Sonographie einen hohen Stellenwert beimißt.

GRABBE (Hamburg) stellt für die Dünn- und Dickdarmdiagnostik die Bedeutung der CT beim Nachweis parakolischer Abszesse bei Morbus Crohn sowie perityphlitischer Abszesse heraus. Daneben besteht eine Indikation zur CT bei klinisch stummen Fisteln sowie parakolischen Abszessen bei Divertikulitis. Die CT zeigt den Fasziendurchbruch beim Rektumkarzinom sowie das Lokalrezidiv in der präsakralen Höhle. GRABBE betont daneben die Wichtigkeit der Kenntnis physiologischer und pathologischer intestinaler CT-Befunde bei der Beurteilung von Zufallsbefunden.

GRABBE sieht im Bereich von Dünn- und Dickdarm zur Zeit keine Indikationen für die MRT. Der Stellenwert der MRT bei der Differenzierung zwischen Narbe und Rezidiv bei Rektumkarzinom erscheint eher fraglich, zumal die Sicherung der Diagnose in aller Regel durch eine CT-gezielte Punktion erfolgen muß.

KLOSE (Mainz) betont für Retroperitoneum und Niere den bisher fehlenden Durchbruch der MRT. Herausgestellt wird jedoch die Bedeutung der MRT für die Differenzierung zwischen „Incidentaloma" und Nebennierenmetastase. Beim Nierentumor ist die CT nach der Sonographie die Methode Nr. 2.

KLOSE macht nochmals deutlich, daß bei negativem CT-Befund bei Morbus Hodgkin und weiter bestehendem klinischen Verdacht auf retroperitoneale Lymphome eine Lymphographie indiziert ist. Für die Plexus-coeliacus-Blockade bei Schmerzen im Rahmen eines Pankreaskarzinoms sieht er die CT als eine wichtige Voraussetzung und Möglichkeit zugleich. Ähnliches gilt für die CT-gesteuerte lumbale Sympathektomie. Als wichtige Nachteile der MRT sieht KLOSE die fehlende Interventionsmöglichkeit an.

MAYR (München) sieht für die Diagnostik im Bereich des Beckens Vorteile der MRT. Beim Prostatakarzinom gelingt mit Hilfe der MRT eine bessere Differenzierung zwischen den Tumorstadien T1 und T2 einerseits bzw. T3 und T4 andererseits. Auch die MRT liefert jedoch nicht die erwünschte Differenzierung zwischen Karzinom und Entzündung.

Bei Blasenneoplasmen ist die MRT infolge guter Darstellung des Blasenbodens gegenüber der CT im Vorteil. Beim Tumorstaging ist die Trefferquote der MRT in der Differenzierung der Stadien T1 bis T3a bzw. T3b bis T4b besser.

REISER (Münster) sieht für den Bereich des Bewegungsapparates prinzipiell Vorteile der MRT, wovon lediglich knöcherne Läsionen ausgenommen sind, die in der CT besser beurteilt werden können. Die Vorteile der MRT beziehen sich auf Knochen- und Weichteiltumoren, Knochen- und Weichteilentzündungen sowie auf Läsionen der Knorpel- und Bandstrukturen. In der Früherkennung der Hüftkopfnekrose ist die MRT der CT deutlich überlegen. Bei Traumen und der Frage nach knöchernen Läsionen ist natürlich die CT im Vorteil.

In der Traumatologie, insbesondere für die Diagnostik von Wirbel- und Beckenfrakturen, stellt die CT ein etabliertes Verfahren dar, das auch in Zukunft als wichtigste weiterführende Untersuchung bestehen bleiben wird.

BANZER (Berlin) erläutert die Bedeutung der CT für die Knochenmineralsalzbestimmung. Aufgrund dieser Möglichkeiten stellt die CT die Methode der Wahl für die Osteoporosediagnostik einschließlich der Verlaufskontrolle dar. Die sogenannte Zweispektrenmethode, die im Gegensatz zur Einspektrenmethode eine selektive quantitative Erfassung des Kalziumhydroxylapatitgehaltes ermöglicht, ist für die Bestimmung des absoluten Knochenmineralsalzgehaltes gut geeignet.

FEUERBACH (München) weist für die perkutane Biopsie auf die prinzipielle Bedeutung der CT hin. Zur Histologiegewinnung ist die Verwendung großkalibriger Punktionskanülen erforderlich. Als Alternative bietet sich die ultraschallgesteuerte Punktion an, die jedoch im Retroperitoneum der CT unterlegen ist.

HÜBENER (Hamburg) bezeichnet die computertomographische Bestrahlungsplanung bei kurativer Zielsetzung als obligat. Durch konsequenten Einsatz der CT kann eine um 6–9% höhere Kurabilität bösartiger Malignome erreicht werden. Die mikroskopische Tumorausdehnung kann weder mit CT noch mit MRT genauestens erfaßt werden. Der derzeit erreichte Stand der CT ist aus strahlentherapeutischer Sicht hervorragend und verlangt keine weiteren Verbesserungen. Für die Zukunft regt HÜBENER die Entwicklung eines CT-Simulators an. Die MRT hat bisher bei der Therapieplanung nur eine marginale Bedeutung erlangt.

KAUFMANN (Berlin) weist auf die besondere Problematik pädiatrischer CT-Untersuchungen hin. Eine Untersuchung der Kinder in einer Ruhephase sowie die korrekte Sedierung sollten beachtet werden. KAUFMANN empfiehlt die ausschließliche Verwendung nichtionischer Kontrastmittel bei Kindern. Er weist auf die besonderen pädiatrischen Fragestellungen hin, zu denen Traumafolgen, Tracheallumendiagnostik, Frage nach Fremdkörpern und Zustand nach Hüftgelenksreposition zählen.

In der anschließenden Sitzung über neuere Methoden zeigt KALENDER (Erlangen) Automatisierungssysteme für die Region-of-interest-Wahl. Daneben kommen Spezialanwendungen wie hochauflösende CT, Zweispektren-CT und dynamische CT zur Demonstration.

JASCHKE (Mannheim) stellt die Cine-CT vor und weist besonders auf die in den letzten Monaten erreichten Verbesserungen bei den Abbildungseigenschaften hin. JASCHKE kann die Bedeutung von Transitzeitstudien bei der Metastasendiagnostik bzw. bei der Metastasencharakteristik unterstreichen.

MAJEWSKI (Hannover) erläutert die besonderen Bedingungen der Xenon-CT. Eine weitergehende Validierung wird notwendig, besonders eine inhaltliche und qualitative Abgrenzung gegenüber anderen nuklearmedizinischen Methoden. Methodisch und klinisch interessant erscheint das von ihm in seiner Spezifikation vorgestellte Confidence-Bild zum Ausschluß von Bewegungsartefakten.

WEINMANN (Berlin) weist für die weitere Kontrastmittelentwicklung auf die Bedeutung von Suspensionen und Emulsionen hin und betont die erforderliche Entwicklungszeit für neue Kontrastmittel von durchschnittlich etwa 10 Jahren. Bei Suspensionen und Emulsionen wird der ehemals feste Grundsatz eines „inerten Kontrastmittels" notwendigerweise aufgegeben, da das Kontrastmittel mit Organstrukturen in Kontakt treten soll. Das MRT-Kontrastmittel Gd-DTPA wird als Röntgenkontrastmittel vorgestellt.

Zum Abschluß erstattet FELIX Dank an Referenten, Vorsitzende und Diskussionsteilnehmer und äußert besondere Befriedigung über die Teilnahme auch von Referenten und Zuhörern aus dem anderen Teil Berlins. Dank an das Haus Schering für die großzügige Ermöglichung dieses Symposiums sowie an die Fach- und Allgemeinpresse für das außerordentliche Interesse an den Vorträgen dieser Tagung.

Herr BURIAN und Frau JÜRGENSEN haben sich bei der Organisation große Verdienste erworben und zeichnen für den reibungslosen und hervorragend gestalteten Ablauf des Symposiums. Die Liebe zum Detail wurde bei der Organisation ständig deutlich.

Berlin steht - wie keine zweite Stadt - gleichzeitig zwischen Vergangenheit und Zukunft, schwankte in der Vergangenheit häufiger zwischen Resignation einerseits und Optimismus andererseits, wobei letzterer zunehmend zu überwiegen beginnt. Heute darf man wieder sagen, daß Berlin zwischen der Havel im Westen und der Dahme im Osten gelegen ist und gleichzeitig - ebenfalls wie keine zweite Stadt - zwischen Ost und West angesiedelt ist, eine Stadt, die auf Begegnung setzt und durch die Begegnung auch entscheidend lebt und gewinnt.

Sachverzeichnis

C

D

E

F

G

H

I

J

K

L

M

N

O

P

Q

R

S

T

U

V

W

X

Y

Z